# Le café et la santé

# Le café et la santé

**Gérard Debry**

Professeur de Nutrition Humaine
à l'Université de Nancy.
Directeur du Centre de Nutrition Humaine
de l'Université de Nancy
et du Laboratoire de Nutrition Humaine
de l'École Pratique des Hautes Études.

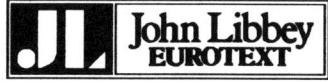

**British Library Cataloguing in Publication Data**
A catalogue record for this book is available from the British Library.

ISBN 2-7420-0025-9

**Éditions John Libbey Eurotext**
6, rue Blanche, 92120 Montrouge, France
Tél. : (1) 47.35.85.52

**John Libbey & Company Ltd**
13, Smith Yard, Summerley Street,
London SW18 4HR, England.
Tel. : (1) 947.27.77.

**John Libbey CIC**
Via L. Spallanzani, 11
00161, Rome, Italy
Tél. : (06) 862.289

© John Libbey Eurotext, Paris, 1993

Il est interdit de reproduire intégralement ou partiellement le présent ouvrage — loi du 11 mars 1957 — sans autorisation de l'éditeur ou du Centre Français du Copyright, 6 bis, rue Gabriel-Laumain, 75010 Paris, France.

*Pour Annick*

# Sommaire

Histoire et légendes du café.................................... 5

Rappel des données essentielles concernant la culture des caféiers et les technologies de production et d'utilisation du café ... 19

Production de café dans le monde ....................... 35

La consommation du café ................................ 43

Composition du café ..................................... 75

Métabolisme et effets physiologiques des composants du café 105

La caféine................................................ 115

Effets du café sur le système nerveux central.............. 163

Effets du café sur le système cardio-vasculaire............ 261

Effets du café sur l'appareil digestif ..................... 291

Effets du café sur l'appareil respiratoire ................. 313

Effets du café sur les glandes endocrines ................. 325

Effets du café sur les tissus et sur les organes ........... 335

Effets du café sur les métabolismes....................... 347

Effets du café sur l'activité sportive, les performances et l'endurance ............................................. 397

**Effets de l'ingestion chronique de café sur la reproduction et la fertilité** .................................................... 415

**Effets de l'ingestion chronique de café sur la tératogénèse** .. 441

**Effets sur le nouveau-né de l'ingestion chronique de café par la mère** ................................................................ 459

**Effets de la caféine sur le comportement maternel** ........ 479

**Effets de l'ingestion chronique de café par la mère sur la composition du lait maternel et sur la lactation** ............... 483

**Effets génotoxique, mutagène et cancérogène du café** ...... 491

**Conclusions générales** ................................... 539

**Modes de préparation du café** .......................... 543

**Glossaire** .............................................. 545

# Avant-propos

Nous avions écrit en 1988 et publié en 1989 un livre intitulé *Le Café, sa composition, sa consommation et ses incidences sur la santé*. Depuis la parution de ce livre le nombre de travaux publiés sur ce sujet a considérablement augmenté. Il était donc indispensable d'actualiser les données et de refondre complètement la plupart des chapitres. Le succès de la précédente édition et l'aide que nous ont apportée d'une part le Syndicat National de l'Industrie et du Commerce du Café (SNICC) et d'autre part l'Institute for Scientific Information on Coffee (ISIC) que nous remercions vivement, nous ont encouragés à publier ce livre.

Nous voudrions aussi remercier Mme Nehlig, Directeur de Recherches à l'INSERM pour son efficace collaboration lors de la rédaction de plusieurs chapitres qui ont donné lieu à des publications dans des revues internationales.

Comme le café est une boisson essentiellement conviviale, les journaux et les revues s'y intéressent particulièrement. Les résultats des publications scientifiques sont régulièrement portés à la connaissance du public avec des interprétations qui ne respectent pas toujours la réalité des faits. Bien des propriétés physiologiques favorables ou défavorables à la santé ont été attribuées au café.

Certaines sont exactes, d'autres sont erronées. Les erreurs proviennent soit de la généralisation abusive de résultats préliminaires ou insuffisamment prouvés, soit de travaux épidémiologiques qui n'ont pas pris en compte tous les facteurs en cause, si bien que des effets, dus en réalité à d'autres facteurs, sont attribués au café. Les épidémiologistes dénomment d'ailleurs ces facteurs : « facteurs de confusion ».

Il est aussi nécessaire, pour l'interprétation des données expérimentales et pour l'extrapolation à l'homme des résultats observés chez l'animal, de tenir compte de l'espèce de l'animal, de son âge et de son sexe, des différences de son métabolisme par rapport à celui de l'homme et de la durée de l'expérience. Les doses utilisées doivent faire l'objet d'une attention particulière. Il est indispensable de les comparer à la consommation humaine. En effet beaucoup de travaux concernent des études de toxicologie qui utilisent des doses supérieures de 30 à 60 fois à celles de la consommation humaine. Il est donc évident qu'elles ne peuvent avoir aucune signification pour évaluer les conséquences de la consommation de café sur la santé de l'homme.

Enfin comme les effets physiologiques du café sont très variables d'une personne à l'autre et qu'ils se traduisent souvent par des observations subjectives, des généralisations trop hâtives ont été faites conduisant à des prises de position « définitives » qui entretiennent la désinformation du public.

Ce livre est écrit pour les professions de santé et pour le public averti. Nous pensons cependant que les chercheurs spécialisés dans l'étude de l'un ou l'autre des effets du café pourront être intéressés par la lecture des chapitres qui n'appartiennent pas à leurs propres spécialités. Nous espérons enfin que cette synthèse critique des connaissances sur le café permettra au lecteur de clarifier ses opinions à propos des relations entre le café et la santé et de déterminer le mode de consommation de cette boisson qu'il peut adopter compte tenu de sa sensibilité personnelle.

**Gérard Debry**

# Histoire et légendes du café

L'histoire du café est aussi savoureuse que la boisson ! Très riche en anecdotes et en légendes, elle pose de difficiles questions à l'historien qui souhaite établir les étapes véridiques de son apparition et de son extension au monde entier.

Certains textes de l'Ancien Testament (Genèse 25/30, Samuel 25/18) et surtout le passage de Samuel [1] (Samuel 17/28) : « Il y avait du froment, de l'orge, de la farine et du grain grillé », peuvent faire supposer que les grains du caféier sont utilisés depuis très longtemps.

Cependant les premières mentions écrites du café sont dues aux savants médecins persan, Razès, à la fin du IXe siècle et arabe, Avicenne, au XIe siècle, qui décrivirent les effets du café sur l'appareil digestif [2-4].

## I. Origine géographique probable du café

Le café provient très probablement des caféiers qui poussent à l'état sauvage dans les forêts africaines humides situées aux environs du lac Victoria. Il semble que ces arbustes aient été ensuite introduits dans la province de Kaffa au sud-ouest de l'Ethiopie, région de montagnes et de hauts plateaux qui bordent le sud-est du Soudan. Faut-il suivre l'avis de quelques linguistes qui pensent que l'origine du mot « café » viendrait du nom de cette province alors que pour d'autres linguistes il s'agirait de la transformation du mot arabe qahwah ? On peut aussi remarquer qu'il existe une ville nubienne dénommée

« Kawa » sur la rive droite du Nil, en amont de la troisième cataracte et en face de la ville actuelle de Dongola [5].

Les Galas de Haute-Éthiopie cueillaient les baies des caféiers sauvages, les mâchaient, et en faisaient soit une bouillie consommée comme aliment d'épargne, soit de la farine préparée à partir de la pulpe écrasée ou de fruits verts entiers séchés, torréfiés et écrasés. Avec cette farine mélangée à du beurre ils préparaient des bouillies salées ou des galettes [6, 7].

## II. Quelques légendes de l'histoire du café

Nombreuses sont les légendes qui ont été rapportées, notamment dans le manuscrit d'Abd-el-Kadir, mais les faits qu'elles relatent sont évidemment incontrôlables.

La plus ancienne raconte que l'ange Gabriel « apporta cette boisson aussi noire que la Kaaba de la Mecque » au prophète Mahomet alors malade et en prière. Après l'avoir bue, le prophète retrouva toute sa vigueur.

La plus fréquemment citée est celle du chevrier Yéménite Kaldi en 850 après Jésus-Christ. Intrigué par l'excitation de ses chèvres, notamment pendant la nuit, il remarqua qu'elles broutaient les baies rouges d'un arbuste auquel il n'avait pas prêté attention. Après avoir goûté quelques-unes de ces baies, il devint hilare et se mit à danser. Il courut alors annoncer sa découverte au prieur du couvent voisin. Celui-ci prépara une décoction de ces baies, la but et ne pouvant s'endormir, il la prescrivit aussitôt à ses moines afin qu'ils demeurent éveillés durant les offices nocturnes.

En souvenir du roi persan Kavus Kai qui s'était envolé dans les cieux sur un char ailé, cette boisson fut appelée alors « Kawa », mot qui signifie « ce qui ravit, ce qui incite à l'envol ».

On raconte aussi que le Cheik Omar, exilé dans les montagnes par le sultan de Moka, apaisa sa faim grâce à la décoction de baies de caféier. Il en offrit aux pèlerins qui lui rendaient visite. Certains, affamés, après en avoir bu ne sentirent plus leur faim, si bien que la réputation de cette boisson parvint au Sultan qui pardonna alors au Cheik Omar et construisit un couvent sur les lieux mêmes des caféiers salvateurs !

Enfin le prêtre Ali Ibn Omar, également banni dans les montagnes du Yémen, découvrit le caféier, apprécia la décoction des grains, la prescrivit aux pèlerins de la Mecque qui souffraient de démangeaisons et les guérit.

Cependant quelques auteurs pensent que la première culture du café au Yémen eut lieu beaucoup plus tôt, vers 575 après Jésus-Christ, après que le Négus d'Éthiopie, Caleb, qui dominait ce pays depuis 525, fut battu par l'armée perse [6].

Ainsi dès le début de sa consommation, il était usuel d'utiliser le café sous la forme d'une décoction des grains. Il lui fut attribué des vertus toniques, excitantes et thérapeutiques. Doué d'un pouvoir laxatif et diurétique il guérissait aussi la toux et le rhume. Séché et bouilli il diminuait « l'ébullition » du sang et pouvait être utilisé pour traiter la rougeole et la variole. Cependant il n'était pas dénué d'effets plus ou moins indésirables puisqu'il retardait l'endormissement, causait des maux de tête, stimulait le désir charnel et pouvait provoquer la mélancolie [4].

Depuis cette date l'opinion du public sur le café n'a pas varié !

Largement utilisé par la suite sous le nom de « gahwah », mot générique qui désigne le vin et les autres boissons, le café fut ensuite considéré comme une boisson tonique par les prêtres musulmans conservateurs et de stricte orthodoxie.

L'origine du mot café n'est pas connue. Les quelques hypothèses suivantes ont été proposées avec leur signification :

- Kawa : celui qui ravit, ce qui incite à l'envol,
- Cahouah : être sans appétit,
- Khawa : être rôti à la poêle.

Nous arrêterons là cette brève évocation des origines du café, faisant nôtre l'avis que propose à ce sujet l'article « café » de L'*Encyclopédie* (1751-1772) de Diderot et d'Alembert :

« Depuis environ soixante ans, disait M. de Jussieu en 1715, que le café est connu en Europe, tant de gens ont écrit sans connaître son origine que si l'on entreprenait d'en donner une histoire sur les relations qu'on nous a laissées, le nombre des erreurs serait si grand qu'un seul mémoire ne suffirait pas pour les rapporter toutes. »

Quant aux effets du café sur la santé, cette même *Encyclopédie* n'a pas un avis aussi dubitatif puisqu'elle affirme que la consommation de café est utile aux personnes obèses ou migraineuses mais qu'elle est nuisible aux maigres et aux bilieux comme à ceux qui en abusent. Enfin pour obtenir l'effet laxatif du café il est nécessaire de boire un verre d'eau auparavant.

La vertu aphrodisiaque du café serait, d'après l'*Encyclopédie*, attestée par le médecin danois Simon Pauli et par les Turcs, mais s'il « enivre » les hommes, il les rendrait « inhabiles à la procréation » [4]. Toutefois dans ses *Traités nouveaux et curieux du café*, publiés à Lyon en 1684, Dufour ne partage pas cette opinion puisqu'il écrit que « l'on prétend dans les milieux bien informés aujourd'hui que le café a été largement diffusé dans les couvents et dans les monastères pour favoriser la pratique de la chasteté, mais que l'usage d'y ajouter du lait — ce qui est reconnu comme un poison — a développé une cirrhose du foie connue sous le nom de « cirrhose des couvents » [4].

## III. Historique de la diffusion mondiale de la consommation de café

Le café qui paraît avoir été introduit d'Éthiopie au Moyen-Orient aux environs de l'année 575, fut cultivé au Yémen près du port de Mocha. Les Arabes dès le VIIIe siècle préparaient le café sous la forme d'une décoction et ce n'est qu'au XIVe siècle qu'apparut l'usage de sécher et de griller les grains. Au XVe siècle, la consommation de café aurait été introduite à Aden par le Mufti Gemaleddin Abou Abdallah qui avait entendu vanter, lors de son voyage en Perse, les effets d'une « infusion ». De retour à Aden, fatigué et affaibli il décida de boire cette « infusion », retrouva sa vigueur et constata qu'elle « rendait la tête légère, égayait l'esprit et retardait le sommeil ». Il en offrit alors aux derviches qui purent prolonger leurs prières très tard dans la nuit sans fatigue.

Le café conquiert alors la ville d'Aden et remplace le Kât (Qât-Edulis) utilisé auparavant pour ses effets stupéfiants. Il semble que d'Aden l'habitude de boire du café ait été exportée à La Mecque, Médine, Le Caire et Alexandrie, en Perse ainsi qu'à Alep, Damas et Istanbul. Les armées arabes le firent connaître aux habitants des pays qu'ils envahirent : Balkans, Espagne, Afrique du Nord.

Jusqu'au XVIe siècle, les Arabes s'efforcèrent de garder le monopole de la production de café, si bien que les voyageurs des autres pays ne faisaient même pas mention du café dans leurs mémoires et leurs relations de voyage. Il en fut de même des Croisés lors de leur retour en Occident.

En 1555, les Syriens Schems et Hekem, venant de Damas et d'Alep, ouvrirent les deux premiers cafés publics à Istanbul dans le quartier de Takhtacalah. Leur clientèle, poètes, érudits, amateurs de jeu, en font très vite une si grande réputation que des marchands turcs en installèrent plusieurs à leur tour [7].

Afin de pouvoir rester maître de ce monopole, les Arabes n'autorisaient que l'exportation de grains de café dont le pouvoir de germination avait été détruit par l'eau bouillante et dont la parche (membrane qui recouvre le fruit) avait été enlevée. Comme la surveillance ne pouvait être parfaite en raison de l'important brassage de population, notamment lors du pèlerinage de la Mecque, un pèlerin hindou, Baba Budan, rapporta en Mysore des grains de caféier qu'il planta devant sa hutte à Chickmaglur dans les montagnes du Mysore, État de l'Inde s'étendant sur une partie de la côte de Malabar et du Deccan méridional [6]. La date de cette première exportation est imprécise mais eut lieu au cours du XVII$^e$ siècle.

Mauro rapporte qu'« il trouva les rejetons de ces premières plantations croissant tranquillement à l'ombre des arbres d'une jungle vieille de plusieurs siècles » [4]. Ces graines sont d'ailleurs à l'origine des caféiers de toute cette région.

Du fait de la rareté des preuves indiscutables, il est impossible de décrire avec exactitude le mode d'extension de la consommation du café dans le Moyen-Orient.

## IV. Extension mondiale de la consommation de café

Vers 1580 un médecin et botaniste de renom, Prosper Alpin, directeur à Padoue d'un Jardin des Plantes d'Europe, séjourna durant quatre ans en Égypte où il accompagnait le Consul de la République de Venise. Il étudia la flore égyptienne et décrivit le caféier dans son ouvrage des *Plantes d'Égypte*, publié à Venise en 1592 [4]. Il précisa que le caféier produit un fruit dénommé « bon » ou « ban » et « qu'on en fait, parmi les Arabes et les Égyptiens, une espèce de décoction qui est fort en usage et qu'ils boivent au lieu du vin. On appelle cette boisson caoua ».

En 1615, des marchands vénitiens qui avaient connu les vertus du café à Istanbul, en importèrent en Europe depuis Moka. Les Turcs firent de même au cours du XVII<sup>e</sup> siècle. En 1660, la première cargaison de café venant d'Alexandrie fut débarquée à Marseille et la première « maison de café » y fut ouverte en 1670. Marseille fut par la suite pendant quelques temps le fournisseur de café pour toute l'Europe.

La première maison de café fut ouverte en Angleterre, à Oxford, en 1650, à Londres en 1652 et en Allemagne, à Hambourg, en 1677. Cependant, déjà en 1643, une taverne où l'on consommait du café existait en Amérique du Nord, dans la ville New Amsterdam, à l'emplacement actuel de Broadway à New York. Ce café probablement le plus célèbre de New York, le *City Tavern* est actuellement le *Fraunces Tavern*. De nombreuses maisons de café furent installées par la suite aux États-Unis au cours du XVIII<sup>e</sup> siècle.

En France, l'ambassadeur de l'Empire ottoman, Soliman Aga, arrivant à Paris en 1669, offrit du café à tous ses invités et le fit ainsi connaître à la Cour et à la haute société française. En 1672, l'Arménien Pascal ouvrit à Paris, à la Foire Saint-Germain, le premier café public dénommé *Maison de Caova* qu'il établit ensuite au quai du Louvre tandis qu'en 1689, l'Italien Procopio y créa une luxueuse « maison de café » devenue depuis l'actuel restaurant *Procope* dans le VI<sup>e</sup> arrondissement, 13, rue de l'Ancienne-Comédie.

Toutefois, c'est au cours du règne de Louis XV que la consommation du café devint fréquente à la Cour. Pour être agréable à Madame Du Barry le roi dépensait, dit-on, quinze mille livres par an « pour le plaisir de ces dames ». Ce fut aussi l'époque où elle gagna toute la France.

Depuis la France la consommation de café se répandit rapidement dans les cantons francophones de la Suisse, puis dans tout ce pays.

Les cafés se multiplièrent en Italie, si bien qu'au XVIII<sup>e</sup> siècle il en existait par exemple 206 à Venise (où aurait été ouverte la première maison de café d'Europe en 1645), 40 à Padoue et de nombreux autres à Rome, Florence, Turin et Naples. Il s'agissait déjà du « caffé ristretto » café concentré et très sucré [7].

À Venise, sur la place Saint-Marc les deux plus grands cafés de la fin du XVII<sup>e</sup> siècle sont *Le Florian* et *Le Quadri*.

Ce fut ensuite à partir de 1700, les conquêtes de l'Autriche et des Pays scandinaves, devenus les plus grands consommateurs de café. Les deux premières maisons de café ont été ouvertes à Stockholm en 1690.

En 1671, le Syrien Fauste Nauron, maronite et professeur de langues orientales à Rome, écrivit en latin le premier traité sur le café.

La culture des caféiers hors du Moyen-Orient ne commença qu'au début du XVIIe siècle.

Les commerçants hollandais importèrent de Moka le premier plan de café en Hollande en 1616. Les caféiers furent cultivés à Ceylan en 1658 et à Java en 1696. Les plants de *Coffea arabica* importés d'Arabie furent détruits par une inondation, mais les boutures importées en 1699 de Malabar à Java ont été à l'origine de tous les caféiers des Indes orientales ainsi que de ceux du Jardin botanique d'Amsterdam d'où ils furent ultérieurement exportés dans la plupart des Jardins botaniques d'Europe [4]. Un premier essai de plantation avait été fait, mais sans succès, à Dijon en 1670. En 1713 de nouveaux essais de transplantation de caféiers d'Amsterdam à Paris se soldèrent de nouveau par un échec. En 1714 le bourgmestre d'Amsterdam offrit quelques plants de caféier au roi Louis XIV qui les confia à Antoine de Jussieu responsable du Jardin des Plantes. Ces plants ont été les ancêtres des plants de café des anciennes colonies françaises et d'une partie de l'Amérique latine.

La première citation scientifique du café a été faite par Antoine de Jussieu à l'Académie Royale des Sciences de France, en 1713, sous la dénomination *Jasminum arabicanum*, mais il revient à Carl von Linné, botaniste suédois, d'en établir la classification botanique en 1753 dans le livre intitulé *Species Plantarum* [2].

Par la suite, la culture et la consommation du café s'étendirent à un grand nombre de pays, comme le montre le tableau succinct page 12.

L'introduction de la culture du café dans ces différents pays fut réalisée par les marchands et les missionnaires. Au XVIIe siècle ce furent surtout les Hollandais (Ceylan, Java) ainsi qu'au XVIIIe siècle (Sumatra, Timor, Bali et les autres Indes néerlandaises, Surinam, Célèbes), en concurrence avec les Français (Martinique, Guadeloupe, Saint-Domingue, la Réunion), puis les Anglais (La Jamaïque) et les Espagnols (Philippines, Guatemala).

**Récapitulatif succinct des dates approximatives de l'extension de la culture du café (établi d'après les renseignements de Mauro) [4]**

| Dates | Moyen-Orient | Europe | Asie | Indonésie | Amérique | Afrique | Océanie |
|---|---|---|---|---|---|---|---|
| 575 ? | Éthiopie | | | | | | |
| 850? | Yémen | | | | | | |
| 1555? | Perse Turquie | | | | | | |
| 1600? | Oman | | Inde | | | | |
| 1616 | | Pays-Bas | | | | | |
| 1658 | | | Ceylan | | | | |
| 1696 | | | | Java | | | |
| 1706 | | | | Sumatra Célèbes Bali Timor | | | |
| 1714 | | France | | | | | |
| 1715 | Asie Indonésie | | | | | La Réunion | |
| 1718 | | | | | Saint-Domingue | | |
| 1723 | | | | | Surinam Guyane Martinique | | |
| 1727 | | | | | Brésil | | |
| 1730 | | | | | Guadeloupe | | |
| 1740 | | | | | Jamaïque | | |
| 1748 | | | | | Cuba | | |
| 1750 | | | Célèbes | | Guatemala | | |
| 1779 | | | | | Costa Rica | | |
| 1784 | | | | | Venezuela | | |
| 1790 | | | | | Mexique | | |
| 1825 | | | | | | | Hawaï |
| 1852 | | | | | | | |
| 1878 | | | | | Salvador | Afrique Centrale anglaise | |
| 1880 | | | | | | Côte d'Ivoire | |
| 1887 | | | | | | | |
| 1896 | | | Tonkin | | | | Queensland |
| 1901 | | | | | | Afrique orientale | |

Enfin le XIXᵉ siècle fut la période d'extension de la culture du café dans les territoires coloniaux de l'Angleterre (Inde, Afrique centrale) et de la France (Afrique occidentale, Tonkin).

En France le commerce du café devint un monopole jalousement défendu. Il fut tout d'abord concédé à Damame par l'édit royal du 22 janvier 1692, puis à la Compagnie des Indes.

## V. Le café, partisans et opposants

Le café eut ses supporters et ses détracteurs.

Dans tous les pays, le grand public et notamment les intellectuels, érudits et philosophes, mais aussi les habitués des réunions politiques prirent l'habitude de se réunir dans les maisons de café. C'est ainsi que durant la Révolution Française les cafés ont eu un rôle politique important. C'est au *Café de Foy*, au nouveau Palais-Royal, que Camille Desmoulins a prononcé un discours considéré par la suite comme le facteur déclenchant de la Révolution.

Le lecteur désireux de connaître les anecdotes qui ont trait aux maisons de café, à leurs habitués et aux personnalités célèbres qui les ont fréquentées, pourront lire avec plaisir les livres publiés par Mauro [4], Chabouis [7], Heise [9] et Langle [10].

Les religions et les dirigeants politiques, mais aussi le milieu économique, favorisèrent la consommation du café ou s'y opposèrent selon les époques.

### 1. L'influence des religions

Après avoir été favorables à la consommation de café, les musulmans devinrent plus réticents. Le sultan de La Mecque, originaire du Soudan d'Égypte et ne connaissant pas le café, fit arrêter des musulmans en prières mais un peu excités, pensant qu'ils avaient bu du vin. Il interdit la consommation de café comme contraire à la religion musulmane, mais sur l'ordre de son maître, le sultan d'Égypte, il dut rapidement se rétracter. En 1524 le sultan de La Mecque obligea à nouveau les cafés à fermer en raison des désordres qu'ils causaient, mais autorisa la consommation de café à domicile. Par la suite les cafés ouvrirent à nouveau, puis furent ultérieurement fermés sur ordre de Soliman qui, dit-on, accéda à la demande d'une dame très dévote de sa Cour.

Les prêtres musulmans de stricte observance étaient peu favorables à la consommation de café.

Le café était même devenu un moyen de faire comprendre à un visiteur qu'il était indésirable. Il suffisait en effet, à son arrivée, d'omettre de lui servir du café.

Les prêtres catholiques italiens mirent en garde contre cette « boisson de l'Islam ». Ils la dénoncèrent comme une invention de Satan, affirmant que « Satan ayant interdit à ses disciples — les Musulmans — de boire du vin, certainement parce que ce liquide avait été sanctifié par le Christ et était utilisé lors de la communion, il leur avait donné en compensation cette infernale boisson noire qu'ils appelaient café. » Ils s'adressèrent alors au pape Clément VIII. Celui-ci goûta le café et aurait alors déclaré « que l'arôme du café était chose bien trop agréable pour être l'œuvre du Malin et que cette boisson était si délicieuse qu'il serait dommage que les musulmans en aient l'exclusivité. Nous rendrons fou Satan en la baptisant et en en faisant une vraie boisson chrétienne. » Le pape Benoît XV en 1740 s'est d'ailleurs fait construire au Palais Quirinal un café de style anglais [4].

Dans certaines sectes, cependant, telles que celle des Mormons, la consommation de café est interdite.

Les principaux détracteurs de la consommation de café furent les chefs d'États qui craignaient que les fréquentes réunions dans les maisons de café soient le ferment de troubles politiques, de vices et de corruptions. Ils n'étaient pas les seuls à lutter contre les maisons de café puisqu'en 1674 en Angleterre, une « Women Petition Against Coffee » était publiée pour obtenir la fermeture des « coffee houses » qui incitaient les maris à déserter le milieu familial. Cette boisson « rendait les hommes aussi stériles que les déserts d'où proviennent ces graines ». Montesquieu écrivait déjà en 1721 « Si j'étais souverain de ce pays, je fermerais les cafés, car ceux qui fréquentent ces endroits s'y échauffent fâcheusement la cervelle ». À la même époque le cardinal Dubois, alors Premier Ministre, interdit les discussions politiques ainsi que les jeux dans les cafés.

## 2. L'influence des pouvoirs politiques

Dans les pays musulmans les maisons de café furent fermées par le bey du Caire en 1511, par le sultan de La Mecque en 1524, par le grand vizir Köprülü en 1656.

En Angleterre, Charles II en 1675 ordonna la suppression des cafés « lieux de diffamation de « Sa Majesté » et d'oisiveté » en raison des rumeurs scandaleuses qui mettaient en cause le roi et ses ministres. Toutefois par « Royal Compassion » il annula cet édit de suspension (en réalité en raison des troubles qu'avait provoqués cette ordonnance) [3].

En Allemagne c'est le landgrave Frédéric de Hesse qui les interdit en 1773. Frédéric II « le Grand » de Prusse conserva le monopole de l'importation du café jusqu'à sa mort. Comme la consommation de cette boisson devenait très importante en Prusse, les importations de café grevèrent le budget de l'État et causèrent du tort aux brasseurs ainsi qu'aux producteurs d'orge et de houblon. Frédéric II accrut donc les taxes et interdit « à quiconque le droit de griller les fèves ». Bien que grand amateur de café il déclara que « les maçons et les filles de ferme et autres travailleurs manuels n'avaient pas besoin de boire du café » et qu'« il était écœurant de constater l'augmentation de la consommation de café par ses sujets qui au contraire devraient boire de la bière comme lui-même et ses officiers. De nombreuses batailles ont été gagnées par les soldats qui buvaient de la bière » et il ajoutait qu'« il ne croyait pas que des soldats buveurs de café seraient capables de supporter les épreuves et de battre les ennemis ». Malgré ces exhortations, l'Allemagne était au XIX$^e$ siècle le pays d'Europe le plus grand consommateur de café, et actuellement les Allemands boivent plus de café que de bière (164 litres de café contre 146 litres de bière par an et par habitant) [7]. En Scandinavie le café avait été l'objet de taxes élevées à la demande du corps médical qui voulait limiter son usage jugé inconsidéré. Sa consommation fut même interdite à quatre reprises en 1745, 1794, 1796 et 1799. Ce n'est qu'à partir de 1853 que sa consommation redevint libre. La Suède est actuellement avec la Finlande le pays le plus grand consommateur du monde (13 kilogrammes par an et par habitant) [7].

## 3. L'influence des intérêts commerciaux

La consommation de café entra rapidement en concurrence avec celle du vin ; aussi pour se défendre, les commerces des vins cherchèrent-ils une alliance auprès du corps médical.

À Marseille, en 1679, les marchands de vin obtinrent de la Faculté de Médecine la soutenance d'une thèse qui affirmait que le café était nocif aux Marseillais « dont l'esprit n'était déjà que trop subtil et le sang brûlé » [3, 6].

En Angleterre, le consommateur fut au contraire conforté par le corps médical puisque les médecins reconnaissaient au café toutes les vertus, notamment celles de guérir les ivrognes et de combattre la phtisie, l'hydropisie ainsi que le scorbut. L'engouement était tel que la population négligea les conseils de prudence du Lord Maire qui l'avertissait, durant l'épidémie de peste de 1664-1665, du danger causé par la promiscuité régnante dans les cafés. Par la suite en 1674 la puissante organisation des brasseurs s'émut de la concurrence du café et tenta d'obtenir la limitation des autorisations d'ouverture des cafés. Les interdictions prononcées par Charles II furent pour eux un encouragement. mais bien transitoire, puisque, comme on l'a vu, le roi dut renoncer à son édit.

## VI. Le café et quelques personnalités célèbres

Les personnalités célèbres ont aussi été par leurs habitudes, leurs discours et leurs écrits des partisans ou des opposants de la consommation du café. Il n'est pas dans l'objet de ce livre de procéder à une revue exhaustive de leurs attitudes vis-à-vis du café [7] mais quelques exemples ne sont pas inutiles à la compréhension du comportement du consommateur de café.

À Venise, le café *Le Florian* était un lieu de rencontre pour Casanova, Madame de Staël, Chateaubriand, Goethe, Musset, Lord Byron, Dickens, Proust, d'Annunzio et Rubinstein.... tandis que *Le Quadri* accueillit Byron, Litz, Wagner, le shah de Perse, Léopold de Belgique, le duc et la duchesse de Windsor, Braque, Rouault, Hemingway, Cocteau, Dali, Sartre...

À Rome, *Le Café Grec* reçut Goethe, Thorsvalden, Gogol, Schopenhauer, Mendelssohn, Berlioz, Stendhal, Taine, Beaudelaire, Wagner, Listz, Anatole France... et de nombreux artistes italiens.

À Paris, *Le Procope* s'enorgueillit de ses habitués : Danton, Marat, Legendre, Camille Desmoulins, Fabre d'Églantine, Musset, George Sand, Théophile Gautier, Balzac, D'Alembert, Fontenelle, Voltaire, Gambetta....

*Le Café de Chartres* devenu *Le Grand Véfour* fut fréquenté par Murat, Lamartine, Mac-Mahon, et *La Closerie des Lilas* par Ingres, Verlaine, Jarry, Gide, Apollinaire, Picasso, Paul Fort, Hemingway...

C'est au café *La Régence*, à l'époque au Palais-Royal, que Benjamin Franklin fit la connaissance du marquis de La Fayette et qu'il se lia d'amitié avec lui.

Le café a été vanté par des hommes illustres. Jean-Sébastien Bach composa à la gloire du café la cantate BMV 211 entre 1732 et 1735.

Cette cantate intitulée « Schweigt stille, plaudet nicht » a été écrite d'après une fable de Picander de Leipzig datant de 1727.

Sir William Harvey, sur son lit de mort, murmura à son juriste, après lui avoir fait offrir une tasse de café, que le café était la source du bonheur et de l'intelligence.

Le prince de Talleyrand vanta les vertus du café qui libère l'estomac, ne trouble pas la pensée, active le sang, facilite le travail, restaure la santé et procure des nuits délicieuses.

Honoré de Balzac, parfois appelé le roi des buveurs de café, travaillait douze heures par jour et affirmait avoir bu cinquante mille tasses de café durant sa vie ce qui correspond à seulement 4,15 tasses par jour si l'on admet qu'il a commencé à en boire à l'âge de dix-huit ans et jusqu'à sa mort à l'âge de cinquante et un ans. Certains ont soutenu que sa mort à un âge relativement jeune pour l'époque était due aux abus du café mais on sait maintenant qu'il présentait très probablement des séquelles cardiaques d'un rhumatisme articulaire aigu survenu durant l'adolescence.

Quant à Voltaire il aurait eu besoin de soixante-douze tasses de café par jour, habitude qui n'aurait pas altéré sa santé puisqu'il est mort à quatre-vingts ans, âge avancé pour l'époque. Beethoven était aussi un amateur de café qu'il préparait très fort « à soixante grains par tasse ».

Toutefois aucune de ces célébrités n'égale le champion du monde des buveurs de café, M. Gemsock de Cleveland dans l'Ohio. Ce titre lui fut décerné après qu'il ait réussi à boire quatre-vingt-cinq tasses de café en vingt-quatre heures !

## VII. Dénomination du café selon les pays [8]

Dénomination du café selon les pays *(Encyclopaedia Britannica)*

| | |
|---|---|
| Allemand | : Kaffee |
| Chinois | : Kai-fey |
| Danois et Suédois | : Kaffé |
| Finnois | : Kahvi |
| Français, Espagnol, Portugais | : Café |
| Grec | : Kafeo |
| Hollandais | : Koffée |

| | | |
|---|---|---|
| Hongrois | : | Kavé |
| Italien | : | Caffé |
| Japon | : | Kehi |
| Latin scientifique | : | Coffea |
| Persan | : | Qéhvé |
| Polonais | : | Kawa |
| Roumain | : | Cafea |
| Russe | : | Kaphe |
| Turc | : | Kahveh |

Bien que souvent romancée, cette histoire du café prouve que, dès le début de son utilisation, il a été reconnu que sa consommation avait des effets sur la santé.

Ses détracteurs ont fait plus état de conséquences politiques, familiales ou commerciales que d'effets nocifs. Quant à ses partisans, ils insistaient sur les bienfaits que procurait sa consommation pour le maintien de la santé, la stimulation intellectuelle et le bonheur de vivre.

## RÉFÉRENCES

1. La Genèse, Les Livres de Samuel. La Sainte Bible, Bible de Jérusalem. Éditions du Cerf, Paris, 1953.
2. Viani R. Coffee. Ullman's Encyclopaedia of Industria Chemistry, vol. A7, VCH Veinheim, 1986, 315-339.
3. Smith RF. A history of coffee, in : Coffee, Botany, Biochemistry and Production of Beans and Beverages, MN Clifford, KC Wilson Eds. *Avi Publ. Comp.*, Westport, 1985, 1-12.
4. Mauro F. Histoire du café, Desjonquères, Paris, 1991.
5. Les Pharaons, L'empire des conquérants. L'Univers des formes. Éd A. Malraux, Gallimard, Paris, p.133.
6. Jacques-Felix HJ. Le Café, Que Sais-je ? 2e éd. n° 139, PUF, Paris, 1979.
7. Chabouis L. Le livre du café. Bordas, Paris, 1933.
8. Coffee. In : *Encyclopaedia Britannica*, vol. 6, W Benton Publisher, London, 1964, 26-30.
9. Heise U. L'Histoire du café et des cafés les plus célèbres, Belfond, Paris, 1988.
10. Langle H (Melchior de). Le petit monde des cafés et des débits parisiens au XIXe siècle, PUF, Paris, 1990.

# Rappel des données essentielles concernant la culture des caféiers et les technologies de production et d'utilisation du café

Pour mieux comprendre l'évolution de la production et de la consommation du café ainsi que ses incidences sur la santé, il est nécessaire de procéder à quelques rappels des connaissances actuelles concernant la culture des caféiers et les technologies de production et d'utilisation du café. Il ne peut toutefois s'agir d'une revue exhaustive, car elle nécessiterait la publication d'un autre livre. Nous ne rappellerons donc brièvement que les données essentielles. Le lecteur intéressé pourra consulter des ouvrages plus spécialisés [1-18].

## I. Les caféiers

Les caféiers appartiennent au genre *Coffea* de la famille des Rubiacées. Il en existe un grand nombre d'espèces, mais seules deux d'entre elles sont réellement exploitées dans le monde : *Coffea arabica* L. et *Coffea canephora*. Le *Coffea robusta* est une variété de *Coffea canephora*. Le *Coffea excelsa* cultivé en Afrique centrale est une des nombreuses races de *Coffea dewevrei* dont la production est nettement inférieure à celle des précédentes espèces.

Le développement des caféiers à l'âge adulte varie, selon les espèces, de quelques décimètres à quinze mètres.

Le *Coffea arabica*, originaire d'Éthiopie, comporte de nombreuses variétés. Cultivé entre 1 000 et 2 000 mètres d'altitude en Amérique latine, à l'île de La Réunion, en Indonésie, il occupe la première place dans le monde pour la production de café (75 %).

Le *Coffea canephora*, en deuxième place pour la production, est surtout cultivé en Afrique et en Indonésie. La variété la plus répandue est le *robusta* (95 % des plantations de *Coffea canephora*), cultivé en Afrique (Afrique occidentale, Ouganda, Angola, Afrique du Sud, etc.) en Extrême-Orient (Inde, Indonésie, Philippines), en Océanie (Nouvelle-Calédonie) et au Brésil dans les régions où l'*arabica* ne peut s'acclimater.

Le tronc du caféier est droit et lisse, ses branches sont basses et tombantes, les feuilles sont vertes, allongées, persistantes. Fleurs blanches (étoiles odorantes d'une durée de quelques jours) et fruits verts, jaunissants ou rouges, coexistent sur la même branche.

Les fruits sont semblables à des cerises, ils renferment deux graines qui deviendront les grains de café. Les grains de l'*arabica* sont ovales et longs, leur goût est fin et leur arôme est fruité tandis que ceux du *robusta* sont ronds, irréguliers et plus petits, leur goût est corsé... Le mot « drupe » est le terme technique utilisé pour désigner les fruits. Le fruit selon les espèces mûrit en six à quatorze mois, il est entouré d'une peau très résistante, lisse à pellicule rouge, « l'exocarpe ». Elle recouvre le mésocarpe riche en sucres et en pectine mais surtout en eau (70 à 85 %). Le mésocarpe représente selon les espèces entre 40 et 65 % du poids du fruit. La graine est formée d'un albumen corné constitué d'amidon, de lipides, de sucres réducteurs, de saccharose, de tanins, de caféine etc. et de 20 % d'eau. Deux enveloppes recouvrent l'albumen, l'une interne, le tégument séminal ou « pellicule », l'autre externe, l'endocarpe ou « parche »

## II. Culture des caféiers

Les facteurs essentiels pour la culture sont l'eau, l'éclairement et la ventilation. La nature des sols (facteurs édaphiques) a beaucoup moins d'importance ; le caféier pousse aussi bien sur les terres argilo-siliceuses d'origine granitique que sur celles d'origine volcanique. Toutefois il faut que les sols soient riches, qu'ils aient un pH compris entre 4,5 et 6,0 et qu'ils soient profonds, car le développement racinaire est très important.

*Coffea arabica* est cultivé dans des plantations situées entre 1 000 et 2 000 mètres d'altitude en climat tropical tempéré par l'altitude. La chaleur et l'humidité excessives ne lui conviennent pas.

*Coffea canephora* s'épanouit en climat tropical et demande une humidité atmosphérique proche de la saturation.

Les températures basses voisines de 0° ou hautes de plus de 30° sont néfastes pour les caféiers.

Bien qu'à l'état sauvage le caféier pousse dans des zones ombragées, les caféiers des plantations à haut rendement sont cultivés en rangées séparées par des bananiers et sont exposés à un bon ensoleillement. Ils sont très sensibles aux vents ce qui explique les dégâts causés dans les caféières par les cyclones.

Leur culture oblige à un entretien constant et exige le remplacement de vieux arbres par de jeunes plants obtenus par la germination des fèves ou par le bouturage. Ils doivent aussi être protégés contre les nombreux parasites dont le plus dangereux est la « rouille » due à deux champignons (*Hemileia vastatrix*, cause de la « rouille orangée » et *Hemileia coffeicola*, à l'origine de la « rouille farineuse ») qui provoque la chute des feuilles du caféier. D'autres parasites (champignons, nématodes, charançons, scolytes, mouches, pyrales, criquets, chenilles, punaises, etc.) sont également très agressifs, aussi est-il nécessaire d'assurer une protection permanente par des traitements chimiques ou biologiques et de manière plus récente par la sélection d'espèces résistantes de caféiers, sans toutefois perdre la qualité de l'arôme du produit fini.

De grandes espérances à long terme sont motivées par les progrès des manipulations génétiques notamment depuis que l'équipement chromosomique des caféiers est connu. Elles conduisent actuellement à des recherches portant sur les hybridations intravariétales et interspécifiques.

## III. La récolte et la préparation industrielle des grains de café

### 1. La récolte

Les caféiers produisent en moyenne 2,5 kilogrammes de cerises par an qui fourniront 0,5 kg de café vert, 0,4 kg de café grillé, c'est-à-dire 40 tasses de café. Le rendement maximum a lieu entre la huitième et la dixième année, il diminue à partir de la vingt-cinquième année. La meilleure technique de récolte des cerises est celle de la cueillette manuelle des fruits mûrs. Elle est longue et onéreuse. La cueillette de tous les fruits de la branche, cueillette mécanique, quels que soient leurs degrés de maturité, est rapide et moins chère, mais elle a l'inconvénient d'imposer un tri secondaire.

### 2. La préparation industrielle

La séparation des grains de café (également dénommés « fèves ») des fruits peut être réalisée selon deux méthodes, la voie humide et la voie sèche.

#### 2.1. La voie humide

Ne convenant qu'aux fruits en pleine maturité elle consiste à procéder au nettoyage puis à la séparation des fruits des autres éléments végétaux et enfin à éliminer la pulpe sous un courant d'eau (dépulpage) grâce à des dépulpeurs.

Puis les grains dépulpés doivent être démucilaginés. La démucilagination peut être faite selon trois procédés :

- *La fermentation*

Les grains sont alors placés dans des bacs à l'abri du soleil pendant quelques jours durant lesquels ils subiront une fermentation.

- *La technique chimique*

Cette technique, encore peu répandue, utilise la chaux, les carbonates alcalins, etc.

- *La technique mécanique*

Comme la fermentation n'améliore pas le café et qu'elle présente des dangers de dépréciation du café si elle n'est pas très correctement conduite, des appareillages mécaniques (dépulpeur-démucilagineur) ont été construits. Ils sont plus utilisés pour le *robusta* que pour l'*arabica* qui par tradition est traité par la fermentation.

Quelle que soit la technique utilisée les grains sont ensuite lavés, égouttés, séchés par centrifugation, séchage artificiel ou exposition au soleil. Le produit obtenu est le café dit « en parche » car les grains sont toujours recouverts de leur membrane cellulosique.

### 2.2. La voie sèche

Plus simple que la précédente et moins onéreuse, elle est surtout employée dans les petites exploitations.

Après triage, lavage et séchage naturel ou artificiel on obtient de petits fruits ratatinés dits « cafés en coques ».

Que le café soit « en parche » ou « en coque » il est nécessaire d'enlever l'enveloppe du grain. Après une nouvelle opération de triage puis de dépoussiérage, le grain est traité par une décortiqueuse qui produit une fève entourée d'une fine pellicule argentée. Celle-ci disparaîtra lors de la torréfaction.

Les fèves subissent alors trois nouveaux triages successifs, granulométrique, densimétrique et colorimétrique.

Le café vert peut alors être stocké en vrac ou dans des sacs et entreposé dans des locaux ventilés.

À ce stade le producteur procède à la standardisation des grains de cafés verts en utilisant leurs caractéristiques macroscopiques et microscopiques. Les grains porteurs de défauts sont éliminés :

- défauts de forme ou de maturité (fèves immatures, piquées, fragmentées, écrasées, monstrueuses, ridées, avortées) ;
- défauts de couleur (fèves noires, grisâtres, rousses argentées, blanches, bigarrées, tachées) ;
- défauts d'odeur (fèves moisies, puantes, rances, riotées c'està-dire à odeurs médicamenteuses, ou à odeurs chimiques).

## IV. Le traitement industriel des grains de café vert

Quatre procédés industriels de traitement des grains de café verts sont utilisés :

- la torréfaction, traitement nécessaire pour développer les qualités aromatiques du café,
- la mouture,
- la percolation suivie d'une déshydratation pour obtenir le café soluble,
- la décaféination.

Les grains de café vert sont préalablement soumis à des opérations de nettoyage et de dépoussiérage réalisées par des séparateurs pneumatiques puis stockés dans des silos compartimentés.

## 1. La torréfaction

Ce procédé consiste à traiter les grains de café par la chaleur sèche et élevée. C'est grâce à la torréfaction que le café acquiert l'essentiel de ses propriétés organoleptiques.

Au cours des périodes de disette il a d'ailleurs rendu possible la fabrication de « faux cafés » ou succédanés de café.

C'est ainsi que les céréales, qu'elles soient maltées ou non, telles que l'orge, le blé, le maïs, le riz servent à préparer des boissons qui n'ont cependant pas les effets physiologiques du café. Leurs arômes sont d'autant plus acceptables que la disette est plus grande. Le lupin blanc en Europe et le *Cassia occidentalis* dans les pays tropicaux ont aussi été employés à cette fin. Mais c'est la chicorée à grosse racine (*Cichorium intybus* L.) qui est le succédané le plus habituel du café depuis qu'en 1770 deux chimistes allemands eurent l'idée d'en torréfier la racine pour concurrencer le café. Le commerce distribue des cafés-chicorée moulus et des cafés-chicorée solubles généralement préférés aux cafés malts. Le goût de l'infusion de chicorée est agréable mais il est différent de celui du café.

La technique de la torréfaction, si l'on excepte la « boule » des particuliers ou des petites brûleries, consiste tout d'abord à accroître progressivement la température dans des torréfacteurs, par conduction (chauffage direct par la flamme) ou par convection (utilisation d'un gaz préchauffé en flux laminaire ou turbulent).

À 100° C, les grains de café jaunissent et perdent de l'eau ; de 120° C à 150° C, leur teinte vire du jaune au châtain clair et au roux ; leurs fentes s'ouvrent et libèrent une huile essentielle, la caféone. À 200° C la pyrogénisation dégage une fumée bleue, les grains deviennent brun-marron ; à 230° C le point critique est atteint ; le café est refroidi rapidement par brassage de l'air afin que les produits aromatiques se condensent sur les grains.

La durée de la torréfaction est de l'ordre de douze à quinze minutes. Au cours de la torréfaction, les grains perdent 14 à 20 % de leur poids initial. Le degré de cette perte de poids dépend de l'intensité de la torréfaction. Le volume des grains s'accroît de 50 à 100 % par gonflement et détente de l'albumen. Leurs couleurs changent selon le stade de la torréfaction et à chaque couleur correspond un arôme particulier. La texture du grain, très modifiée par la torréfaction, devient poreuse et friable à la pression.

La composition en minéraux et en substances azotées du grain torréfié est similaire à celle du grain de café vert. En revanche celle des lipides et des glucides est différente. La matière grasse fournit une faible quantité des matières volatiles. Libérée de ses complexes protidiques et glucidiques et exsudant des grains de café vert, elle fixe très probablement les substances aromatiques et les protège des actions de l'oxygène atmosphérique. Les glucides sont décomposés en partie lors de la torréfaction. Certains sont des constituants des substances volatiles, d'autres contribuent à la formation des composés aromatiques du café.

Les composés phénoliques sont fortement dégradés tandis que les alcaloïdes sont modifiés différemment selon leurs natures. La caféine est volatilisée sans décomposition, mais la trigonelline, partiellement détruite, participe probablement à la formation de pyridine et d'acide nicotinique.

Une fois torréfié, le grain ne doit pas être mouillé (ce qui constitue une pratique frauduleuse) mais au contraire, il doit être soustrait à l'humidité dans des emballages imperméables. En revanche, en fin de torréfaction, ou au cours du brassage, on peut ajouter une résine, une gomme ou un sucre pour le recouvrir d'une fine pellicule brillante. Cet ajout ne peut toutefois, selon la législation, dépasser 2 % du poids du grain et il doit être mentionné sur l'étiquetage.

En général, plus la torréfaction est intense, plus le café est fortement aromatique mais si elle est trop poussée, le café devient amer.

Après la torréfaction les grains sont triés afin d'éliminer les grains jaunes pâles insuffisamment torréfiés et les grains noirs carbonisés.

Les grains de café offerts à la commercialisation sont de trois catégories :

- Les cafés doux dits « mild », qui sont des *arabica* dont la préparation a été particulièrement soignée. Leur goût est doux, légèrement acide et agréablement parfumé.

- Les cafés brésiliens qui sont aussi des *arabica*, mais très divers, ont des qualités organoleptiques moins recherchées.

- Les cafés africains, *canephora*, ont un goût neutre moins aromatique que les précédents. Les *robusta* sont plus amers, plus charpentés et plus toniques.

Comme peu de cafés présentent toutes les qualités aromatiques et gustatives requises et que par ailleurs les goûts des consommateurs varient d'une région à l'autre, les torréfacteurs préparent des mélanges de compositions différentes afin de satisfaire les diverses demandes de leurs clients. La qualité des mélanges est fonction de l'importance de la part réservée aux cafés doux.

Les matériaux d'emballage doivent être inodores, imperméables à la vapeur d'eau et aux matières grasses. On utilise à cette fin des matériaux complexes (films plastiques, polyéthylène, textile, complexe aluminium-cellulose). En raison de son prix l'emballage sous vide est réservé aux cafés de grande classe.

Les dates limites d'utilisation sont portées sur l'emballage car les cafés torréfiés perdent rapidement leur saveur et leurs arômes (apparition d'un goût de rance).

## 2. La mouture

La mouture est encore parfois faite à domicile avec le moulin à café actionné à main ou avec des appareils électriques plus modernes. Cependant la presque totalité des cafés sont moulus industriellement par des cylindres broyeurs micrométriques métalliques assemblés par paire (l'écartement des cylindres est réglé en fonction de la finesse désirée de la mouture). Le grain doit être dur, cassant et froid. Il est d'autant plus facile à moudre que la torréfaction a été intense.

Les torréfactions légères produisent des grains mous qui s'aplatissent à la mouture plutôt qu'ils ne se réduisent en poudre.

Au cours de la mouture, le gaz carbonique inclus dans le grain de café s'échappe, c'est le « dégazage » du grain. Le degré de finesse de la mouture conditionne en partie les qualités organoleptiques du café. Si la mouture est trop fine, l'opération est lente, elle s'effectue avec de l'eau refroidie si bien que l'eau entraîne des particules qui se déposent au fond de la tasse. Le café est boueux et âcre. Si la mouture est trop grossière, l'eau filtre au contraire trop rapidement, la saveur du café est fade.

Lors de la filtration, le taux d'extraction optimum est de 18 à 22 % du poids de la mouture. Le café moulu doit être emballé rapidement afin d'éviter l'oxydation et les pertes d'arôme. L'emballage est réalisé sous vide moins de huit heures après la mouture.

## 3. La percolation-déshydratation, préparation du café soluble

Le café soluble répond aux exigences de la vie moderne qui imposent de consacrer le minimum de temps à la préparation de l'alimentation.

En 1899, le Japonais Sartori Kato a mis au point à Chicago un procédé qui produisait des extraits de café par évaporation du café préparé, en évitant qu'il ne soit soumis à l'ébullition, car celle-ci élimine les arômes. Selon la législation, la limite du taux d'extraction est d'un tiers, c'est-à-dire qu'un kilogramme de café soluble doit être obtenu avec au moins trois kilogrammes de café torréfié.

Le principe de fabrication industrielle est relativement simple. Un concentré liquide de café préparé à l'eau chaude est pulvérisé très finement dans un courant d'air chaud et sec. Cette opération est dénommée « atomisation ». Le café peut être reconstitué en ajoutant de l'eau à la poudre anhydre de café.

Les procédés actuels comportent deux opérations principales : la percolation et la déshydratation.

### 3.1. La percolation

La percolation consiste à faire passer de l'eau douce à 160°-180° C, en continu ou en semi-continu et à contre-courant, dans le café moulu, placé dans des colonnes de percolation. L'eau chaude passe d'abord sous pression (14 à 16 bars) dans les colonnes où le café a subi le plus d'extraction, puis atteint celles qui viennent d'être remplies de café moulu. L'eau est alors à 100° C.

Les extraits issus des percolateurs sont rapidement refroidis à 5° C, ce qui évite la perte des composés volatils et le développement microbien. Puis la solution, après sédimentation, est séparée du sédiment. Le séchage direct des extraits dont la concentration est de 25 % à 30 % ou plus, provoque une perte élevée des constituants aromatiques. Une bonne méthode consiste à congeler les extraits et à séparer mécaniquement les cristaux de glace. Elle produit des extraits concentrés de 35 à 40 % et évite au maximum la perte des arômes. Pour obtenir un rendement plus élevé, dépassant 40 %, il faut réaliser l'hydrolyse soit par une liqueur acidulée (acide chlorhydrique ou sulfurique) soit sous forte pression à température plus ou moins élevée. L'extrait est ensuite clarifié et purifié.

### 3.2. La déshydratation

La déshydratation emploie deux techniques : l'atomisation et la lyophilisation.

### 3.2.1. L'atomisation (« spray-process »)

L'extrait liquide à 5° C. est nébulisé au sommet d'une tour sous l'effet d'un courant d'air chaud à 250° C. L'eau s'évapore, la poudre d'extraits de café est collectée à 50° C, à l'extrémité conique inférieure de la tour. La poudre est formée de grains creux qui contiennent 3 % d'humidité et qui renferment les composés aromatiques. Elle peut être agglomérée par une nouvelle humidification la rendant plus facile à recueillir à la cuillère et améliorant sa solubilité dans l'eau chaude. Ce procédé fournit un café de saveur plus douce car lors de l'atomisation une partie des arômes est perdue. Il peut aussi être utilisé pour adoucir les cafés Robusta dont les saveurs sont trop fortes.

Le séchage sous-vide *(« vacuum-drying »)* est une autre technique de déshydratation.

### 3.2.2. La lyophilisation « freeze drying »

Le principe du procédé développé en 1960 est l'élimination de l'eau congelée par sublimation sous vide.

L'extrait de café à 4-5° C est congelé à - 6° C, - 8° C, puis dans un deuxième temps à - 40° C, - 50° C.

La couleur et la conservation des arômes sont influencées par la taille et le taux de formation des cristaux de glace. Les plaques de café congelées sont ensuite moulues jusqu'à l'obtention de la taille désirée des particules. Celles-ci sont alors introduites dans des chambres de lyophilisation où une température de 45° C à 50° C est réalisée en même temps qu'un vide partiel à - 0,39, - 0,66 millibars.

Avant le conditionnement des cafés solubles, il est autorisé d'ajouter des composés aromatiques volatils évaporés durant la torréfaction mais restés condensés à la surface des grains. Leur récupération peut être obtenue selon trois procédés :

• L'huile de café qui contient ces arômes est récupérée par l'action de solvants non chlorés sur les grains fraîchement torréfiés.

L'élimination ultérieure des solvants permet d'obtenir une huile sèche et stable.

• On peut aussi faire passer un courant de vapeur à 35° C sur les grains torréfiés. Après centrifugation de la vapeur condensée, la fraction la plus dense est éliminée.

• On peut enfin récupérer les arômes volatils contenus dans les gaz libérés lors de la mouture.

L'huile de café est vaporisée sur la poudre de café soluble jusqu'à un pourcentage de 0,3 % à 1 %.

La lyophilisation est un procédé plus coûteux que l'atomisation, mais elle produit des paillettes de café dont la solubilité dans l'eau froide est meilleure que celle de la poudre de café obtenue par l'atomisation. Les qualités aromatiques du café lyophilisé sont aussi supérieures à celles du café déshydraté.

Le rendement de la préparation en café soluble d'une tonne de café vert est d'environ 240 kilos (perte à la torréfaction : 20 %, taux d'extraction : 40 à 50 %). Les déchets ou « marc » n'ont pas actuellement d'autres utilisations que celle de compost.

## 4. La décaféination

Certains consommateurs désirent boire du café dépourvu de caféine afin d'éviter les effets physiologiques de cette substance. Les technologues du café ont donc dû mettre au point des procédés de décaféination.

Les cafés *robusta* contiennent de 1,6 % à 2,5 % de caféine, tandis que la teneur des *arabica* est plus faible, soit de 0,8 % à 1,5 %.

La décaféination est réalisée sur des cafés verts par diverses techniques :

### 4.1. La technique de partage eau-solvant

Pour rendre la caféine plus accessible aux solvants, les grains sont soumis à un trempage dans l'eau chaude ou sont exposés à un courant de vapeur d'eau afin d'obtenir leur gonflement et celui de leurs cellules. La caféine est solubilisée sous la forme de complexe de caféine-chorogénate de potassium. La caféine est extraite par des solvants non polaires, le plus souvent du chlorure de méthylène ou de l'acétate d'éthyle. Les solvants sont ensuite éliminés par un courant de vapeur d'eau. Le rendement de la décaféination augmente avec le degré d'humidification des grains aux dépens de la sélectivité des composés extraits. Deux niveaux d'humidité (30 % à 45 % et 55 % à 65 %) sont pratiqués industriellement. La décaféination à basse humidité est choisie pour éviter la perte des constituants aromatiques fragiles obtenus lors de la torréfaction. Il est aussi possible d'utiliser le procédé à humidité élevée.

Les grains sont alors séchés jusqu'à ce que leur degré d'humidité soit équivalent au degré initial. Le contenu en caféine des grains ainsi traités n'est plus que de 0,1 %.

### 4.2. Les techniques d'extraction par absorption de la caféine

La technique la plus utilisée est le procédé mis au point par Zosel, qui consiste à extraire la caféine par absorption sur du gaz carbonique supercritique à 31,06° C, sous une pression de 120 à 160 atmosphères. La solubilité de la caféine croît avec la densité du gaz carbonique supercritique. Elle augmente aussi avec la pression quand la température est constante et elle diminue avec la température quand la pression est constante. La phase chargée de caféine est traitée avec de l'eau à 70°-90° C qui entraîne la caféine. Le gaz carbonique est ensuite recyclé puis réinjecté sur les grains jusqu'à l'extraction complète de la caféine. La technique de l'absorption de la caféine peut aussi utiliser d'autres gaz, comme le propane ou des surfaces absorbantes, comme le charbon activé ou des résines échangeuses d'ions.

La caféine est soumise à des cristallisations successives afin d'atteindre le degré de purification nécessaire à son utilisation dans les boissons non alcoolisées et dans les produits pharmaceutiques.

Divers procédés ont également été mis au point et sont employés en Allemagne pour extraire des substances dites irritantes, existant soit dans le café vert soit dans le café torréfié. Cependant les études cliniques n'ont pas mis en évidence de relations directes entre l'extraction de constituants spécifiques autres que la caféine et les effets physiologiques dus à la consommation de café.

## V. L'utilisation familiale et collective du café

L'utilisation familiale ou collective du café peut employer comme produit de base le café en grains, le café moulu ou le café instantané soluble.

### 1. La mouture

Les grains de café ne sont moulus qu'au moment de l'emploi. Le degré de finesse de la mouture est spécifique de chaque préparation : grossière pour les infusions et les percolations lentes, moyenne pour les cafés filtres, fines pour les cafés « express ».

### 2. L'extraction

Une bonne mouture assure une extraction de 18 à 20 %. Plusieurs procédés d'extraction sont employés :

*2.1. La décoction*

Le café, moulu très finement, est jeté dans l'eau bouillante. Après trois ébullitions très courtes, le café est versé sans filtration préalable.

*2.2. Le filtre*

Le modèle le plus ancien de cafetière est celui que le Français Du Belloy a inventé au XVIII$^e$ siècle. La cafetière à filtre ou « cafetière grand-mère » est composée de deux parties. La moitié supérieure contient le filtre recouvert d'un tamis ou d'un disque percé de petits trous. Le café moulu assez grossièrement est déposé sur le filtre. Après avoir versé un peu d'eau tiède pour gonfler le café, on ajoute par petites fractions de l'eau à la limite de l'ébullition. Il faut 10 à 12 grammes de café moulu par tasse. Cette préparation dure environ dix minutes. Les filtres sont en acier inoxydable, en papier spécial, en nylon, en plastique...

## 2.3. La percolation ou lixiviation

De la vapeur sous pression traverse la mouture et le café s'écoule dans le récipient de réception. On dénomme ce type de café le café « express ».

Il existe aussi des modèles de cafetières réversibles, cafetières napolitaines, ainsi que des cafetières à piston ou à thermosiphon, etc.

## 2.4. L'infusion

La totalité de la mouture baigne dans la quantité d'eau prévue puis le café est filtré. Dans les appareils à dépression l'eau monte dans le filtre, baigne la mouture et redescend dans le récipient verseur.

Une autre technique populairement connue sous l'expression « système de la chaussette » consiste à utiliser un récipient filtre en métal perforé ou un sachet de toile qui plonge dans l'eau.

La qualité de l'eau utilisée pour préparer le café est un facteur important. En effet certains sels ou certaines substances chimiques peuvent dénaturer l'arôme. Les eaux calcaires donnent au café une saveur amère. L'eau chlorée altère l'arôme, aussi est-il nécessaire de la faire bouillir plus longtemps pour que le chlore s'évapore. Les connaisseurs utilisent des eaux minérales faiblement minéralisées et non gazeuses.

## 2.5. Quelques dénominations particulières de préparations de café

- Le café « à la turque » relève d'une préparation spéciale. La poudre de café finement moulue est versée dans l'eau sucrée puis chauffée. Le liquide brûlant n'est pas filtré. Epais et mousseux il est bu par petites gorgées. Comme le marc repose au fond de la tasse, celle-ci n'est jamais terminée. Certains traditionalistes la renversent et lisent leur avenir dans les figures dessinées par le marc de café sur la soucoupe !

- L'expresso est un café italien préparé à partir d'une mouture très tassée avec la même quantité d'eau.

- Le cappuccino est un café espresso italien contenant du lait battu ou pressé à la vapeur et saupoudré de chocolat.

- Le café viennois est composé de café fort nappé de crème Chantilly.

- L'irish coffee est préparé en versant du café brûlant dans un verre contenant du sucre et un peu de whisky puis en y ajoutant de la crème fraîche.

• Le mazagran est un café glacé. Sa préparation a été inventée en 1840 durant la guerre d'Algérie par les soldats français lors du siège de Mazagran près de Mostaganem.

Un bon café doit contenir 2 % de café soluble, ce qui nécessite dix parties de café pour cent parties d'eau car le taux d'extraction de la mouture n'est que de 20 %.

La législation tolère un pourcentage moindre à cinq parties pour le café ordinaire des débits et à sept parties pour le café filtre, express ou spécial.

Selon des enquêtes aux États-Unis comme en France, le consommateur utilise habituellement 8,5 g de café pour 170 g. d'eau. Si l'on désire un café « corsé », cette quantité doit être augmentée de 10 à 20 % selon la force désirée.

Le café ne doit jamais être bouilli, ni réchauffé. Il se consomme chaud et rapidement après sa préparation.

## RÉFÉRENCES

1. Colloques ASIC (4e à 14e). Association Internationale du Café (ASIC), Paris, 1970 à 1991.
2. Sivetz M. Coffee, Origine and Use. N.W. Elmwood Dr Corvallis, Coffee Publications 3635, Oregon, 1973.
3. Jacques-Felix H. Le Café. (Que sais-je), PUF, Paris, 1979.
4. Kolpas N. Coffee, John Murray, Londre, 1979.
5. Sivetz M, Desroziers NW. Coffee Technology. *Avi Publ. Comp. Westport*, Connecticut, 1979.
6. Maier HG. Kaffee, Verlag Paul Parey, Berlin, Hambourg, 1981.
7. Spiller MA. The coffee plant and its processing. *Prog. Clin. Biol. Res.*, 1984 ; 158 : 75-84.
8. Clifford MN, Wilson KC. Coffee, Botany, Biochemistry and Production of Beans and Beverage. *Avi Publ. Comp. Westport*, 1985.
9. Rothfos B. Coffee Production, Bordian-Max Rieck, Hamburg, 2e éd., 1985 : 9-62.
10. Voisin MP. Utilisation des gaz à l'état liquide ou supercritique pour l'extraction de substances naturelles. Thèse Doct. Pharmacie, Chatenay-Malabry, 1985.

11. Charrier A, Berthaud J. Botanical Classification of Coffee. In MN Clifford, KC Wilson Eds. Coffee, Botany, Biochemistry and Production of Beans and Beverage. *Avi Publ. Comp. Westport* 1985 : 13-47.
12. Clarke RJ. Green Coffee Processing, in MN Clifford, KC Wilson Eds. Coffee, Botany, Biochemistry and Production of Beans and Beverage. *Avi Publ. Comp. Westport* 1985 : 230-250.
13. Clarke RJ. The technology of converting green coffee into the beverage. In MN Clifford, KC Wilson Eds. Coffee, Botany, Biochemistry and Production of beans and beverage. *Avi Publi. Comp. Westport* 1985 : 375-383.
14. Rothfos B. Coffee Consumption, Gordian-Max Rieck, Hamburg, 1986.
15. Clarke RJ, Macrae R. Coffee. Vol.1 : Chemistry. 1985 ; Vol. 2 : Technology, 1987, Vol. 4 : Agronomy, 1987. Elsevier Applied Science Publ., Londres.
16. Viani R. Coffee in Ullman's Encyclopaedia of Industrial Chemistry. Vol. A7, VCH, Veinheim, 1986, 315-339.
17. Coste R. Caféiers et Cafés, Techniques Agricoles et Productions Tropicales, G.P. Maisonneuve et Larose, Paris, 1989.
18. Mauro F. Histoire du Café. Éditions Desjonquères, Paris, 1991.

# Production de café dans le monde

## La production mondiale de café

La production mondiale de café a fortement augmenté au cours de ces trente dernières années comme le montre le Tableau 1. La production totale s'est accrue entre 1960 et 1990 de 46 %, celle d'*arabica* de 31,39 % et celle de *robusta* de 107,27 %.

Tableau 1. Évolution de la production mondiale [1]

| Période | Production* | | Consommation intérieure |
|---|---|---|---|
| | *Arabica* | *Robusta* | |
| 1960/61 | 52 431 | 12 567 | 16 427 |
| 1970/71 | 41 573 | 17 265 | 19 408 |
| 1980/81 | 63 017 | 22 670 | 20 468 |
| 1989/90 | 68 891 | 26 048 | 23 737 |

\* En milliers de sacs de 60 kg.

L'évolution de la production durant ces trente dernières années a été différente selon les continents ainsi que l'illustre le Tableau 2.

La production d'*arabica* a été stable en Amérique du Sud, mais elle a très fortement augmenté en Asie (114 %) et en Afrique (132 %).

**Tableau 2. Évolution de la production
des principaux continents producteurs [1]**

| | Période | Production* | | Consommation intérieure |
|---|---|---|---|---|
| | | Arabica | Robusta | |
| AMÉRIQUE DU SUD | 1960/61 | 39 212 | 11 | 10 794 |
| | 1970/71 | 22 305 | 116 | 11 280 |
| | 1980/81 | 37 325 | 1 753 | 11 454 |
| | 1989/90 | 39 915 | 4 452 | 13 309 |
| AFRIQUE | 1960/61 | 3 481 | 10 479 | 1 090 |
| | 1970/71 | 5 654 | 13 609 | 2 248 |
| | 1980/81 | 7 390 | 13 784 | 2 417 |
| | 1989/90 | 8 108 | 12 471 | 2 756 |
| ASIE | 1960/61 | 932 | 2 021 | 2 099 |
| | 1970/71 | 1 253 | 3 448 | 2 294 |
| | 1980/81 | 1 364 | 6 968 | 2 883 |
| | 1989/90 | 1 996 | 9 004 | 3 761 |

\* En milliers de sacs de 60 kg

Celle de *robusta* a été faiblement accrue en Afrique mais très fortement en Asie (79 %) et surtout en Amérique du Sud alors qu'elle était très faible en 1960.

L'étude de l'évolution de la production au cours de la même période pour les principaux pays producteurs révèle également des situations variables selon les pays (cf. Tableau 3).

La Côte-d'Ivoire ne produit pas d'*arabica* et la Colombie de *robusta*.

Le Brésil n'a commencé qu'en 1980 la production de Robusta dont il est devenu très vite l'un des principaux pays producteur mais au dépens de la production de l'*arabica* qui a fléchi de 25 %.

La production d'*arabica* a augmenté de 78 % en Inde, de 79 % en Colombie et de 480 % en Indonésie, mais elle a diminué de 70 % en Angola.

Celle de *robusta* a été accrue de 180 % au Brésil entre 1980 et 1990 et entre 1960 et 1990 de 42 % en Côte-d'Ivoire, de 94 % en Inde, de 390 % en Indonésie.

**Tableau 3. Évolution de la production dans les principaux pays producteurs [1]**

| | Période | Production* | | Consommation intérieure |
|---|---|---|---|---|
| | | *Arabica* | *Robusta* | |
| BRÉSIL | 1960/61 | 29 800 | 0 | 9 001 |
| | 1970/71 | 11 000 | 0 | 8 890 |
| | 1980/81 | 20 250 | 1 250 | 8 000 |
| | 1989/90 | 22 500 | 3 500 | 9 500 |
| COLOMBIE | 1960/61 | 7 260 | 0 | 1 030 |
| | 1970/71 | 8 000 | 0 | 1 349 |
| | 1980/81 | 13 500 | 0 | 1 825 |
| | 1989/90 | 13 000 | 0 | 2 170 |
| INDONÉSIE | 1960/61 | 125 | 2 202 | 689 |
| | 1970/71 | 168 | 2 159 | 888 |
| | 1980/81 | 215 | 5 150 | 1 228 |
| | 1989/90 | 600 | 5 900 | 1 150 |
| CÔTE D'IVOIRE | 1960/61 | 0 | 3 134 | 2 |
| | 1970/71 | 0 | 3 996 | 538 |
| | 1980/81 | 0 | 6 090 | 20 |
| | 1989/90 | 0 | 4 450 | 33 |
| INDE | 1960/61 | 710 | 515 | 632 |
| | 1970/71 | 1 013 | 901 | 665 |
| | 1980/81 | 1 000 | 977 | 887 |
| | 1989/90 | 1 250 | 1 000 | 1 400 |
| ANGOLA | 1960/61 | 50 | 2 450 | 60 |
| | 1970/71 | 56 | 2 738 | 89 |
| | 1980/81 | 30 | 556 | 41 |
| | 1989/90 | 15 | 185 | 45 |

\* En milliers de sacs de 60 kg

L'évolution de la production pour un plus grand nombre de pays est donnée par le Tableau 4 pour la période 1985 à 1987 et par le Tableau 5 pour la période 1983 à 1988.

Les quantités de café *robusta* exportées selon les pays sont précisées par le Tableau 6. Après avoir augmenté de 1980 à 1985 en Afrique et en Asie, la production s'est stabilisée en Afrique en 1987 au niveau de celle de 1980, tandis qu'en Asie, à la même période, elle a été accrue de 32,20 % par rapport à 1980.

**Tableau 4. Production mondiale de café vert en 1985-1986 et 1986-1987 (en milliers de tonnes) [2]**

| Pays | 85-86 | 86-87* | Pays | 85-86 | 86-87* |
|---|---|---|---|---|---|
| **Afrique** | | | **Amérique du Sud** | | |
| Angola | 11,4 | 13,9 | Bolivie | 8,0 | 8,9 |
| Bénin | 0,7 | 1,1 | Brésil | 1 368,5 | 1 514,3 |
| Burundi | 32,0 | 35,0 | Colombie | 705,8 | 645,2 |
| Cameroun | 100,0 | 132,1 | Équateur | 125,3 | 123,2 |
| Rép. Centrafricaine | 13,9 | 15,1 | Paraguay | 17,0 | 19,3 |
| Congo | 1,3 | 1,0 | Pérou | 73,6 | 75,8 |
| Côte-d'Ivoire | 280,9 | 274,0 | Vénézuela | 46,3 | 67,4 |
| Éthiopie | 170,0 | 178,4 | | | |
| Gabon | 2,2 | 0,8 | Total | 2 344,5 | 2 454,1 |
| Ghana | 0,6 | 0,7 | **Amérique centrale** | | |
| Guinée | 2,9 | 6,5 | | | |
| Guinée équatoriale | 1,9 | 0,5 | Costa-Rica | 79,5 | 158,3 |
| Kenya | 121,9 | 111,1 | Cuba | 24,2 | 26,2 |
| Liberia | 3,7 | 4,3 | Rép. dominicaine | 26,0 | 47,2 |
| Madagascar | 58,2 | 59,8 | Guatemala | 158,0 | 176,5 |
| Malawi | 3,7 | 5,5 | Haïti | 29,7 | 26,2 |
| Nigeria | 0,8 | 1,2 | Honduras | 52,3 | 93,2 |
| Ouganda | 165,5 | 170,8 | Jamaïque | 1,3 | 1,3 |
| Rwanda | 40,1 | 39,1 | Mexique | 296,4 | 335,8 |
| Sierra Leone | 6,7 | 5,9 | Nicaragua | 42,5 | 46,0 |
| Tanzanie | 49,0 | 41,3 | Panama | 8,8 | 11,8 |
| Togo | 15,2 | 15,5 | Salvador | 107,0 | 140,6 |
| Zaïre | 109,9 | 125,5 | Trinité et Tobago | 1,5 | 1,9 |
| Zambie | 1,0 | 1,0 | | | |
| Zimbabwe | 10,3 | 12,7 | Total | 827,2 | 1 065,0 |
| Total | 1 203,8 | 1 252,8 | **Océanie** | | |
| | | | Papouasie Nouvelle-Guinée | 47,3 | 63,2 |
| | | | Divers | 0,2 | |
| **Asie** | | | | | |
| Inde | 94,2 | 219,2 | | | |
| Indonésie | 350,0 | 339,8 | | | |
| Philippines | 56,3 | 49,9 | | | |
| Sri Lanka | 6,2 | 2,3 | | | |
| Thaïlande | 31,6 | 27,8 | | | |
| Total | 538,3 | 639,0 | Total Mondial | 4 961,3 | 5 474,1 |

* Estimations (d'après *Quaterly Statistical Bulletin*, OIC, Fév. 1988, in Café Cacao Thé n° 1, 1988).

Tableau 5. Production, Exportation (millions de sacs de 60 kg)
et consommation de café vert (kg/an)
des principaux pays producteurs [6]

| Pays | Production[a] (1984-88 moyenne) | Exportation[b] (1983-88 moyenne) | Consommation[c] |
|---|---|---|---|
| *Arabica* **voie humide** | **42,16** | **29,93** | |
| Colombie | 14,25 | 10,49 | 3,64 |
| Mexique | 4,93 | 3,25 | 1,36 |
| Guatemala | 2,85 | 2,46 | 1,29 |
| Inde | 2,78 | 1,41 | 0,07 |
| Costa Rica | 2,24 | 1,94 | 5,06 |
| Salvador | 2,19 | 2,61 | 1,66 |
| Kenya | 1,88 | 1,65 | 0,08[d] |
| Équateur | 1,82 | 1,59 | 2,13 |
| Honduras | 1,41 | 1,31 | 2,37 |
| Pérou | 1,20 | 1,03 | 0,60 |
| Venezuela | 1,06 | 0,18 | 2,60 |
| République Dominicaine | 0,85 | 0,52 | 2,88 |
| Tanzanie | 0,78 | 0,79 | 0,01[d] |
| Nicaragua | 0,72 | 0,70 | 1,88 |
| Autres | 3,20 | - | |
| *Arabica* **voie sèche** | **28,93** | **18,46** | |
| Brésil | 26,13 | 17,14 | 3,10 |
| Éthiopie | 2,80 | 1,32 | 2,09 |
| *Robusta* | **16,23** | **16,27** | |
| Indonésie | 6,01 | 4,76 | 0,41 |
| Côte-d'Ivoire | 4,35 | 3,84 | 1,24 |
| Zaïre | 1,86 | 1,52 | 0,38 |
| Madagascar | 1,11 | 0,81 | 1,31 |
| Philippines | 1,02 | 0,49 | 0,51 |
| Autres | 1,88 | 4,85 | |
| **Total** | **87,32** | **64,66** | |

[a] International Coffee Organization [3,4]
[b] International Coffee Organization [5]
[c] Calculé par the Working Group de l'IARC [6]
[d] Viani (in [6])
- non disponible.

**Tableau 6. Principales origines des cafés *robusta*
exportés dans le monde (tonnes) [2]**

| Origines | 1980 | 1985 | 1987 |
|---|---|---|---|
| **Afrique** | | | |
| Angola | 47 500 | 18 600 | 16 140 |
| Cameroun | 93 000 | 96 600 | 84 480 |
| Centrafrique | 11 400 | 19 000 | 11 520 |
| Congo | 2 100 | 2 500 | 480 |
| Côte-d'Ivoire | 216 000 | 280 000 | 168 780 |
| Gabon | 600 | 2 200 | 780 |
| Madagascar | 65 100 | 44 000 | 48 300 |
| Ouganda | 108 000 | 151 000 | 149 940 |
| Togo | 9 000 | 13 500 | 13 020 |
| Zaïre | 59 000 | 70 000 | 103 440 |
| | **611 700** | **697 400** | **596 880** |
| **Asie** | | | |
| Indonésie | 217 000 | 273 000 | 272 640 |
| Philippines | 16 000 | 31 200 | 16 260 |
| Sri-Lanka | 900 | 5 000 | 720 |
| Thaïlande | 2 100 | 20 500 | 22 680 |
| | **236 000** | **329 700** | **312 300** |

Les origines et l'importance des importations de café dans quelques pays européens sont données par le Tableau 7.

Sa lecture montre que les sources d'importation, ne sont pas du même ordre de grandeur selon les pays (en tenant compte de leur population). Elles correspondent en partie à des goûts différents des consommateurs.

Tableau 7. Principales origines des importations de cafés en 1987 dans quelques pays ouest-européens (tonnes) [2]

| Pays | RFA | France | Italie | Royaume-Uni | Pays-Bas | Espagne | Belgique Luxembourg | Suède | Suisse | Autriche |
|---|---|---|---|---|---|---|---|---|---|---|
| **Amérique du Sud** | | | | | | | | | | |
| Brésil | 41 685 | 56 251 | 71 208 | 10 397 | 26 317 | 43 086 | 18 992 | 41 320 | 17 487 | 20 169 |
| Colombie | 208 664 | 27 748 | 15 810 | 16 536 | 43 908 | 20 840 | 10 564 | 32 032 | 10 870 | 7 557 |
| Équateur | 1 572 | 155 | 543 | - | 55 | 2 821 | - | 53 | 354 | 2 122 |
| **Amérique Centrale** | | | | | | | | | | |
| Salvador | 27 232 | 2 059 | 608 | 628 | 1 974 | 7 614 | 135 | 685 | 1 350 | 3 540 |
| Guatemala | 13 041 | 2 903 | 6 751 | 3 186 | 4 409 | 1 459 | 1 851 | 3 718 | 7 591 | 2 517 |
| Costa Rica | 13 648 | 5 103 | 6 197 | 8 748 | 5 418 | 3 832 | 882 | 5 083 | 5 428 | 2 118 |
| Mexique | 4 286 | 4 074 | 1 213 | 491 | 3 012 | 3 189 | 729 | 940 | 1 992 | 3 107 |
| Nicaragua | 6 367 | 6 345 | 1 167 | 182 | 2 664 | 3 394 | 1 179 | 207 | 2 723 | 1 271 |
| Honduras | 2 529 | 2 031 | 4 941 | 1 149 | 1 225 | 1 677 | 1 585 | 488 | 4 234 | 2 545 |
| Haïti | 038 | 2 808 | 4 885 | 15 | 616 | - | 1 811 | - | 326 | - |
| **Afrique** | | | | | | | | | | |
| OAMCAF* | 12 408 | 89 591 | 67 792 | 16 846 | 15 580 | 15 087 | 9 098 | 75 | 4 021 | 1 279 |
| Ouganda | 4 034 | 16 216 | 3 078 | 23 756 | 11 869 | 11 000 | 2 502 | - | - | 066 |
| Zaïre | 5 982 | 34 884 | 45 924 | 3 098 | 2 318 | 5 704 | 3 425 | - | 287 | 522 |
| Kenya | 27 734 | 2 197 | 3 735 | 6 524 | 10 435 | 422 | 2 014 | 8 792 | 3 156 | 1 290 |
| Tanzanie | 17 245 | 1 161 | 1 840 | 3 060 | 7 795 | 117 | 497 | 117 | 144 | - |
| Angola | - | 1 345 | 100 | - | 50 | 3 680 | 210 | - | 1 730 | 135 |
| Éthiopie | 18 194 | 5 981 | 2 912 | 590 | 250 | - | 1 228 | - | 1 016 | 226 |
| Rwanda et Burundi | 29 043 | 6 322 | 917 | 2 664 | 5 984 | 330 | 1 219 | 261 | 15 | - |
| **Asie et Océanie** | | | | | | | | | | |
| Indonésie | 12 330 | 14 704 | 13 210 | 1 554 | 2 892 | 3 774 | 2 953 | 326 | 3 454 | 3 000 |
| Inde | 3 114 | 2 645 | 4 267 | 138 | 266 | 672 | 590 | 33 | 2 511 | 376 |
| Papouasie - Nlle Guinée | 24 538 | 211 | 511 | 4 452 | 321 | - | - | 20 | 31 | 486 |
| **Divers** | 12 735 | 12 286 | 11 243 | 2 551 | 7 907 | 23 767 | 27 204 | 250 | 4 765 | 6 320 |
| **Totaux** | 486 419 | 297 020 | 268 852 | 106 565 | 155 465 | 152 765 | 88 668 | 94 400 | 73 485 | 58 646 |

* Côte-d'Ivoire, Cameroun, Madagascar, Centrafrique, Togo, Bénin, Congo, Gabon. Circulaire sur le Café, J.-Louis Delamare, août 1988.

## RÉFÉRENCES

1. Mauro F. Histoire du Café. Éditions Desjonquères, Paris, 1991.
2. Coste R. Caféiers et Cafés, Techniques Agricoles et Productions Tropicales, Statistiques selon l'United States Department of Agriculture, GP Maisonneuve et Larose, Paris, 1989, p. 241 et 242.
3. International Coffee Organization, Prospectus of Coffee, Education and Training Activity, London, 1989.
4. International Coffee Organization. Supply. Production of *Arabica* and *Robusta* Coffees (WP Agreement No. 16/88 (E) Rev.1)
5. International Coffee Organization, Exports. Exports by exporting members to members and non-members, may 1989 and the eight months october-may 1988/1989 (EB 3149/89 (E)), London.
6. International Agency for Research on Cancer. IARC Monographs on the Evaluation of Carcinogenic Risks to Humans, Coffee, Tea, Mate, Methylxanthines and Methylglyoxal, WHO, Geneva, 1991, Vol. 51.

# La consommation du café

La consommation de café diffère selon les pays et elle varie au cours des années. Les méthodologies qui peuvent être utilisées pour l'évaluer relèvent soit des études économiques soit des enquêtes dans les populations.

## I. Méthodologies d'évaluation de la consommation de café

### 1. Les statistiques économiques

Les statistiques annuelles de la consommation intérieure totale de café sont établies à partir des quantités produites, exportées et importées. La consommation individuelle moyenne théorique est obtenue en divisant la valeur de la consommation intérieure par le nombre d'habitants du pays considéré.

Cette méthode a l'avantage d'être rapide et peu onéreuse. Elle permet d'apprécier l'évolution de la consommation au cours des années.

Toutefois ces informations ne décrivent pas valablement la distribution de la consommation au sein des diverses catégories de la population (sexe, âge, catégories socio-professionnelles ou socio-économiques, etc.).

Du point de vue de la Santé publique ces données sont donc imparfaites car elles ne permettent pas de définir les groupes de personnes qui boivent une grande quantité de café. Or pour organiser l'information et la prévention, il est important de connaître les caractéristiques et les motivations du comportement à l'égard du café des personnes qui constituent ces groupes. Les méthodes des enquêtes dans les populations sont les seules techniques adaptées au recueil de ces informations.

**2. Les enquêtes**

Les enquêtes peuvent être rétrospectives ou prospectives. Ces dernières sont plus onéreuses que les premières mais elles ont l'avantage de décrire l'évolution des consommations dans les groupes considérés. La comparaison de leurs données avec celles des études cliniques et/ou biologiques permet aux épidémiologistes de rechercher l'existence d'éventuelles corrélations.

La mise en évidence d'une corrélation ne signifie pas qu'il existe une relation de cause à effet entre la consommation de café et une modification de l'état physiologique ou la présence d'une maladie. Une corrélation positive signifie seulement que les deux facteurs évoluent dans le même sens et une corrélation négative qu'ils évoluent en sens inverse. La preuve de la relation de cause à effet ne peut être apportée que par les expérimentations animales ou cliniques réalisées dans les limites de l'éthique animale ou humaine.

D'autre part comme la consommation de café est associée à d'autres modes de comportement (consommation de tabac et d'alcool, modes de vie, etc.) il existe d'assez nombreux facteurs de confusion. Lors des études épidémiologiques, seuls quelques facteurs de confusion peuvent être pris en compte en raison d'une part de la difficulté ou de l'imprécision de leurs recueils et d'autre part du coût élevé de ces études. Les résultats des enquêtes épidémiologiques doivent donc toujours être critiqués et interprétés avec prudence.

# II. Évolution de la consommation de café selon les données économiques

## 1. Évolution de la consommation mondiale de café vert

La consommation mondiale de café est stable depuis 1984 comme le montre le Tableau 1.

**Tableau 1. Évolution de la consommation mondiale [1]**

| Années | Consommation (millions de tonnes) |
|---|---|
| 1984 | 1,16 |
| 1985 | 1,15 |
| 1986 | 1,19 |
| 1987 | 1,12 |
| 1988 | 1,18 |
| **Moyenne** | **1,16** |

## 2. Consommation de café selon les continents

L'Europe est le continent où la consommation de café est la plus élevée puis par ordre décroissant l'Amérique du Nord et l'Amérique centrale, l'Amérique du Sud, l'Océanie, l'Afrique et l'Asie (Tableau 2).

**Tableau 2. Consommation de café selon les continents (kg/an)**
**(2 adapté par 3)**

| Continent | Consommation (kg/an) | % variation par rapport à la consommation moyenne mondiale |
|---|---|---|
| Europe | 4,6 | + 283,3 |
| Amérique du Nord et Centrale | 3,6 | + 200,0 |
| Océanie | 2,3 | + 91,7 |
| Amérique du Sud | 2,3 | + 91,7 |
| Afrique | 0,6 | − 50,0 |
| Asie | 0,3 | − 75,0 |
| **Moyenne mondiale** | **1,2** | --- |

## 3. Évolution de la consommation de café vert selon quelques pays

Alors que la consommation mondiale est relativement stable, celle des pays varie ainsi que le précisent les Tableaux 3 et 4.

Les quantités de café consommées sont très différentes d'un pays à l'autre et, pour un même pays, modérément variables d'une année à l'autre. De 1981 à 1986, la consommation de café a diminué régu-

**Tableau 3. Consommation de café (en kilogrammes par habitant en équivalents grains verts) dans quelques pays [4-6]**
**Période de 1970 à 1981**

| Pays | Consommation par habitant | | | | | | | | Taux de variation % par rapport à 1970 | |
|---|---|---|---|---|---|---|---|---|---|---|
| | 1970 | 1975 | 1976 | 1977 | 1978 | 78-79 | 79-80 | 80-81 | 1977 | 80-81 |
| Finlande | 14,13 | 13,72 | 15,18 | 10,54 | 11,72 | 13,22 | 12,46 | 12,41 | 0,75 | 0,88 |
| Suède | 13,15 | 14,10 | 14,03 | 8,59 | 12,13 | 11,92 | 12,10 | 11,92 | 0,65 | 0,91 |
| Danemark | 12,88 | 13,02 | 12,14 | 10,75 | 11,00 | 10,50 | 11,03 | 11,59 | 0,83 | 0,90 |
| Norvège | 10,10 | 9,74 | 10,33 | 7,20 | 11,14 | 10,02 | 9,80 | 10,11 | 0,71 | 1,00 |
| Hollande | 6,97 | 9,41 | 9,63 | 5,53 | 7,38 | 8,51 | 7,84 | 8,36 | 0,79 | 1,20 |
| Belgique | 6,61 | 6,96 | 8,74 | 5,67 | 7,12 | 8,33 | 7,17 | 8,91 | 0,86 | 1,35 |
| États-Unis | 6,23 | 5,62 | 5,82 | 4,34 | 4,94 | 5,13 | 4,59 | 4,68 | 0,70 | 0,75 |
| Suisse | 5,58 | 6,93 | 6,47 | 5,25 | 5,28 | 5,30 | 5,91 | 6,50 | 0,94 | 1,17 |
| RFA | 4,86 | 5,65 | 5,87 | 5,73 | 5,94 | 6,47 | 6,45 | 7,04 | 1,18 | 1,45 |
| France | 4,71 | 5,65 | 5,47 | 5,01 | 5,58 | 5,75 | 5,67 | 6,24 | 1,06 | 1,32 |
| Canada | 4,27 | 4,33 | 4,38 | 3,52 | 4,23 | 4,54 | 4,28 | 4,86 | 0,82 | 1,14 |
| Autriche | 3,73 | 4,88 | 4,99 | 4,15 | 4,82 | 5,66 | 6,54 | 6,54 | 1,11 | 1,75 |

**Tableau 4. Consommation de café (en kilogrammes par habitant en équivalents grains verts) dans quelques pays [4-6]**
**Période de 1981 à 1986**

| Pays | Consommation par habitant | | | | | | Taux de variation % par rapport à | |
|---|---|---|---|---|---|---|---|---|
| | 1981 | 1982 | 1983 | 1984 | 1985 | 1986 | 1970[1] | 1981[1] |
| Finlande | 13,52 | 12,78 | 12,93 | 14,59 | 10,09 | 12,09 | 0,85 | 0,88 |
| Suède | 12,91 | 11,73 | 12,14 | 11,29 | 11,55 | 11,64 | 0,88 | 0,90 |
| Danemark | 11,79 | 11,46 | 11,15 | 11,05 | 11,04 | 11,00 | 0,85 | 0,93 |
| Norvège | 10,26 | 10,51 | 11,36 | 10,39 | 10,47 | 10,09 | 1,01 | 0,98 |
| Hollande | 9,09 | 8,97 | 9,58 | 9,46 | 9,41 | 9,65 | 1,38 | 1,06 |
| Belgique | 8,58 | 7,15 | 8,84 | 7,25 | 7,60 | 7,14 | 1,08 | 0,83 |
| RFA | 7,06 | 7,34 | 7,29 | 7,03 | 6,84 | 7,38 | 0,71 | 1,04 |
| Suisse | 6,57 | 5,58 | 6,00 | 6,04 | 6,17 | 6,59 | 1,18 | 1,00 |
| Autriche | 6,55 | 7,92 | 8,53 | 7,73 | 7,34 | 7,75 | 2,07 | 1,18 |
| France | 6,05 | 5,91 | 5,94 | 5,39 | 5,47 | 5,49 | 1,16 | 0,91 |
| États-Unis | 4,80 | 4,77 | 4,63 | 4,71 | 4,65 | 4,41 | 0,71 | 0,92 |
| Canada | 7,79 | 4,33 | 4,25 | 4,27 | 4,41 | 4,15 | 0,97 | 0,87 |
| Italie | 3,98 | 4,33 | 4,34 | 3,89 | 4,93 | 4,37 | - | 1,10 |
| Espagne | 2,75 | 2,76 | 3,19 | 2,92 | 2,74 | 3,44 | - | 1,25 |
| Grèce | 2,63 | 2,65 | 2,81 | 3,00 | 2,96 | 2,18 | - | 0,83 |
| Angleterre | 2,55 | 2,43 | 2,41 | 2,51 | 2,44 | 2,42 | - | 0,95 |
| Australie | 2,51 | 2,62 | 2,31 | 2,44 | 2,11 | 2,24 | - | 0.89 |
| Japon | 1,68 | 1,85 | 1,94 | 2,01 | 2,14 | 2,23 | - | 1,32 |

[1] Calculé par l'auteur.

lièrement dans les Pays scandinaves qui sont de grands consommateurs de café mais aussi aux États-Unis, au Canada, en Belgique, en France, en Angleterre, en Grèce et en Australie. Elle a en revanche augmenté en Autriche, en Hollande, en Allemagne, en Espagne, en Italie et au Japon, tandis qu'elle est restée stable en Suisse.

Cette évolution s'est confirmée au cours des années 1990 et 1991 (cf. Tableau 5).

Tableau 5. Consommation[1] de café
(en kg de café vert) dans quelques pays [7]

| Pays | 1990 | 1991 |
|---|---|---|
| Finlande | 12,9 | 11,6 |
| Suède | 11,9 | 11,2 |
| Danemark | 10,1 | 10,6 |
| Norvège | 10,3 | 10,4 |
| Autriche[2] | 11,6 | 10,3 |
| Hollande | 10,3 | 9,9 |
| Suisse | 8,7 | 8,7 |
| RFA | 7,4 | 7,5 |
| France | 5,5 | 5,9 |
| Canada | 4,5 | 4,6 |
| USA | 4,6 | 4,5 |
| Italie | 5,1 | 4,4 |
| Espagne | 4,2 | 4,1 |
| Portugal | 3,0 | 3,0 |
| Japon | 2,5 | 2,9 |
| Angleterre | 2,5 | 2,4 |
| Australie | 2,4 | 2,3 |
| Hongrie | 2,7 | n.d. |
| Yougoslavie | 2,6 | n.d. |
| CSPR | 2,5 | n.d. |
| Algérie | 2,5 | n.d. |
| Bulgarie | 1,8 | n.d. |
| Corée du Sud | 1,2 | n.d. |
| Arabie Saoudite | 1,1 | n.d. |
| Maroc | 0,9 | n.d. |
| Pologne | 0,6 | n.d. |
| URSS | 0,2 | n.d. |

[1] La consommation est calculée sur la base Importation-Exportation de toutes les formes de café. Source ICO, European Coffee Federation et German Coffee Association, les données sur les populations proviennent du « Monthly Bulletin of Statistics », Nations Unies.
[2] Consommation actuelle en Autriche : 8-9 kg.
n.d. : non disponible.

## 4. Évolution de la nature des cafés consommés selon les pays

Sur la base des consommations relevées en 1988 (cf. Tableau 6) l'*arabica* est le type de café choisi par la plupart des consommateurs sauf en France et au Portugal où le *robusta* est majoritaire. Les autres sortes de café (notamment le café décaféiné), le café soluble, etc.) ne représentent qu'une très faible partie de la consommation. Ces données sont confirmées par le pourcentage des espèces de café importées par les différents pays (Tableau 7).

Dans la plupart des pays le café soluble est utilisé dans la proportion de 1,5 à 2,5 g/150 ml (volume contenu par une tasse). Dans les pays latins les volumes des tasses sont plus petits (60 ml) mais la quantité de café utilisé par tasse est plus élevée (2 g/60 ml).

Les quantités de café soluble consommées dans dix pays ont été évaluées en 1987 par Viani (Tableau 8).

Tableau 6. Consommation de café selon la nature du café (% en 1988) [8]

| Pays | *Arabica* | *Robusta* | Autres |
|---|---|---|---|
| Finlande | 99 | 1 | |
| Suède | 99 | 1 | |
| Danemark | 80 | 17 | 3 |
| Norvège | 97 | 2 | 1 |
| Hollande | 68 | 27 | 5 |
| Autriche | 87 | 12 | 1 |
| RFA | 89 | 10 | 1 |
| Belgique/Luxembourg | n.d. | | |
| Suisse | 81 | 17 | 2 |
| France | 45 | 54 | 1 |
| USA | 81 | 15 | 4 |
| Italie | 52 | 48 | |
| Canada | n.d. | | |
| Espagne | 58 | 41 | 1 |
| Chypre | n.d. | | |
| Grèce | 94 | 5 | 1 |
| Royaume-Uni | 57 | 42 | 1 |
| Australie | n.d. | | |
| Japon | n.d. | | |
| Portugal | 30 | 62 | 8 |
| Yougoslavie | n.d. | | |
| Irlande | n.d. | | |

**Tableau 7. Proportion (%) des espèces de café importées par les pays européens [3]**

| Pays | Espèces | Années | | |
|---|---|---|---|---|
| | | 1987 | 1988 | 1989 |
| Autriche | Arabicas | 89 | 87 | 77 |
| | Robustas | 9 | 12 | 20 |
| | Autres | 2 | 1 | 3 |
| Danemark | Arabicas | 84 | 80 | 76 |
| | Robustas | 14 | 17 | 22 |
| Finlande | Arabicas | 99 | 99 | 100 |
| | Robustas | - | 1 | - |
| | Autres | 1 | - | - |
| Grèce | Arabicas | 94 | 94 | 93 |
| | Robustas | 5 | 5 | 7 |
| | Autres | 1 | 1 | - |
| Norvège | Arabicas | 98 | 97 | 96 |
| | Robustas | 1 | 2 | 2 |
| | Autres | 1 | 1 | 2 |
| Suède | Arabicas | 100 | 99 | 100 |
| | Autres | - | 1 | - |
| Suisse | Arabicas | 84 | 81 | 84 |
| | Robustas | 14 | 17 | 14 |
| | Autres | 2 | 2 | 2 |
| RFA | Arabicas | 92 | 89 | 86 |
| | Robustas | 8 | 10 | 11 |
| | Autres | - | 1 | 3 |
| France | Arabicas | 43 | 45 | 47 |
| | Robustas | 55 | 54 | 53 |
| | Autres | 2 | 1 | - |
| Italie | Arabicas | 51 | 52 | 52 |
| | Robustas | 49 | 48 | 48 |
| Pays-Bas | Arabicas | 75 | 68 | 62 |
| | Robustas | 23 | 27 | 27 |
| | Autres | 2 | 5 | 6 |
| Royaume-Uni | Arabicas | 55 | 57 | 57 |
| | Robustas | 44 | 42 | 42 |
| | Autres | 1 | 1 | 1 |
| Portugal | Arabicas | n.d. | 30 | 26 |
| | Robustas | n.d. | 62 | 62 |
| | Autres | n.d. | 8 | 12 |

Tableau 8. Consommation de café soluble dans dix pays les plus forts consommateurs en 1987 [9]

| Pays | Détail des ventes (tonnes) | Part du marché total du café (%) |
|---|---|---|
| USA | 55 090 | 33 |
| Royaume-Uni | 37 500 | 94 |
| Japon | 34 200 | 86 |
| France | 19 850 | 32 |
| Mexique | 19 380 | 71 |
| Afrique du Sud | 16 970 | 91 |
| Australie | 9 820 | 96 |
| Canada | 8 540 | 52 |
| RFA | 8 400 | 10 |
| Espagne | 7 600 | 37 |

## 5. Évolution de la consommation de café selon les pays

L'évaluation des quantités de café consommées est cependant de plus en plus difficile à déterminer car le volume des tasses varie selon les pays et au cours des années dans un même pays. La consommation de café varie aussi selon l'espèce de café et les modes de préparation utilisés.

Tableau 9. Évaluation approximative des consommations de café de quelques pays

| Pays | Café (l/an) | Café (%) | | Augm. consom. (%/an) | Thé (l/an) |
|---|---|---|---|---|---|
| | | Soluble | Décaféiné | | |
| Australie | 94 | 85 | stable | 2 % | < café |
| Allemagne de l'Ouest | 170 | 10 | 13,8 | 6 % | 27 |
| France | 80 | 75 | 10 | diminution | - |
| Italie | - | 2,4 | 2,2 | augment. faible | - |
| Japon | - | 58 | - | augment. rapide | > café |
| Pays-Bas | - | très faible | très faible | augment. modérée | - |
| Pays Scandinaves | - | 2 à 10 | 0 | diminut. modérée | - |
| Suisse | 57 | - | - | stable | - |
| Angleterre | - | 85-90 | 18-19 | augment. modérée | > café |
| États-Unis | - | - | 6,7 | diminut. modérée | - |

Le Tableau 9 établi par l'auteur selon les données du rapport de l'IARC [10] fournit quelques renseignements qui ne peuvent donc être qu'approximatifs, sur la consommation de quelques pays.

*La consommation du café*

Dans les pays scandinaves les modes de préparation du café sont différents de ceux des autres pays comme le montre le Tableau 10 :

**Tableau 10. Méthode de préparation du café dans les Pays scandinaves** [10]

| Pays | Filtré (%) | Bouilli (%) |
|---|---|---|
| Norvège | 65 | 35 |
| Finlande | 65 | 35 |
| Suède | 75 | 25 |
| Danemark | 95 | 5 |
| Islande | 95 | 5 |

Selon les enquêtes économiques les pays dont les habitants consomment 4 kg par an ou plus de café vert sont les suivants :

**Tableau 11. Pays dont les habitants consomment 4 kg/an [ou plus] de café vert** [2, 11]

| Pays | Consommation kg/an | Consommation kg/an 85-89 | Variation de consommation kg/an | Consommation kg/an selon USDA [12] |
|---|---|---|---|---|
| Finlande | 12,6 | 12,0 | + 0,6 | 12,9 |
| Suède | 10,9 | 11,3 | − 0,4 | 11,9 |
| Danemark | 10,7 | 10,7 | 0 | 10,1 |
| Autriche | 10,5 | 8,4 | + 2,1 | 10,6 |
| Norvège | 10,2 | 10,2 | 0 | 10,3 |
| Islande | 9,0 | 10,4 | − 1,4 | - |
| Pays-Bas | 8,9 | 10,0 | − 1,1 | 10,6 |
| Belgique-Lux. | 8,8 | 8,4 | + 0,4 | 5,2 |
| RFA | 8,2 | 7,8 | + 0,4 | 8,2 |
| Suisse | 7,5 | 6,4 | + 1,1 | - |
| Costa Rica | 6,0 | 5,9 | + 0,1 | - |
| France | 5,8 | 5,6 | + 0,2 | 5,6 |
| USA | 4,7 | 4,5 | + 0,2 | 4,6 |
| Rép. Dominic. | 4,6 | 5,6 | − 1,0 | - |
| DRG | 4,4 | 4,3 | + 0,1 | - |
| Italie | 4,4 | 4,5 | − 0,1 | 5,1 |
| Algérie | 4,3 | 3,4 | + 0,9 | - |
| Nicaragua | 4,0 | 2,5 | + 1,5 | - |
| Paraguay | 4,0 | 4,5 | − 0,5 | - |

## III. Évaluation de la consommation de café selon les données des enquêtes

La validité des enquêtes dans les populations dépend de la méthode utilisée (celles-ci sont en effet nombreuses (enquêtes par interview direct, par questionnaire, par téléphone, par relevé de la fréquence des consommations et/ou des quantités consommées, etc.), mais aussi de la durée de la période prise en compte ainsi que de l'importance et de la structure de la population étudiée. Les résultats publiés sont donc à considérer seulement comme des révélateurs d'un ordre de grandeur approximatif de la consommation de café. Toutefois ils rendent mieux compte de la distribution des consommations de café dans une population ; c'est pourquoi ils complètent heureusement les données fournies par les statistiques économiques.

### 1. Évolution de la consommation de café en Allemagne de l'Ouest

En Allemagne de l'Ouest l'enquête a intéressé 4 000 personnes [12]. La consommation moyenne de café est de 3,87 tasses de café par jour, le pourcentage des buveurs de café est de 88,5 %. Ces derniers boivent 4,37 tasses de café par personne et par jour.

### 2. Évolution de la consommation de café en Angleterre

En Angleterre la consommation de café est stable car le thé reste la boisson nationale. Le café est consommé pour 85 % à 90 % sous la forme de café soluble [13].

### 3. Évolution de la consommation de café aux États-Unis

L'enquête américaine de l'International Coffee Organization [14] renseigne sur l'évolution de la consommation moyenne de café par personne et par jour de 1977 à 1982. Elle révèle que cette consommation moyenne a diminué de 2,35 tasses par jour en 1972 à 1,90 en 1982. En 1982 la consommation moyenne était composée de 1,33 tasse de café torréfié, de 0,56 tasse de café instantané soluble et de 0,38 tasse par jour de café décaféiné. Par rapport à l'ensemble des buveurs de café, le pourcentage des personnes qui choisissaient le café décaféiné était passé de 4 % en 1962 à 14,28 % en 1982.

Les consommateurs habituels de café, âgés de plus de 10 ans, buvaient en moyenne 3,38 tasses par jour en 1982.

La diminution progressive de la consommation de café a été particulièrement nette chez les personnes âgées de moins de trente ans. Enfin la réduction de la consommation de café soluble a été plus forte que celle de café torréfié.

Les enquêtes réalisées aux États-Unis en 1990-1991 (7 500 personnes) [15, 16] confirment ces tendances puisque la diminution de la consommation de café n'est plus en 1991 que de 1,75 tasse par jour. Le nombre de buveurs de café est resté constant (52,4 %) mais leur consommation a augmenté à 3,41 tasses par jour en 1991 (consommation la plus élevée depuis 7 ans) alors qu'elle diminuait progressivement depuis 1980 et qu'en 1990 elle n'était que de 3,29 tasses par jour.

En 1990 les personnes âgées de plus de 30 ans consomment plus de café que les adultes plus jeunes.

La consommation de café (regular coffee) a augmenté si bien qu'elle représente en 1990 83 % de la consommation totale (77 % en 1985). La consommation chez les buveurs de café était en 1990 de 3,48 tasses par jour.

En revanche la consommation de café soluble après avoir augmenté, a diminué puisqu'en 1990 seulement 14 % de la population en boit 0,29 tasse par jour.

Le pourcentage des consommateurs de café décaféiné qui avait augmenté antérieurement a par contre diminué depuis 1985 ne représentant plus que 14,8 %. Leur consommation a également diminué car elle n'est plus que de 0,36 tasse par jour.

## 4. Évolution de la consommation de café en France

La consommation moyenne par personne et par jour en France en 1986 était de 1,46 tasse ou bol soit 1,83 par consommateur de café et par jour (0,87 de 0 à 14 ans et 1,88 à partir de 15 ans). Quatre-vingts pour cent de la population consomme du café, 40 % des enfants de 0 à 14 ans et 90 % des personnes âgées de plus de 15 ans. Le classement des consommateurs de café selon l'importance de leur consommation est précisée par le Tableau 12. Les plus grands consommateurs de café comme de café soluble sont des personnes âgées de 35 à 60 ans qui utilisent aussi du café en grains ou moulu [17].

**Tableau 12. Répartition des consommateurs selon les quantités de café consommées [17]**

| Consommateurs | Nombre de tasses[1] /jour | % des consommateurs | % de la consommation |
|---|---|---|---|
| Très gros consommateurs | ⩾ 5 (moyenne 5,8) | 6 | 19 |
| Gros consommateurs | 3-4 | 25 | 38 |
| Moyens consommateurs | 2 | 22 | 21 |
| Petits consommateurs | 1 | 18 | 13 |
| Consommateurs occasionnels | < 1 | 29 | 9 |

[1] 1 tasse = 1 tasse standard de 10 ml (soit 5 tasses = 1/2 l de café noir).

## 5. Évolution de la consommation de café en Italie

Après avoir augmenté jusqu'en 1986, la consommation de café a plutôt tendance à diminuer. L'Enquête nationale de consommation alimentaire (1980-1984) publiée en 1991 précise les consommations de café de 12 000 personnes. Exprimées en grammes par jour elles étaient de 10,5 g par jour, plus élevées dans le Nord (11,2 g par jour) que dans le Sud (10,0 g par jour) [18, 19].

## 6. Évolution de la consommation de café au Japon

L'enquête réalisée au Japon sur 4 500 personnes [20] évalue la consommation moyenne de café à 1,41 tasse par personne et par jour mais 81,9 % des Japonais apprécient le café.

Afin de mieux préciser l'évolution des consommations dans les pays où des enquêtes systématiques ont été faites, d'Amicis [3] a rassemblé leurs résultats (Tableau 13). La consommation aux États-Unis s'est stabilisée depuis 1986 après avoir progressivement diminué au cours des années antérieures. Au cours de la même période elle s'est stabilisée en Allemagne de l'Ouest et a augmenté au Japon. Le pourcentage de consommateurs de café a diminué aux États-Unis et en Allemagne de l'Ouest mais il a augmenté au Japon (Tableau 14).

Tableau 13. Évolution du nombre de tasses de café par personne et par jour dans 3 pays évalué sur la base de la population totale [3]

| Pays | 1980 | 1983 | 1985 | 1986 | 1987 | 1988 | 1989 | 1990 | 1991 |
|---|---|---|---|---|---|---|---|---|---|
| États-Unis[1] | 2,02 | 1,85 | 1,83 | 1,74 | 1,76 | 1,67 | 1,75 | 1,73 | 1,75 |
| Japon[2] | 1,06 | 1,23 | 1,29 | - | 1,36 | - | - | 1,41 | - |
| RFA[3] | 4,03 | - | 4,00 | 3,89 | 4,18 | 4,08 | 4,11 | 3,87 | - |

[1] Interview par téléphone (population âgée de 10 ans ou plus)
[2] Enquête par questionnaire (population jeunes adultes à 75 ans)
[3] Interview (population âgée de plus de 15 ans)

Tableau 14. Pourcentage de consommateurs de café (tous types de café) [3]

| Pays | 1980 | 1983 | 1985 | 1986 | 1987 | 1988 | 1989 | 1990 | 1991 |
|---|---|---|---|---|---|---|---|---|---|
| États-Unis[1] | 56,6 | - | 54,9 | 52,4 | 52,0 | 50,0 | 52,5 | 52,4 | 51,4 |
| Japon[2] | 77,5 | 83,9 | 82,7 | - | 82,9 | — | - | 81,9 | - |
| RFA[3] | 90,9 | - | 89,2 | 87,7 | 89,2 | - | - | 88,5 | — |

[1] Interview par téléphone (population âgée de 10 ans ou plus)
[2] Enquête par questionnaire (population jeunes adultes à 75 ans)
[3] Interview (population âgée de plus de 15 ans)

# IV. Typologie du consommateur de café

À notre connaissance, peu d'études accessibles et comportant des données scientifiquement établies ont été publiées. Il est vrai que les renseignements qu'elles fournissent aux entreprises sont trop importants pour qu'ils soient divulgués.

## 1. La consommation de café chez les adultes

### 1.1. Comparaison de la consommation de café en Allemagne de l'Ouest et en France

La comparaison des résultats de la Coffee Drinking Study réalisée en Allemagne de l'Ouest en 1982 auprès de 4 000 personnes par l'International Coffee Organization [12] à ceux de l'enquête par interview réalisée en France en 1983 par la Société Delamare concernant 2 235 personnes habitant le Nord-Ouest de la France [21] montre qu'à cette époque le pourcentage de consommateurs de café était un peu plus élevé en Allemagne de l'Ouest (89,5 %) que dans le Nord-Ouest de la France (80,9 %) mais surtout que la consommation de café en Allemagne de l'Ouest était beaucoup plus importante (3,90 tasses par jour contre 2,07 par jour).

La consommation de grains de café vert était de 7,2 kg par an en Allemagne de l'Ouest et de 5,8 kg par an en France.

Les modes de consommation sont aussi différents puisque 60 % des tasses de café sont bues additionnées de lait en Allemagne de l'Ouest mais seulement 20 % en France. En effet si le café était bu auparavant au petit déjeuner par 84 % des Français, il ne l'était plus que par 20 % en 1983. Enfin si le Français aime prendre du café après le repas de midi, l'Allemand le consomme plutôt entre les repas.

En revanche la distribution des consommations en fonction de l'âge était similaire dans les deux pays en 1983 (Tableau 15).

Tableau 15. Nombre de tasses consommées par personne et par jour la veille de l'interview [12, 21]

| Âge (années) | 15-19 | 20-29 | 30-39 | 40-49 | 50-64 | 65 |
|---|---|---|---|---|---|---|
| RFA | 2,77 | 4,00 | 4,37 | 4,34 | 3,99 | 3,35 |
| Nord-Ouest de la France | 1,28 | 2,21 | 2,42 | 2,54 | 1,93 | 1,75 |

*1.2. Typologie du consommateur américain*

Depuis 1975 le pourcentage de consommateurs de café est identique chez les femmes et chez les hommes, mais il est passé dans les deux sexes de 1975 à 1990, de 61,6 % à 51,9 % pour les hommes et 52,9 % chez les femmes, le nombre de tasses bues par jour ayant diminué pour les hommes comme pour les femmes (Tableau 16).

La consommation a diminué dans toutes les régions des États-Unis mais de manière similaire si bien que le Nord-Est reste toujours la région où le pourcentage de consommateurs de café est le plus grand tandis que la région Centre Nord est celle où le nombre de tasses consommées par jour est le plus élevé (Tableau 17).

**Tableau 16. Consommation selon le sexe** [15]

| | Pourcentage de consommateurs de café | | | | | | | |
|---|---|---|---|---|---|---|---|---|
| | 1975 | 1980 | 1985 | 1986 | 1987 | 1988 | 1989 | 1990 |
| Hommes | 61,6 | 56,5 | 54,2 | 52,2 | 51,8 | 51,1 | 52,2 | 51,9 |
| Femmes | 61,6 | 56,7 | 55,6 | 52,6 | 52,2 | 48,9 | 52,8 | 52,9 |
| | Tasses par personne et par jour | | | | | | | |
| | 1975 | 1980 | 1985 | 1986 | 1987 | 1988 | 1989 | 1990 |
| Hommes | 2,29 | 2,14 | 1,91 | 1,80 | 1,89 | 1,86 | 1,85 | 1,86 |
| Femmes | 2,12 | 1,90 | 1,76 | 1,68 | 1,64 | 1,50 | 1,66 | 1,60 |

**Tableau 17. Répartition géographique de la consommation** [15]

| | Pourcentage de consommateurs de café | | | | | | | |
|---|---|---|---|---|---|---|---|---|
| | 1975 | 1980 | 1985 | 1986 | 1987 | 1988 | 1989 | 1990 |
| Nord-Est | 63,7 | 59,6 | 60,0 | 56,3 | 56,2 | 54,8 | 58,5 | 57,0 |
| Nord Centre | 60,8 | 58,2 | 54,0 | 56,3 | 51,3 | 51,4 | 51,9 | 53,2 |
| Sud | 61,4 | 54,5 | 52,6 | 50,3 | 50,1 | 46,9 | 50,0 | 50,0 |
| Ouest | 60,4 | 54,2 | 54,5 | 51,9 | 51,5 | 48,1 | 50,9 | 50,4 |
| | Tasses par personne et par jour | | | | | | | |
| | 1975 | 1980 | 1985 | 1986 | 1987 | 1988 | 1989 | 1990 |
| Nord Est | 1,96 | 1,95 | 1,84 | 1,86 | 1,75 | 1,58 | 1,79 | 1,76 |
| Nord Centre | 2,43 | 2,34 | 2,04 | 1,92 | 1,90 | 1,96 | 1,98 | 2,02 |
| Sud | 2,09 | 1,77 | 1,57 | 1,53 | 1,58 | 1,45 | 1,52 | 1,47 |
| Ouest | 2,35 | 2,09 | 2,01 | 1,70 | 1,91 | 1,77 | 1,81 | 1,73 |

Le café est le plus souvent bu au petit-déjeuner (45,6 % de la population et 52 % du total des tasses consommées) (Tableau 18) et la maison est toujours le lieu où le café est le plus fréquemment consommé (Tableau 19).

Le pourcentage de consommateurs de café décaféiné et le nombre de tasses bues par jour diminue modérément chez les personnes âgées de plus de 20 ans (Tableau 20).

**Tableau 18. Périodes journalières de la consommation de café [15]**

| | Tasses par personne et par jour | | | | | | | |
|---|---|---|---|---|---|---|---|---|
| | 1975 | 1980 | 1985 | 1986 | 1987 | 1988 | 1989 | 1990 |
| petit déjeuner | 0,95 | 0,89 | 0,88 | 0,84 | 0,85 | 0,83 | 0,90 | 0,90 |
| autres repas | 0,53 | 0,41 | 0,30 | 0,30 | 0,30 | 0,25 | 0,22 | 0,24 |
| entre repas | 0,72 | 0,71 | 0,65 | 0,60 | 0,61 | 0,59 | 0,63 | 0,59 |

**Tableau 19. Lieux de consommation du café [15]**

| | Tasses par personne et par jour | | | | | | | |
|---|---|---|---|---|---|---|---|---|
| | 1975 | 1980 | 1985 | 1986 | 1987 | 1988 | 1989 | 1990 |
| maison | 1,77 | 1,43 | 1,29 | 1,24 | 1,23 | 1,19 | 1,23 | 1,22 |
| travail | 0,25 | 0,40 | 0,35 | 0,31 | 0,33 | 0,32 | 0,34 | 0,33 |
| lieux repas | 0,18 | 0,19 | 0,14 | 0,14 | 0,14 | 0,12 | 0,18 | 0,17 |

**Tableau 20. Consommation de café décaféiné selon l'âge [15]**

| | Pourcentage de consommateurs de café décaféiné | | | | | |
|---|---|---|---|---|---|---|
| | 1975 | 1980 | 1985 | 1986 | 1987 | 1988 |
| 10-19 ans | 1,7 | 1,8 | 0,9 | 1,5 | 1,7 | 1,8 |
| 20-29 ans | 7,3 | 8,0 | 7,0 | 5,2 | 5,2 | 4,6 |
| 30-59 ans | 21,0 | 19,8 | 21,9 | 17,4 | 19,4 | 17,0 |
| 60 ans et + | 33,8 | 35,0 | 32,4 | 35,6 | 34,4 | 30,0 |
| | Tasses par personne et par jour de café décaféiné | | | | | |
| | 1975 | 1980 | 1985 | 1986 | 1987 | 1988 |
| 10-19 ans | 0,02 | 0,03 | 0,02 | 0,02 | 0,02 | 0,04 |
| 20-29 ans | 0,17 | 0,19 | 0,16 | 0,10 | 0,10 | 0,09 |
| 30-59 ans | 0,56 | 0,48 | 0,57 | 0,45 | 0,51 | 0,45 |
| 60 ans et + | 0,73 | 0,81 | 0,75 | 0,81 | 0,75 | 0,66 |

## *1.3. Typologie du consommateur français*

L'essentiel des données disponibles provient d'enquêtes relativement anciennes : enquêtes de consommation des ménages de l'Institut National des Statistiques et des Études Économiques (INSEE) (1969 à 1986), enquêtes de la Société d'Etudes Commerciales et Documentaires (SECED) (1980).

• *Résultats de l'enquête INSEE [22-30]*

Cette enquête a eu lieu de 1969 à 1971, en 1976 et de 1978 à 1982. Elle concerne la consommation de café en grains et moulu et ne correspond donc pas à la consommation totale puisque le café instantané soluble n'a pas été pris en compte.

### 1.3.1. Consommation selon les régions

Durant la période 1969-1982, la consommation a en général augmenté puis a diminué, si bien que la consommation totale en France a suivi la même évolution (Tableau 21).

Tableau 21. Consommation annuelle par personne de café en grains, selon la région, de 1969 à 1982 (en kg)

| Région/Année | 1969 | 1970 | 1971 | 72-75 | 1976 | 1977 | 1978 | 1979 | 1980 | 1981 | 1982 |
|---|---|---|---|---|---|---|---|---|---|---|---|
| Région parisienne | 3,45 | 3,33 | 3,53 | - | 3,18 | - | 3,19 | 2,87 | 3,16 | 3,29 | 2,84 |
| Bassin parisien | 3,85 | 3,77 | 4,06 | - | 4,16 | - | 3,66 | 3,71 | 3,84 | 3,98 | 3,68 |
| Nord | 6,04 | 6,85 | 7,47 | - | 7,14 | - | 7,15 | 7,56 | 7,13 | 7,00 | 6,68 |
| Est | 3,69 | 3,69 | 3,43 | - | 3,44 | - | 3,29 | 3,36 | 3,29 | 3,62 | 3,32 |
| Ouest | 3,59 | 3,42 | 3,45 | - | 3,51 | - | 3,57 | 3,36 | 3,63 | 3,50 | 3,53 |
| Sud-Ouest | 3,79 | 3,53 | 4,17 | - | 4,10 | - | 4,02 | 4,18 | 4,20 | 3,80 | 3,81 |
| Centre-Est | 3,76 | 3,67 | 3,82 | - | 3,95 | - | 3,80 | 3,75 | 3,27 | 3,45 | 3,21 |
| Méditerranée | 4,09 | 4,23 | 4,03 | - | 4,17 | - | 4,20 | 3,48 | 3,87 | 3,78 | 4,25 |
| **France entière** | **3,91** | **3,88** | **4,04** | - | **4,02** | - | **3,92** | **3,81** | **3,85** | **3,88** | **3,71** |

C'est dans la région parisienne que la consommation est la plus faible et que sa réduction a été la plus importante (diminution de 17,7 % en 1982 par rapport à 1969). En revanche, c'est dans le Nord que la consommation est la plus élevée, soit plus du double de la région parisienne.

### 1.3.2. Consommation selon les types de communes

La même évolution croissante, puis décroissante, de la consommation s'est produite dans tous les types de communes (Tableau 22).

Cependant, il apparaît nettement que dans les communes rurales la consommation en 1982 a été légèrement plus élevée que celle de 1969. En revanche, elle a été plus faible dans les communes urbaines (de 97 % à 94 %) et surtout à Paris (79 %).

Tableau 22. **Consommation annuelle de café en grains par personne, selon la catégorie de commune, de 1969 à 1982 (en kg)**

| Communes/Année | 1969 | 1970 | 1971 | 72-75 | 1976 | 1977 | 1978 | 1979 | 1980 | 1981 | 1982 |
|---|---|---|---|---|---|---|---|---|---|---|---|
| **Population agricole** | | | | | | | | | | | |
| Commune rurale | 4,10 | 4,12 | 4,45 | - | 4,72 | - | 4,32 | 4,52 | 4,60 | 4,48 | 4,22 |
| Commune urbaine | 4,61 | 4,76 | 5,46 | - | 4,71 | - | 6,66 | 5,98 | 4,43 | 4,13 | 4,72 |
| **Ensemble** | **4,17** | **4,21** | **4,60** | - | **4,71** | - | **4,70** | **4,78** | **4,57** | **4,41** | **4,32** |
| **Population non agricole** | | | | | | | | | | | |
| Commune rurale | 3,76 | 3,80 | 4,13 | - | 4,09 | - | 4,13 | 3,73 | 3,71 | 3,88 | 3,89 |
| Unité urbaine moins de 10 000 h | 3,71 | 3,62 | 4,01 | - | 4,16 | - | 3,85 | 4,09 | 4,02 | 4,13 | 3,61 |
| Unité urbaine de 10 000 à 100 000 h | 4,02 | 3,96 | 4,11 | - | 3,94 | - | 3,68 | 3,83 | 3,92 | 3,73 | 3,79 |
| Unité urbaine plus de 100 000 sauf Paris | 4,19 | 4,16 | 3,99 | - | 4,20 | - | 4,13 | 3,96 | 4,00 | 4,08 | 3,98 |
| Unité urbaine de Paris | 3,44 | 3,33 | 3,56 | - | 3,22 | - | 3,08 | 2,87 | 3,17 | 3,28 | 2,72 |
| **Ensemble** | **3,87** | **3,82** | **3,96** | - | **3,93** | - | **3,82** | **3,70** | **3,77** | **3,83** | **3,65** |
| **Ensemble** | **3,91** | **3,88** | **4,04** | - | **4,02** | - | **3,92** | **3,81** | **3,85** | **3,88** | **3,71** |

### 1.3.3. Consommation selon la catégorie socio-professionnelle

La consommation des inactifs a toujours été la plus élevée ainsi que celle des agriculteurs exploitants, tandis que celle des cadres supérieurs a été la plus faible.

Les consommations des professions indépendantes, des employés, des ouvriers et des inactifs ont diminué de 1969 à 1982.

Elle se sont maintenues ou elles ont légèrement augmenté dans les autres catégories professionnelles (Tableau 23).

### 1.3.4. Consommation selon l'âge du chef de ménage

Par rapport à 1976, la consommation a été par la suite généralement décroissante. Toutefois, les résultats doivent être interprétés avec pru-

Tableau 23. Consommation annuelle de café en grains par personne,
selon la catégorie socio-professionnelle des consommateurs,
de 1969 à 1982 (en kg)

| Catégorie socio-professionnelle /Année | 1969 | 1970 | 1971 | 72-75 | 1976 | 1977 | 1978 | 1979 | 1980 | 1981 | 1982 |
|---|---|---|---|---|---|---|---|---|---|---|---|
| Agriculteurs exploitants | 3,97 | 3,90 | 4,36 | - | 4,49 | - | 4,60 | 4,45 | 4,08 | 3,98 | 4,07 |
| Salariés agricoles | 2,95 | 3,70 | 3,49 | - | 3,96 | - | 3,27 | 3,78 | 2,56 | 2,70 | 3,35 |
| Professions indépendantes | 3,26 | 3,32 | 3,72 | - | 3,55 | - | 3,15 | 2,57 | 3,36 | 3,49 | 3,07 |
| Cadres supérieurs | 2,50 | 2,85 | 2,95 | - | 2,91 | - | 2,94 | 2,69 | 3,12 | 2,69 | 2,60 |
| Cadres moyens | 3,35 | 3,06 | 3,69 | - | 3,65 | - | 3,30 | 3,16 | 3,33 | 3,62 | 3,47 |
| Employés | 3,86 | 3,58 | 3,69 | - | 3,45 | - | 3,51 | 3,78 | 3,76 | 3,54 | 3,28 |
| Ouvriers | 3,68 | 3,71 | 3,64 | - | 3,73 | - | 3,66 | 3,62 | 3,42 | 3,61 | 3,54 |
| Inactifs | 5,55 | 5,47 | 5,56 | - | 5,32 | - | 5,31 | 5,13 | 5,17 | 5,17 | 4,83 |
| **Ensemble** | 3,91 | 3,88 | 4,04 | - | 4,02 | - | 3,92 | 3,81 | 3,85 | 3,88 | 3,71 |

dence compte tenu de l'existence de variations parfois importantes et inexplicables (ex. : moins de 20 ans 1980 à 1982). L'intérêt de ces données est de révéler que la consommation a été plus faible chez les personnes de moins de 45 ans quelle que soit l'année étudiée (Tableau 24).

Tableau 24. Consommation annuelle de café en grains par personne,
selon l'âge du chef de ménage, de 1970 à 1982 (en kg)

| Age/Année | 1969 | 1970 | 1971 | 72-75 | 1976 | 1977 | 1978 | 1979 | 1980 | 1981 | 1982 |
|---|---|---|---|---|---|---|---|---|---|---|---|
| − de 20 ans | - | 1,78 | 0,63 | - | 2,79 | - | 3,46 | 2,91 | 1,47 | 0,21 | 3,08 |
| 20 à − de 25 ans | - | 2,47 | 2,82 | - | 3,54 | - | 3,13 | 3,98 | 3,23 | 3,26 | 2,97 |
| 25 à − de 35 ans | - | 2,78 | 3,01 | - | 2,64 | - | 2,90 | 2,98 | 2,79 | 3,06 | 2,82 |
| 35 à − de 45 ans | - | 3,16 | 3,17 | - | 3,41 | - | 3,05 | 2,84 | 3,11 | 2,97 | 3,15 |
| 45 à − de 55 ans | - | 4,11 | 4,16 | - | 4,28 | - | 4,15 | 4,09 | 3,97 | 4,33 | 3,92 |
| 55 à − de 65 ans | - | 4,78 | 5,20 | - | 5,19 | - | 5,34 | 4,72 | 5,21 | 4,92 | 4,65 |
| 65 à − de 75 ans | - | 5,64 | 5,93 | - | 5,58 | - | 5,62 | 5,54 | 5,56 | 5,12 | 5,25 |
| 75 ans et + | - | 5,69 | 5,73 | - | 5,42 | - | 5,04 | 5,02 | 5,15 | 5,22 | 4,39 |
| **Ensemble** | - | 3,88 | 4,04 | - | 4,02 | - | 3,92 | 3,81 | 3,85 | 3,88 | 3,71 |

### 1.3.5. Consommation selon l'activité des chefs de ménage et de l'épouse

Chez les célibataires, la consommation a diminué, particulièrement chez les femmes (consommation 1982 : 85,40 % de celle de 1969).

Dans le couple, lorsque l'épouse est inactive, la consommation a été maintenue chez les femmes de moins de 65 ans mais elle a diminué chez celles de plus de 65 ans (85,5 % en 1982 par rapport à 1969). Lorsque l'épouse est active, la consommation n'a que très faiblement diminué (Tableau 25).

Tableau 25. Consommation annuelle de café en grains par personne, selon l'activité de l'épouse, de 1970 à 1982 (en kg)

| Activité de l'épouse/Année | 1969 | 1970 | 1971 | 72-75 | 1976 | 1977 | 1978 | 1979 | 1980 | 1981 | 1982 |
|---|---|---|---|---|---|---|---|---|---|---|---|
| **Chef de ménage non marié** | | | | | | | | | | | |
| Homme | - | 4,85 | 4,40 | - | 5,39 | - | 4,19 | 4,52 | 4,10 | 4,01 | 4,29 |
| Femme | - | 5,41 | 5,38 | - | 5,16 | - | 5,11 | 4,70 | 4,89 | 4,81 | 4,62 |
| Ensemble | - | 5,26 | 5,10 | - | 5,23 | - | 4,80 | 4,64 | 4,62 | 4,53 | 4,50 |
| **Chef de ménage marié** | | | | | | | | | | | |
| Épouse inactive | | | | | | | | | | | |
| − de 65 ans | - | 3,46 | 3,64 | - | 3,61 | - | 3,74 | 3,49 | 3,64 | 3,73 | 3,56 |
| 65 ans et + | - | 5,66 | 5,85 | - | 5,22 | - | 5,13 | 5,36 | 5,34 | 4,95 | 4,84 |
| Ensemble | - | 3,65 | 3,87 | - | 3,81 | - | 3,92 | 3,74 | 3,88 | 3,88 | 3,73 |
| Épouse active | - | 3,56 | 3,81 | - | 3,78 | - | 3,53 | 3,47 | 3,46 | 3,56 | 3,31 |
| Ensemble des ménages avec épouse | - | 3,62 | 3,85 | - | 3,82 | - | 3,74 | 3,64 | 3,69 | 3,73 | 3,53 |
| **Ensemble de tous les ménages** | - | 3,88 | 4,04 | - | 4,02 | - | 3,92 | 3,81 | 3,85 | 3,88 | 3,71 |

*1.3.6. Consommation selon la composition du ménage*

La consommation, après avoir augmenté en 1976-1978, a généralement diminué en 1982 par rapport à 1970.
Dans les couples, avec ou sans enfants, la consommation de 1982 a été égale à 94,3 % et 92,7 % de celle de 1970.
En revanche, elle a plus diminué chez les personnes âgées vivant seules (84,6 % chez les moins de 65 ans, 79,6 % chez les plus de 65 ans par rapport à 1970) (Tableau 26).
Le comportement du consommateur a donc été variable selon ses caractéristiques sociales, familiales, professionnelles et géographiques.

Tableau 26. **Consommation annuelle de café en grains par personne, selon la composition du ménage, de 1970 à 1982 (en kg)**

| Composition du ménage/Année | 1969 | 1970 | 1971 | 72-75 | 1976 | 1977 | 1978 | 1979 | 1980 | 1981 | 1982 |
|---|---|---|---|---|---|---|---|---|---|---|---|
| Couples avec | | | | | | | | | | | |
| 1 enfant | - | 3,93 | 3,89 | - | 3,90 | - | 4,03 | 3,81 | 3,74 | 3,64 | 3,50 |
| 2 enfants | - | 3,20 | 3,34 | - | 3,04 | - | 2,77 | 3,04 | 3,04 | 3,06 | 2,81 |
| 3 enfants et plus | - | 2,81 | 2,88 | - | 3,07 | - | 3,08 | 2,85 | 2,85 | 3,07 | 2,82 |
| Ensemble | - | 3,20 | 3,27 | - | 3,30 | - | 3,25 | 3,19 | 3,18 | 3,23 | 3,02 |
| Couples sans enfants, chef de ménage âgé de : | | | | | | | | | | | |
| – de 65 ans | - | 5,68 | 5,99 | - | 5,26 | - | 5,32 | 5,39 | 5,57 | 5,67 | 5,33 |
| 65 ans et + | - | 5,98 | 6,14 | - | 5,74 | - | 5,73 | 5,28 | 5,61 | 5,14 | 5,48 |
| Ensemble | - | 5,80 | 6,04 | - | 5,44 | - | 5,49 | 5,35 | 5,59 | 5,47 | 5,38 |
| Personnes seules âgées de : | | | | | | | | | | | |
| – de 65 ans | - | 6,48 | 5,81 | - | 5,83 | - | 4,88 | 4,52 | 5,30 | 4,67 | 5,48 |
| 65 ans et + | - | 7,03 | 7,34 | - | 6,57 | - | 6,61 | 6,36 | 6,20 | 5,87 | 5,60 |
| Ensemble | - | 6,77 | 6,61 | - | 6,25 | - | 5,84 | 5,51 | 5,79 | 5,30 | 5,54 |
| Autres ménages | - | 3,68 | 3,98 | - | 4,26 | - | 3,88 | 3,70 | 3,53 | 3,84 | 3,40 |
| **Tous ménages ensemble** | - | **3,88** | **4,04** | - | **4,02** | - | **3,92** | **3,81** | **3,85** | **3,88** | **3,71** |

Cependant dans l'ensemble, la consommation de café a diminué.

- *Résultats de l'enquête SECED* [31]

L'enquête par interview de la SECED, réalisée en 1980 a intéressé 1 508 personnes consommatrices de café, réparties sur l'ensemble de la France dont 46 % dans les grandes villes, 30 % dans les villes et 24 % en régions rurales. Elle renseigne sur les modes de consommation du café.

### 1.3.7. Fréquence de consommation du café

La fréquence de consommation du café a été très uniforme dans la population intéressée par l'enquête, il s'agit d'une consommation quotidienne (Tableau 27). Il n'existe pas de différence significative selon le sexe, l'âge et le niveau socio-économique.

**Tableau 27. Fréquence de consommation**

| Fréquence de la consommation | % des consommateurs |
|---|---|
| Tous les jours | 94 |
| 4 à 5 fois par semaine | 2 |
| 2 à 3 fois par semaine | 3 |
| 1 fois par semaine | 1 |

### 1.3.8. Quantités consommées la veille de l'enquête

La majorité de la population, quelle que soit la région, a consommé de 1 à 4 tasses de café par jour. Cependant, dans le Nord, dans le Bassin parisien et dans l'Est de la France, il existe un pourcentage relativement important de forts consommateurs de café (plus de 5 tasses) soit respectivement 34 %, 22 %, 20 % (Tableau 28).

Les très gros consommateurs de café (plus de 10 tasses) se rencontrent surtout dans le Nord (13 %) et dans l'Est (7 %).

**Tableau 28. Distribution de la population de l'enquête (en pourcentage) selon le nombre de tasses bues la veille de l'interview et selon les régions (1 474 personnes interviewées). Moyenne générale 3,29 ± 2,45 tasses/jour**

| Nombre de tasses | Ile-de-France[1] n=288 | Bassin de Paris n=272 | Nord n=111 | Est[2] n=122 | Ouest n=180 | Sud-Ouest n=157 | Centre-Est[1] n=177 | Méditer-ranée[2] n=167 |
|---|---|---|---|---|---|---|---|---|
| 1 | 19 | 17 | 8 | 12 | 12 | 22 | 22 | 20 |
| 2 | 31 | 24 | 19 | 21 | 27 | 45 | 28 | 31 |
| 3 | 19 | 23 | 14 | 25 | 25 | 18 | 18 | 22 |
| 4 | 14 | 14 | 15 | 14 | 13 | 11 | 11 | 14 |
| 5 | 6 | 8 | 10 | 7 | 10 | 2 | 7 | 5 |
| 6 | 3 | 6 | 11 | 7 | 6 | 1 | 3 | 3 |
| 7 | 3 | 1 | 3 | 4 | 2 | 0 | 2 | 0 |
| 8 | 2 | 2 | 6 | 2 | 1 | 0 | 0 | 4 |
| 9 | 1 | 1 | 1 | 0 | 1 | 0 | 0 | 0 |
| ⩾ 10 | 3 | 4 | 13 | 7 | 3 | 1 | 0 | 0 |
| Moyenne | 3,22±2,44 | 3,48±2,70 | 4,94±3,60 | 3,93±2,99 | 3,44±2,33 | 2,34±1,22 | 2,69±1,42 | 2,86±1,66 |

(1) 101 %, (2) 99 % (effet des décimales).

### 1.3.9. Période et lieu de consommation du café

Le petit déjeuner est le moment de la journée où l'on a consommé le plus fréquemment du café (88 %). La fréquence de consommation du café aux différentes périodes de la journée a varié cependant selon les régions (Tableau 29).

**Tableau 29. Période de consommation**

| Période de consommation | % des consommateurs |
|---|---|
| Petit déjeuner | 88 (Nord 94 %) |
| Matinée | 23 |
| Après déjeuner | 74 |
| Après midi | 35 (Est 54 %) |
| Après dîner | 14 |
| Soirée | 13 (Est 23 %) |

La consommation de café a eu lieu au domicile mais aussi à l'extérieur (Tableau 30).

**Tableau 30. Lieux de consommation**

| Lieux de consommation | % des consommateurs |
|---|---|
| Restaurant | 38 |
| Bar/Café | 41 |
| Entreprise | 17 |
| Autres | 43 |

78 % des personnes de l'enquête ont consommé du café avec les invités, ce qui représente 1/3 de la consommation à domicile.

*1.3.10. Mode de consommation*

Le café noir a prédominé, sauf lors du petit déjeuner où il est consommé à égalité avec le café au lait. Le café en grains est utilisé par 69 % des consommateurs quel que soit le type de café (Tableaux 31 et 32).

**Tableau 31. Modes de consommation du café**
**(en % de la population de consommateurs de café)**

| Mode de consommation | Petit déjeuner | Hors petit déjeuner |
|---|---|---|
| Noir | 44 | 83 |
| Avec du lait | 46 | 11 |
| Pas de café | 10 | 6 |

**Tableau 32. Types de café utilisés
(en % de la population de consommateurs de café)**

| Types de café | | % des consommateurs |
|---|---|---|
| Grains : | | 69 |
| | Normal | 66 |
| | Décaféiné | 5 |
| Moulu : | | 35 |
| | Normal | 33 |
| | Décaféiné | 4 |
| Soluble ordinaire : | | 14 |
| | Normal | 10 |
| | Décaféiné | 5 |
| Soluble filtre : | | 13 |
| | Normal | 11 |
| | Décaféiné | 4 |
| Café + Chicorée soluble : | | 10 |
| | Normal | 10 |
| | Décaféiné | 1 |

## 1.3.11. Attitudes du consommateur vis-à-vis du café

L'enquête de la SECED a révélé que les attitudes des consommateurs vis-à-vis du café ont été très diverses (Tableau 33).

Quatre attitudes ont été significativement liées à la quantité de café consommée (corrélation positive), ce sont par ordre décroissant :
  - le besoin d'excitant,
  - la préférence pour un café fort,
  - le connaisseur de café,
  - le choix du café de brûlerie.

Deux attitudes ont été significativement inversement liées à la quantité de café consommée (corrélation négative), c'est surtout le choix du mélange café-chicorée puis, secondairement, l'attrait des conditions pratiques de consommation du café.

Les propriétés du café auxquelles les consommateurs de café donnent donc de l'importance sont par ordre décroissant les suivantes :
  - le produit est naturel,
  - La qualité de l'arôme du café fraîchement torréfié,
  - la qualité de la torréfaction et de la préparation,
  - la consommation de café comme complément d'un bon repas,

**Tableau 33. Facteurs d'attitudes associés à la quantité de café consommée**

| Facteurs | | Nombre de personnes donnant la réponse (population totale 1 508) | Nombre de tasses consommées par jour |
|---|---|---|---|
| Facteurs en association positive avec la consommation de café | **Excitant**<br>Fort besoin<br>Peu besoin | 778[1]<br>750[1] | 3,29<br>2,66 |
| | **Préférence pour le café fort**<br>Préférence<br>Pas de préférence | 502<br>1 006 | 3,28<br>2,85 |
| | **Connaissance du café**<br>Connaisseurs<br>Non connaisseurs | 817<br>691 | 3,06<br>2,89 |
| | **Préférence pour le café de brûleries**<br>Préférence<br>Peu de préférence | 570<br>938 | 3,07<br>2,94 |
| Facteurs en association négative avec la consommation de café | **Préférence café + chicorée**<br>Préférence<br>Peu de préférence | 738<br>770 | 2,86<br>3,11 |
| | **Préparation pratique**<br>Préférence<br>Peu de préférence | 712<br>796 | 2,89<br>3,08 |

(1) Erreur probable de calcul (total : 1 528).

- l'effet favorable du café sur la détente physique et psychique,
- la préférence pour le café fort,
- l'effet stimulant du café.

En revanche, le prix du café n'a pas été considéré comme particulièrement important. Les effets du café sur la santé ont une importance modérée chez les consommateurs de café qui pensent fréquemment que si l'on choisit du café décaféiné, c'est pour des raisons de santé, le médecin conseillant souvent de boire moins de café. Quant à l'affirmation selon laquelle le café empêcherait le sommeil, elle ne serait « qu'une idée » pour environ un tiers de ces consommateurs de café.

## 1.4. Quelques particularités de la typologie du consommateur japonais

Selon l'enquête japonaise [20] les plus faibles consommateurs de café sont ceux qui mangent le plus de riz au petit déjeuner et les mêmes aliments que leur famille aux repas. Les plus grands consommateurs mangent du pain au petit déjeuner ou ne font pas de petit déjeuner et ne mangent pas aux repas les mêmes aliments que leur famille.

## 2. La consommation de café chez les jeunes et les jeunes adultes

L'examen des consommations dans les différents pays révèlent que la consommation de café des adolescents et des jeunes adultes diminue, probablement en raison de la concurrence des boissons douces. En effet comme le remarque d'Amicis [3] les boissons douces (soft drinks) sont plus populaires aux États-Unis que le café, surtout dans les couches jeunes de la population, ce que confirment les données du Tableau 34. Cependant en Allemagne de l'Ouest la consommation de café précède celle de l'eau minérale et de la bière, tandis qu'au Japon le thé vert garde toujours la première place.

**Tableau 34. Consommation de café et d'autres boissons [15]**

| | Pourcentage de consommateurs | | | | | | | |
|---|---|---|---|---|---|---|---|---|
| | 1975 | 1980 | 1985 | 1986 | 1987 | 1988 | 1989 | 1990 |
| Boissons douces | 46,9 | 51,1 | 59,4 | 58,4 | 58,1 | 58,8 | 62,1 | 64,8 |
| Café | 61,6 | 56,6 | 54,9 | 52,1 | 52,0 | 50,0 | 52,5 | 52,4 |
| Lait | 51,1 | 50,5 | 47,4 | 48,3 | 47,3 | 45,2 | 47,8 | 46,6 |
| Jus de fruit | 44,0 | 45,2 | 45,5 | 45,3 | 42,8 | 43,3 | 47,7 | 44,0 |
| Thé | 26,9 | 31,7 | 30,9 | 30,9 | 29,3 | 29,4 | 32,1 | 30,1 |
| Expresso | - | - | - | - | - | - | - | 0,1 |
| Capucino | - | - | - | - | - | - | - | 0,1 |

Le pourcentage des consommateurs de café est très inférieur chez les jeunes et les jeunes adultes à celui des personnes âgées de plus de trente ans. Il en est de même des quantités consommées (Tableau 35).

Les enquêtes de la Société Delamare permettent de comparer les consommations, les facteurs de la consommation et les motivations des étudiants américains et français en 1982 et 1983 [32]. (Tableaux 36, 37, 38). La première enquête a été réalisée en 1982. Elle avait pour but de comparer la consommation de café d'étudiants âgés de 19 à 24 ans : 384 étudiants américains de New York, Boston, Chicago et Philadelphie et 683 étudiants français de Paris, Rouen, Caen et Le Havre [12].

**Tableau 35. Consommation de café selon l'âge** [15]

| | Pourcentage de consommateurs | | | | | | |
|---|---|---|---|---|---|---|---|
| | 1980 | 1985 | 1986 | 1987 | 1988 | 1989 | 1990 |
| 10-19 ans | 08,3 | 07,1 | 04,6 | 05,3 | 04,7 | 05,7 | 06,6 |
| 20-29 ans | 44,9 | 40,5 | 38,4 | 33,1 | 31,9 | 35,0 | 31,2 |
| 30-59 ans | 74,9 | 70,6 | 67,1 | 67,2 | 63,5 | 66,0 | 65,7 |
| 60 ans et + | 81,7 | 78,7 | 77,8 | 77,8 | 76,9 | 78,9 | 80,2 |
| | Tasses par personne et par jour - Tous cafés | | | | | | |
| | 1980 | 1985 | 1986 | 1987 | 1988 | 1989 | 1990 |
| 10-19 ans | 0,19 | 0,12 | 0,09 | 0,11 | 0,14 | 0,11 | 0,16 |
| 20-29 ans | 1,46 | 1,24 | 1,06 | 0,99 | 0,94 | 0,99 | 0,96 |
| 30-59 ans | 3,02 | 2,65 | 2,40 | 2,56 | 2,45 | 2,46 | 2,34 |
| 60 ans et + | 2,41 | 2,20 | 2,40 | 2,18 | 2,17 | 2,30 | 2,32 |

**Tableau 36. Modes de consommation du café**
**(exprimés en % des étudiants américains et français âgés de 19 à 24 ans)**

| Consommation de café | Américains | Français |
|---|---|---|
| Tous les jours | 43,1 % | 61,8 % |
| Parfois | 32,9 % | 21,9 % |
| Jamais | 24,0 % | 16,3 % |
| Au petit déjeuner | 38,0 % | 48,0 % |

**Tableau 37. Facteurs de consommation du café**
**(exprimés en % des étudiants américains et français (âgés de 19 à 24 ans)**

| Facteur le plus important de la consommation de café | Américains | Français |
|---|---|---|
| Finesse de saveur et de l'arôme | 80 | 82 |
| Bonne température | 10 | 9 |
| Prix modique | 7 | 3 |
| Préparation rapide | 3 | 6 |

La consommation de café par les étudiants américains a beaucoup diminué de 1962 (2,6 tasses par jour) à 1982 (0,92 tasse par jour). Si la consommation de café est plus fréquente chez les étudiants français que chez les Américains, le comportement et les attitudes de ces deux groupes d'étudiants sont assez semblables.

**Tableau 38. Motivations de la consommation de café
(exprimés en % des étudiants américains et français
âgés de 19 à 24 ans)**

| Motivations de la consommation de café | Américains | Français |
|---|---|---|
| Aime le café | 59 % | 66 % |
| Stimulant | 50 % | 54 % |
| Habitude | 29 % | 35 % |
| Boisson chaude | 20 % | 22 % |
| Autres raisons | 12 % | 2 % |

Une enquête finlandaise, représentative de la population nationale âgée de 12 à 18 ans, apporte quelques renseignements complémentaires [33, 34]. Réalisée de 1977 à 1985 par la méthode des questionnaires, elle révèle la diminution constante de la consommation de café durant cette période quelles que soient les classes d'âge ou les groupes socio-démographiques. En 1981, 35 % des filles et 45 % des garçons âgés de 12 ans buvaient quotidiennement du café. Chez les adolescents âgés de 18 ans ces pourcentages étaient plus élevés, respectivement 67 % et 75 % (2,3 et 3,1 tasses de café par jour) mais ils étaient cependant inférieurs à ceux des adultes âgés de 25 à 39 ans. Comparés aux non-consommateurs de café, les adolescents consommateurs vivaient plus fréquemment dans les régions rurales ou suburbaines, appartenaient à des classes sociales moins élevées, avaient un moins bon niveau scolaire et prêtaient moins d'attention à leur santé. Le pourcentage de fumeurs y était plus grand.

Ces différentes caractéristiques étaient plus marquées chez les grands consommateurs (plus de 4 tasses par jour) que chez les consommateurs modérés (1 à 3 tasses par jour).

## 3. Les consommations associées à celles du café

La consommation de café est souvent associée à celles de l'alcool et du tabac [35-42]. Cette constatation est très importante à retenir pour l'interprétation des résultats des études épidémiologiques concernant les relations entre la consommation de café et la santé. Le lecteur en trouvera de nombreux exemples dans les chapitres suivants. Le tabac et l'alcool sont des facteurs majeurs de confusion si bien que les données des études épidémiologiques qui ne les ont pas pris en compte dans leurs protocoles sont critiquables.

**La consommation de café, après avoir augmenté, tend à décroître dans de nombreux pays et particulièrement celle des adolescents et des jeunes adultes. Les grands consommateurs de café sont surtout des adultes âgés de 25 à 40 ans. Dans un même pays cette consommation varie selon les lieux d'habitation, les situations socio-économiques et socio-professionnelles. La forte corrélation positive existant entre les consommations de café, d'alcool et de tabac implique la prise en compte de ces données lors des enquêtes épidémiologiques concernant les effets du café sur la santé.**

## RÉFÉRENCES

1. International Coffee Organization, Supply - Stocks, production and availability of coffee in exporting members countries, crops years and coffee years, 1968 to 1988 (WP Agreement n° 11/88 (E) Rev. 2), London.
2. FAO. Balance Sheets 1989. FAO, Rome, 1991.
3. D'Amicis (A.). The consumption of coffee. In : Caffeine, Coffee and Health, S. Garattini Ed. Raven Press, New York, 1993, 1-16.
4. Gilbert (R.M.). Caffeine Consumption in the Methylxanthines Beverages and Foods : Chemistry Consumption and Health Effects. GA Spiller Ed. Alan Liss, New York, 1984, pp. 185-213.
5. Statistical Office. Departement of International Economic and Social Affairs. *Statistical Year Book 1979-1980.* New York United Nations Organization, 1981.
6. International Coffee Organization. Statistics on Coffee. *Quat. Sta. Bull. Int. Coffee Organization*, n° 19, 1982, et Statistical Office Department of International Economic and Social Affairs, *Demographic Year Book 1981.* New York, United Nations Organization, 1983.
7. *BR Kaffe Information*, n° 375, septembre 1992.
8. Müller-Henniges (H.G.), Rothfos (B.). European Coffee Report 1988. European Coffee Federation, Amsterdam.
9. Viani (R.). Coffee, Vevey, Nestec, 1985 (2ᵉ ed.).
10. International Agency for Research on Cancer, IARC Monographs on the Evaluation of Carcinogenic Risks to Humans, Coffee, Tea, Mate, Methylxanthines and Methylglyoxal, WHO, Geneva, 1991, Vol. 51.
11. USDA. World, Coffee and Tea, september 1991, p. 16.
12. ICO. International Coffee Organization. Federal Republic of Germany. Coffee consumption habits trend data, 1980 to 1990. Ico. Ed PC-97 : 91 (E), July 1991.
13. Nestlé, Hot Beverages Report 1991, UK, Nestlé, Vevey, 1991.
14. National Coffee Association of USA. Coffee Drinking Study 1991. NCA of USA, New York, 1991.

15. International Coffee Organization, United States of America. Coffee Drinking Study, Winter 1990.
16. International Coffee Organization, United States of America. Coffee Drinking Study, Winter, London, 1982.
17. Source Sopad, Nestlé.
18. Turrini (A.), Saba (A.), Lintas (C.). Study of the Italian total diet for monitoring food constituents and contaminants. *Nutr. Res.* 1991, 11, 861-873.
19. Istituto Nazionale di Statistica (ISTAT). Consumi Alimentari delle Famiglie Italiane 1989. In : ISTAT, Annuario Italiano di Statistica, 1991.
20. Nippon Research Center. A basic survey for monitoring trends in the demand for coffee 1991. All Japan Coffee Association, June 1991.
21. Delamare (J.L.). French coffee becomes european. Coffee report 1985, n° 340.
22. Richard (D.). La consommation alimentaire des Français année 1969. Coll. INSEE ménages n° 45, série M, n° 11, 1971.
23. Richard (D.). La consommation alimentaire des Français année 1970. Coll. INSEE ménages n° 57, série M, n° 14, 1972.
24. Delarue (J. Ph.). La consommation alimentaire des Français année 1971. Coll. INSEE ménages n° 78, série M, n° 18, 1972.
25. Mercier (M.A.). La consommation alimentaire en 1976. Coll. INSEE ménages n° 331, série M, n° 80, 1979.
26. Mercier (M.A.). Consommation et lieux d'achat des produits alimentaires en 1978. Coll. INSEE ménages n° 389, série M, n° 92, 1981.
27. Mercier (M.A.). Consommation et lieux d'achat des produits alimentaires en 1979. Coll. INSEE ménages n° 404, série M, n° 95, 1982.
28. Mercier (M.A.). Consommation et lieux d'achat des produits alimentaires en 1980. Coll. INSEE ménages n° 424, série M, n° 99, 1983.
29. Mercier (M.A.). Consommation et lieux d'achat des produits alimentaires en 1981. Coll. INSEE ménages n° 463, série M, n° 108, 1984.
30. Beyer (M.N.), Mercier (M.A.). Consommation et lieux d'achat des produits alimentaires en 1982. Coll. INSEE ménages n° 510, série M, n° 117), 1986.
31. SECED. Rapport descriptif de la consommation de café. Paris 1980.
32. Delamare (J.L.). Coffee and the young. Coffee report 1983, n° 336.
33. Hemminki (E.), Rahkonen (O.), Rimpelä (A.), Rimpelä (M.). Coffee drinking among Finnish young. *Soc. Sci. Med.*, 1988, 26, 259-264.
34. Hemminki (E.), Rahkonen (O.), Rimpelä (M.). Selection to coffee drinking by health - Who becomes an adolescent coffee drinker ? *Am J Epidemiol*, 1989, 127, 1088-1090.
35. Friedman (G.D.), Siegelaub (A.G.), Seltzer (C.C.). Cigarettes, alcohol, coffee and peptic ulcer. *New Engl J Med* 1973, 290, 469-473.
36. Shirlow (M.J.). Patterns of caffeine consumption. *Human Nutrition Appl Nutrition* 1983, 37A, 307-313.

37. Dawber (T.R.), Kannel (S.B.), Gordon (T.). Coffee and cardiovascular disease. *New Engl J Med* 1974, 291, 871-874.
38. Boston Collaborative Drug Surveillance Program. Coffee drinking and acute myocardial infarction. *Lancet* 1972, 2, 1278-1281.
39. Hrubec (Z.). Coffee drinking and ischaemic heart disease (Letter), *Lancet* 1973, 1, 548.
40. Istvan (J.), Matarazzo (J.D.). Tobacco, alcohol and caffeine use : a review of their interrelationships. *Psychol Bull* 1984, 95, 301-326.
41. Streisguth (A.P.), Barr (T.M.), Martin (D.C.), Herman (C.S.). Effects of maternal alcohol, nicotine and caffeine use a during pregnancy on infant mental and motor development at eight months. *Alcoholism Clin Exp Res*, 1980, 4, 152-164.
42. Morabia (A.), Wynder (E.L.). Dietary habits of smokers, people who never smoked and exsmokers, *Am J Clin Nutr*, 1990. 52, 923-927.

# Composition du café

La composition du café est très complexe. Elle dépend de l'espèce et de la variété de café vert mais également, pour une même qualité, quoique à un degré moindre, des méthodes de culture, du degré de maturation des baies et des conditions de stockage des grains verts.

Les procédés technologiques de préparation et de traitement industriel des grains verts ainsi que les modes d'utilisation du café par le consommateur modifient les teneurs des substances qui composent le café.

Les espèces, les variétés végétales et les procédés technologiques sont les causes de la diversité des caractéristiques organoleptiques des cafés.

Ainsi que l'écrit Smith [1] « le café est probablement un des éléments dont la gamme de produits formés au cours des traitements industriels est la plus grande ». De plus, il existe un grand nombre de méthodes analytiques différentes si bien que, malgré les tentatives d'établissement d'une table de composition des cafés, aucune n'a été unanimement admise. Les valeurs moyennes qui sont proposées pour rendre compte de la composition de chaque type de café ne doivent donc être considérées que comme des données approximatives.

Le lecteur intéressé par ce sujet pourra consulter avec intérêt les publications parues dans le livre édité par Clarke et Macrae [2], ainsi que celles de Viani [3-5].

## I. Composition du café

L'étude de la composition du café est donc limitée dans ce livre à celle des deux principales espèces, *Coffea arabica* L. et *Coffea canephora* Pierre, variété *robusta*.

Les Tableaux suivants (1-4) précisent les compositions de ces cafés en distinguant celles des grains verts, des grains torréfiés et de la poudre de café instantané soluble.

Tableau 1. Composition (en %) de la matière sèche) des cafés verts et torréfiés selon la variété, et du café instantané soluble

| Composants | Arabica | | Robusta | | Poudre de café instantané soluble |
|---|---|---|---|---|---|
| | Vert | Torréfié | Vert | Torréfié | |
| Minéraux | 3,0-4,2 | 3,5-4,5 | 4,0-4,5 | 4,6-5,0 | 9,0-10,0 |
| Caféine | 0,9-1,2 | ~ 1,0 | 1,6-2,4 | ~ 2,0 | 4,5-5,1 |
| Trigonelline | 1,0-1,2 | 0,5-1,0 | 0,6-0,75 | 0,3-0,6 | - |
| Lipides | 12,0-18,0 | 14,5-20,0 | 9,0-13,0 | 11,0-16,0 | 1,5-1,6 |
| Acides chlorogéniques totaux | 5,5-8,0 | 1,2-2,3 | 7,0-10,0 | 3,9-4,6 | 5,2-7,4 |
| Acides alipathiques | 1,5-2,0 | 1,0-1,5 | 1,5-2,0 | 1,0-1,5 | - |
| Oligo-saccharides | 6,0-8,0 | 0-3,5 | 5,0-7,0 | 0-3,5 | 0,7-5,2 |
| Polysaccharides totaux | 50,0-55,0 | 24,0-39,0 | 37,0-47,0 | - | ~ 6,5 |
| Acides aminés | 2,0 | 0 | 2,0 | 0 | 0 |
| Protéines | 11,0-13,0 | 13,0-15,0 | 11,0-13,0 | 13,0-15,0 | 16,0-21,0 |
| Acides humiques | - | 16,0-17,0 | - | 16,0-17,0 | 15,0 |

Selon Clifford [in 1].

**Tableau 2. Composition (en %) de la matière sèche) des cafés verts et torréfiés selon la variété**

| Composants | Arabica | | Robusta | | Poudre de café instantané soluble |
|---|---|---|---|---|---|
| | Vert [1] | Torréfié [2] | Vert [1] | Torréfié [2] | |
| Humidité | 5,13 | 1,3 | 5,13 | 1,3 | 2,4 |
| Alcaloïdes | 0,8-1,4 | 1,0-1,6 | 1,7-4,0 | 1,2-2,6 | 2,5-5,0 |
| Caféines Trigonelline | 0,6-1,2 | 0,1-1,2 | 0,3-0,9 | 0,1-1,2 | 0,9-1,7 |
| Glucides totaux | 5,5-66,5 | 16,2-37,5 | 40-55,5 | 16,2-37,5 | 19,3-55,6 |
| Solubles | 6-12,5 | 6,2-16,5 Holocellulose [3] | 6-12,5 | 6,2-16,5 Holocellulose [3] | 1,3-8,6 |
| Insolubles | 34-53 | 10-21 | 34-53 | 10-21 | - |
| Acides | 8-11 | 1,2-7,1 | 9-14 | 1,2-7,1 | - |
| Chlorogéniques | 7-9 | 0,2-3,5 | 7-12 | 0,2-3,5 | 2,0-4,0 |
| Aliphatiques | 1-3 | 1,8-4,6 | 1-2 | 1,8-4,6 | 3,5-10,8 |
| Protéines Acides aminés | 9-13 | 13-15 | 9-13 | 13-15 | 16-21 |
| Lipides | 15-18 | 15,5-20 | 8-12 | 8,3-13,5 | 0-0,5 |
| Cendres | 3,5-4 | 3,5-6 | 3,5-4 | 2,5-6 | 9-10 |
| Arômes volatiles | - | Traces | - | Traces | Traces |
| Acides humiques | - | 16-17 | - | 16-17 | 15 |

[1] Selon Streuli H. Handbuch der Lebensmittel Chemie, Ed. J. Schormuller Springer, Berlin, 1970. 6, 16 adapté par Viani [3].
[2] Viani R [3].
[3] Holocellulose (galactose, mannane et cellulose).

**Tableau 3. Composition du café vert** [6]

| Composants | Composition moyenne (% matière sèche) | |
|---|---|---|
| | *Arabica* | *Robusta* |
| Alcaloïdes (caféine) | 1,2 | 2,2 |
| Trigonelline | 1,0 | 0,7 |
| Minéraux (cendres) 41 % potassium et 4 % phosphore | 4,2 | 4,4 |
| Acides | | |
| Chlorogénique total | 6,5 | 10,0 |
| Aliphatique | 1,0 | 1,0 |
| Quinine | 0,4 | 0,4 |
| Sucres | | |
| Saccharose | 8,0 | 4,0 |
| Sucres réducteurs | 0,1 | 0,4 |
| Polysaccharides (mannanes, galactanes, glucanes, arabanes) | 45,0 | 50,0 |
| Lignine | 2,0 | 2,0 |
| Pectines | 3,0 | 3,0 |
| Composés protéiques | | |
| Protéines | 11,0 | 11,0 |
| Acides aminés libres | 0,5 | 0,8 |
| Lipides | | |
| Huile de café (triglycérides avec les graisses insaponifiables) | 16,0 | 10,0 |

Tableau 4. Composition d'un café moyennement torréfié [6]

| Composants | Composition moyenne (% mat. sèche) | | % extraction à l'eau à 100° C |
|---|---|---|---|
| | Arabica | Robusta | |
| Alcaloïdes (caféine) | 1,3 | 2,4 | 75-100 |
| Trigonelline (sous-produits de la torréfaction inclus) | 1,0 | 0,7 | 85-100 |
| Minéraux (cendres) | 4,5 | 4,7 | 90 |
| Acides | | | |
|   Chlorogénique résiduel | 2,5 | 3,8 | 100 |
|   Quinine | 0,8 | 1,0 | 100 |
|   Aliphatique | 1,6 | 1,6 | 100 |
| Sucres | | | |
|   Saccharose | 0,0 | 0,0 | - |
|   Sucres réducteurs | 0,3 | 0,3 | 100 |
| Polysaccharides (inchangés du café vert) | 33 | 37 | 10 |
| Lignine | 2,0 | 2,0 | 0 |
| Pectines | 3,0 | 3,0 | - |
| Composés protéiques | | | |
|   Protéines | 10 | 10 | 15-20 |
|   Acides aminés libres | 0,0 | 0,0 | - |
| Lipides (huile de café) | 17 | 11 | 1 |
| Produits caramélisés ou de condensation (ex. mélanoidines) par différence | 23 | 22,5 | 20-25 |
| Substances volatiles autres que les acides | 0,1 | 0,1 | 40-80 |

# II. Composition en eau

Pour que le grain puisse se conserver dans de bonnes conditions, sa teneur en eau doit être la plus faible possible (8 % à 12 %). L'humidité du café torréfié est réduite à 1,3 %. Celle du café instantané soluble est de 2,4 % [3, 5, 9, 10].

## III. Composition en minéraux

Les cendres du café représentent environ 4 % (3 à 5,4 % de la matière sèche. 90 % des minéraux sont hydrosolubles et sont présents dans la boisson [4].

La composition moyenne en minéraux des grains verts, exprimés en pourcentage de la matière sèche, est la suivante [4, 10].

      Potassium : 1,68 - 2 %
      Magnésium : 0,16 - 0,31 %
      Sulfate : 0,13 %
      Calcium : 0,07 - 0,035 %
      Phosphate : 0,13 - 0,22 %

Le manganèse est en quantité plus grande dans *Coffea arabica* (25-60 ppm) que dans *Coffea canephora robusta* (10-33 ppm) [9]. Le cuivre est présent à l'état de traces mais en quantité plus élevée dans *Coffea canephora robusta* (1-33 ppm) que dans *Coffea arabica* [9], ce qui, du fait des propriétés antifongiques du cuivre pourrait éventuellement expliquer la meilleure résistance de *Coffea canephora robusta* aux développements des espèces fongiques par rapport à *Coffea arabica*.

Dans le café instantané soluble, le pourcentage (jusqu'à 99 %) du potassium extrait du grain vert est plus élevé mais, comme son niveau dépend des techniques utilisées [9], il est un bon témoin du taux d'extraction pour une technique donnée [4]. Une tasse de café instantané (correspondant à 2 g de café) contient les quantités suivantes de minéraux [3]) :

| Minéraux | Milligrammes |
| --- | --- |
| Sodium | 1 |
| Potassium | 80 |
| Calcium | 3 |
| Phosphore | 7 |
| Fer | 0,09 |
| Cuivre | 0,001 |
| Zinc | 0,01 |

## IV. Composition en glucides

Les glucides représentent environ 50 % de la matière sèche du café. *Coffea arabica* en est généralement un peu plus riche que *Coffea canephora robusta*.

### 1. Composition en glucides du café vert

Les glucides du café vert sont constitués :

- de glucides solubles cytoplasmiques (oligosaccharides et polysaccharides)

- et de glucides insolubles constitutifs des parois végétales (hémicellulose et holocellulose).

Le saccharose est présent en quantités plus importantes (7 %) dans *Coffea canephora robusta* que dans *Coffea arabica*.

Les Tableaux 5 à 7 précisent la composition en glucides des grains verts.

Tableau 5. Glucides du café vert et du café torréfié [adapté de 10]

| | |
|---|---|
| Glucides communs aux cafés verts et torréfiés | arabane, L arabinose, cellobiose, cellulose, galactane, D glucose, acide glucuronique, maltose, D mannane, D mannose, raffinose, rhamnose, saccharose, stachyose, xylose, acide quinique |
| Glucides du café vert absents du café torréfié | arabinogalactane, acide D galacturonique, gluco-galactomannane, melibiose, amidon, lignine, pectine |
| Glucides du café torréfié absents du café vert | fructose, D galactose, glucane, ribose. |

Tableau 6. Composition en glucides (exprimée en % de la matière sèche) des grains verts [4]

| Structures du grain | % matières sèches | | Composants |
|---|---|---|---|
| | Arabica | Robusta | |
| Glucides solubles du cytoplasme, dont | 9,2-13,5 | 6,2-11,9 | fructose, galactose, arabinose, saccharose, raffinose, stachyose, polymères de galactose (55-65 %), mannose (10-20 %), arabinose (20-35 %), glucose (0-2 %) |
| Monosaccharides | 0,2-0,5 | 0,2-0,5 | |
| Oligosaccharides | 6,0-9,0 | 3,0-7,0 | |
| Polysaccharides | 3,0-4,0 | 3,0-4,4 | |
| Glucides insolubles des structures membranaires dont | 46,0-53,0 | 34,0-44,0 | |
| Hémicelluloses | 5,0-10,0 | 3,0-4,0 | Polymères de galactose (65-75 %), arabinose (25-30 %), mannose (0-10 %) |
| Holocelluloses | 41,0-43,0 | 32,0-40,0 | Polymères de galactose (10-20 %), mannose (60-70 %), glucose (10-20 %) |
| TOTAL | 55,2-66,5 | 41,2-55,9 | |

Tableau 7. Composition en glucides du café vert (% matière sèche) [5]

| Composants | Arabica | Robusta |
|---|---|---|
| Monosaccharides | 0,2-0,5 | 0,2-0,5 |
| Saccharose | 6-9 | 3-7 |
| Polysaccharides | 43,0-45,0 | 46,9-48,3 |
| • arabinose | 3,4-4,0 | 3,8-4,1 |
| • mannose | 21,3-22,5 | 21,7-22,4 |
| • glucose | 6,7-7,8 | 7,8-8,7 |
| • galactose | 10,4-11,9 | 12,4-14,0 |
| • rhamnose | 0,3 | 0,3 |
| • xylose | 0-0,2 | 0,2 |

## 2. Composition en glucides du café torréfié

La torréfaction dégrade les glucides du café. À partir des glycoprotéines, des glucide solubles et de l'holocellulose des grains verts, des monosaccharides sont libérés (galactose, mannose, arabinose, ribose). Le saccharose est partiellement interverti. Réagissant avec les acides aminés, les monosaccharides forment des polymères bruns et des substances aromatiques (réaction de Maillard). Lors de la torréfaction des galactomannanes sont produits à partir du mannane et du galactane.

Le Tableau 8 donne la composition en glucides des grains torréfiés.

**Tableau 8. Teneur en glucides (exprimé en % de la matière sèche) des grains torréfiés [4]**

| Type de glucides | % matière sèche | Composants | Effets de la torréfaction |
|---|---|---|---|
| Monosaccharides | 0,2-0 | Glucose, fructose, arabinose (traces), galactose | diminution à torréfaction intense augmentation (0,09-0,57 %) |
| Oligosaccharides | 0,4-2,8 | saccharose | diminution |
| Polysaccharides solubles dégradés | 5,8-12,1 | combinaison variée de arabinose (arabane), galactose (galactane), mammose (manname), glucose (cellulose) | augmentation solubilisation partielle des polysaccharides dégradés |
| Holocellulose | 10-21 | - | - |
| Phytates (inositol hexaphosphate) | 0,1-0,2 | - | - |
| TOTAL | 16,2-37,9 | - | - |

## 3. Composition en glucides du café soluble

La composition du café soluble est précisée dans le Tableau 9.

**Tableau 9. Composition en glucides du café soluble (% matière sèche) [14,15]**

| Composants | Libre | Total |
|---|---|---|
| • arabinose | 0,75-2,01 | 2,35-5,80 |
| • fructose | 0,05-0,42 | |
| • mannose | 0,13-2,62 | 10,20-19,7 |
| • glucose | 0,00-0,54 | 0,57-1,74 |
| • galactose | 0,27-0,72 | 13,50-24,7 |
| • sucrose | 0,01-0,64 | |
| • xylose | | 0,00-0,32 |
| • inositol | 0,20-1,03 | |
| • mannitol | 0,02-0,22 | |

### 4. Composition en glycosides des cafés verts et torréfiés

Plusieurs glycosides ont été identifiés dans le café vert *arabica* : atractyloside, cofaryloside et cafestolone ainsi que leurs aglycones dans le café torréfié. La torréfaction diminue de 35 % la teneur en atractyligénine totale mais augmente celle de l'actratyligénine libre [5, 16, 17]. En revanche les grains de café verts de *robusta* ne contiennent que des traces d'atractyligénine et de ses glycosides. Selon Viani [17] une tasse de café en contient 2,9 à 11,5 mg pour l'*arabica* et 0-0,2 mg pour le *robusta*. Les urines des consommateurs de café contiennent des quantités d'atractyligénine de l'ordre de 2-40 mg/j. [5, 17].

## V. Composition en lipides

Les grains de café vert de *Coffea arabica* contiennent 15 à 18 % de lipides et ceux de *Coffea canephora robusta* 8 à 12 %.

Les teneurs en lipides, comme celles de fractions lipidiques, varient en fonction des méthodes d'extraction et d'analyses utilisées. Il existe peu de différence selon les deux variétés.

Les lipides du grain sont répartis dans la couche externe (0,2 à 0,3 %), il s'agit de la cire, et dans l'endosperme, il s'agit de l'huile de café.

### 1. Les acides gras de la cire

Les acides gras constitutifs de la cire sont principalement les acides saturés arachidiques C20 : 0, béhéniques C22 : 0, lignocériques C24 : 0.

### 2. Les acides gras de l'huile de café

Les acides gras majoritaires de l'huile de café sont les acides saturés : palmitique C16 : 0, stéarique C18 : 0 et les acides insaturés : monoinsaturés, oléiques, C18 : 1 et polyinsaturés linoléiques, C18 : 2.

La composition en acides gras du grain est essentiellement celle de l'huile puisque la cire ne représente qu'une faible quantité. Elle comporte 40 à 45 % d'acide linoléique et 25 à 35 % d'acide palmitique.

La composition en acides gras de l'huile de grains de café vert est détaillée dans le Tableau 10.

**Tableau 10. Composition en acides gras exprimée en % des lipides de l'huile de grains de café vert [18]**

| Auteurs | 1 | 2 | 3 | 4 |
|---|---|---|---|---|
| Ac. myristique C14:0 | Traces | Traces | 0,06-0,14 | 0,2 |
| Ac. palmitique C16:0 | 35,20-38,60 | 30,7-35,3 | 35,44-41,35 | 35,2-36,7 |
| Ac. palmitoléique C16:1 | Traces | Traces | - | - |
| Ac. margarique C17:0 | - | Traces | - | - |
| Ac. stéarique C18:0 | 6,60-8,35 | 6,6-9,0 | 7,53-10,60 | 7,2-9,7 |
| Ac. oléique C18:1 | 7,55-10,90 | 7,6-10,1 | 8,07-9,58 | 9,5-11,9 |
| Ac. linoléique C18:2 | 38,40-43,0 | 43,2-45,9 | 36,64-43,08 | 41,2-42,6 |
| Ac. linolénique C18:3 | ? | 1,1-1,7 | - | 1,3-2,7 |
| Ac. arachidique C20:0 | 4,05-4,75 | 2,7-3,3 | X | 0,3-1,5 |
| Ac. gadoléique C20:1 | - | ? | X | |
| Ac. béhénique C22:0 | 0,65-2,60 | 0,3-0,5 | X | |

X C20 : 0 et plus élevés : 4,28-6,43
Technique : chromatographie en phase gazeuse
1) Calzorali C, Cerma E. *Riv. Ital. Sostanze Grasse* 1963 ; 40 : 176-180.
2) Kroplien U. Green and Roasted Coffee Tests. Gordian, Hambourg, 1963.
3) Hartman L, Lago RCA, Tango JS, Teixeira CG, *J. Amer. Oil Chem. Soc.* 1968 ; 45 : 577-579.
4) Chassevent F, Gerwig S, Vincent JC. Café, cacao, thé 1974, 18 : 49-56.

La composition complète des lipides des grains verts est donnée par le Tableau 11.

Les stérols [6] constituent environ 5,4 % des lipides de *Coffea arabica*, ce sont surtout le sitostérol (53 %), le stigmastérol (21 %), le campéstérol (11 %) et le cycloarténol (8 %).

Sous l'influence de la torréfaction, les triglycérides ne sont pas modifiés ; la teneur en acides gras libres, plus élevée dans les cafés lavés que dans les cafés nature, augmente ; le cafestol, la kahwéol libèrent leurs dérivés déshydratés les plus volatils.

Comme la torréfaction est sans effet sur les stérols, leur teneur dans le café torréfié peut servir à déterminer les proportions de *Coffea arabica* et de *Coffea canephora robusta* choisies pour le mélange commercial [5, 21, 22].

Tableau 11. **Composition des lipides du grain vert**
(exprimée en % des lipides totaux) [4]

| Fractions lipidiques | % | Composants |
|---|---|---|
| Triglycérides | 70-80 | esters de l'acide linoléique et palmitique |
| Acides gras libres (en % acide oléique) | 0,5-2,0 | |
| Esters de diterpènes | 15-18,5 | esters des acides linoléique et palmitique |
| Triterpènes, stérols, esters de méthylstérols | 1,4-3,2 | cafestol (furokaurane) + pour *Arabica* kahwéol (furokaurène), atractyligénine, sitostérol, stigmastérol, campestérol |
| Diterpènes libres | 0,1-1,2 | |
| Triterpènes libres et stérols | 1,3-2,2 | |
| Phospholipides | 0,1 | |
| Hydrocarbonés | Traces | Squalène et nonacosane |
| 5-Hydroxytriptamides | 0,3-1,0 | amides des acides arachidique, béhénique, lignocérique |
| Tocophérols | 0,3-0,7 | alpha-béta et gamma isomères |

Le café torréfié a une teneur élevée en lipides : environ 16 % (poids/poids) pour l'*arabica* et 11 % pour le *robusta*. Ils sont associés aux deux diterpènes spécifiques du café, le cafestol et le kahwéol, généralement liés aux triglycérides.

La fraction insaponifiable est en effet riche en diterpènes libres mais surtout estérifiés : famille des kauranes, cafestol et kahwéol. Le kahwéol est présent dans le *robusta* [19] mais absent dans l'*arabica* [20]. La teneur totale en diterpènes est de 1,3 % dans les grains verts d'*arabica* (rapport cafestol/kahwéol : 40/60 à 70/30) et seulement de 0,2 % dans le *robusta* (essentiellement du cafestol) [17].

# VI. Composition en protéines

Les teneurs en protéines de *Coffea arabica* et de *Coffea canephora robusta* sont comparables. Elles varient de 8,7 à 12,2 % de la matière sèche du grain vert ; les acides aminés libres ne représentent que 0,2 à 0,8 %.

Les teneurs en acides aminés libres et totaux du café vert sont données par le Tableau 12.

Tableau 12. Acides aminés libres et totaux dans le café vert
(% de la matière sèche) [5]

| Acides aminés | Libres | | Protéines totales |
|---|---|---|---|
| | *Arabica* | *Robusta* | |
| Alanine | 0,05 | 0,09 | 0,5 |
| Arginine | 0,01 | 0,02 | 0,5 |
| Ac. aspartique | 0,05 | 0,09 | 1,0 |
| Asparagine | 0,05 | 0,09 | |
| Cystéine | 0,001 | 0,001 | 0,3 |
| Ac. glutamique | 0,13 | 0,08 | 1,9 |
| Glycine | 0,01 | 0,02 | 0,6 |
| Histidine | 0,01 | traces | 0,2 |
| 3-méthylhistidine | traces | traces | |
| Isoleucine | 0,01 | 0,02 | 0,4 |
| Leucine | 0,01 | 0,02 | 1,0 |
| Ac. γ-aminobutyrique | 0,05 | 0,10 | |
| Lysine | 0,01 | traces | 0,6 |
| Méthionine | 0,004 | 0,004 | 0,2 |
| Phénylalanine | 0,02 | 0,04 | 0,7 |
| Proline | 0,03 | 0,04 | 0,6 |
| Sérine | 0,03 | 0,04 | 0,5 |
| Thréonine | traces | 0,01 | 0,3 |
| Tyrosine | 0,01 | 0,02 | 0,4 |
| Valine | 0,01 | 0,02 | 0,5 |
| Tryptophane | 0,01 | 0,05 | 0,1 |
| **TOTAL** | **0,5** | **0,8** | **10,3** |

Sous l'effet de la torréfaction, et en fonction de son intensité, la perte en acides aminés varie de 20 à 40 % du fait de la destruction d'une partie des protéines. Les proportions respectives des acides aminés sont modifiées en raison de la plus grande thermorésistance de certains d'entre eux tels que l'alanine, l'acide glutamique, la glycine, la leucine, la phénylalanine et la valine.

D'autres sont thermosensibles comme l'arginine, la cystéine, la sérine et la thréonine. Le Tableau 13 précise l'ordre de ces pertes.

Les compositions des cafés *arabica* et *robusta* sont précisées dans le Tableau 12 et en pourcentage de la matière sèche par le Tableau 13.

**Tableau 13. Composition en acides aminés (en % de la matière totale de protéines) dans le café vert et le café torréfié (après hydrolyse)** [23]

| Acides aminés | *Arabica* (Haïti) | | | *Robusta* (Angola) | | |
|---|---|---|---|---|---|---|
| | grains verts | torréfaction | | grains verts | torréfaction | |
| | | modérée | forte | | modérée | forte |
| Alanine | 4,91 | 5,97 | 5,48 | 4,87 | 6,84 | 7,85 |
| Arginine | 4,72 | 0,00 | 0,00 | 2,28 | 0,00 | 0,00 |
| Ac. aspartique | 10,50 | 9,07 | 9,02 | 9,44 | 8,94 | 8,19 |
| Cystéine | 3,44 | 0,38 | 0,34 | 3,87 | 0,14 | 0,14 |
| Ac. glutamique | 18,36 | 20,86 | 23,29 | 17,88 | 24,01 | 29,34 |
| Glycine | 5,99 | 6,86 | 7,08 | 6,26 | 7,68 | 8,87 |
| Histidine | 2,85 | 1,99 | 2,17 | 1,79 | 2,23 | 0,85 |
| Isoleucine | 4,42 | 4,75 | 4,91 | 4,11 | 5,03 | 5,46 |
| Leucine | 8,74 | 9,95 | 11,19 | 9,04 | 9,65 | 14,12 |
| Lysine | 6,19 | 2,54 | 2,74 | 5,36 | 2,23 | 2,56 |
| Méthionine | 2,06 | 2,32 | 1,48 | 1,29 | 1,68 | 1,71 |
| Phénylalanine | 5,79 | 6,75 | 6,05 | 4,67 | 7,26 | 6,82 |
| Proline | 6,58 | 6,52 | 6,96 | 6,46 | 9,35 | 10,22 |
| Sérine | 5,60 | 1,77 | 1,26 | 4,97 | 0,14 | 0,00 |
| Thréonine | 3,73 | 2,43 | 1,83 | 3,48 | 2,37 | 1,02 |
| Tyrosine | 3,54 | 4,31 | 3,54 | 7,45 | 9,49 | 8,87 |
| Valine | 5,50 | 6,86 | 3,31 | 6,95 | 10,47 | 9,49 |

adapté de Thaler H, Gaigl R. *Z. Lebensm. Forsch.*, 1963 ; 119 : 10-25.
Thaler H, Gaigl R. *Z. Lebensm. Forsch.*, 1963 ; 120 : 357-363.

Les acides aminés libres sont presque totalement détruits par la torréfaction. Lorsque le café subit préalablement la décaféination, la quantité des acides aminés libres est réduite à 28 %.

La composition en acides aminés des cafés verts varie selon l'espèce si bien que sa détermination peut être un moyen de contrôle des différents cafés.

Durant la torréfaction, ces acides aminés subissent avec les sucres réducteurs la réaction de Maillard ou, avec les $\alpha$dicétones, la réaction de Strecker, ou bien ils sont dégradés par pyrolyse. Les nouveaux produits ainsi formés sont aromatiques et volatils. Ils constituent donc des facteurs importants des diverses qualités aromatiques des cafés commerciaux.

Les enzymes du café vert ne représentent qu'une part minime des protéines. Elles sont détruites par la torréfaction. Leurs actions sont bien connues des technologues car elles interviennent dans les modifications biochimiques du café vert. De nombreuses enzymes ont été isolées : protéases, amylases, lipases, catalases, systèmes peroxydasiques, polyphénoloxydases, $\alpha$ et $\beta$ galactosidases, $\beta$ glucosidases, $\beta$ fructofuranosidases, phosphatases acides, pectines estérases... On ignore cependant la nature de leurs effets sur la qualité de la boisson.

# VII. Composition en substances azotées non protéiques

Le café contient, en quantités variables suivant l'espèce, des acides nucléiques, des bases puriques et des bases azotées.

### 1. Acides nucléiques

Les acides nucléiques sont présents en faible quantité (0,7 % à 0,8 % du poids de la matière sèche, respectivement pour *Coffea arabica* et *Coffea canephora robusta*) ; leurs structures chimiques ne sont pas connues.

### 2. Bases puriques

La teneur en bases puriques des cafés varie selon l'espèce. Exprimée en pourcentage du poids de matière sèche, elle est de 0,9 à 1,4 % pour *Coffea arabica* et de 1,7 à 4,0 % pour *Coffea canephora robusta*. Ce sont des bases xanthiques.

La caféine, xanthine triméthylée (1, 3, 7 triméthylxanthine), est l'alcaloïde principal du café, la théobromine (3, 7 diméthylxanthine) et la théophylline (1-3 diméthylxanthine) n'étant présentes qu'en quantités faibles (respectivement 0,2 mg/100 g et 0,06 mg/100 g de la matière sèche). Compte tenu de son importance, la caféine fait l'objet d'un chapitre spécifique. D'autres xanthines, telles l'hypoxanthine, l'adénine et la guanine, existent à l'état de traces dans le café vert, mais elles sont détruites par la torréfaction.

La composition en bases alcaloïdes puriques du café vert est donnée par le Tableau 14.

**Tableau 14. Composition en bases puriques du café vert (mg/kg/matières sèches) [5]**

| Composants | Arabica | Robusta |
|---|---|---|
| Caféine | 9000-14000 | 15000-26000 |
| Théobromine | 36-40 | 26-82 |
| Théophylline | 7-23 | 86-344 |
| Paraxanthine | 3-4 | 8-9 |
| Théacrine | 0 | 11 |
| Libérine | 5 | 7-110 |
| Méthyllibérine | 0 | 3 |

## 3. Bases azotées

D'autres bases azotées que les alcaloïdes puriques ont été isolées du café. Elles sont classées en deux groupes selon leur comportement lors de la torréfaction :

**A.** Celles qui sont stables : l'ammoniaque, la bétaïne et la choline. Elles sont présentes en quantité très faible, inférieure à 0,1 % du poids de la matière sèche, mais la dégradation de la lécithine lors de la torréfaction accroît le taux de la choline à 1 % dans le café torréfié.

**B.** Celles qui sont instables : la trigonelline et les amides de la sérotonine.

**a.** Les amides de la sérotonine, ou 5-hydroxytryptamides, sont extraites de la cire des parois du grain vert. Au cours de la torréfaction elles se dégradent en 5-hydroxyindole, 3 méthyl-5 hydroxyindole et en n-alcanes, n-alcanes-nitrites et n-alcanes acides amides. La quantité de 5-hydroxyindole du café torréfié dépend donc de la quantité de 5-hydroxytryptamine dans le café vert. Ces dérivés des amides ne sont pas consommés car ils restent dans le marc de café.

**b.** La trigonelline, ou méthylbétaïne de l'acide nicotinique, est présente au taux de 0,6 à 1,2 % du poids de la matière sèche de *Coffea arabica* et de 0,3 à 0,9 % dans *Coffea canephora robusta*.

Lors de la torréfaction [(25] elle se décompose en acide nicotinique (vitamine PP ou niacine), en pyridine et en substances aromatiques. La teneur en trigonelline du café torréfié varie de 0,9 à 1,7 %. Le rapport, du contenu en trigonelline à celui d'acide nicotinique dans le café torréfié, constitue une méthode d'évaluation du degré de torréfaction du café (Kwasny et Werkhoff [in 23].

Les teneurs en trigonelline et en niacine des cafés infusé et soluble sont données dans le Tableau 15.

Tableau 15. Teneur en trigonelline et en niacine du café infusé et du café soluble (mg/tasse) [5]

| Produit | Trigonelline | Niacine[1] |
|---|---|---|
| Café infusé[2] | 40-55 | 0,03-0,06 |
| Café soluble[3] | 5-35 | 0,3-1,5 |

[1] Dosage enzymatique (nicotamide)
[2] de 10 g de café
[3] 2 g de poudre

c. On trouve également dans le café vert des traces de diamine, de putrescine, de spermine et de spermidine.

Ces substances sont décomposées lors de la torréfaction. La présence d'histamines n'a pas été confirmée.

# VIII. Composition en acides

L'acidité est un facteur important des qualités organoleptiques du café infusé [27]. Elle est due aux acides aliphatiques, notamment à l'acide acétique formé lors de la pyrolyse des glucides, et aux acides non volatils tels que l'acide citrique et l'acide phosphorique.

Les compositions en acides gras des cafés verts et torréfiés sont donnés par les Tableaux 16 et 17 et ses modifications en fonction de l'intensité de la torréfaction par le Tableau 18.

**Tableau 16. Acides aliphatiques (% matière sèche) [5]**

| Composants | Vert | Torréfié |
|---|---|---|
| acide formique | traces | 0,06-0,15 |
| acide acétique | 0,01 | 0,25-0,34 |
| acides C3-C10 | traces | traces-0,03 |
| acide lactique | traces | 0,02-0,03 |
| acide citrique | 0,7-1,4 | 0,3-1,1 |
| acide malique | 0,3-0,7 | 0,1-0,4 |
| acide fumarique | traces | 0,01-0,03 |
| acide oxalique | 0-0,2 | ? |
| acide quinique et quinidinique | 0,3-0,5 | 0,6-1,2 |

**Tableau 17. Acides aliphatiques du café torréfié (composition exprimée en % matière sèche) [4]**

| Acides | Composition | Composants | | Effets de la torréfaction |
|---|---|---|---|---|
| Volatils | 0,4-1,0 | acide formique | 0,1-0,3 | max. à torr. moyenne |
| | | acide acétique | 0,3-0,7 | max. à torr. forte |
| | | acides C2-C10 | traces | |
| Non volatils | 1,4-3,6 | acide lactique | 0,0-0,3 | augmentation lente |
| | | acide glycolique | 0,1-0,3 | augmentation |
| | | acide pyruvique | 0,0-0,2 | diminution à torr. forte |
| | | acide malique | 0,1-0,4 | diminution |
| | | acide citrique | 0,3-1,1 | diminution |
| | | acide pyroglutamique | 0,1-0,2 | augmentation |
| | | acide quinique | 0,6-1,2 | augmentation |
| **TOTAL** | **1,8-4,6** | | | |

**Tableau 18. Effets de la torréfaction sur la composition en acides gras carboxyliques de *coffea arabica* variété Kenya (exprimée en % de la matière sèche) [28]**

| Perte de poids du café (%) | Acide citrique | Acide malique | Acide lactique | Acide pyruvique | Acide acétique | **TOTAL** |
|---|---|---|---|---|---|---|
| 9,65 | 0,70 | 0,30 | 0,09 | 0,09 | 0,40 | **1,58** |
| 11,00 | 0,80 | 0,36 | 0,00 | 0,04 | 0,17 | **1,37** |
| 12,00 | 0,63 | 0,27 | 0,13 | 0,07 | 0,10 | **1,20** |
| 12,90 | 0,57 | 0,38 | 0,10 | 0,07 | 0,21 | **1,33** |
| 14,10 | 0,51 | 0,25 | 0,05 | 0,10 | 0,35 | **1,26** |
| 15,80 | 0,30 | 0,22 | 0,11 | 0,07 | 0,27 | **0,97** |
| 20,00 | 0,18 | 0,19 | 0,16 | 0,09 | 0,09 | **0,71** |

Sous l'effet de la torréfaction, la teneur du café en acide phosphorique augmente de même que celle de l'acide pyroglutamique (0,7 à 1,9 % avant et après torréfaction) [29].

Les dérivés de l'acide quinique sont nombreux mais le plus important est l'acide n-chlorogénique (acide 5-caffeoylquinique). La quantité de chacun de ces dérivés dépend du degré et du mode de torréfaction [30].

Les compositions en acides chlorogéniques des cafés verts *arabica* et *robusta*, les modifications de leurs taux dues à la torréfaction, et de leurs teneurs dans le café soluble sont données par les Tableaux 19, 20 et 21.

Tableau 19. Acides chlorogéniques des cafés verts *arabica* et *robusta*
(% matière sèche) [5]

| Composants | *Arabica* | *Robusta* |
|---|---|---|
| Acide 5-Chlorogénique | 3,0-5,6 | 4,4-6,5 |
| Acide 4-Chlorogénique | 0,5-0,7 | 0,7-1,1 |
| Acide 3-Chlorogénique | 0,3-0,7 | 0,6-1,0 |
| **Total** | **3,8-7,0** | **5,7-8,6** |
| Acide 3,4-Dicaffeoylquinique | 0,1-02 | 0,5-0,7 |
| Acide 3,5-Dicaffeoylquinique | 0,2-0,6 | 0,4-0,8 |
| Acide 4,5-Dicaffeoylquinique | 0,2-0,4 | 0,6-1,0 |
| **Total** | **0,5-1,2** | **1,5-2,5** |
| Acide 3-Feruloylquinique | traces | 0,1 |
| Acide 4-Feruloylquinique | traces | 0,1 |
| Acide 5-Feruloylquinique | 0,3 | 1,0 |
| Acide 5-Feruloyl-4-Caffeoylquinique | 0 | traces |
| **Total** | **0,3** | **1,2** |

Tableau 20. Acides chlorogéniques des cafés *arabica* et *robusta*
en fonction du degré de torréfaction (% matière sèche) [5]

| Espèces | Vert | Légère | Moyenne | Élevée |
|---|---|---|---|---|
| *Arabica* | 6,9 | 2,7 | 2,2 | 0,2 |
| *Robusta* | 8,8 | 3,5 | 2,1 | 0,2 |

**Tableau 21.** Acides chlorogéniques dans le café soluble [5]

| Composants | % matière sèche |
|---|---|
| Acide 5-Chlorogénique | 0,7-1,9 |
| Acide 4-Chlorogénique | 0,8-2,3 |
| Acide 3-Chlorogénique | 1,0-3,5 |
| **Total** | **2,5-7,7** |
| Acide 3-Feruloylquinique | 0,3-0,8 |
| Acide 4-Feruloylquinique | 0,2-0,4 |
| Acide 5-Feruloylquinique | 0,2-0,4 |
| **Total** | **0,8-2,0** |
| Acide 3,4-Dicaffeoylquinique | tr.-0,5 |
| Acide 3,5-Dicaffeoylquinique | 0,1-0,3 |
| Acide 4,5-Dicaffeoylquinique | 0,1-0,4 |
| **Total** | **0,2-1,2** |

La qualité du café est en partie fonction des proportions respectives des acides mono et dichlorogéniques. La valeur du rapport entre ces deux acides est un peu plus basse dans le *robusta* que dans *l'arabica*. L'excès d'acides dichlorogéniques peut être responsable de la saveur métallique rémanente éventuelle de la boisson [4]. Selon Viani [17], sur la base de 10 g de café par tasse de café infusé et de 85 % de récupération les taux d'acides chlorogéniques seraient de 15 à 325 mg/tasse et aux USA selon Clinton de 190 mg/tasse [31]. Les acides chlorogéniques sont présents dans les extraits industriels et dans 50 à 90 % des cafés familiaux [4]. L'acide phosphorique est aussi présent dans le café à une faible teneur (0,2 % à 0,3 %).

Les teneurs des produits de la pyrolyse des acides chlorogéniques notamment celles des acides quinique et caféique dépendent de l'espèce de café et du degré de torréfaction. La quinide (lactone de l'acide quinique) est formée au cours de la torréfaction proportionnellement à la quantité initiale d'acide quinique.

Les cafés torréfiés ont des teneurs en acide quinique de 8,7 à 16,6 g/kg et en quinide de 2,4 à 6,4 g/kg ; ces teneurs seraient plus élevées dans les cafés décaféinés [32].

La saveur aigre du café maintenu longtemps à la chaleur est due d'une part à l'augmentation de ses teneurs en acides libres (notamment de l'acide quinique) ainsi qu'à celles des lactones et d'autre part à la diminution de sa concentration en pyridine [29, 33].

La valeur du rapport de l'acide-5 caffeoylquinique/caféine est utilisée pour contrôler le processus de la torréfaction [34]. Les groupement thiols (cystéine) limitent l'auto-oxydation de l'acide caféique [35].

## IX. Composition en vitamines

Le café vert contient plusieurs vitamines : vitamine B1 (thiamine), vitamine B2 (riboflavine), vitamine B3 ou PP (acide nicotinique, amide nicotinique), vitamine B5 (acide panthoténique), vitamine B12 (cyanocobalamine), vitamine C (acide ascorbique, acide folique). Les vitamines B1 et C sont détruites par la torréfaction tandis que le taux de la vitamine B3 (ou PP) augmente du fait de la dégradation de trigonelline.

Une tasse de café instantané (correspondant à 2 grammes de café) contient les quantités suivantes de vitamines [3] :

| Vitamines | Microgrammes |
|---|---|
| B3 ou PP | 400 à 1 200 suivant l'intensité de la torréfaction |
| B2 | 2 |
| B5 | 80 |
| B6 | 0,6 |

## X. Composition en substances volatiles

Plus de sept cents composés volatils ont été identifiés depuis 1837 dont le plus grand nombre depuis 1963, date à partir de laquelle les nouvelles techniques analytiques ont pu être utilisées (chromatographie en phase gazeuse, spectrométrie de masse et RMN). Le lecteur intéressé pourra trouver la liste, la structure, les propriétés organoleptiques et l'origine de ces substances dont certaines sont à l'origine des aromes et des pigments du café en consultant les importantes revues publiées sur ce sujet [36-43]. La multiplicité des substances arômatiques du café et leurs diversités selon les espèces et les variétés sont utilisées pour la préparation des cafés vendus dans le commerce. La composition de ces mélanges est réalisée grâce aux analyses chimiques et à la compétence d'experts « goûteurs de café » qui vérifient également la constance de la qualité organoleptique de la production [44, 45].

Ces substances volatiles représentent 0,1 % de la matière du café. Leurs quantités respectives varient selon les espèces de café et leurs technologies de préparation. Elles sont constituées d'hydrates de carbone, d'alcools, d'aldéhydes, de cétones, d'acides, d'esters, d'éthers, d'acétals, de composés azotés et sulfurés et de phénols. Les quantités de ces produits dans les différents types de café sont précisées [in 36-43]. Les mélanoidines sont un des facteurs de l'amertume du café. Récemment le 2-méthylisobornéol (MIB) a été reconnu comme l'un des composés aromatiques principalement responsable de la flaveur du café *robusta* [46]. La saveur vieillie du café stocké longtemps est due à l'augmentation de la concentration des composés soufrés (mercaptans).

Les mécanismes de la formation des pigments bruns sont brièvement décrits par le Tableau 22.

Tableau 22. Mécanismes de formation des pigments bruns lors de la torréfaction [5]

| Précurseurs | Réaction thermique | Polymères (couleur) |
|---|---|---|
| **Petites molécules réactives** | | |
| Monosaccharides | Caramélisation | Caramel (jaune à brun-noir) |
| Saccharose | | |
| Acides aminés | Réaction de Maillard | Mélanoïdes (jaune à brun-noir) |
| Acides chlorogéniques | | Acides humiques (rouge à brun-noir) |
| **Composants des parois cellulaires** | Chromophore ? | |
| Polysaccharides | | Mannane solubilisé B(1-4) unités mannane unies par du galactose, de l'arabinose, des acides aminés et des chaînes latérales de peptides |
| Protéines | | |

Cette brève revue illustre la complexité des substances aromatiques du café dont nous ne connaissons pas encore la totalité.

# XI. Les contaminants du café

Le café peut éventuellement contenir des substances contaminantes d'origine exogène ou endogène.

## 1. Les contaminants d'origine exogène

Les contaminants d'origine exogène sont essentiellement les pesticides, les mycotoxines et les paraffines.

### Les pesticides organochlorés ou organophosphorés

Comme les pesticides sont utilisés pour protéger les caféiers contre les parasites, ils peuvent contaminer les grains de café. Cependant les dosages réalisés en 1984 sur 17 échantillons de café importés en Allemagne et provenant de 11 pays différents n'ont pas décelé ces pesticides chez 15 d'entre eux. Dans les échantillons où la présence de résidus de pesticides a été constatée, la torréfaction les a détruits si bien qu'il n'en restait que des traces dans le café torréfié [47]. La présence éventuelle de pesticides dans le café ne peut donc plus être considérée comme un sujet d'inquiétude d'autant plus que les nouvelles techniques biologiques de protection contre les parasites et la sélection génétique d'espèces de caféiers résistants limitent l'emploi des pesticides. Cette évolution décroissante de la contamination par les pesticides est d'ailleurs prouvée par l'absence de pesticides en 1988 dans 50 échantillons de café provenant de 11 pays différents [48]. On peut donc considérer que le risque de la présence de pesticides dans le café est pratiquement supprimé.

### Les mycotoxines

Le stockage incorrect des grains de café peut permettre le développement des mycotoxines qui donnent au café une saveur terreuse et de moisi. En réalité la contamination par l'ochratoxine A est très rare et celle de l'aflatoxine $B_1$ est exceptionnelle. Ces contaminations ont été trouvées dans les grains verts mais aussi dans les grains décaféinés [49-52]. Les techniques de détection par chromatographie liquide haute performance (HPLC) et par chromatographie d'affinité sont utilisées pour vérifier l'absence de contamination du café par ces mycotoxines [53, 54]. La torréfaction et l'infusion du café détruisent l'ochratoxine A et l'aflatoxine B1 [21, 55, 56].

### Les paraffines

Les sacs de jute et de sisal qui servent à transporter les grains de café peuvent avoir été contaminés par des paraffines. Des teneurs en paraffine de 230 mg/kg de paraffine dans un échantillon de grains verts et de 100 à 150 mg/kg dans des échantillons de café torréfié ont été décelées tandis que dans le café soluble elles étaient inférieures à 2 mg/kg [5, 57, 58].

## 2. Les contaminants d'origine endogène

Les contaminants d'origine endogène proviennent des substances qui sont formées au cours des procédés technologiques de préparation du café. Ce sont les hydrocarbures polycycliques aromatiques, les amines hétérocycliques, les nitrosamines et quelques autres substances...

### Les hydrocarbures polycycliques aromatiques

Ils sont formés lors de la torréfaction. Douze hydrocarbures polycycliques ont été identifiés, leurs proportions respectives varient peu dans les différents types de café [5, 55]. Le benzo-a-pyrène (BaP) a fait l'objet de la majeure partie des recherches les concernant.

Les teneurs en BaP des différents cafés sont données dans le Tableau 23 [5].

**Tableau 23. Teneur en benzo-a-pyrène de différents types de café [5]**

| Types de café | Teneurs en BaP microg./kg | Teneur/tasse moyenne | nanogramme/tasse moyenne |
|---|---|---|---|
| Grains verts | 0,01-4,4 | 0,37 | - |
| Grains torréfiés | 0,5 | - | - |
| Torréf. moyenne | | | |
| Grains carbonisés | 5 | - | - |
| Café infusé | | 0,01-0,05 | 0,5 |
| Café instantané | | | |
| soluble | | 0,00-0,2 | 0,06 [(1)] |

[(1)] [60].

### Les amines hétérocycliques

Sous l'influence de la température élevée, ces amines sont formées au cours de la torréfaction par la réaction entre les acides aminés et les glucides.

## Les nitrosamines

Des traces de N-Nitrosopyrrolidine ont été décelées dans le café torréfié et dans le café soluble aux teneurs respectives de 0,4 ppb dans un sur six échantillons de café torréfié et de 0,3-1,4 ppb (cinq sur dix échantillons), 1,7-2,8 ppb (deux sur sept échantillons) de café soluble [65, 66]. Des constatations similaires ont été faites à propos du thé dans lequel des composés N-nitrosés dérivés de la caféine ont pu être dosés [67].

## Autres substances

• Quatorze 2-hydroxy-2-cyclopenten-1 ont été identifiés et quantifiés récemment dans le café torréfié [68].

• Des substances à action cholinomimétique ont été décelées dans le café et dans le café décaféiné, mais leurs natures chimiques n'ont pas encore été établies [69].

• Bien que Clifford [8] pense que l'astringence du café est produite par les acides chlorogéniques puisque la présence de polyphénols polymérisés (tannins) n'a pas été constatée dans le café à l'inverse du thé, cette notion pourrait être revue car de l'acide tannique a été dosé dans les grains verts, sa teneur étant plus élevée dans les grains torréfiés [70].

• La présence de radicaux libres dans le café a été affirmée par les mesures en spectrométrie RMN [71].

• La formation fortuite et lente de peroxyde d'hydrogène est possible par oxygénation du café lors de la préparation de la boisson. Elle serait par contre rapide si le café est dilué avec une boisson riche en oxygène. Ainsi l'existence de peroxyde d'hydrogène pourrait être un facteur d'erreur lors des études analytiques [72].

**Cette brève revue illustre la très grande complexité de la composition du café et donc la prudence avec laquelle il faut considérer les éventuels effets de ses composants sur les fonctions physiologiques et les activités biologiques des cellules constitutives de l'organisme. Elle prouve aussi que selon les espèces de café, leurs modes de préparation industrielle et les techniques de préparation domestique du café, la composition finale du café-boisson peut varier dans de notables proportions.**

## RÉFÉRENCES

1. Smith AW. Introduction. In : RJ Clarke, R Macrae Eds. *Coffee*. Vol 1 : 1. Chemistry, Elsevier Applied Science Publ. London, 1985, 1-41.
2. Clarke R, Macrae R. *Coffee*. Vol. 1. Chemistry, Elsevier Applied Science Publ, London, 1985.
3. Viani R. Coffee, Vevey, Nestec, 1985 (2$^e$ édition).
4. Viani R. Coffee. In Ullman's Encyclopaedia of Industrial Chemistry, Vol. A7, Veinheim, VCH, 1986, 315-339.
5. Viani R. The composition of coffee. In : S. Garattini Ed. *Caffeine, Coffee and Health*. New York, Raven Press, 1993 : 17- 41.
6. Clarke RJ. Coffee Technology. In : SH Herschdoefer Ed. Quality Control in the Food Industry. Vol. 4. 2$^e$ éd. Academic Press, London, 1987, 161-191.
7. Maier HG, Kaffee. Paul Parey, Berlin, 1981. 33-35.
8. Clifford MN. Chemical and physical aspects of green coffee and coffee products. In : MN Clifford, KC Wilson. *Coffee, Botany, Biochemistry and Production of Beans and Beverages*. Westport, *Avi Publ Comp*, 1985. 305-374.
9. Clarke RJ. Water and mineral contents. In : RJ Clarke, R Macrae Eds. *Coffee*, vol. 1 Chemistry, Elsevier Applied Science Publ, London, 1985. 42-82.
10. Spiller MA. The chemical components of coffee. *Prog Clin Biol Res*, 1984 ; 158 : 91-145.
11. Trugo LC. Carbohydrates. In : RJ Clarke, R Macrae Eds. *Coffee*. Vol. 1, Chemistry, Elsevier Applied Science Publ, London, 1985, 83-114.
12. Bradbury AGW, Halliday DJ. Chemical structure of green coffee bean polysaccharides. *J Agric Food Chem* 1990 ; 38, 389-92.
13. Bos DK, Verbeck C, Van Eeden CHP, Slump P, Wolters MGE, Chromatography. *J Agric Food Chem*, 1991 ; 39 : 1770-1772.
14. Blanc MB, Davis GE, Parchet JM, Viani R. Chromatographic profile of carbohydrates in commercial soluble coffees. *J. Agric. Food. Chem.* 1989 ; 37 : 926-930.
15. Davis GE, Garwood VW, Barfuss DL, Husaini SA, Blanc MB, Viani R. Chromatographic profile of carbohydrates in commercial coffees. 2. Identification of mannitol. *J. Agric. Food Chem.* 1990 ; 38 : 1347-1350.
16. Mätzel U, Maier HG. Diterpenes. In Coffee. II Glycosides of actratyligenin (Ger.). *Z Lebensm Unters Forsch*, 1983 ; 176 : 281-284.
17. Viani R. Physiologically active substances in coffee. In : RJ Clarke, R Macrae Eds. *Coffee*. Vol. 3, Physiology, Elsevier Applied Science Publ, London, 1988 : 1-31.
18. Folstar P. Lipids. In : RJ Clarke, R Macrae. *Coffee*. Vol. 1. Chemistry, Elsevier Applied Science Publ, London, 1985, 203-222.
19. Pettit BC. Identification of the diterpene esters in *arabica* and *robusta* coffees. *J Agric Food Chem.*, 1987 ; 35 : 549-551.

20. Nackunstz B, Maier G. Diterpenoide im Kaffee III. Cafestol und Kahweol, *Z Lebensm Unters Forsch*, 1987 ; 184 : 494-499.
21. Ogawa M, Kamiya C, Iida Y. Contents of tocopherols in coffee beans, coffee infusions and instant coffee. *Nippon Shokuhin Gakkaishi*, 1989 ; 36 : 490-494, CA 1989, 11,193336 f.
22. Saltor M, Duplatre A, Boatella J. Identification of coffee species on the basis of sterols. *Ann Bromatol*, 1989 ; 41 : 1-8. CA 1989, 112, 117458 c.
23. Macrae R. Nitrogenous components. In : RJ Clarke, R Macrae Eds. *Coffee*. Vol. 1. Chemistry, Elsevier Applied Science Publ., London, 1985 : 115-152.
24. Tahler H, Gaigl R. Untersuchungen an Kaffee und Kaffee Erzatz. VIII Das Verbalten der Stickstoffsubstanzen bein Rösten von Kaffee. *Z Lebensm Unters Forsch* 1963 ; 120 : 357-363.
25. Viani R, Horman I. Thermal behaviour of trigonelline, *J Food Sci*, 1974 ; 39 : 1216-1217.
26. Van Dusseldorp M, Katan MB, Van Vliet T, Demacker PNM, Staelenhoef AFH. Cholesterol-raising factor from boiled coffee does not pass a paper filter. *Arterioscl Thromb*, 1991 ; 11 : 586-593.
27. Woodman JS. Carboxylic acids. In : RJ Clarke, R Macrae Eds. *Coffee*. Vol. 1. Chemistry, Elsevier Applied Science Publ., London, 1985. 266-289.
28. Blanc M. Les acides carboxyliques du café. Mises au point et résultats des différentes déterminations. In : 8e Colloque Scientifique International sur le Café, Abidjan 1977. Association Internationale du Café, Paris, 1979. 73-78.
29. Engelhardt UH, Maier HG. Säuren des Kaffees. II Anteil einzelner Säuren an der titrierbaren Gesamtsäure, *Z Lebensm Unters Forsch*, 1985 ; 181 : 20-23.
30. Clifford MN. Chlorogenic acids. In : RJ Clarke, R Macrae Eds. *Coffee*. Vol 1, Chemistry. Elsevier Applied Science Publ., London, 1985. 153-202.
31. Clinton WP. The chemistry of coffee. In : 11e Colloque Scientifique International sur le Café, Lomé 1985. Association Scientifique Internationale du Café, Paris, 1986. 87-92.
32. Hucke J, Maier HG. Chinasäurelaction im Kaffee. *Z Lebensm Unters Forsch* 1985 ; 180 : 479-484.
33. Van Der Stegen GHD, Van Duijn J. Analysis of normal acids in coffee. In : 12e Colloque Scientifique International sur le Café, Montreux, 1987. Association Scientifique Internationale du Café, Paris, 1988. 238-246.
34. Purdon MP, Mc Camey DA. Use of a 5-caffeoylquinic acid/cafeine ratio to monitor the coffee roasting process. *J Food Sci*, 1987 ; 52 : 1680-1683.
35. Cilliers JL, Singleton VL. Caffeic autoxidation and the effects of thiols. *J Agric Food Chem*, 1990 ; 38 : 1789-1796.
36. Maarse H, Visscher CA. Volatile compounds in food. Vol. 2. 6th Ed. Zeist NL : TNO-CIVO, 1989.
37. Shimoda M, Shibamoto T. Isolation and identification of headspace vola-

tiles from brewed coffee with an on-column GC/MS method. *J Agric Food Chem* 1990 ; 38 : 802-804.
38. Nishimura O, Mihara S, Investigation of 2-hydroxy-2-cyclopenten-1-ones in roasted coffee. *J Agric Food Chem*, 1990 ; 38 : 1038-1041.
39. Holscher W, Steinhart H. New sulfur-containing aroma-impact-compounds in roasted coffee. In : 14e Colloque Scientifique International sur le Café, San Francisco, 1991. Association Scientifique Internationale du Café, Paris, 1991. 130-136.
40. Flament I. Coffee, cacao and tea, *Food Rev Int*, 1989 ; 5 : 317-344.
41. International Agency for Research on Cancer. IARC monographs on the evaluation of carcinogenic risks to humans. Coffe, tea mate, methylxanthines and methylglyoxal, WHO Geneva : 1991, vol. 51.
42. Dart SK, Nursten HE. Volatile components. In : RJ Clarke, R Macrae Eds. Coffee. Vol. 1, Chemistry, Elsevier Applied Science Publ., London, 1985 : 223-266
43. Clarke RJ. The volatile compounds of roasted coffee, *Ital J Food Sci*, 1990, 2, 79-88.
44. Wada K, Ohgama S, Sasaki H, Shimoda M, Osajima Y. Classification of various trade varieties of coffee by coupling of sensory data and multivariate analyses. *Agr Biol Chem*, 1987 ; 51 : 1745-1752.
45. Wada K, Sasaki H, Shimoda M, Osajima Y. Objective evaluation of various trade varieties of coffee by coupling of analytical data and multivariate analyses. *Agric Biol Chem*, 1987 ; 51 : 1753-1760.
46. Vitzhum OG, Weisemann C, Becker R, Köhler IIS. Identification d'un composé clé de l'arôme dans les cafés robusta. *Café, Cacao, Thé*, 1990, 34, 34-36.
47. Cetinkaya M, Von Düszeln J, Thiemann W, Silvar R. Untersuchung von Organochlor-Pesticidrückstäden in Roh- und Röstkaffee und deren Abbauverhalten beim Röst Prozess. *Z Lebensm Unters Forsch*, 1984 ; 179 : 5-8.
48. Cetinkaya M. Organophosphor- und Organochlorpestizidrückstände in Rohkaffe. *Dtsch Lebensm Rundsch*, 1988 ; 84 : 189-190.
49. Levi CP, Trenk HL, Mohr HK. Study of the occurence of ochratoxin A in green coffee beans, *J Assoc Off Anal Chem*, 1974 ; 57 : 866-870.
50. Stack ME, Mislivec PB, Denizel P, Gibson R, Pohlzand AE. Ochratoxin A and B, xanthomegnin, viomellein and vioxanthin production by isolates of *Aspergillus ochraceus* from green coffee beans. *J Food Prot*, 1983 ; 46 : 965-968.
51. Tsuboutchi H, Yamamoto K, Hisada K, Sakabe Y.. A survey of occurrence of mycotoxins and toxigenic fungi in imported green coffee beans and coffee products. *Proc Jpn Assoc Mycotoxicol*, 1984 ; 19 : 16-21.
52. Tsuboutchi H. Treada H, Yamamoto K, Hisasa K, Sakabe Y. Ochratoxin A found in commercial roast coffee. *J Agric Food Chem*, 1988 ; 36 : 540-542.
53. Terada H, Tsubouchi H, Yamamoto K, Hisada K, Sakabe Y. Liquid

chromatographyc determination of ochratoxin A in coffee beans and coffee products. *J Ass Off Anal Chem*, 1986 ; 69 : 960-964.
54. Nakajima M, Terada H, Hisada K, et al. Determination of ochratoxin A in coffee beans and coffee products by monoclonal antibody affinity chromatography. *Food Agric Immunol*, 1990 ; 2 : 189-195.
55. Strobel RK. Allergens and mould toxin contaminants. In : RJ Clarke, R Macrae Eds. *Coffee*. Vol. 3, Physiology. Elsevier Applied Science Publ., London, 1985. 215-320.
56. Micco C, Miraglia M, Brera C, Desiderio C, Masci V. The effect of roasting on the fate of aflatoxin B1 in artificially contaminated green coffee beans. 14e Colloque Scientifique International sur le Café, San Francisco. Association Scientifique Internationale sur le Café, Paris, 1991, 183-189.
57. Grob K, Lanfranchi M, Egli J, Artho A. Determination of food contamination by mineral oil from jute sacks using coupled LC-GC, *J Assoc Off Anal Chem*, 1991 ; 74 : 506-512.
58. Grob K, Biedermann M, Artho A, Egli J. Food contamination by hydrocarbons from packaging materials determined by coupled LC-GC. *Z Lebensm Unters Forsch*, 1991 ; 193 : 213-219.
59. Maier HG. Teneur en composés cancérigènes du café en grains. *Café, Cacao, Thé*, 1991 ; 35 : 133-142.
60. Strobel RG. Polycyclic aromatic hydrocarbon contaminants in coffee. In : R Clarke, R Macrae Eds *Coffee*. Vol. 3, Physiology. Elsevier Applied Science Publ., London, 1988. 321-364.
61. Felston JS, Knize MG. Heterocyclic-amine mutagens/carcinogens in foods. In : CS Cooper, PL Grover Eds. Chemical carcinogenesis and mutagenesis. Vol. 1. Springer Verlag, Berlin, 1990. 471-502.
62. Kikugawa K, Kato B, Takahashi S. Possible presence of 2-amino-3,4-diméthylimidazol (4, 5-f) quinolein and other heterocyclic amine-like mutagens in roasted coffee beans. *J Agric Food Chem*, 1989 ; 37 : 881-886.
63. Kato T, Takahashi S, Kirugawa K. Generation of heterocyclic amine-like mutagens during the roasting of coffee beans. *Eise Kagaku*, 1989 ; 35 : 370-376.
64. Gros GA, Wolleb U. 2-amino-3,4-dimethylimidazol(4, 5-f) quinoline (MeIQ) is not detectable in commercial instant and roasted coffee. *J Agric Food Chem*, 1991 ; 39 : 2231-2236.
65. Sen NP, Seaman SW. Volatile N-nitrosamines in dried foods. *J Assoc Off Anal Chem*, 1981 ; 64 : 1238-1242.
66. Sen NP, Seaman SW, Weber D. Mass spectrometric confirmation of the presence of N-nitrosopyrrolidine. *J Assoc Off Anal Chem*, 1990 ; 73 : 325-327.
67. Kumar R, Mende P, Waker CD, Spiegelhalder B, Preussmann R, Siddiqi M. Caffeine-derived N-nitroso compounds — I : Nitrosable precursors from caffeine and their potential relevance in the etiology of œso-

phageal and gastric cancers in Kasmir, India. *Carcinogenesis*, 1992 ; 13 : 2179-2182.
68. Nishimura O, Mihara S. Investigation of 2-hydroxy-2-cyclopenten-1-ones in roasted coffee. *J Agric Food Chem*, 1990 ; 38 : 1038-1041.
69. Tse SYH. Coffee contains cholinomimetic compound distinct from caffeine. I — Purification and chromatographic analysis. *J Pharmac Sci*, 1991 ; 80 : 665-669.
70. Savolainen H. Tannin content of tea and coffee. *J Appl Toxicol*, 1992 ; 12 : 191-192.
71. Troup GJ, Hutton DR, Dobbie JL, Pilbrow JR, Hunter CR, Smith BR, Bryant BJ. Free radicals in coffe but not in tea. (Letter). *Med J Australia*, 1988, 148, 537-538.
72. Rinkus SJ, Taylor RT., Analysis of hydrogen peroxide in freshly coffees. *Food Chem Toxicol* 1990, 28, 323-331.

# Métabolisme et effets physiologiques des composants du café

La composition du café est si complexe qu'il n'est pas possible de présenter une revue complète des métabolismes et des effets physiologiques de toutes les substances qu'il contient.

Nous n'envisagerons donc que certaines d'entre elles en fonction de leurs intérêts mais aussi des données disponibles à leur sujet. La caféine, compte tenu de son importance, fera l'objet d'un chapitre spécifique. Le lecteur désireux d'obtenir des renseignements supplémentaires pourra lire les revues spécifiques [1-3]. Par ailleurs il trouvera, dans chacun des chapitres concernant les effets du café sur la santé, des données complémentaires sur les actions physiologiques et éventuellement pathologiques des différentes substances constitutives du café.

## I. Constituants du café

### 1. Les acides chlorogéniques, caféique, quinique et ferulyque

• Les acides chlorogéniques sont hydrolysés chez l'homme et chez le rat en acide caféique et en acide quinique. À des doses correspondant à une ou deux tasses de café (200 mg), les acides chlorogéniques et l'acide caféique stimulent les sécrétions gastriques et augmentent la production d'acide chlorhydrique. En revanche l'acide quinique est sans action. Le café normal ou décaféiné exerce une action deux fois plus puissante sur la sécrétion gastrique que la caféine. Cependant l'irritation de la muqueuse gastrique par les acides chlorogéniques et par les dérivés phénoliques formés durant la torréfaction favorise l'hypersécrétion gastrique. Ils stimulent aussi la motricité intestinale comme l'acide caféique tandis que l'acide férulyque l'inhibe.

• L'ingestion de ces acides n'accroît pas la cholérèse tandis que leur injection intraveineuse est suivie d'un effet cholérétique. Cette différence d'action est due à leur métabolisation par la flore digestive (décarboxylation).

• Les acides chlorogéniques ont probablement une action sur le système nerveux central, similaire à celle de la caféine, mais beaucoup plus faible.

• La réduction de la thiaminémie qui avait été constatée chez l'homme lors de l'absorption unique d'un litre de café n'a pas été confirmée par une expérimentation de longue durée chez le rat recevant une alimentation contenant 5 % de café soluble. Aucune interaction chimique n'a d'ailleurs été observée entre la thiamine et ces acides.

Plusieurs lactones isomères de l'acide (iso)feruloylquinique et des (iso)feruloylquinides, identifiées dans le café, ont la capacité *in vitro* de se lier aux récepteurs opiacés, et d'inhiber l'effet de la morphine sur l'intestin de cobaye [4, 5]. Toutefois ces substances antagonistes des opiacés ne devraient pas avoir d'effets psychoactifs *in vivo* car il est vraisemblable qu'elles ne parviennent pas jusqu'au système nerveux central, soit parce qu'elles ne sont pas absorbées par le tube digestif, soit parce qu'elles sont très rapidement métabolisées [6]. En effet la consommation de 5 tasses de café expresso italien ne modifie pas la sécrétion endocrine de l'hypophyse antérieure chez des volontaires en bonne santé [7].

• Enfin, les acides chlorogéniques et les composés phénoliques inhibent la formation des substances mutagéniques et la peroxydation des lipides, vraisemblablement par l'élimination des radicaux libres et leur captation des nitrites [8-10]. En milieu à pH acide, ils inhibent la formation de nitrosamines tandis qu'ils la catalysent lorsque le pH est basique. L'ingestion de café soluble décaféiné inhibe chez l'homme la formation de nitrosamines lors de l'absorption de nitrates et de proline respectivement 2 et 3 heures après un repas [11]. Cependant l'acide caféique possède une activité carcinogène gastrique à la dose de 2 % dans l'alimentation des rats pendant 104 semaines et durant 96 semaines chez la souris. De plus chez le rat mais non chez la souris, l'acide caféique induit la formation d'adénomes du rein [8]. Ainsi l'effet carcinogène éventuel des acides chlorogéniques ne peut-il être encore valablement évalué d'autant plus qu'il faut tenir compte chez l'homme des quantités réellement ingérées, de la fréquence et de la durée de l'exposition à ces acides.

• L'acide quinique est pharmacologiquement inactif.

• L'acide caféique, en plus de son action digestive, accroît la sécrétion biliaire, modifie la perméabilité capillaire, agit au niveau des récepteurs adrénergiques alpha, inhibe certaines activités enzymatiques, diminue l'agrégation plaquettaire ainsi que la biosynthèse du thromboxane. Il est éliminé par les urines [12].

Il est doué d'une puissante action inhibitrice de la 12-lipo-oxygénase, accroît le chimiotactisme des leucocytes et peut donc jouer un rôle important au cours des processus infectieux et inflammatoires [13] d'autant plus qu'il possède des propriétés antimicrobiennes [14].

• Les acides chlorogéniques ainsi que leurs métabolites sont éliminés chez les consommateurs de café, dans les urines qui contiennent par ailleurs les acides caféique et dihydrocaféique, férulique et dihydroférulique, vanilique et m-coumarique, mais aussi des glycuroconjugués tels que la feruloylglycine et la vanilloylglycine.

L'acide quinique est éliminé dans les urines après avoir été transformé par la flore digestive en substances aromatiques telles que le catéchol et l'acide hippurique [in 3].

## 2. Le peroxyde d'hydrogène

Si *in vitro* le peroxyde d'hydrogène a une action génotoxique, carcinogène et tératogène évidente, il ne semble pas que *in vivo* il puisse en être de même. En effet les études *in vivo* n'ont pas confirmé ces actions car le peroxyde d'hydrogène est rapidement détruit par la catalase.

## 3. Le benzo-a-pyrène

Le benzo-a-pyrène est un hydrocarbure polycyclique aromatique dont les propriétés cancérigènes sont bien établies. Sa teneur dans le café est de 0,1 à 4 microgrammes/kg et de 1 microgramme/kg dans le café soluble [16]. Différentes sources sont à l'origine de la contamination de l'organisme par le benzo-a-pyrène. Cette contamination peut être aérienne, par inhalation, ou digestive, par absorption.

Le benzo-a-pyrène est présent dans la suie et les condensats de fumée, dans les gaz d'échappement des voitures, dans la fumée et dans le goudron.

Certains aliments en contiennent, comme par exemple les aliments fumés (fromages, poissons et viandes), les saucisses, les huiles végétales, le thé, le maté.

Après extraction et purification, le benzopyrène des aliments est dosé par chromatographie liquide haute pression avec détection fluorimétrique.

La torréfaction n'accroît pas la teneur en benzo-a-pyrène du café [17].

Les teneurs du café en benzo-a-pyrène (ou 3-4 benzopyrène) et celles de différents aliments et boissons sont précisées dans les Tableaux 1 et 2.

La teneur du café en benzopyrène est très inférieure à celle de beaucoup d'aliments comme le prouvent les tableaux précédents.

Dennis [in 22] estime, en 1983, qu'en Angleterre l'ingestion journalière de 3-4 benzopyrène est de 0,25 microgrammes et Fritz [in 22] l'évalue, en République Démocratique Allemande de 0,5 à 2,5 microgrammes.

De Kruijf [22, 23], estimant la consommation moyenne de café à 15 grammes par jour en France, a calculé que l'apport quotidien de 3-4 benzopyrène par le café était d'environ 0,000075 microgramme, soit 0,03 % de l'apport journalier total.

Le café ne peut donc pas être considéré comme une boisson qui joue un rôle dans la contamination éventuelle de l'organisme par le 3-4 benzopyrène.

Le métabolisme du benzo-a-pyrène est complexe, le lecteur intéressé pourra consulter les publications de Gelboin [24] et de Chess *et al.* [25].

**Tableau 1. Teneur en 3-4 benzopyrène de divers aliments**

| Aliments | Teneur en 3-4 benzopyrène (microgrammes/kg) | Références |
|---|---|---|
| **Grains :** | | |
| Blé | 0,47 | Bolling 1964 in [18] |
| Seigle | 0,68 | Grimmer Hidebrandt 1964 in [20] |
| Orge | 0,70 | Bolling 1964 in [8] |
| Pain | 1,21 | id. |
| **Huiles végétales :** | | |
| Soja | 1,4 | Howard 1966 in [18] |
| Olive | 0,5 | id. |
| Coton | 0,4 | id. |
| Maïs | 0,7 | id. |
| Arachide | 0,6 | Bracco 1975 in [19] |
| Café | 0,1 | id. |
| **Produits animaux :** | | |
| Mortadelle | 2 | Panalaks 1976 in [18] |
| Saucisses Francfort | 2 | id. |
| Harengs fumés | 15 | id. |
| Lard | 0,5 | id. |
| Jambon fumé[1] | 0,0-0,2 | id. |
| | 3,6-14,6 | Toth 1971 in [18] |
| | 1,2 | Howard 1969 in [18] |
| Saucisses fumées[1] | 0,2-0 | Panalaks 1976 in [18] |
| | 0-33 | Toth 1972 in [18] |
| Hamburger grillé[1] | 0-11 | Panalaks 1976 in [18] |
| au charbon de bois | 30 | Lijinski 1967 in [18] |
| Hamburger grillé | 0,05 | Lintas 1979 in [18] |
| Steack grillé | | |
| au charbon de bois | 11,1 | Lijinski Ross 1967 in [20] |
| Poulet grillé | 3,7 | id. |

[1] Les variations des teneurs pour un même aliment sont dues à la provenance différente des aliments.

**Tableau 2. Teneur maximale en 3-4 benzopyrène dans quelques boissons (microgrammes litre) [21]**

| Boissons | Teneur maximale en 3-4 benzopyrène (microgrammes litre) |
|---|---|
| **Thé** | |
| noir | < 0,01 |
| fumé | < 0,01 |
| **Maté** | |
| vert | < 0,12 |
| torréfié | < 0,05 |
| sachet infusion | < 0,01 |
| **Café** | |
| torréfié | < 0,01 |
| expresso | < 0,01 |
| concentré | < 0,01 |
| succédané | < 0,01 |

## 4. La trigonelline

La trigonelline est transformée en partie par la torréfaction en acide nicotinique [16] si bien qu'il n'en persiste que 1,37 % (0,94 % à 1,69 %) dans la poudre de café instantané soluble soit 20 à 35 mg /tasse et 0,2 à 1,2 mg/tasse d'acide nicotinique [26], ou si la torréfaction est assez intense 5 à 15 mg/tasse, la teneur en acide nicotinique étant de 0,4 à 1,6 mg/tasse [1]. La trigonelline est excrétée dans l'urine sans modifications, aucun métabolite n'a été identifié [27]. Les seuls effets physiologiques connus de la trigonelline sont ceux de l'acide nicotinique (vitamine PP).

## 5. Les mycotoxines

Les mycotoxines, l'ochratoxine A et exceptionnellement l'aflatoxine $B_1$, qui ont pu contaminer des échantillons de café décaféiné sont des cancérogènes hépatiques et rénaux chez la souris [28]. Pour certains auteurs, elles ne semblent présenter aucun danger puisqu'elles seraient complètement détruites lors de la torréfaction [2, 29]. Cependant le traitement thermique à 200° C pendant 10 à 20 minutes de grains verts artificiellement contaminés par de l'ochratoxine ne détruit pas la toxine, puisqu'elle a été retrouvée dans la décoction de café [30]. Le risque carcinogène ne peut donc être exclu bien que le café ne représenterait au plus que 5 % à 10 % de la consommation totale d'ochratoxine provenant des autres aliments [31].

## 6. Présence de substances anticancérogènes

Chez le hamster une alimentation contenant 15 à 20 % de poudre de grains entiers de café vert inhibe l'action cancérigène du 7,12-diméthylbenz(a)anthracène (DMBA) au niveau de la cavité buccale. Si cette inhibition est due en partie à la présence de deux diterpènes dans les grains, le kahwéol et le cafestol, elle est également due à des composés encore inconnus qui sont présents dans la partie délipidée du grain.

## 7. Présence de substances antihémolytiques

Les extraits de café inhibent l'activité antihémolytique de *Vibrio parahaemolyticus* mais non celle de l'alpha-toxine de *Staphylococcus aureus* tandis que les extraits de thé les inhibent toutes les deux.

## 8. Présence de substances à activités bactéricides

Les extraits de café comme ceux du thé inhibent la croissance des bactéries *Staphylococcus aureus* et *Vibrio parahaemolyticus*. Les substances actives sont encore inconnues [34]. Il est possible que cette activité bactéricide soit due en partie aux tannins puisqu'ils auraient des propriétés antivirales [34, 35].

## 9. Substances antinutritionnelles

Le café ne contient pas de facteurs antinutritionnels en quantités décelables. Sa teneur en phytates peut parfois être relativement élevée. Les phytates en se complexant avec le calcium et le zinc, les rend biologiquement indisponibles pour l'organisme. Cependant, comme la torréfaction détruit une grande partie des phytates du café [36] et que l'apport en calcium et en zinc du café ne représente qu'une part très faible des sources alimentaires de ces minéraux, on peut considérer que les teneurs résiduelles éventuelles des phytates dans le café n'ont aucune incidence sur les apports alimentaires en calcium et en zinc.

# II. Valeur nutritionnelle du café

Compte tenu d'une part de sa composition en macro- et en micronutriments et d'autre part des quantités habituellement consommées, on ne peut pas considérer le café comme une source importante permettant de couvrir une partie des besoins nutritionnels de l'organisme. En revanche, du fait de la très grande variété des substances qu'il contient et de leurs diverses activités physiologiques et pharmacologiques, le café est susceptible d'influer sur les fonctions physiologiques.

**La complexité de la composition du café et l'existence de substances encore non identifiées, mais dont les activités physiologiques ont été constatées, impliquent la nécessité de continuer les recherches aussi bien pour prouver l'innocuité de la consommation de café que pour en démontrer les effets favorables pour l'organisme. L'interprétation des résultats des études devra toujours considérer :**

**- les différences importantes qui existent entre les observations faites *in vitro* et *in vivo*,**

**- les différences des effets selon les quantités consommées, la fréquence et les durées d'exposition au café,**

- les éventuelles variations métaboliques en fonction des espèces lors de l'extrapolation à l'homme des résultats obtenus chez l'animal.

Enfin si le café ne peut être considéré comme capable d'assurer un apport significatif de macro- et de micronutriments, il contient un ensemble de substances douées d'actions physiologiques efficaces.

## RÉFÉRENCES

1. Viani R. Physiologically active substances In : RJ Clarke, R Macrae Eds. Coffee. Vol. 3 : Physiology, Elsevier Applied Science Publ., London, 1988, 1-31.
2. Arnaud MJ. The metabolism of coffee constituents. In : RJ Clarke, R Macrae Eds. Coffee. Vol . 3 : Physiology, Elsevier Applied Science Publ., London, 1988, 33-55.
3. Arnaud MJ. Metabolism of caffeine and other components of coffee. In : Caffeine, Coffee and Health, S. Garattini ed., Raven Press, New York, 1993 : 43-95.
4. Boublik JH, Quinn MJ, Clements JA, Herington AC, Wynne KN, Funder JW. Coffee contains potent opiate receptor binding activity. *Nature*, 1983, 301, 246-248.
5. Wynne KN, Familairi M, Boublik JH, Drummer OH, Rae ID, Funder JW. Isolation of opiate receptor ligands in coffee. *Clin Exp Pharmacol Physiol*, 1987, 14 : 785-790.
6. Iverson LL. Another cup of coffee ? *Nature*, 1983 ; 195 : 301.
7. Zanoboni A, Zanoboni-Muciaccia W. Effects of naloxone and coffee on anterior pituitary hormones. *Drugs Exptl Clin Res*, 1987 ; XIII : 443-446.
8. Hagiwara A, Hirose M, Takahashi S, Ogama K, Shirai T, Ito N. Forestomach and kidney carcinogenicity of caffeic acid in F 344 rats and C57BK/6NxC3H/HeN $F_1$ Mice, *Cancer Res*, 1991 ; 51 : 5655-5660.
9. Stich HF, Rossin MP. Naturally occuring phenolics as antimutagenic and anticarcinogenic agents. *Adv Exp Med biol*, 1984 ; 177 : 1-29.
10. Faj AS, Hedle JA, Newmark HL, Katz M. Caffeic acid as an inhibitor of DMBA-induced chromosomal breakage in mice assessed by bone marrow micronucleus test. *Mutat Res*, 1983 ; 124 : 247-253.
11. Leaf C, Tannenbaum SR, Glogowski JA, Würzner HP. The effect of coffee on N-nitrosamines formation in human and *in vitro*. 14e Colloque International sur le Café, San Francisco, 1991. Association Scientifique Internationale du Café, Paris, 1991 : 52-56.
12. Camarasa J, Escubedo E, Adzet T. Pharmacokinetics of caffeic acid in rats by a high-performance liquid chromatography method. *J Pharmac Biomed Anal*, 1987 ; 6 : 503-510.

13. Cho H, Ueda M, Tamaoka M, Hamaguchi M, Aisaka K, Kiso Y, Inoue T, Ogino R, Tatsuoka T, Ishihara T, Noguchi T, Morita J, Murota S. Novel caffeic acid derivates extremely potent inhibitors of 12-lipoxygenase. *J Medicin Chem*, 1991 : 1503-1505.
14. Cuq JL, Jaussan V. Oxydation de l'acide caféique et activité microbienne. *Sci Aliments*, 1991 ; 11 : 25-36.
15. Rinkus SJ, Taylor RT. Analysis of hydrogen peroxide in freshly prepared coffees. *Food Chem Toxicol*, 1990 ; 28 : 323-331.
16. Spiller MA. The chemical components of coffee. In : The Methylxanthines Beverages and Foods Chemistry, Comsumption and Health Effects. Alan R. Liss, New York, 1984, 91-147.
17. Van Der Stegen GHD, Van Overbruggen GJJ. A study on coffee roasting and 3-4-benzopyrene. 10e Colloque international sur le Café, Salvador-Bahia, 1982. Association Internationale du Café, Paris, 1983 ; 347-354.
18. Levi CP. Investigation of contaminants in Coffee. 9e Colloque International sur le Café, Londres, 1980. Association Scientifique Internationale du Café, Paris, 1981, 125-133.
19. Bracco U. Détermination des hydrocarbures polycycliques aromatiques. Technique et application aux huiles de café. *Riv Ital Sost Grasse*, 1973 ; 50 : 166-176.
20. Strobel RGK. The determination of 3-4 benzopyrene in coffee products. 6e Colloque Scientifique International sur la Chimie des Cafés Verts, Torréfiés et de leurs Dérivés. Bogota, 1973. Federacion National de Cafeteros de Colombia, Bogota, 1974.
21. Ruschenburg U, Jahr D. Teneurs en benzo-a-pyrène du café et de certains produits alimentaires. *Café, Cacao, Thé*, 1986 : 30 : 7-10.
22. De Kruijf N, Schouten A, Van Der Stegen GHD. Roasted coffee, instant coffee and coffee brew. Checked for benzo-a-pyrene. Communication personnelle.
23. De Kruijf N, Schouten A, Van Der Stegen GHD. Occurrence of benzo-a-pyrene in roasted coffee, instant coffee and coffee brew. Communication personnelle. *Journal Officiel*, 18 août 1985.
24. Gelboin HV. Benzo(a)pyrene metabolism, activation and carcinogenesis : role and regulation of mixed function oxidases and related enzymes. *Physiological Reviews* 1980 ; 60 : 1107-1166.
25. Chess EK, Thomas BL, Hendren DJ, Bean RM. Mass spectra characteristics of derivatized metabolites of benzo(a)pyrene. *Biomed Environ Mass Spectrom* 1988 ; 15 : 485-493.
26. Trugo LC, Macrae R, Dick J. Determination of purine alkaloids and trigonelline in instant coffee and other beverages using high performance liquid chromatography. *J Sci Food Agric*, 1983 ; 34 : 300-306.
27. McKennis H, Bowman ER, Horvath A, Bederka JP. Metabolic release of methyl groups from a series of N-méthylpyridinium compounds. *Nature*, 1964, 202 : 699-700.

28. Kanisawa M, Susuki S. Induction of renal and hepatic tumors in mice by ochratoxin. *Gann* 1978 : 69 : 599-600.
29. Viani R, Horman L. Thermal behaviour of trigonelline. *J Food Sci*, 1974 ; 39 : 1216-1217.
30. Tsuboutchi H, Yamamoto K, Hisada K, Sakabe Y, Udagawa S. Effect of roasting on ochratoxin A level in green coffee beans inoculated with Aspergillus ochraceus. *Mycopathologia* 1987 ; 97 : 111-115.
31. Steigmeier ME, Schlatter Ch. Mycotoxins in coffee, 14e Colloque Scientifique International sur le Café, San Francisco, 1991, Association Scientifique Internationale du Café, Paris, 1992, 57-63.
32. Miller EG, Couvillon AM, Gonzales-Sanders AP, Binnie WH, Würzner HP, Sunahara GI. Evidence for the presence of multiple cancer chemopreventive agents in green coffee beans. 14e Colloque Scientifique International sur le Café, San Francisco, 1991, Association Scientifique Internationale du Café, Paris, 1992 : 46-56.
33. Okubo S, Ikigai H, Toda M, Shimamura T. The anti-haemolysin activity of tea and coffee. *Lett Appl Microbiol*, 1989 : 9 : 65-66.
34. Toda M, Okubo S, Hiyoshi R, Shimamura T. The bactericidal activity of tea and coffee. *Lett Appl Microbiol*, 1989 ; 8 : 123-125.
35. John TJ, Mukundan P. Virus inhibition by tea, caffeine and tannic acid. *Indian J Med Res*, 1979 ; 69 : 542-545.
36. McKenzie JM. Content of phytate and minerals in instant coffee, coffee beans and coffee beverages. *Nutr Rep Int*, 1984 ; 29 : 387-395.

# La caféine

La caféine est une substance chimique qui a été identifiée dans une soixantaine de végétaux. Elle fut isolée pour la première fois en 1820 dans les grains de café vert par Runge et Von Giese et décrite en 1823 par Robiquet puis par Pelletier comme une substance cristalline et volatile. Quelques années plus tard, en 1827, Oudry isola des feuilles de thé une substance qu'il dénomma « théine » et qui fut rapidement reconnue comme étant identique à la caféine. En 1843 la caféine fut ensuite extraite du maté (préparé à partir de l'*Ilex paraguayriensis*) et en 1865 des noix de cola. Les noix de Guarana en contiennent également (guaranine) de même que l'écorce de Yocco (arbuste des zones montagneuses de la Colombie) [1-3]. Dans les industries agro-alimentaires la caféine est ajoutée aux boissons telles que les *colas* et les *peppers*.

Le terme de *cofeina* était utilisé dès 1823 dans le *Dictionnaire des termes de médecine*, pour désigner la caféine.

Le lecteur qui porte un intérêt particulier à la caféine pourra consulter les revues très complètes sur ce sujet [1-7].

La caféine est obtenue sous la forme d'une poudre cristalline, blanche, inodore mais de saveur amère [8]. Ses propriétés antifongiques [9] et peut-être insecticides [10] protègent les grains de café vert contre les parasites.

Elle appartient au groupe des alcaloïdes et à la famille des méthylxanthines. Les plantes la synthétisent à partir des purines [11], la théobromine est son précurseur immédiat [12, 13]. Sa formule chimique a été décrite par Medicus en 1875 [14] et sa synthèse fut réalisée par Fischer en 1895 qui confirma sa structure en 1897.

La caféine est une base purique triméthylée, la triméthylxanthine [1, 3, 7 triméthylxanthine], dont la formule développée est la suivante :

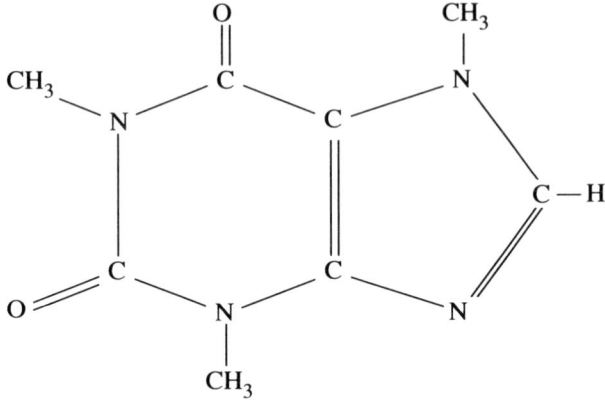

$C_8H_{10}N_4O_2$ - Poids moléculaire 194,19

D'autres xanthines sont présentes dans le café mais en plus faibles quantités. Ce sont des diméthylxanthines : la théophylline (1,3, diméthylxanthine) et la théobromine (3,7 diméthylxanthine). La xanthine, l'hypoxanthine, l'adénine et la guanine ne sont qu'à l'état de traces dans les grains de café.

Quatre autres alcaloïdes y ont été identifiés en très faibles quantités [15, 16] ce sont : la paraxanthine (1,7 diméthylxanthine), la théacrine (acide 1, 3, 7, 9 tétraméthylurique), la libérine (acide O (2), 1, 9, triméthylurique) et la méthyllibérine acide 0 (2), 1, 7, 9, tétraméthylurique).

Comme tous ces alcaloïdes ne sont présents qu'en faibles ou très faibles quantités dans le café, la caféine est le seul alcaloïde dont les effets physiologiques sont importants à considérer lorsque l'on désire évaluer les effets de la consommation de café sur la santé.

# I. Consommation de caféine

L'évaluation de la consommation de caféine est difficile. En effet ses sources alimentaires ou pharmaceutiques sont diverses et ses concentrations sont variables dans les différents aliments et boissons qui en contiennent. D'autre part, le recueil des données auprès du consommateur comporte de nombreux biais qui seront détaillés plus loin. Dans ces conditions les valeurs qui sont proposées ne peuvent être considérées que comme des valeurs relatives et approximatives. Elle sont cependant intéressantes non seulement pour comparer les consommations de caféine dans les différents pays mais aussi pour en suivre les évolutions au cours des années.

## 1. Teneurs approximatives de caféine dans quelques aliments ou boissons

Sans envisager la teneur en caféine de l'ensemble des boissons non alcoolisées décrites par ailleurs [7, 17-21] et qui peuvent varier selon les décisions du producteur, les teneurs approximatives en caféine des boissons les plus habituelles sont précisées à titre d'information dans les Tableaux 1-3.

Aux États-Unis, les teneurs en caféine des boissons colas diffèrent peu (92,5 mg/l dans l'État de New York et 86,5 mg/l dans l'État de l'Ontario). Les moyennes des teneurs en caféine des *regular colas* sont de 34,3 et 21,5 mg par boîte. Les variations des teneurs sont de 2,3 à 133,4 mg/l dans l'État de New York et de 0,1 à 104,9 dans l'État de l'Ontario). Depuis 7 ans les teneurs diminuent progressivement [19]. En Angleterre, le Ministère de l'Agriculture, de la Pêche et de l'Alimentation a proposé la limite de 125mg/l de caféine dans les boissons douces en raison de leur consommation par les enfants [20].

Par unité de volume, le café contient la plus grande quantité de caféine. Les variations des teneurs en caféine pour un même café sont parfois assez importantes et particulièrement lorsqu'il s'agit de mélanges de différents types de café.

Selon les pays et même selon les régions la teneur en caféine des tasses de café ainsi que le volume des tasses de café varient beaucoup comme le montre le Tableau 4. On conçoit donc facilement que les études qui adoptent comme unité de consommation la tasse de café correspondent à des évaluations extrêmement approximatives, voire erronées. En effet, elles ne prennent en compte ni le volume de la tasse ou du bol, ni la nature du café, ni la composition du mélange de café, ni la méthode de préparation du café.

**Tableau 1. Contenu en caféine de diverses boissons et produits alimentaires** [7]

| Produit | Volume ou poids | Teneur en caféine — Marge de variations | Teneur en caféine — Moyenne | Références (*in* 7) |
|---|---|---|---|---|
| Café torréfié et percolation (a) | 5 oz | 64-124 | 83 | Burg (1975a) |
| | 5 oz | 40-170 | 80 | US Food and Drug Administration (1984) |
| | 5 oz | - | 74 | Gilbert (1981) |
| | 5 oz | - | 85 | Barone & Roberts (1984) |
| Café instantané | 5 oz | 40-108 | 59 | Burg (1975a) |
| | 5 oz | - | 66 | Gilbert (1981) |
| | 5 oz | 30-120 | 65 | US Food and Drug Administration (1984) |
| | 5 oz | - | 60 | Barone & Roberts (1984) |
| Café torréfié ou percolation | 5 oz | 2-5 | 3 | Burg (1975a) |
| | 5 oz | 2-5 | 3 | US Food and Drug Administration (1984) |
| | 5 oz | - | 2 | Gilbert (1981) |
| | 5 oz | - | 3 | Barone & Roberts (1984) |
| Café instantané décaféiné | 5 oz | 2-8 | 3 | Burg (1875a) |
| | 5 oz | 1-5 | 2 | US Food and Drug Administration (1984) |
| Café torréfié, café filtre (a) | 5 oz | 60-180 | 115 | US Food and Drug Administration (1984) |
| | 5 oz | - | 112 | Gilbert (1981) |
| Café instantané, percolation et filtre | 5 oz | 29-176 | - | Gilbert (1981) |
| Thé Major US marque | 5 oz | 8-91 | 27 | Gilbert (1981) |
| | 5 oz | 20-90 | 40 | US Food and Drug Administration (1984) |
| | 5 oz | - | 40 | Barone & Roberts (1984) |
| Marque importée | 5 oz | 25-110 | 60 | US Food and Drug Administration (1984) |
| Sachet de thé | 5 oz | - | 42 | Burg (1975a) |
| | 5 oz | 28-44 | - | US Food and Drug Administration (1984) |
| | 5 oz | - | 40 | Barone & Roberts (1984) |
| Thé glacé | 12 oz | 67-76 | 70 | US Food and Drug Administration (1984) |
| Feuille de thé | 5 oz | 30-48 | 41 | Burg (1975a) |
| Thé instantané | 5 oz | 24-31 | 28 | Burg (1975a) |
| | 5 oz | 25-50 | 30 | US Food and Drug Administration (1984) |
| | 5 oz | - | 30 | Barone & Roberts (1984) |

Tableau 1 (suite)

| | | | | |
|---|---|---|---|---|
| Cacao | | | | |
| Afrique | 5 oz | - | 6 | Burg (1975a) |
| Amérique du Sud | 5 oz | - | 42 | Burg (1975a) |
| Cacao | 5 oz | 2-20 | 4 | US Food and Drug Administration (1984) |
| | 5 oz | 2-7 | 4 | Zoumas et al. (1980) |
| | 5 oz | < 40 | - | Gilbert (1981) |
| | 5 oz | - | 4 | Barone & Roberts (1984) |
| Barre chocolatée | 30 g | - | 20 | Gilbert (1981) |
| Chocolat au lait | 1 oz | 1-15 | 6 | US Food and Drug Administration (1984) |
| | 1 oz | 1-15 | 6 | Zoumas et al. (1980) |
| Chocolat sucré | 1 oz | 5-36 | 20 | Zoumas et al. (1980) |
| Chocolat noir mi-sucré | 1 oz | 5-35 | 20 | US Food and Drug Administration (1984) |
| Lait chocolaté | 8 oz | 2-7 | 5 | US Food and Drug Administration (1984) |
| | 8 oz | 2-7 | 5 | Zoumas et al. (1980) |
| | 8 oz | - | 5 | Barone & Roberts (1984) |
| Chocolat cuit | 1 oz | - | 35 | US Food and Drug Administration (1984) |
| Sirop | | | | |
| au chocolat | 1 oz | | 4 | US Food and Drug Administration (1984) |
| Boissons douces | | | | |
| Cola | 6 oz | 15-23 | - | National Soft Drinks Association (1982) |
| | 6 oz | - | 18 | Barone & Roberts (1984) |
| Cola décaféiné | 6 oz | Traces | - | National Soft Drinks Association (1982) |
| Cola diététique | 6 oz | 1-29 | - | |
| Cola diététique décaféiné | 6 oz | 0-traces | - | |
| Orange, citron, bière, tonic, gingembre, club soda | 6 oz | 0 | - | |

**Tableau 2. Teneurs en caféine de quelques boissons [21]**

| Boissons | Caféine (en mg/150 ml) |
|---|---|
| Café torréfié et moulu | 90 |
| Café instantané soluble | 63 |
| Café décaféiné | 3 |
| Thé (feuille ou sachet) | 42 |
| Thé instantané soluble | 32 |
| Cola | 16 |
| Chocolat ou cacao | 4 |
| Chocolat au lait | 3 |

**Tableau 3. Concentrations en méthylxanthine des boissons courantes** [22]

| Produits | (n) | Concentration mg (±sd)/tasse de 200 ml | | |
|---|---|---|---|---|
| | | Caféine | Théophylline | Théobromine |
| **Café** | | | | |
| (a) Café instantané | | | | |
| Nescafé | (3) | 74,7 (1,3) | - | 1,0 (0,3) |
| Gold Blend | (3) | 62,0 (2,0) | - | - |
| Maxwell House granules | (3) | 63,2 (7,2) | - | 1,3 (1,3) |
| Red Mountain | (3) | 56,9 (4,2) | - | 0,7 (0,4) |
| (b) Café filtre/percolation | | | | |
| Mélanges Variés | (5) | L.V. 74-263 M133 (88,9) | - - | 1,5 (0,4) |
| (c) Décaféiné | | | | |
| Café Hag | (1) | 1 | - | - |
| Café en grains | (1) | 6 | - | - |
| **Thé** | | | | |
| (a) Sachet de thé | | | | |
| Tetley | (3) | 68,8 (8,8) | - | - |
| PG Tips | (3) | 59,4 (2,5) | - | 4,3 (0,1) |
| Sainsbury's Red Label | (3) | 52,1 (3,9) | - | 2,9 (0,2) |
| Typhoo 1 tasse | (3) | 54,2 (12,2) | - | 3,5 (0,6) |
| Twining's Earl Grey | (3) | 42,8 (4,5) | - | 1,1 (0,2) |
| Twining's Darjeeling | (3) | 53,0 (1,0) | - | 3,1 (0,8) |
| (b) Feuilles de thé | | | | |
| Typhoo | (3) | 63,2 (4,2) | - | 3,7 (0,1) |
| PG tips | (3) | 51,6 (2,1) | - | 3,3 (0,2) |
| Sainsbury's Red Label | (3) | 52,1 (3,9) | - | 2,9 (0,2) |
| (c) Décaféiné | | | | |
| St James' | (1) | 3 | - | - |
| Luaka | (3) | 0,8 (0,1) | - | 1,1 (0,2) |
| **Boissons au cola** | | | | |
| Coca-cola | (1) | 18 | - | - |
| Pepsi-cola | (1) | 13 | - | - |
| Safeways | (1) | 10 | - | - |
| **Boisson chocolatée** | | | | |
| Cadbury's drinking chocolate | (3) | 5,3 (0,3) | - | 87,7 (5,3) |
| Cadbury's cocoa | (3) | 2,1 (0,1) | - | 52,0 (4,0) |

L.V. : Limites de variations
M : Moyenne

*La caféine*

**Tableau 4. Disponibilité et teneur en caféine dans « une tasse de café » dans différents pays [23]**

| Pays | Nature du café % (b) | % de caféine dans le mélange | Caféine disponible /j (c) | Méthode de préparation la plus utilisée | Quantité de café g/l | Taille de tasse la plus utilisée (ml) | Caféine (mg/tasse) (d) | Caféine (mg/ml) (d) | Caféine (mg/tasse) (e) | Caféine (mg/ml) (d) | % d'extraction de la caféine |
|---|---|---|---|---|---|---|---|---|---|---|---|
| Finlande | A 100 | 1,10 | 380 | Bouilli<br>Filtre | 50-70<br>50-80 | 150-190<br>50-190 | 83-105<br>28-105 | 0,6<br>0,6 | 116-146<br>44-167 | 0,8<br>0,9 | 75<br>97-100 |
| Suède | A 100 | 1,10 | 329 | Bouilli<br>Filtre | 50-70<br>50-80 | 150-190<br>50-190 | 83-105<br>28-105 | 0,6<br>0,6 | 116-146<br>44-167 | 0,8<br>0,9 | 75<br>97-100 |
| Danemark | A 76<br>R 22 | 1,32 | 387 | Filtre<br>Bouilli | 50-80<br>50-70 | 50-190<br>150-190 | 33-125<br>99-125 | 0,7<br>0,7 | 53-201<br>139-176 | 1,1<br>0,9 | 97-100<br>75 |
| Autriche | A 77<br>R 20 | 1,29 | 371 | Filtre | 50-80 | 50-190 | 32-123 | 0,6 | 52-196 | 1,0 | 97-100 |
| Norvège | A 96<br>R 2 | 1,10 | 307 | Bouilli<br>Filtre | 50-70<br>50-80 | 150-190<br>50-190 | 83-105<br>28-105 | 0,6<br>0,6 | 116-146<br>44-167 | 0,8<br>0,9 | 75<br>97-100 |
| Hollande | A 62<br>R 27 | 1,27 | 310 | Filtre | 50-80 | 50-190 | 32-121 | 0,6 | 51-193 | 1,0 | 97-100 |
| Belgique-Luxembourg | - (f) | 1,27 | 306 | Filtre | 50-80 | 50-190 | 32-121 | 0,6 | 51-193 | 1,0 | 97-100 |
| RFA | A 86<br>R 11 | 1,19 | 267 | Filtre | 50-80 | 50-190 | 30-113 | 0,6 | 48-181 | 1,0 | 97-100 |
| Suisse | A 84<br>R 14 | 1,23 | 253 | Filtre<br>Instant.<br>Expresso | 50-80<br>1,5-2,5 (g)<br>6-7 (g) | 50-190<br>50-190<br>50-150 | 31-117<br>19<br>74 | 0,6<br>0,4-0,1<br>1,5-0,5 | 49-187<br>31<br>86 | 1,0<br>0,6-0,2<br>1,7-0,6 | 97-100<br>100<br>80 |

Tableau 4 (suite)

| Pays | Nature du café % (b) | % de caféine dans le mélange | Caféine disponible /j (c) | Méthode de préparation la plus utilisée | Quantité de café g/l | Taille de tasse la plus utilisée (ml) | Caféine (mg/tasse) (d) | Caféine (mg/ml) (d) | Caféine (mg/tasse) (e) | Caféine (mg/ml) (d) | % d'extraction de la caféine |
|---|---|---|---|---|---|---|---|---|---|---|---|
| France | A 47<br>R 53 | 1,69 | 267 | Filtre<br>Instant. | 50-80<br>2-3 (g) | 50-190<br>50-190 | 42-161<br>34 | 0,8<br>0,7-0,2 | 68-257<br>51 | 1,4<br>1,0-0,3 | 97-100<br>100 |
| États-Unis | A 74<br>R 19 | 1,23 | 158 | Filtre<br>Percolat. | 30-60<br>30-60 | 150-190<br>150-190 | 55-70<br>55-70 | 0,4<br>0,4 | 111-140<br>111-140 | 0,7<br>0,7 | 97-100<br>85 |
| Italie | A 52<br>R 48 | 1,63 | 196 | Expresso<br>Moka | 6-7 (g)<br>5-8 (g) | 20-35<br>40-50 | 98<br>98 | 4,9-2,8<br>2,5-2,0 | 114<br>114 | 5,7-3,3<br>2,9-2,3 | 30-80<br>92-98 |
| Canada | - (h) | 1,23 | 131 | Filtre<br>Percolat. | 30-60<br>30-60 | 150-190<br>150-190 | 55-70<br>55-70 | 0,4<br>0,4 | 111-140<br>111-140 | 0,7<br>0,7 | 97-100<br>85 |
| Angleterre | A 57<br>R 42 | 1,55 | 102 | Instant.<br><br>Percolat. | 1,5-2,0 (g)<br>30-60 | 80-90<br><br>150-190 | 23<br><br>70-88 | 0,3-0,1<br><br>0,5 | 37<br><br>140-177 | 0,5-0,2<br><br>0,9 | 100<br><br>85 |
| Portugal | A 26<br>R 62 | 1,65 | 118 | Expresso | 6-7 (g) | 10-120 | 99 | 2,5-0,8 | 116 | 2,9-1,0 | 80 |

a) En admettant que la totalité de la caféine a été extraite, le taux d'extraction est le plus élevé dans le café expresso et le plus bas dans le café bouilli. Il augmente avec le degré de finesse de la mouture (taille des particules : 1 à 0,1 mm), le rapport eau/café (5:1 - 30:1), la température de l'eau (90°-100° C) et le temps de contact du café et de l'eau (0,5 - 2 minutes).
b) Proportion d'*arabica* (A-1 % de caféine), *robusta* (R-2,2 % de caféine), importé dans chaque pays. Le pourcentage 100 % indique que le café est importé sous forme soluble, décaféiné ou torréfié sans renseignements sur le mélange.
c) Évalué en café vert consommé par jour et par personne.
d) Calculé avec la plus petite quantité de café (g/l de café). Cette donnée devrait être corrigée par l'évaluation du taux d'extraction de la caféine.
e) Calculé avec la plus grande quantité de café (g/l de café). Cette donnée devrait être corrigée par l'évaluation du taux d'extraction de la caféine.
f) Données non disponibles.
g) Les données concernant la Hollande (1,27 % de caféine) ont été arbitrairement utilisées pour l'évaluation à 7 g/tasse. Pour le café instantané la dose retenue est de 2 g.
h) Données non disponibles. Les données pour les États-Unis (1,25 % de caféine) ont été arbitrairement utilisées pour l'évaluation.

Le Tableau 5 (fondé sur plus de 2000 analyses de café) précise les teneurs moyennes en caféine selon le mode de préparation et le Tableau 6 en plus selon la nature du café.

**Tableau 5. Contenu en caféine de diverses préparations de café**

| Référence | Produit | Volume (ml) Poids (g) | Contenu en caféine | |
|---|---|---|---|---|
| | | | Marges de variations | Moyenne |
| 24, 34 | Café torréfié et moulu (percolation) | 142 | 64-124 | 83 |
| 34 | Café torréfié et moulu (filtre) | 142 | - | 112 |
| 24, 34 | Café torréfié et moulu (décaféiné) | 143 | 2-5 | 3 |
| 24 | Café instantané soluble | 142 | 40-108 | 59 |
| 34 | Café instantané soluble | 142 | - | 66 |
| (1) | Café instantané soluble | 142 | - | 66 |
| 34 | Café instantané soluble (filtre ou percolation) | 142 | 29-176 | - |
| 24 | Café instantané soluble (décaféiné) | 142 | 2,8 | 3 |

(1) Food and Drug Administration.

**Tableau 6. Teneur de caféine par tasse de café infusé [25]**

| Référence et Pays | Type d'infusion et de café | Nombre d'échan- tillons | Volume de la tasse (ml) | Caféine (mg/tasse) | |
|---|---|---|---|---|---|
| | | | | Moyenne | Marge de variation |
| Estimé par le groupe de travail (a) | 10 g/tasse arabica | - | 150 | - | 102-120 |
| | robusta | - | 150 | - | 187-220 |
| | 7 g/tasse arabica | - | 150 | - | 71-84 |
| | robusta | - | 150 | - | 131-154 |
| Burg (1975) (24) États-Unis | Percolation | 2 000 | 150 | 83 | 64-124 |
| Gilbert et al. (1976) (26) Canada | Percolation | - | 150 | 74 | 39-168 |
| | Drip | - | 150 | 112 | 56-176 |
| Bunker et McWilliams (1979) (27) États-Unis | Percolation | - | 150 | 104 | 89-122 |
| | Drip | - | 150 | 142 | 137-149 |
| Lecos (1984) (28) États-Unis | Percolation | - | 150 | 80 | 40-170 |
| | Drip | - | 150 | 115 | 60-180 |
| Clinton (1985) (29) États-Unis | Percolation Drip | 3 000 | 197 | 85 | - |

a) Sur la base de 1,2 % de caféine dans l'*arabica* torréfié et 2,2 % dans le *robusta* torréfié sec et variations exprimées en 85 % et 100 % d'efficacité de l'extraction de caféine.

Les teneurs en caféine (mg) en fonction de la nature et du poids de café utilisé sont approximativement celles du Tableau 7.

Tableau 7. Teneur en caféine (mg) en fonction du poids de café (g) utilisé

| Café | Type | *Arabica* | *Robusta* | Mélange 50/50 |
|---|---|---|---|---|
| **Torréfié** 1 cuillère à soupe bombée **(environ 5 g)** | Normal Décaféiné | 50 5 | 110 5 | 80 5 |
| **Soluble** 1 cuillère à café **(environ 2 g)** | Normal Décaféiné | 65 6 | 145 6 | 105 6 |

## 2. Évaluation de la consommation de caféine

### 2.1 Consommation mondiale

Selon Gilbert [26] en 1981-1982, la consommation mondiale de caféine provenait surtout du café et du thé comme le montre le Tableau 8 adapté par James [3] :

Tableau 8. Estimation de la consommation mondiale annuelle de caféine en 1981-1982 [26 adapté par 3]

| Source | Consommation totale (tonnes) | Consommation par personne (mg/j) |
|---|---|---|
| Café | 64 500 | 38 |
| Thé | 51 500 | 30 |
| Autres | 4 000 | 2 |
| **Total** | **120 000** | **70** |

### 2.2 Consommation individuelle

Les consommations individuelles de caféine sont très variables selon les personnes. Elles dépendent évidemment de la quantité de café consommée (cf. chapitre sur la consommation de café) mais aussi de la consommation des autres aliments et boissons contenant de la caféine.

Selon les études réalisées aux États-Unis et au Canada par la méthode des questionnaires, la consommation moyenne de caféine chez l'adulte varierait de 186 mg/p/j (2,6 mg/kg/j) [31] à 345 mg/j (4,82 mg/kg/j) au cours des années 1977 et 1978 [32]. La consommation totale moyenne aux États-Unis a aussi été évaluée à 206 mg/p/j en 1978 [33] et à 200 mg/p/j en 1981 [34]. En 1985 à New York les femmes consommaient 423 mg/j de caféine et les hommes 382 mg/j selon une enquête portant sur 3 jours. Les boissons douces contribuent pour 50 % à l'apport de caféine chez les jeunes adultes âgés de 18 à 24 ans [35]. Les personnes âgées de 60 à 69 ans consomment plus de caféine que les jeunes adultes âgés de 20 à 29 ans [36]. En Angleterre, la consommation de caféine chez les adultes serait de 426 mg/p/j (sd ± 146, n = 9) [37] mais cet échantillon est très petit.

Selon Scott *et al.* [22], la consommation moyenne de caféine de 174 anglais âgés de 10 à 80 ans, consommateurs et non consommateurs de boissons contenant de la caféine, est de 359 mg/p/j. Plus élevée chez les fumeurs (421 mg/p/j sd ± 248) que chez les non-fumeurs 329 mg/p/j sd ± 152), elle est indépendante de l'âge et du sexe. La caféine du café représente 55 % de l'apport total de caféine. La part de la caféine provenant du café est plus grande chez les hommes (227,3 mg/p/j sd ± 205) que chez les femmes (179,5 mg/p/j sd ± 147,7). Le café contribue pour 60 % à l'apport total de caféine. Le Tableau 9 permet de comparer les consommations de caféine en Angleterre et aux États-Unis [22].

**Tableau 9. Comparaison des moyennes des consommations estimées de caféine dans diverses populations** [22]

| Références | Pays | Groupes d'âge | Nombre de sujets | Consommation de caféine mg/24 h |
|---|---|---|---|---|
| Little (1977) [31] | États-Unis | Adultes | 114 618 | 186 |
| Graham (1978) [33] | États-Unis | Tous âges | * | 206 |
| Gilbert (1981) [34] | États-Unis | Tous âges | * | 200 |
| Gilbert (1981) [34] | Mondiale | Tous âges | ** | 50 |
| Pao *et al.* (a) (1982) [32] | États-Unis | Tous âges | 37 874 | 325 |
| Morgan *et al.* (1982) [38] | États-Unis | 5-18 ans | 1 135 | 1 mg/kg |
| Weidner & Istvan (1985) [35] | États-Unis | Hommes adultes | 173 | 382 |
|  |  | Femmes adultes | 228 | 423 |
| Galliano (1982) [39] | Angleterre | Adultes | 20 | 621 |
| Bruce *et al.* (1986) [36] | Angleterre | Adultes | 9 | 426 |
| Présente étude [22] | Angleterre | Tous âges | 174 | 359 |

\* Les valeurs sont établies d'après la consommation de café et de thé.
\*\* Les valeurs sont établies d'après la production de café et de thé.
(a) Enquête nationale de consommation alimentaire.

La consommation de caféine dans le Monde, aux États-Unis, au Canada, en Suède et en Angleterre au cours des années 1981-1982 est précisée par le Tableau 10.

**Tableau 10. Estimation de la consommation de caféine dans le monde, aux États-Unis, au Canada, en Suède et en Angleterre [30]**

| Région | Source de caféine | Consommation totale de caféine (tonnes) | Consommation *per-caput* | |
|---|---|---|---|---|
| | | | g/an | mg/jour |
| Monde | Café | 64 000 | 14 | 38 |
| | Thé | 51 500 | 11 | 30 |
| | Autre | 4 000 | 1 | 2 |
| | Total | 120 000 | 26 | 70 |
| USA | Café | 10 300 | 46 | 125 |
| | Thé | 2 850 | 13 | 35 |
| | Boissons douces | 2 850 | 13 | 35 |
| | Cacao | 300 | 2 | 4 |
| | Autre | 1 000 | 5 | 12 |
| | Total | 17 300 | 79 | 211 |
| Canada | Café | 1 200 | 47 | 128 |
| | Thé | 700 | 29 | 79 |
| | Boissons douces | 150 | 6 | 16 |
| | Cacao | 30 | 1 | 3 |
| | Autre | 120 | 5 | 12 |
| | Total | 2 200 | 88 | 238 |
| Suède | Café | 1 300 | 125 | 340 |
| | Thé | 100 | 13 | 34 |
| | Autre | 150 | 20 | 51 |
| | Total | 1 550 | 158 | 425 |
| Angleterre | Café | 1 700 | 32 | 84 |
| | Thé | 6 500 | 118 | 320 |
| | Autre | 800 | 15 | 40 |
| | Total | 9 000 | 165 | 444 |

La consommation de caféine et les sources de caféine sont variables selon l'âge et parfois selon l'origine raciale.

À Singapour, les adolescents d'un collège d'enseignement secondaire consomment moins de caféine que la population adulte mais le café est la boisson la plus utilisée. Lors de la période de préparation des examens la consommation de boissons contenant de la caféine augmente [40].

Une étude prospective par la méthode d'enquête alimentaire du rappel de 24 heures impliquant les parents a été menée aux États-Unis [41] afin de connaître la consommation de caféine des enfants de race blanche (60 %) et de race noire (40 %). Deux groupes ont été constitués l'un d'enfants âgés de 6 mois et suivis à 1, 2, 3 et 4 ans, l'autre, d'enfants âgés de 10 ans et suivis à 13, 15, et 17 ans. Dès l'âge de 1 an les enfants de race blanche consomment plus de caféine que ceux de race noire et durant la période 15-17 ans, les filles en consomment plus que les garçons. C'est au cours des collations que les enfants reçoivent le plus de caféine qui provient surtout des boissons douces gazeuses, des aliments contenant du chocolat et du thé. Le café ne constitue donc pas dans cette étude la source majeure de caféine.

La consommation de caféine par les Américains en 1977 selon le *Generally regarded as safe (GRAS) survey committee* de l'Académie Nationale des Sciences des États-Unis [42] est donnée par le Tableau 11.

Tableau 11. **Consommation de caféine (mg/p/j) par les Américains en 1977 (GRAS survey committee)** [42]

| Population entière | | | Population consommatrice de café | | |
|---|---|---|---|---|---|
| Enfants | | Adultes | Enfants | | Adultes |
| 6-11 mois | 2-5 ans | | 6-11 mois | 2-5 ans | |
| 4,2 | 29 | 186 | 77 | 70 | 227 |

Le Tableau 12 renseigne sur la consommation de caféine par les enfants et les adolescents aux États-Unis en 1981 [38] et les Tableaux 13 et 14 sur l'origine de la consommation de caféine [21, 32].

Tableau 12. **Consommation moyenne des répondants à l'enquête aux États-Unis** [38]

| Groupe d'âge (années) | Nombre de sujets | Consommation (mg/kg de poids) | |
|---|---|---|---|
| | | par jour | par semaine |
| Tous | 966 | 1,1 | 0,9 |
| 5-6 | 141 | 1,3 | 1,1 |
| 7-8 | 147 | 0,9 | 0,7 |
| 9-10 | 151 | 1,0 | 0,8 |
| 11-12 | 140 | 1,2 | 1,0 |
| 13-14 | 148 | 1,0 | 0,8 |
| 15-16 | 136 | 1,1 | 0,8 |
| 17-18 | 103 | 1,2 | 0,9 |

**Tableau 13. Consommation moyenne de caféine selon sa source par les sujets au cours du recensement des familles aux USA [21]**

| Âge (années) | Consommation (mg/kg de poids) | | | | |
|---|---|---|---|---|---|
| | Toutes sources | Café | Thé | Boissons douces | Chocolat |
| < 1 | 0,18 | 0,009 | 0,13 | 0,02 | 0,02 |
| 1-5 | 1,20 | 0,11 | 0,57 | 0,34 | 0,16 |
| 6-11 | 0,85 | 0,10 | 0,41 | 0,21 | 0,13 |
| 12-17 | 0,74 | 0,16 | 0,34 | 0,16 | 0,08 |
| ⩾ 18 | 2,60 | 2,1 | 0,41 | 0,10 | 0,03 |

L'évolution de la consommation des boissons contenant de la caféine aux États-Unis de 1962 à 1989 est précisée par le Tableau 15.

Chez les enfants le café ne semble donc pas être la source majeure de caféine qui est représentée surtout par les boissons douces gazeuses et par le chocolat. Cette constatation est confirmée par d'autres travaux [35, 43, 44].

Exprimée par kilogramme de poids la consommation de caféine est la plus élevée chez les enfants âgés de 1 à 5 ans. Elle est de 5,1 mg/kg/p/j chez les enfants âgés de 2 ans et de 2,6 mg/kg/p/j chez les adultes. En valeur absolue, la consommation de caféine augmente avec l'âge. Les enfants et les adolescents âgés de 6 à 17 ans ont une consommation moyenne de 43 mg/p/j ; elle est de 200 mg/p/j pour les adultes [in 41, 42].

## 2.3. Consommation de caféine au cours des affections psychiatriques

La consommation de caféine est accrue au cours de certaines affections psychiatriques. Elle a été estimée à 621 mg/p/j (sd. 210) chez un petit groupe de 20 malades psychiatriques anglais [39]. Les personnes atteintes d'anorexie mentale ou de boulimie font souvent un abus de boissons caféinées, essentiellement du café et des boissons douces hypocaloriques. Une consommation de 750 mg/p/j de caféine a été constatée chez 14,6 % des 171 malades présentant des perturbations de leur consommation alimentaire [46]. Dans une autre étude, ce pourcentage atteignait 22 % [47]. Les grands consommateurs de caféine étaient aussi les plus anxieux et chez les boulimiques, les plus

**Tableau 14. Consommation moyenne journalière de caféine provenant des différentes boissons selon *US national food consumption survey* [21, 32]**

| Groupe d'âges (années) | Sexe | Nbre sujets | Buveurs de café (%) | Caféine du café mg/jour | Caféine du café mg/kg de poids | Buveurs de thé (%) | Caféine du thé mg/jour | Caféine du thé mg/kg de poids | Buveurs de cola (%) | Caféine du cola mg/jour | Caféine du cola mg/kg de poids |
|---|---|---|---|---|---|---|---|---|---|---|---|
| < 1 | M+F | 498 | 0,0 | 0,0 | 0,0 | 4,9 | 28,3 | 5,2 | 2,2 | 7,5 | 1,4 |
| 1-2 | M+F | 1 045 | 1,0 | 46,9 | 4,2 | 19,9 | 32,7 | 2,9 | 31,0 | 11,4 | 1,0 |
| 3-5 | M+F | 1 719 | 1,2 | 38,9 | 2,4 | 22,4 | 42,1 | 2,6 | 37,8 | 14,4 | 0,88 |
| 6-8 | M+F | 1 841 | 2,0 | 48,2 | 2,1 | 24,5 | 45,7 | 2,0 | 38,2 | 16,5 | 0,71 |
| 9-14 | M | 2 089 | 4,7 | 63,0 | 1,6 | 27,4 | 62,4 | 1,6 | 44,9 | 21,9 | 0,55 |
|  | F | 2 158 | 4,1 | 57,6 | 1,6 | 29,3 | 55,9 | 1,6 | 44,4 | 21,3 | 0,59 |
| 15-18 | M | 1 394 | 16,4 | 108,5 | 1,7 | 30,1 | 80,6 | 1,2 | 54,8 | 31,5 | 0,48 |
|  | F | 1 473 | 17,1 | 119,3 | 2,2 | 33,5 | 66,1 | 1,2 | 54,8 | 27,9 | 0,51 |
| 19-34 | M | 3 928 | 53,9 | 211,7 | 2,7 | 38,3 | 87,1 | 1,1 | 57,3 | 33,9 | 0,44 |
|  | F | 5 346 | 53,0 | 202,3 | 3,4 | 46,8 | 80,6 | 1,4 | 46,1 | 27,9 | 0,47 |
| 35-64 | M | 4 929 | 84,2 | 282,7 | 3,6 | 41,0 | 87,1 | 1,1 | 30,3 | 25,5 | 0,32 |
|  | F | 7 069 | 82,4 | 253,3 | 4,0 | 48,4 | 81,3 | 1,3 | 26,4 | 21,9 | 0,34 |
| 65-74 | M | 1 118 | 84,7 | 237,2 | 3,2 | 39,5 | 79,9 | 1,1 | 12,8 | 20,4 | 0,27 |
|  | F | 1 738 | 85,0 | 198,3 | 3,0 | 50,5 | 74,8 | 1,1 | 10,4 | 17,1 | 0,26 |
| > 74 | M | 536 | 85,1 | 215,7 | 2,9 | 32,6 | 69,0 | 0,9 | 9,2 | 21,9 | 0,29 |
|  | F | 993 | 81,7 | 187,6 | 2,9 | 47,3 | 71,9 | 1,1 | 8,2 | 15,3 | 0,23 |
| **Total** | **M+F** | **37 874** | **51,1** | **233,2** | **-** | **38,5** | **76,2** | **-** | **36,1** | **25,2** | **-** |

**Tableau 15. Consommation de café et thé et de boissons douces aux USA 1962 et 1985-1989**

| Boissons | Consommation (%) de la population | | | | | | Variations % | |
|---|---|---|---|---|---|---|---|---|
| | 1962 | 1985 | 1986 | 1987 | 1988 | 1989 | 1962-89 | 1986-88 à 1989 |
| Café | 74,7 | 54,9 | 52,1 | 52,0 | 50,0 | 52,5 | − 22,2 | + 1,1 |
| Thé | 24,7 | 30,9 | 30,9 | 29,3 | 29,4 | 32,1 | + 7,4 | + 2,2 |
| Boissons douces | 32,6 | 59,4 | 58,4 | 58,1 | 58,8 | 62,1 | + 29,5 | + 3,7 |

*International Coffee Organization*

boulimiques [47]. En revanche il ne semble pas que les malades traités par les benzodiazépines aient une consommation de caféine supérieure à celle de la population générale [48]. Des renseignements complémentaires sur les relations entre la consommation de café, le caféinisme et les maladies psychiatriques pourront être trouvés dans le chapitre concernant les effets du café sur le système nerveux central.

## 2.4. *Consommation de caféine chez les consommateurs de tabac*

L'augmentation fréquente de la consommation de caféine chez les fumeurs par rapport à celle des non-fumeurs est constamment retrouvée au cours des enquêtes, qu'il s'agisse d'enquêtes de consommation ou d'enquêtes épidémiologiques. Cette association constitue un facteur de confusion considérable lors de l'interprétation des résultats des enquêtes épidémiologiques, ainsi qu'il est souligné dans les différents chapitres concernant les effets du café sur la santé et notamment ceux qui traitent des maladies cardio-vasculaires ou des effets du café sur la fertilité, la mutagénicité, la génotoxicité et la cancérogénicité.

La concentration plasmatique de caféine augmente lorsque la consommation de tabac a cessé [49]. La consommation plus élevée de caféine chez les fumeurs est probablement due à la diminution de la demi-vie plasmatique de la caféine secondaire à l'intoxication nicotinique. Cette augmentation du catabolisme de la caféine implique donc une augmentation de la fréquence et de l'importance de sa consommation pour maintenir le taux sanguin de caféine désiré. Chez les sujets qui cessent de fumer, la consommation spontanée de caféine reste stable pendant 12 semaines puis diminue à la 26e semaine [50].

La consommation de café décaféiné tend à accroître la consommation de tabac comme cela a été observé chez trente volontaires [51] et la consommation de caféine sous forme de café ou de boissons douces gazeuses bloque l'absorption buccale de la nicotine des gommes à mâcher nicotinées qu'utilisent les fumeurs pour tenter de cesser de fumer [52]. Il existe des interactions positives entre les effets de la nicotine et de la caféine sur la sensation subjective d'éveil [53]. Les effets de renforcement mutuel du tabac et du café sont comparables sans être identiques [54].

### 2.5. Consommation de caféine chez les buveurs d'alcool

Les remarques générales qui ont été faites au sujet des associations des consommations de tabac et de caféine sont également valables pour les associations de consommations d'alcool et de caféine. Il existe d'ailleurs une forte corrélation positive entre ces trois types de consommations. Ce triple comportement d'une partie des consommateurs constitue un handicap important pour les études épidémiologiques comme le prouvent les nombreux exemples cités dans les différents chapitres traitant des effets du café sur la santé.

Bien que chez le rat la caféine diminue la consommation spontanée d'alcool [55], cet effet n'a pas, à notre connaissance, été démontré chez l'homme. La fréquence des consommations associées d'alcool et de café dans la population semble prouver que cet effet n'est pas ou peu opérant chez l'homme. La caféine potentialise certains effets nocifs de l'alcool et en inhibe d'autres chez le rat et la souris [56, 57] tandis que l'alcool potentialise les effets toxiques de la caféine [58]. La cholécystokinine réduit chez le rat la consommation d'une solution d'alcool mais ne modifie pas celle d'une solution de caféine [59].

### 2.6. Validité du recueil des consommations de caféine

Comme pour l'évaluation des consommations de café, les quantités de caféine consommées qui sont fournies par les enquêtes n'ont qu'une valeur approximative. Elles sont même probablement moins valables que celles de café car la multiplicité des sources de la caféine représente un handicap supplémentaire pour leurs recueils. Aux variations de la teneur en caféine du café et du thé selon leurs natures et leurs modes de préparation [60, 61], aux variations de volume selon les pays de « la tasse » prise pour unité s'ajoutent les variations de la teneur en caféine des boissons douces, du chocolat, etc.

Lors d'une étude concernant 2 714 adultes, il a été prouvé que le fait de ne tenir compte que du nombre de tasses consommées entraînait des erreurs de classification de la consommation des sujets par rapport à un recueil des données aussi complet que possible. Cette erreur majeure conduit à de fausses interprétations lors des études épidémiologiques [61]. Lors des études en double aveugle la présence de la caféine peut être distinguée du placebo à la dose de 320mg/70kg [62] ou même 100 ou 178 mg/p [63] en raison de ses effets si l'entraînement des sujets à les reconnaître est correct. Pour d'autres auteurs, les symptômes subjectifs des effets de la caféine sont différents suivant les sujets si bien qu'ils ne constituent pas un moyen de vérification [64, 65].

Des tentatives de vérification de la validité des réponses des consommateurs ont été réalisées en utilisant, à titre de contrôle, les dosages biochimiques de la caféine. Les dosages de la caféine et de la paraxanthine dans la salive ou dans le sang seraient assez bien corrélés avec la consommation de caféine notamment dans les situations de consommation chronique [65, 66]. Cependant, si la consommation est élevée, les dosages plasmatiques de la caféine et de ses dérivés paraissent nécessaires pour valider les résultats [67].

## 3. Perception gustative de la caféine

La caféine, présente à la concentration de 1 % dans le café *arabica* et à celle de 2 % dans le café *robusta*, contribue pour moins de 10 % à la saveur amère du café [68-71]. Elle ne semble pas être responsable de la perception d'autres saveurs ou flaveurs [71]. Le seuil de sensibilité à la saveur amère de la caféine varie d'un sujet à l'autre en fonction des conditions alimentaires et des facteurs génétiques dont dépendent en partie les capacités de perception [72-75]. L'ingestion chronique de caféine ne modifie pas son seuil de perception ni celui des autres saveurs [76-78], bien que des auteurs aient observé qu' une exposition de courte durée (4 min) de la surface linguale à des concentrations micromolaires de caféine ou d'autres méthylxanthines augmentait la perception de plusieurs composés sapides [79, 80]. Un tel effet supposerait qu'il existe un blocage de la liaison avec l'adénosine et l'activation d' inhibiteurs des éventuels récepteurs A1 dans les récepteurs gustatifs cellulaires dont la présence n'a pas été démontrée [*in* 76].

Il est possible aussi que la préférence ou l'aversion pour la caféine soit en rapport avec des facteurs de comportements tels que l'extroversion ou le tempérament actif [81] et les résultats de quelques études plaident en ce sens [82-86].

Chez le rat, la caféine a un effet biphasique dépendant de la dose : à faibles doses l'effet est gratifiant, à fortes doses il est aversif [76]. L'effet de récompense est vraisemblablement provoqué par la stimulation de la neurotransmission dopaminergique [87, 88]. Toutefois, lors de l'administration chronique de caféine, les doses qui inhibaient la libération de dopamine peuvent au contraire l'augmenter [76].

Il existe des interactions entre le café, la caféine et le saccharose. L'intensité de la saveur amère diminue quand la concentration en saccharose augmente, et inversement. Toutefois, si l'on utilise des intensités de perceptions similaires, la saveur amère du café ou de la caféine est supprimée par le saccharose, tandis que la saveur sucrée n'est pas modifiée par le café ou la caféine [89]

Les effets de renforcement de la caféine et du café sur la consommation ainsi que les états de dépendance, sont étudiés dans le chapitre concernant les effets du café sur le système nerveux central.

## II. Absorption digestive de la caféine

Après son ingestion, la caféine est rapidement absorbée par l'intestin (80 %) mais aussi par l'estomac (20 %) [90]. Son absorption est complète ainsi que l'ont démontré les études réalisées chez les animaux [91, 92]. Elle est cependant réduite à 39 % chez le cheval [93]. Chez l'homme, 45 minutes après l'ingestion, 99 % de la dose sont absorbés [94-97]. Le ralentissement de l'évacuation gastrique retarde l'absorption de la caféine, ce qui explique le retard du pic de concentration plasmatique de la caféine [90, 94, 95, 98-100]. Le ralentissement de l'évacuation gastrique est dû soit à la présence d'autres aliments énergétiques dans l'estomac, soit à l'action freinatrice de médicaments prescrits pour le traitement d'affections diverses, soit aux pathologies digestives qui provoquent une stase gastrique. Inversement, certaines situations pathologiques ou certaines thérapeutiques médicamenteuses peuvent accélérer la vidange gastrique.

L'absorption digestive de la caféine varie aussi en fonction de la nature de sa source alimentaire. Bien qu'il ait été suggéré que les polyphénols du thé retardent l'absorption de la caféine par rapport à celle du café [101, 102], l'expérience a prouvé que le taux d'absorption de la caféine était similaire qu'elle provienne du thé ou du café [103]. En revanche, l'absorption digestive de la caféine des boissons douces est plus lente que celle du café et du thé [95, 103], en raison très probablement de leur pH acide, car les pourcentages d'absorption de la caféine, 20 minutes après son ingestion, sont respectivement de 9 %, 14 % et 22 % pour des pH de 2,1 — 3,5 — 7,0 [90].

## III. Pharmacocinétique de la caféine

La pharmacocinétique de la caféine a été établie par de nombreux travaux. Elle varie en fonction de divers facteurs comme on le verra plus loin.

Le pic du maximum de la concentration plasmatique de la caféine est atteint chez l'homme 15 à 120 minutes après son ingestion. Il est de 8 à 10 mg/l pour des absorptions orales de 5 à 8 mg/kg [98, 104, 105]. La quantité de 5 mg/kg de caféine correspond pour une personne de 70 kg à la consommation de 600 ml de café torréfié moulu et traité par percolation, si l'on admet qu'une tasse de 142 ml contient en moyenne 83 mg de caféine. Selon Arnaud [5], la fraction de la caféine liée réversiblement aux protéines plasmatiques varie de 10 % à 30 % chez l'animal et chez l'homme. La caféine est éliminée selon une cinétique de premier ordre selon le système modèle ouvert à un compartiment [104, 106]. Lorsque les capacités d'absorption ou de métabolisation de la caféine sont dépassées, la cinétique d'élimination devient non linéaire et se traduit par un plateau ou par deux pics de la concentration plasmatique de caféine [106-108]. Les voies métaboliques de la caféine sont saturées à des doses de 1 à 4 mg/kg [109-112].

La demi-vie de la caféine dépend de l'espèce et de la dose. En effet, pour des doses inférieures à 10 mg/kg, la demi-vie de la caféine varie selon l'espèce chez les rongeurs entre 0,7 à 1,2 chez le rat et la souris, mais de 1 à 4 heures chez le lapin, de 3 à 5 heures chez le singe, de 6 heures chez le chien beagle et de 11 heures chez le babouin [113,114].

Chez l'homme recevant 4 mg/kg de caféine, la demi-vie est de 2,5 à 4,5 heures [115]. L'extrapolation à l'homme des résultats obtenus chez l'animal doit donc tenir compte de ces différences.

Si, chez le rat, la demi-vie de la caféine augmente avec l'âge, il ne semble pas en être de même chez l'homme [116]. Chez les personnes âgées, du fait de la diminution de leur albuminémie, une proportion plus faible de la caféine est liée à l'albumine [117].

Chez l'animal, la demi-vie de la caféine du nouveau-né est accrue par rapport à celle de l'adulte en raison de l'immaturité du système enzymatique hépatique [118] et il en est de même chez l'homme. La demi-vie chez le prématuré et le nouveau-né varie de 50 à 103 heures puis diminue à 14,4 heures durant la période de 3 à 5 mois et à 2,6 heures à 5 et 6 mois [119-123]. Elle est plus longue de 31 ml/kg/h, 331 ml/kg/h, 155 ml/kg/h chez les enfants nourris au sein que chez ceux qui sont nourris par les laits infantiles [124]. Les clairances de la caféine sont respectivement de 31 ml/kg/h, 331 ml/kg/h, 155 ml/kg/h chez les enfants de 1 mois, de 5 à 6 mois et chez l'adulte [118]. Les variations intra-individuelles chez l'adulte ne sont pas très importantes, de l'ordre de 21,4 %, par contre les variations inter-individuelles sont élevées, de l'ordre de 78,6 % [126].

Chez l'homme, quel que soit l'âge, le volume de distribution de la caféine est similaire. Il varie entre 0,5 et 0,8 l/kg (moyenne 0,71 l/kg) [106, 114] et correspond à la répartition de la caféine dans l'eau intracellulaire [126].

La caféine, molécule hydrophobe, pénètre, dans toutes les membranes cellulaires ainsi qu'à travers la barrière hémato-encéphalique [127-129], contrairement à ses métabolites les diméthylxanthines [130-132]. La caféine traverse la barrière fœto-placentaire, si bien que l'embryon est soumis aux mêmes concentrations plasmatiques de caféine que sa mère [127, 133, 134]. Elle est présente dans tous les fluides de l'organisme. Le rapport de sa concentration dans le lait maternel par rapport à celle du plasma est de 0,52 ou de 0,81 selon les études [5, 135-139].

La caféine peut être dosée dans le sang du cordon ombilical [140, 141], dans la bile [130, 142] et dans la salive où sa concentration correspond à 65 à 85 % de celle du plasma [143-150]. Cependant, il existe une variation intra-individuelle du rapport de la concentration de caféine dans la salive à celle du plasma. Cette variation pourrait être due à celle du rapport des concentrations de caféine dans les sangs artériel et veineux [151]. La caféine est dosée dans les fluides de l'organisme par les techniques de chromatographie liquide à haute performance [152-155] et dans les tissus par microdialyse [156-158]. Des études ont été réalisées pour tenter de déduire le niveau des concentrations plasmatiques probables de caféine à partir de celui de sa consommation [159, 160].

Elle n'est excrétée dans l'urine qu'en faibles quantités (0,5 % à 2 % chez l'homme), en raison d'une part de sa métabolisation et d'autre part de son importante réabsorption tubulaire (98 %). Pour des ingestions de 450 mg/j de caféine pendant 6 jours, il existe une bonne corrélation entre les concentrations de caféine urinaire et plasmatique, mais les variations inter-individuelles sont importantes. C'est pourquoi les experts considèrent que les limites établies pour le contrôle antidopage des athlètes devraient être révisées et les athlètes mieux informés [5, 161].

La pharmacocinétique de la caféine peut être influencée par des facteurs physiologiques et génétiques, mais aussi par des modes de vie, et enfin au cours de diverses maladies et de traitements par certains médicaments.

## 1. Influence des facteurs physiologiques sur l'élimination de la caféine

Comme cela a été signalé précédemment, l'âge n'est pas un facteur qui modifie la pharmacocinétique de la caféine. Elle ne diffère pas non plus chez l'homme et chez la femme [162, 163] ; cependant le taux de l'élimination de la caféine varie au cours des périodes de la vie génitale comme cela a été démontré chez la rate [164]. L'élimination de la caféine est plus lente de 25 % (demi-vie 6,85 h) chez la femme durant la phase lutéale que durant la phase folliculinique (demi-vie 5,54 h) [165, 166].

Durant le dernier trimestre de la gestation [162, 167-172], la demi-vie de la caféine est accrue et atteint environ 15 heures [171], mais quelques semaines après l'accouchement elle revient à son niveau antérieur [170, 171].

L'exercice physique influence aussi la pharmacocinétique de la caféine. Au cours d'un exercice d'une durée d'une heure et d'intensité modérée (30 % de la $VO_2$ max), la concentration plasmatique de la caféine après l'ingestion de 250 mg est de 10,45 mg/l (7,28 mg/l au repos) et sa demi-vie est diminuée de 4,00 à 2,30 h [173]. Ces données sont en désaccord avec les résultats d'un précédent travail [174], mais elles ont été confirmées par une autre étude [175].

L'élimination de la caféine après l'exercice serait plus lente chez les femmes que chez les hommes [176].

## 2. Influence des facteurs génétiques sur l'élimination de la caféine

Les facteurs génétiques pourraient rendre compte d'une partie des variations inter-individuelles de l'élimination de la caféine. Chez certaines races de souris et chez le lapin, la capacité de métaboliser la caféine diffère selon les lignées génétiquement définies [177]. Chez l'homme, une première approche des facteurs génétiques concerne la détermination des phénotypes d'acétylation définis par l'excrétion des métabolites urinaires de la caféine [5, 130].

## 3. Influence des modes de vie sur l'élimination de la caféine

La demi-vie de la caféine est diminuée par la consommation de tabac mais elle revient à sa valeur initiale lorsque le fumeur cesse de fumer [147, 178-188]. La caféine n'augmente pas l'intensité des symptômes qui apparaissent lors de la cessation de la consommation de tabac, en revanche, elle inhibe partiellement la sensation de faim qui survient lors de la période d'abstinence [187].

Les habitudes alimentaires ont également une influence. La consommation de broccoli [189, 190] et l'absorption d'une quantité élevée de vitamines C accroissent l'élimination de la caféine [191].

L'absorption d'alcool retarde l'élimination de la caféine [192, 193]. Bien qu'il soit fréquemment affirmé que le café fort protège contre les effets nocifs de l'alcool [194], cette action comme celle des amphétamines est imprévisible [195] et le plus souvent négligeable [196]. La caféine ne modifie pas les manifestations motrices ou psychologiques de l'intoxication alcoolique [197]. La caféine n'est donc pas un antidote de l'alcool.

## 4. Influence des maladies sur l'élimination de la caféine

Les études qui ont été réalisées à ce sujet concernent essentiellement les maladies hépatiques et les obésités.

Compte tenu du rôle très important du foie dans le métabolisme de la caféine, il n'est pas étonnant que ce dernier soit perturbé au cours des maladies hépatiques. La demi-vie de la caféine augmente de 50 à 160 heures au cours de ces affections [198-209]. Bien que chez le rat l'hépatectomie partielle diminue la clairance de la caféine [209], sa mesure pour apprécier l'évolution des transplantations hépatiques chez l'homme est de peu d'utilité en raison des facteurs intercurrents tels que les traitements médicamenteux et les diverses complications qui peuvent survenir [210].

Au cours des obésités, le volume de distribution de la caféine est accru.

Chez les sujets diabétiques, qu'il s'agisse de diabète de Type I ou de Type II, la demi-vie, la clairance de la caféine et les volumes de distribution sont comparables à ceux des sujets normaux. Cependant, chez les sujets qui ont une obésité importante (plus de 30 % de graisse corporelle), les taux d'absorption de la caféine sont accrus ainsi que ses volumes de distribution aussi bien au repos que lors de l'exercice physique. La demi-vie de la caféine est augmentée (4,32 h) par rapport à celle des sujets qui ont un poids normal (2,59 h) [174] ; toutefois chez les diabétiques déséquilibrés la demi-vie serait diminuée [211].

## 5. Influence des médicaments sur l'élimination de la caféine

Certains médicaments modifient la pharmacocinétique de la caféine, mais inversement la caféine peut diminuer ou accroître les effets de certains médicaments.

### 5.1. Influence de certains médicaments sur la pharmacocinétique de la caféine

L'utilisation de contraceptifs oraux [148, 163, 165, 210-212] accroît fortement la demi-vie de la caféine [10,7 ± 3h versus 6,2 ± 1,6h [163]).

L'idrocilamide qui est un relaxant musculaire (Brolifène (R), Srilane (R)) retarde l'élimination de la caféine dont la demi-vie atteint 63 heures. Chez les personnes qui absorbent ces médicaments, la consommation élevée de café peut provoquer des troubles neuropsychiques transitoires [213].

La mexilétine (Mexitil (R)) réduit de 30 à 50 % l'élimination de la caféine [214, 215].

Les 4-quinolones agissent différemment sur la demi-vie de la caféine. Si l'ofloxacine ne modifie aucun des paramètres de la pharmacocinétique de la caféine, en revanche l'enoxacine augmente de 260 % la demi-vie de la caféine, accroît de 40 % le pic de la caféinémie et réduit de 20 % le volume de distribution et de 78 % la clairance de la caféine [216].

La rufloxacine [217], la lomefloxacine [218] et l'omeprazole [219] n'altèrent pas la pharmacocinétique de la caféine.

Les pics des concentrations plasmatiques de phénylpropanolamine et de caféine sont plus élevés lorsque ces deux drogues sont absorbées simultanément que lorsqu'elles le sont séparément [220]. Toutefois, cette observation n'est pas confirmée par une autre étude qui constate, en revanche, que les effets hypertensifs de ces deux substances sur la pression artérielle sont additifs [221]. Le mécanisme de cette interaction n'est pas connu, il n'implique pas les systèmes sympathique ou de la rénine-angiotensine [221].

### 5.2. Influence de la caféine sur les effets de certains médicaments

La caféine peut inhiber ou potentialiser les effets de quelques médicaments mais aussi protéger l'organisme contre certains de leurs effets toxiques.

L'absorption des inhibiteurs de la mono-amine-oxydase avec du café peut provoquer une hypertension artérielle et des céphalées [222, 223]. La consommation de quantités importantes de café n'est pas recommandée lors des traitements par les neuroleptiques, les anxiolytiques, les antidépresseurs ou les barbituriques [223]. De plus le café diminue la durée du sommeil induit par les barbituriques [222]. La caféine inhibe les effets du diazépam [224].

L'absorption simultanée de café et de phénothiazines réduit leur absorption intestinale car une partie importante des phénothiazines est précipitée par le café [223]. De même l'absorption de café ou de caféine devrait être évitée lors des traitements par le kétoprofène en raison de leurs interactions avec les prostaglandines rénales induisant une réduction du volume urinaire et facilitant la formation de précipités, surtout si des médicaments tels que les sulphonamides sont simultanément prescrits, car ils ont par eux-mêmes tendance à former des précipités dans les voies urinaires [225].

La caféine potentialise la réponse de la rénine au traitement par le diazoxide [226]. À la dose de 300 mg/j, elle réduit la clairance apparente de la théophylline de 29 % et son élimination de 31 % [227]. Elle peut à fortes doses augmenter le risque de neurotoxicité de la théophylline chez l'homme [228] et de la cocaïne ainsi que de la d-amphétamine chez le rat [229].

En revanche, elle protège le foie contre les effets toxiques de l'acétaminophène chez le rat [230, 231] et la souris [232], ainsi que contre ceux du paracétamol chez la souris [233]. Enfin, elle s'oppose aux effets cytotoxiques et sur la cinétique cellulaire de la mixantrone [234]. Chez des sujets en bonne santé, elle diminue l'action antagoniste du triazolam et de la zopiclone sur les performances psychomotrices [235].

La consommation de café accroît la clairance de l'antipyrine de 1,4 %/tasse de café/j [236]. La caféine ne modifie pas l'action des diurétiques tels que l'acétazolamide et le furosémide ; toutefois, les diurétiques accroissent son élimination puisqu'ils augmentent le débit urinaire [237].

## IV. Métabolisme de la caféine

Le métabolisme de la caféine a fait l'objet de plusieurs revues générales [1-6, 25, 238, 239] auxquelles le lecteur intéressé pourra se reporter, aussi nous n'en présenterons pas une revue exhaustive qui dépasserait le sujet de ce livre.

La caféine subit, dans les microsomes hépatiques, des déméthylations successives et une oxydation en C8. La 1-méthylxanthine est transformée en acide 1-méthylurique par son oxydation en C8 due à la xanthine-oxydase [5]. Chez le fœtus et le nouveau-né, l'immaturité du système enzymatique microsomal hépatique explique que la demi-vie de la caféine soit plus longue que chez l'enfant ou l'adulte.

Le métabolisme de la caféine diffère chez les rongeurs et chez l'homme. En effet, les métabolites de la caféine sont des dérivés triméthylés pour 40 % chez le rat mais seulement pour 20 % chez l'homme [92]. La N-3 déméthylation est prédominante chez l'homme (81 % des diméthylxanthines), la N-7 déméthylation est majeure chez le singe (89 %), tandis que les trois voies de déméthylation participent également au catabolisme de la caféine chez la souris, le lapin et le rat. Les activités des cytochromes P450 sont variables selon les espèces [240].

La 3-méthyl déméthylation, première étape métabolique de la caféine chez l'homme, conduit à la formation de paraxanthine qui représente 72 à 80 % du catabolisme de la caféine [1, 98, 109]. La caféine est éliminée sous forme de diméthylxanthines (théophylline, théobromine, paraxanthine), de monométhyl-xanthines et de dérivés méthylés de l'acide urique.

Les excrétions urinaires de la caféine et de ses métabolites varient selon les espèces comme le montre le tableau 16 [*in* 5]. Ces variations du métabolisme de la caféine et de sa pharmacocinétique selon les espèces doivent rendre prudent lors des tentatives d'extrapolation à l'homme des données constatées lors des expérimentations chez l'animal [241].

Comme cela a été décrit précédemment, le métabolisme de la caféine est influencé par de nombreux facteurs endogènes et exogènes.

Durant la gestation, l'hydroxylation est augmentée et les excrétions de la 1-méthylxanthine et de l'acide 1-méthylurique sont accrues [244]. Au cours du dernier trimestre, les activités du P-4501 A2, de la xanthine-oxydase et de l'acétyltransférase sont diminuées [245].

Au cours de l'exercice physique, les taux du métabolisme de la caféine et de l'activité de la xanthine-oxydase sont augmentés respectivement de 58 et 110 %, l'exercice physique induisant une élévation de l'activité des cytochromes P-450 [191].

La consommation de tabac accélère la déméthylation de la caféine en diméthylxanthine et celles des diméthylxanthines en monométhylxanthines. Ces modifications disparaissent rapidement après l'abstinence du tabac [186]. L'activité de la xanthine-oxydase est diminuée chez les fumeurs, même chez ceux qui fument peu comme le prouve l'augmentation de la proportion de l'excrétion urinaire des métabolites provenant de cette voie catabolique [189].

Il existe une corrélation positive entre la consommation de tabac et l'activité du cytochrome P-4501 A2 ; cependant l'activité de ce cytochrome peut aussi être accrue par des facteurs alimentaires [246], et notamment par les crucifères tels que les broccolis, et par les haricots verts [189].

Les modifications du métabolisme et de la pharmacocinétique de la caféine induites par les médicaments sont de natures diverses dont nous ne donnerons que quelques exemples.

**Tableau 16.** Excrétion urinaire de la caféine et de ses métabolites chez l'homme et chez les rongeurs. Le taux de récupération est exprimé en pourcentage de la dose administrée [5]

| Substances | Hommes | Rat | Souris |
|---|---|---|---|
| Caféine | 1,2 | 3 | 2 |
| Acide triméthylurique | 1,3 | 8 | 4 |
| Triméthylallantoïne | - | 7 | 0,4 |
| 6-Amino-5-[N-formylméthylamino] 1.3-Dyméthyluracil (1,3,7-DAU) | 1,1 | 20 | 9 |
| Paraxanthine | 6 | 12 | 14 |
| 3-β-D-Paraxanthine glucuronide | - | - | 19 |
| Théophylline | 1 | 6 | 0,7 |
| Théobromine | 2 | 8 | 4 |
| Acide 1,7-Diméthylurique | 6 | 5 | 6 |
| Acide 1,3-Diméthylurique | 2,5 | 4 | 7 |
| Acide 3,7-Diméthylurique | 0,8 | traces | 1 |
| Diméthylallantoïne | - | traces | traces |
| 6-Amino-5-[N-formylméthylamino] 3-Méthyluracil (1,7-DAU) | 2,4 | 2,5 | 1,4 |
| 6-Amino-5-[N-formylméthylamino] 1-Méthyluracil (3,7-DAU) | 2 | 6 | 5 |
| 1-Méthylxanthine | 18 | 5 | 6 |
| 7-Méthylxanthine | 7 | 2 | 3 |
| 3-Méthylxanthine | 3 | 1 | 2 |
| Acide 1-Méthylurique | 25 | 6 | 8 |
| Acide 7-Méthylurique | - | 0,8 | 1 |
| Acide 3-Méthylurique | 0,1 | 0,3 | 2 |
| 5-Acétylamino-6-formylamino-3-Méthyluracil (AFMU) | 15 | - | - |
| α-[7-(1,3-diméthylxanthinyl)]méthyl méthylsulfoxide | - | traces | traces |
| α-[7-(1,3-diméthylxanthinyl)méthyl méthylsulfide | - | - | traces |
| α-[7-(1,3-diméthylxanthinyl)]méthyl méthylsulfone | - | - | traces |
| N-Méthylurée, NN'-Diméthylurée | - | traces | - |

Tableau établi d'après les références 92, 104, 106, 146, 242, 243.

La diminution de 33 % du taux du métabolisme de la caféine par les drogues contraceptives est due à l'inhibition de l'activité du cytochrome P-4501 A2 [189]. L'hormone de croissance prescrite pour le traitement des nanismes d'origine hypophysaire diminue la 3-déméthylation de la caféine [247]. Il en est de même chez les rats hypohysectomisés [248]. Beaucoup de médicaments agissent au niveau de la 3-déméthylation de la caféine [249-251]. Le rôle majeur du foie dans la métabolisation de la caféine a conduit à proposer l'utilisation de la caféine pour évaluer la valeur de la fonction hépatique [252-256] et sa capacité à métaboliser les xénobiotiques dont les médicaments [257-259].

Enfin la caféine sert à établir les phénotypes de la N-acétylation, dépendante de la génétique, qui rend compte des différences interindividuelles et intra-individuelles de métabolisation. La N-acétylation est une voie métabolique importante de la biotransformation des substances pharmacologiques et des autres xénobiotiques [260-264].

## V. Mécanismes d'action de la caféine

Les mécanismes d'action sont décrits dans des revues générales [5, 6] ainsi que dans les différents chapitres de ce livre concernant les effets du café sur la santé auxquels nous proposons au lecteur de se reporter. Pour ces raisons, nous ne rappellerons que les principaux aspects des mécanismes d'action de la caféine sur les fonctions physiologiques.

### 1. La caféine est un antagoniste des récepteurs de l'adénosine

La caféine inhibe les récepteurs A1 de l'adénosine présents en quantités importantes dans le cerveau, mais aussi dans les tissus du cœur, de la trachée, du rein, et au niveau des cellules adipeuses. Ces récepteurs interviennent dans les échanges cellulaires de potassium et de calcium. Ils participent de ce fait à la régulation de la polarité des membranes cellulaires, de l'excitabilité des nerfs, de la diurèse et de la sécrétion de rénine ainsi que des neurotransmetteurs et de certaines hormones.

La caféine inhibe aussi les récepteurs A2 de l'adénosine responsables de la relaxation des muscles lisses.

La paraxanthine, métabolite de la caféine, et la théophylline sont des antagonistes plus puissants des récepteurs de l'adénosine que la caféine qui est elle-même plus active que la théobromine.

### 2. La caféine inhibe l'activité des phosphodiestérases

L'inhibition de l'activité des phosphodiestérases par la caféine est faible. Cette action provoque la relaxation de la trachée et des bronches c'est pourquoi la caféine a une effet favorable sur la crise asthmatique. Elle est responsable de l'effet stimulant de la fonction cardiaque et de l'augmentation du flux sanguin dans les artères coronaires. Elle pourrait aussi accroître la mobilité des spermatozoïdes.

## 3. La caféine provoque une mobilisation du calcium intracellulaire

La caféine mobilise le calcium stocké dans le réticulum endoplasmique, ce qui entraîne des modifications des fonctions des cellules nerveuses, de la sécrétion des neurotransmetteurs et de la contraction musculaire.

En revanche, les mécanismes de l'action de la caféine sur les sécrétions hormonales ne sont pas claires, puisqu'elle stimule la sécrétion de corticostérone, de rénine, de catécholamines et d'endorphines alors qu'elle diminue celle de la thyréostimuline, de l'hormone de croissance et de la thyroxine.

- **La caféine est le seul alcaloïde du café qui provoque des effets physiologiques importants.**

- **Elle est présente dans le café et le thé mais aussi dans de nombreuses boissons douces non alcoolisées et dans le chocolat.**

- **Sa consommation est difficile à évaluer en raison de la multiplicité de ses sources et de ses teneurs variables selon les boissons.**

- **Ses sources principales sont les boissons douces chez l'enfant ou l'adolescent, le café et le thé chez l'adulte.**

- **Il existe une forte corrélation positive entre les consommations de café, d'alcool et de tabac.**

- **La pharmacocinétique de la caféine varie selon les espèces, ce qui implique beaucoup de prudence lors de l'extrapolation à l'homme des résultats obtenus lors des expérimentations animales. De plus, il existe chez l'homme des variations inter-individuelles et intra-individuelles de l'élimination de la caféine de l'organisme qui est modifiée par des facteurs endogènes, notamment génétiques, et exogènes.**

- **La demi-vie de la caféine est augmentée au cours de la gesta-**

tion et chez le nouveau-né, mais aussi lors de la consommation d'alcool et au cours des affections hépatiques. Diverses substances pharmacologiques, notamment les contraceptifs oraux, retardent son élimination. L'absorption de café avec des aliments étale son absorption dans le temps en raison du ralentissement de l'évacuation gastrique.

En revanche, l'élimination de la caféine est accrue lors de la consommation de tabac, de vitamine C ou de crucifères.

- Il existe des interactions métaboliques et physiologiques entre la caféine et de nombreux médicaments.

- Le métabolisme de la caféine est complexe. Il est essentiellement caractérisé par des déméthylations successives donnant divers métabolites doués pour certains d'entre eux d'actions physiologiques aussi importantes que celles de la caféine.

- Les actions physiologiques de la caféine s'expliquent en partie par les trois mécanismes suivants : antagonisme des récepteurs de l'adénosine, inhibition des phosphodiestérases, mobilisation du calcium intracellulaire.

Ces constatations incitent à proposer des conseils de prudence concernant la consommation de caféine provenant du café ou des boissons douces :

1. La consommation de caféine peut être conseillée à des quantités très variables suivant les personnes selon qu'elles l'éliminent lentement ou rapidement. Ces différences dans les capacités individuelles se traduisent concrètement par des différences de consommation de 4 à 11 tasses de café réparties dans la journée. Il appartient donc au consommateur de régler sa consommation en fonction de sa tolérance et éventuellement des conseils de son médecin.

2. La consommation de café doit être modérée et répartie dans la journée chez les femmes enceintes ou chez celles qui allaitent leur enfant.

3. Les personnes malades et celles qui reçoivent un traitement par des médicaments doivent demander à leurs médecins les quantités de café qu'elles peuvent éventuellement consommer quotidiennement.

4. **Le café n'est pas un antidote de l'alcool.**

5. **Dans l'interprétation des résultats des enquêtes épidémiologiques, il est indispensable de tenir compte des difficultés de l'évaluation de la consommation de caféine.**

## RÉFÉRENCES

1. Arnaud MJ. The metabolism of coffee constituents. In : RJ Clarke, R Macrae Eds., Coffee, Vol. 3, Physiology, Elsevier Applied Science, London, 1988, 33-55.
2. Arnaud MJ. Caffeine. In : Encyclopaedia of Food Science, Food Technology and Nutrition, à paraître en 1993. Communication personnelle de l'auteur.
3. James JE. Historical overview and current use. In : Caffeine and Health, JE James Ed., Academic Press, London, 1991, 3-18.
4. Dews PB. Caffeine. *Ann Rev Nutr*, 1982 ; 2 : 323-341.
5. Arnaud MJ. Metabolism of caffeine and other components of coffee. In : S Garattini Ed. Caffeine, Coffee and Health, Raven Press, New York, 1993, 43-93.
6. Daly JW. Mechanism of action of caffcine. In : S. Garattini Ed. Caffeine, Coffee and Health. Raven Press, New York, 1993, 97-150.
7. Caffeine. In : International Agency for Research on Cancer. Coffee, Tea, Mate, Methylxanthines and Methylglyoxal, IARC Monographs on the Evaluation of Carcinogenic Risks to Humans, WHO, Geneva, 1991, Vol. 51 : 291-390.
8. Vitzhum OG. Chemie und Bearbeitung des Kaffees. In : Eichler O. Ed. Kaffee und Coffein 2e éd., Springer Verlag, Berlin, 3-64.
9. Spiller M. The chemical components of coffee. *Progr Clin Biol Res*, 1984 ; 158 : 91-145.
10. Léger L. La caféine, un insecticide ? *La Recherche* 1985 ; 16 : 554-555.
11. Tarka SM J[r]. Introduction to the chemistry, isolation and biosynthesis of methylxanthines. *Progr Clin Biol Res*, 1984 ; 158 : 9-16.
12. Looser M, Baumann TW, Warner H. The biosynthesis of caffeine in the coffee plant. *Phytochemistry*, 1974 ; 13 : 2515.
13. Roberts MF, Waller GR. N-methyltransferases and 7-methyl-N9-nucleoside hydrolase activity in *Coffea arabica* and the biosynthesis of caffeine. *Phytochemistry*, 1979 : 18 : 451-455.
14. Arnaud MJ. Products of metabolism of caffeine. In : Dews PB Ed., Caffeine, Perspectives from Recent Research, Springer Verlag, Berlin, 1984, 3-38.
15. Citroreksoko PS, Peterman L, Wanner M, Baumann TW. Detection of

trace amounts of methylated uric acids crude caffeine from different sources. 8e Colloque Scientifique International sur le Café, Abidjan, 1977, Association Internationale du Café, Paris, 1979, 143-145.
16. Kappeler AW, Baumann TW. Purine alkaloid pattern in coffee beans, 11e Colloque International Scientifique sur le Café, Lomé, 1985. Association Internationale du Café, Paris, 1986, 273-279.
17. Monte WC, Ashoor SH. Caffeine content of selected soft drinks. *J Appl Nutr*, 1985 ; 37 : 43-45.
18. Galasko GT, Furman KI, Alberts E. The caffeine contents of non-alcoholic beverages. *Food Chem Toxicol*, 1989, 27, 49-51.
19. Stavric B, Klassen R. Caffeine content in colas from New York State and Ontario. *J Food Safety*, 1987 ; 8 : 179-185.
20. Anonyme. Caffeine in soft drinks. *Lancet* 1988 ; 1 : 1238.
21. Barone SL, Roberts H. Human consumption of caffeine. In : PB Dews, Ed. Caffeine, Springer Verlag, Berlin, 1984, 59-73.
22. Scott NR, Stambuk D, Chakraborti J, Marks V. Caffeine consumption in the United Kingdom : a retrospective survey. *Food Sci Nutr*, 1989 ; 42 : 183-191.
23. D'Amicis A, Viani R. The consumption of coffee. In : Caffeine, Coffee and Health, S Garattini Ed., Raven Press, New York, 1993, 1-16.
24. Burg AW. How much caffeine in the cup ? *Tea, Coffee Trade J*, 1975 ; 147/1 : 40-42.
25. International Agency for Research on Cancer. IARC Monographs on the Evaluation of Carcinogenic Risks to Humans. Coffee, Tea, Mate, Methylxanthines and Methylglyoxal. WHO, Geneva, 1991, Vol. 51 : 68.
26. Gilbert RM, Marshman JA, Schwieder M, Berg R. Caffeine content of beverage as consumed. *Can Med Assoc*, 1976 ; 114 : 205-208.
27. Bunker ML, McWilliams M. Caffeine content of common beverages. *J Am Diet Assoc*, 1979 ; 74 : 28-32.
28. Lecos C. The latest caffeine scorecard. *F.D.A. Consumer*, March, 1984 : 14-16.
29. Clinton WP. The chemistry of coffee. In : 11e Colloque International Scientifique sur le Café, Lomé 1985. Association Scientifique Internationale du Café, Paris, 1986, 87-92.
30. Gilbert RM. Caffeine consumption. In : GA Spiller Ed. The Methylxanthine Beverages and Foods : Chemistry, Consumption and Health Effects. Alan R. Liss, New York, 1984, 185-214.
31. Little AD. Comments on the health aspects of the caffeine, especially the contribution of soft drinks with particular reference to the report of the select committee on GRAS substances. Little Inc., Cambridge (Mass), 1977.
32. Pao EM, Fleming KH, Guenther PM, Mickle SJ. Foods commonly eaten by individuals : amount per day and eating occasion. USDA Home Economics Research Report n° 44, U.S. Government Printing Office, Washington, 1982.

33. Graham DM. Caffeine : its identify, dietary sources, intake and biological effects. *Nutr Rev*, 1978 ; 36 : 97-102.
34. Gilbert RM. Caffeine, overview and anthology. In : SA Miller Ed. Nutrition and Behavior, Franklin Institute Press, Philadelphia, 1981 ; 145-166.
35. Weidner G, Istvan J. Dietary sources of caffeine (Letters) *N Engl J Med*, 1985 ; 313 : 1421.
36. Bruce M, Lader M. Caffeine : clinical and experimental effects in humans. *Hum Psychopharmacol*, 1986 ; 1 : 63-82.
37. Jacobson BH, Bouher BJ. Caffeine consumption by selected demographic variables. *Health Values*, 1991 ; 15 : 49-55.
38. Morgan KJ, Stulyts VJ, Zabik ME. Amount and dietary sources of caffeine and saccharin intake by individuals aged 5 to 18 years. *Regu Toxicol Pharmacol*, 1982 ; 2 : 296-307.
39 Galliano SJ. Caffeine consumption in psychiatric patients. *M Phil Thesis University of London*, 1982.
40. Loke WH. Caffeine consumption by college undergraduates. *Psychol J Hum Behav*, 1988 ; 25 : 8-10.
41. Arbeit ML, Nicklas TA, Franck GC, Webber LS, Miner MH, Berenson GS. Caffeine intakes of children from a biracial population : the Bogalusa Heart Study. *J Am Diet Assoc*, 1988 ; 88 : 466-471.
42. Committee on GRAS List Survey - Phase III : Estimating distribution of daily intake of caffeine. National Academy of Sciences, Washington DC, 1977.
43. Frequency Distribution of intakes of caffeine. Chicago : Market Research Corporation of America, 1976.
44. Shirlow MJ. Patterns of caffeine consumption. *Hum Nutr Appl Nutr*, 1983 ; 37A : 307-313.
45. Fahy TA, Treasure J. Caffeine abuse in bulimia nervosa. *Int J Eating Disord*, 1991 ; 10 : 373-377.
46. Krahn DD, Hasse S, Ray A, Gosnell B, Drewnovski A. Caffeine consumption in patients with eating disorders. *Hospit Comm Psych*, 1991 ; 42 : 313-315.
47. Greden JF, Fontaine P, Lubetzky M, Chamberlin K. Anxiety and depression associated with caffeinism among psychiatric in-patients. *Am J Psych*, 1978 ; 135 : 963-966.
48. Dunbar GC, Morgan DDV, Perera KMH. The concurrent use of alcohol, cigarettes and caffeine in British benzodiazepine users as measured by a general population survey. *Brit J Addict*, 1988 ; 83 : 689-694.
49. Benowtiz NL, Hall SM, Modin G. Persistent increase in caffeine concentrations in people who stop smoking. *Br Med J*, 1989 ; 298 : 1075-1076.
50. Oliveto AH, Hughes JR, Terry SY, Bickel WK, Higgins ST, Pepper SL, Fenwick JW. Effects of caffeine on tobacco withdrawal. *Clin Pharmacol Therap*, 1991 ; 50 : 157-164.
51. Lima DR, Santos RM, Santos AMC, David CN, De Noronha Andrade G. How to give up smoking by drinking coffee. *Chest* 1990 ; 97 : 254.

52. Henningfield JE, Radzius A, Cooper TM, Clayton RR. Drinking coffee and carbonated beverages blocks absorption of nicotine from nicotine polacrilex gum. *JAMA*, 1990 ; 264 : 1560-1564.
53. Rose JE, Behm FM. Psychophysiological interactions between caffeine and nicotine. *Pharmacol Biochem Behav*, 1991 ; 8 : 333-337.
54. Bickel WK, Hughes JR, De Grandpre RJ, Higgins ST, Rizzuto P. Behavioral economics of drug self-administration. IV The effects of the response requirement on the consumption of and interaction between concurrently available coffee and cigarettes. *Psychopharmacol*, 1992 ; 107 : 211-216.
55. Dietze MA, Kulkosky PJ. Effects of caffeine and bombesin on ethanol and food intake. *Life Sci*, 1996 ; 48 : 1837-1844.
56. Elsner J, Alder S, Zbinden G. Interaction between ethanol and caffeine in operant behavior of rats. *Psychopharmacol*, 1988 ; 96 : 194-205.
57. Kuribara H, Tadokoro S. Caffeine does not effectively ameliorate but rather may worsen the ethanol intoxication when assessed by discrete avoidance in mice. *Jpn J Pharmacol*, 1992 ; 59 : 393-398.
58. Pollard ME. Enhancement of ethanol toxicity by caffeine. Evidence for synergism. *Biochem Arch*, 1988 ; 4 : 117-124.
59. Kulkosky W, Holst WE, Smith WG, Dietze MA. Effect of CCK-8 on intake of caffeine, ethanol and water. Bull. *Psychon Soc*, 1991 ; 29 : 441-444.
60. Stavric B, Klassen R, Watkinson B, Karpinski K. Stapley R. Variability in caffeine consumption from coffee and tea : possible significance for epidemiological studies. *Food Chem Toxicol*, 1988 ; 26 : 111-118.
61. Schreiber GB, Maffeo C, Robins M, Masters MN, Bond AP. Measurement of coffee and caffeine intake : implications for epidemiologic research. *Prev Med*, 1988 ; 17 : 280-294.
62. Olivetto AH, Bickel WK, Hughes JR, Shea PJ, Higgins ST, Fenwik JW. Caffeine drug discrimination in humans : acquisition, specificity and correlation with self reports. *J Pharmacol Exp Therap*, 1992 ; 261 : 885-894.
63. Griffiths RR, Evans SM, Heishman J, Preston KL, Sannerud CA, Wolf B, Woodson PP. Low-dose of caffeine discrimination in humans. *J Pharmacol Exp Therap*, 1990 ; 252 : 970-978.
64. Evans SM, Griffiths RR. Dose-related caffeine discrimination in normal volunteers : individual differences in subjective effects and self-reported cues. *Behav Pharmacol*, 1991 ; 2 : 345-356.
65. James JE, Bruce SM, Lader MH, Scott NR. Self-report reliability and symptomatology of habitual caffeine consumption. *Br J Clin Pharmacol*, 1989 ; 27 : 000-008.
66. James JE, Paull I, Cameron-Traub E, Miners JO, Lelo A, Biekett DJ. Biochemical evaluation of self-reported caffeine consumption during caffeine fading. *J Behav Med*, 1988 ; 11 : 15-30.
67. Kennedy JS, Von Moltke LL, Harmatz JS, Engelhardt N., Greenblatt

DJ. Validity of self-reports of caffeine use. *J Clin Pharmacol*, 1991 ; 31 : 677-680.
68. Voilley A, Sauvageot F, Durand D. Influence sur l'amertume d'un café boisson de quelques paramètres d'extraction. 8e Colloque Scientifique International sur le Café, Abidjan, 1977. Association Internationale du Café, Paris, 1979, 251-259.
69. Cines BM, Rozin P. Some aspects of the liking for hot coffee and coffee flavor. *Appetite*, 1982 ; 3 : 23-34.
70. Mc Camey DA, Thorpe TM, Mc Carthy JP. Coffee bitterness. In : RF Rousseff Ed. Bitterness in Food and Beverages. Elsevier Applied Science Publ B.V., Amsterdam, 1990, 169-182.
71. Heath HB. The physiology of flavour : taste and aroma perception. In : RJ Clarke, R Macrae Eds. Coffee. Vol. 3 : Physiology. Elsevier Applied Science Publ, London, 1988, 141-170.
72. Drenowski A. Genetics of taste and smell. *World Rev Nutr Diet*, 1990 ; 63 : 194-208.
73. Hladik CM, Robbe B, Pagezy H. Differential taste tresholds among pygmy rain forest populations, Sudanese and Eskimo, with reference to the biochemical environment. *C R Acad Sci Paris*, 1986 ; 303 : 453-458.
74. Moskowitz HR, Kumaraiah V, Sharrma KN, Jacobs HL, Sharma SD. Cross-cultural differences in simple taste preferences. *Physiol Behav*, 1975 : 1217-1218.
75. Smith SE, Davies PDO. Quinine taste tresholds : a family study and a twin study. *Ann Hum Genet*, 1973 ; 37 : 227-232.
76. Brockwell NT, Eikelboom R, Beninger RJ. Caffeine-induced place an taste conditioning : production of dose-dependent preference and aversion. *Pharmacol Biochem Behav*, 1991 ; 38 : 513-517.
77. Mela DJ. Caffeine ingested under natural conditions does not alter taste intensity. *Pharmacol Biochem Behav*, 1989 ; 34 : 483-485.
78. Mela DJ. Mattes RD, Tanimura S, Garcia-Medina MR. Relationships between ingestion and gustatory perception of caffeine. *Pharmacol Biochem Behav*, 1992 ; 43 : 513-521.
79. Schiffman SS, Gill JM, Diaz C. Methylxanthines enhance taste : Evidence for modulation of taste by adenosine receptor. *Pharmacol Biochem Behav*, 1985 ; 22 : 195-204.
80. Schiffman SS, Diaz C, Beeker TG. Caffeine intensifies taste of certain sweeteners : role of adenosine receptors. *Pharmacol Biochem Behav*, 1986 ; 24 : 429-432.
81. Rapoport JL, Berg CJ, Ismond DR, Zahn TP, Neims A. Behavioral effects of caffeine in children. *Arch Gen Psychiatry*, 1984 ; 41 : 1073-1079.
82. Dess N, Chapman CD. Individual differences in taste, body weight and depression in the « helplessness » rat model and in humans. *Brain Res Bull*, 1990 ; 24 : 669-676.

83. Kimmel HL, Lester D. Personalities of those who can taste phenylthiocarbamide. *Psychol Rep*, 1987 ; 61 : 586.
84. Knopp W, Fischer R, Beck J, Teitelbaum A. Clinical implications of the relation between taste sensitivity and the appearance of extrapyramidal side effects. *Dis Nerv Syst*, 1966 ; 27 : 729-73.
85. Mascie-Taylor CGN, McManus IC, MacLarnon AM, Lanigan P.M. The association between phenylthiocarbamide (PTC) tasting ability and psychometric variables. *Behav Genet*, 1983 ; 13 : 191-196.
86. Whitermore PB. Phenylthiocarbamide (PCT) tasting and reported depression. *J Clin Psychol*, 1986 ; 42 : 260-263.
87. Morgan ME, Dunn D, Vestal RE. Low dose caffeine modulation of caudate dopamine release as measured by *in vivo* electrochemistry in the freely moving rat. *Soc Neurosci Abstract*, 1987 ; 13 : 914.
88. Taylor TR, Kirch DG, Gerhardt GA, Benowitz N, Stephen C, Freeman R, Wyatt RJ. Effects of chronic caffeine on rat brain monoamines. *Soc Neurosci Abstr*, 1988 ; 14 : 1242.
89. Calvino AM, Garcia-Medina AR, Cometo-Muniz JE. Interactions in caffeine-sucrose and coffee-sucrose mixtures : evidence of taste and flavor suppression. *Chem Senses*, 1990 ; 15 : 505-519.
90. Chvasta TE, Cook AR. Emptying and absorption of caffeine from the human stomach. *Gastroenterology*, 1971 ; 61 : 838-843.
91. Arnaud MJ. Identification, kinetic and quantitative study of ($2$-$^{14}$C) and ($1$-Me$^{14}$C) caffeine metabolites in rat's urine by chromatographic separations. *Biochem Med*, 1976 ; 16 : 67-76.
92. Arnaud MJ. Comparative metabolic disposition of ($1$-Me$^{14}$C) caffeine in rat, mice and chinese hamsters. *Drug Metab Dispos*, 1985 ; 13 : 471-478.
93. Greene EW, Woods WE, Tobin T. Pharmacology, pharmacokinetics and behavioral effects of caffeine in horses. *Am J Vet Res*, 1983 ; 44 : 57-63.
94. Marks V, Kelly JF. Absorption of caffeine from tea, coffee and coca cola. *Lancet*, 1973 ; 1 : 827.
95. Bonati M, Latini R, Galetti F, Young JF, Tognoni G, Garattini S. Caffeine disposition after oral doses. *Clin Pharm Ther*, 1982 ; 32 : 98-106.
96. Blanchard J, Sawers SJA. The absolute bioavailability of caffeine in man. *Europ J Clin Pharm*, 1983 ; 24 : 93-98.
97. Blanchard J, Sawers SJA. Comparative pharmacokinetics of caffeine in young and elderly men. *Pharmacokinetics Biopharmaceutics*, 1983 ; 11 : 109-126.
98. Arnaud MJ, Welsch C. Theophylline and caffeine metabolism in man. In : N Reitbrock, BG Woodcock, AH Staib, Eds. Theophylline and other Xanthines. Frider. Vieweg and Sohn, 1982, 135-148.
99. Grab B. Factors influencing the absorption of caffeine. Microfilms Ltd High Wycomb, England, Xerox Company, Ann Arbor, Michigan, 1968,

2-110. In Arnaud M.J. Metabolism of caffeine and other components of coffee. In : Garattini S. Ed. Caffeine, Coffee and Health, Raven Press, New York, 1993, 43-95.
100. Brachtel D, Richter E. Effect of altered gastric emptying on caffeine absorption. *Z Gastroenterol*, 1988 ; 26 : 245-251.
101. Czok G, Schmidt B, Lang K. Comparative animal experiments with coffee and tea. *Zeitschr Ernähr*, 1969 ; 9 : 103.
102. Stagg G, Millin DJ. The nutritional and therapeutic value of tea : A review. *J Sci Food Agric*, 1975 ; 26 : 1439-1442.
103. Marks V, Kelly JF. Absorption of caffeine from tea, coffee, and coca cola. *Lancet*, 1973 : 827.
104. Bonati M, Latini R, Galetti F, Young JF, Tognoni G, Garattini S. Caffeine disposition after oral doses. *Clin Pharm Ther*, 1982 ; 32 : 98-106.
105. Arnaud MJ, Welsch C. Caffeine metabolism in human subjects. London, Ninth Int. Colloquium on the Science and Technology of Coffee, 1980, 385-396.
106. Bonati M, Garattini S. Interspecies comparison on caffeine disposition. In : PB Dews Ed., Caffeine. Berlin, Springer Verlag, 1984, 48-56.
107. Aldridge A, Parsons WD, Neims AH. Stimulation of caffeine metabolism in the rat by 3-methylcholanthrene. *Life Sci*, 1977 ; 21 : 967-974.
108. Latini R, Bonati M, Castelli D, Garattini S. Dose-dependent kinetics of caffeine in rats. *Toxicology letters*, 1978 ; 2 : 267-270.
109. Kotake AN, Schoeller DA, Lambert GH, Baker AL, Schaffer DD, Josephs H. The caffeine $CO_2$ breath test : dose response and route of N-demethylation in smokers and nonsmokers. *Clin Pharmacol Ther*, 1982 ; 32 : 261-269.
110. Tang-Liu DDS, Willimas RL, Reigelman S. Disposition of caffeine and its metabolites in man. *J Pharmacol Exp Ther*, 1983 ; 224 : 180-185.
111. Cheng WSC, Murphy TL, Smith MT, Cooksley WGE, Halliday JW, Powell LW. Dose-dependent pharmacokinetics of caffeine in humans : relevance as a test quantitative liver function. *Clin Pharmacol Ther*, 1990 ; 47 : 516-524.
112. Denaro CP, Brown CR, Wilson M, Jacob P, Benowitz NL. Dose-dependency of caffeine metabolism with repeated dosing. *Clin Pharmacol Ther*, 1990 ; 48 : 277-285.
113. Christensen HD, Manio CV, Kling OR. Caffeine kinetics during late pregnancy. In : LF Soyka and TP Redmond Eds. Drug Metabolism of the Immature Human. Raven Press, New York, 1981, 163-181.
114. Bonati M, Latini R, Tognoni G, Young JF, Garrattini S. Interspecies comparison of *in vivo* caffeine pharmacokinetics in man, monkey, rabbit, rat and mouse. *Drug Metabolism Review*, 1984-85 ; 15 : 1355-1383.
115. Arnaud MJ. The pharmacology of caffeine. *Progr Drug Res*, 1987 ; 31 : 273-313.

116. Blanchard J, Sawers SJA. Comparative pharmacokinetics of caffeine in young and elderly men. *J Pharmacokinetics Biopharmaceutics*, 1983 ; 11 : 109-126.
117. Blanchard J. Protein binding of caffeine in young and elderly males. *J Pharm Sci*, 1982 ; 71 : 1415-1418.
118. Aranda JV, Collinge JP, Zinman R, Watters G. Maturation of caffeine elimination in infancy. *Arch Dis Child*, 1979 ; 54 : 946-949.
119. Gorodischer R, Karplus M. Pharmacokinetic aspects of caffeine in premature infants with apnoea. *Eur J Clin Pharmacol*, 1982 ; 22 : 47-52.
120. Parsons WD, Neims AH. Prolonged half-life of caffeine in healthy term newborn infants. *J Pediatr*, 1981 ; 98 : 640-641.
121. Aldridge A, Aranda JV, Neims AH. Caffeine metabolism in the newborn. *Clin Pharmac Ther*, 1979 ; 25 : 447-453.
122. Paire M, Van Lieferinghen P, Desvignes V, Dubray C, Raynaud EJ, Lavarenne J. Cinétique de la caféine au cours des premiers mois de la vie et implications pratiques. *Sem Hôp Paris*, 1988 ; 64 : 1813-1817.
123. Pearlman SA, Duran C, Wood MA, Maisels MJ, Berlin CM. Caffeine pharmacokinetics in preterm infants older than 2 weeks. *Dev Pharmacol Ther*, 1989 ; 12 : 65-69.
124. Le Guennec JC, Billon B. Delay in caffeine elimination in breast-fed infants. *Pediatrics*, 1987 ; 79 : 264-268.
125. Balogh A, Harder S, Vollandt R, Horst Staib A. Intra-individual variability of caffeine elimination in healthy subjects. *Int J Clin Pharmacol Therap Toxicol*, 1992 ; 30 : 383-388.
126. Burg AW, Werner E. Tissue distribution of caffeine and its metabolites in the mouse. *Biochem Pharmac*, 1972 ; 21 : 923-936.
127. Maikel R, Snodgrass W. Physicochemical factors in maternal-fetal distribution of drugs. *Toxic Appl Pharmac*, 1973 ; 26 : 218-230.
128. Tanaka H, Nakazawa K, Arima M., Iwasaki S. Caffeine and its dimethylxanthines in fetal cerebral development in rat. *Brain Dev*, 1984 ; 6 : 355-361.
129. Lachanche MP, Marlowe C, Waddel WJ. Autoradiographic disposition of [l-methyl-$^{14}$C]- and [2-$^{14}$C] caffeine in mice. *Toxicol Appl Pharmacol*, 1983 ; 71 : 237-241.
130. Arnaud MJ, Enslen M. The role of paraxanthine in mediating physiological effects of caffeine. 14e Colloque Scientifique International sur le Café, San Francisco 1991, Association Internationale du Café, Paris, 1992, 71-79.
131. Arnaud MJ, Bracco I, Welsch C. Metabolism and distribution of labelled theophylline in the pregnant rat. Impairment of theophylline metabolism by pregnancy and absence of a blood-brain barrier in the fetus. *Pediatr Res*, 1982 ; 16 : 167-171.
132. Arnaud MJ, Getaz F. Postnatal establishment of a blood-brain barrier for theobromine in the rat. *Experientia*, 1982 ; 38 : 752.

133. Kimmel CA, Kimmel GL, White CG, Grafton TF, Young JF, Nelson CJ. Blood flow changes and conceptual development in pregnant rats in response to caffeine. *Fund Appl Toxicol*, 1984 ; 4 : 420-427.
134. Ikeda GJ, Sapienza PP, McGinnis ML, Bragg LE, Walsh JJ, Collins TFX. Blood level of caffeine and results of fetal examination after oral administration of caffeine to pregnant rats. *J Appl Toxicol*, 1982 ; 2 : 307-314.
135. Tyrala EA, Dodson WE. Caffeine secretion into breast milk. *Arch Dis Child*, 1979 ; 54 : 787-800.
136. Findlay JWA, Deangelis RL, Kearney MF, Welch RM, Findlay JM. Analgesic drugs in breast milk and plasma. *Clin Pharmac Ther*, 1981 ; 29 : 625-633.
137. Bailey DN, Welbert RT, Naylor AJ. A study of salicylate and caffeine excretion in the breast milk of two nursing mothers. *J Analyt Toxic*, 1982 ; 6 : 64-68.
138. Ryu JE. Caffeine in human milk and in serum of breast fed infants. *Devl Pharma Therm*, 1985 ; 8 : 329-337.
139. Stavchansky S, Combs A, Sagraves R, Delgado M, Joshi A. Pharmacokinetics of caffeine in breast milk and plasma after single oral administration of caffeine to lactating mothers. *Biopharm Drug Dispos*, 1988 ; 9 : 285-299.
140. Parsons WD, Aranda JV, Neims AH. Elimination of transplacentally acquired caffeine in fullterm neonates. *Pediatr Res*, 1976 ; 10 : 333.
141. Van Thoff W. Caffeine in pregnancy. *Lancet*, 1979 ; 1 : 1020.
142. Arnaud MJ, Welsch C. Comparison of caffeine metabolism by perfused rat liver and isolated microsomes. In : MJ Coon, *et al*, Eds. 4e Intern Symp on Microsomes, drug oxidation and chemical carcinogenesis. Ann Arbor 1979, Academic Press, New York, 1980 ; 2 : 813-816.
143. Parsons WD, Neims AH. Effect of smoking on caffeine clearance. *Clin Pharmac Ther*, 1978 ; 24 : 40-45.
144. Cook CE, Tallent CR, Amerson EW, *et al*. Caffeine in plasma and saliva by a radioimmuno-assay procedure. *J Pharmac Exp Ther*, 1976 ; 199 : 679-686.
145. Newton, Broughton LJ, Lind MJ, Morrison PJ, Rogers HM, Bradbrook ID. Plasma and salivary pharmacokinetics of caffeine in man. *Eur J Clin Pharmacol*, 1981 ; 21 : 45-52.
146. Callahan MM, Robertson RS, Arnaud MJ, Branfman AR, McComish MF, Yesair DW. Human metabolism of [l-methyl-$^{14}$C] — and [2-$^{14}$C] caffeine after oral administration. *Drug Metab Dispos*, 1982 ; 10 : 417-423.
147. Khanna N, Bada H, Somani S. Use of salivary concentrations in the prediction of serum caffeine and theophylline concentrations in premature infants. *J Pediatr*, 1980 ; 96 : 494-499.
148. Callahan MM, Robertson RS, Branfman AR, McComish MF, Yesair DW. Comparison of caffeine metabolism in three nonsmoking popula-

tions ofter oral administration of radiolabeled caffeine. *Drug Metab Dispos*, 1983 ; 11 : 211-217.
149. Suzuki Y, Uematsu T, Mizuno A, Fujii K, Nakashima M. Determination of caffeine in saliva by high-performance liquid chromatography : new sampling method for saliva using filter paper. *Therap Drug Monitor*, 1989 ; 11 : 88-92.
150. Badcock NR. Simpler measurement of caffeine and paraxanthine in saliva. *Clin Chem*, 1990 ; 36 : 391.
151. Haeckel R. Relationship between intra-individual variation of the saliva/plasma and of the arteriovenous concentration ration as demonstrated by the administration of caffeine. *J Clin Chem Clin Biochem*, 1990 ; 28 : 279-284.
152. Klassen R, Stavric B, HPLC Separation of theophylline, paraxanthine, theobromine, caffeine and other caffeine metabolites in biological fluide. *J Liquid Chromatogr*, 1983 ; 6 : 895-906.
153. Stavric B, Klassen R. Automated high-performance liquid chromatographic assay for monitoring caffeine and its metabolites in biological fluids of monkeys consuming caffeine. *J Chromatogr*, 1984 ; 310 : 107-118.
154. Rainbow JS, Dawson CM, Tickner TR. Non-extraction HPLC method for the simultaneous measurement of theophylline and caffeine in human serum. *Ann Clin Biochem*, 1989 ; 26 : 527-532.
155. Leakey TE. Simultaneous analysis of theophylline, caffeine and eight of their metabolic products in human plasma by gradient high-performance liquid chromatography, *J Chromatogr*, 1990 ; 507 : 199-220.
156. Stahle L. Drug distribution studies with microdialysis : I. Tissue dependent difference in recovery between caffeine and theophylline. *Life Sci*, 1991 ; 49 : 1835-1842.
157. Stahle L. Drug distribution studies with microdialysis : II. Caffeine and theophylline in blood, brain and other tissues in rats. *Life Sci*, 1991 ; 49 : 1843-1852.
158. Stahle L. Drug distribution studies with microdialysis. III. Extracellular concentration of caffeine in adipose tissue in man. *Life Sci*, 1991 ; 49 : 1853-1858.
159. Pfeifer RW, Notari RE. Predicting caffeine plasma concentrations resulting from consumption of food or beverages : a simple method and its origin. *Drug Intell Clin Pharmacy*, 1988 ; 22 : 953-958.
160. Salminen E, Hampton S, Salminen S, Vapaatalo H, Marks V. Caffeine intakes and plasma caffeine levels in a Finnish population compared to British. Poster 5, Symposium on Monitoring Dietary Intakes, Helsinki, june 12-14 1989. ILSI Europe.
161. Birkett DJ, Miners JO. Caffeine renal clearance and urine caffeine concentrations during steady state dosing. Implications for monitoring caffeine intake during sport events. *Br J Clin Pharmac*, 1991 ; 31 : 405-408.

162. Neims AH, Bailey J, Aldridge A. Disposition of caffeine during and after pregnancy. *Clin Res*, 1979 ; 27 : A236.
163. Patwardhan RV, Desmond PV, Johnson RF, Schenker S. Impaired elimination of caffeine by oral contraceptive steroid. *J Lab Clin Med*, 1980 ; 9 : 95, 603-608.
164. Bruguerolle B. Caffeine kinetic changes during the oestrous cycle in rats. *Fundam Clin Pharmacol*, 1992 ; 6 : 45-48.
165. Balogh A, Irmisch E, Klinger G, Splinter FK, Hoffmann A. Untersuchungen zur Elimination von Coffein und Metamizol im Menstruationszcyclus der fertilen Frau. *Zent Bl Gynäkol*, 1987 ; 109 : 1135-1142.
166. Lane JD, Steege JF, Rupp SL, Kuhn CM. Menstrual cycle effects on caffeine elimination in the human female. *Eur J Clin Pharmacol*, 1992 ; 43 : 543-546.
167. Aldridge A, Bailey J, Neims AH. The disposition of caffeine and after pregnancy. *Semin Perinatol*, 1981 ; 5 : 310-314.
168. Knutti R, Rothweiler H, Schlatter C. Effect of pregnancy on the pharmacokinetics of caffeine. *Eur J Clin Pharmacol*, 1981 ; 21 : 121-126.
169. Knutti R, Rothweiler H, Schlatter C. The effect of pregnancy on the pharmacokinetics of caffeine. *Arch Toxicol*, 1982 ; 5 : 187-192.
170. Parsons WD, Pelletier JG. Prolonged half-life of caffeine in healthy term newborn infants. *J Pediatr*, 1982 ; 98 : 640-641.
171. Brazier JL, Ritter J, Berland M, Khenfer D, Faucon G. Pharmacokinetics of caffeine during and after pregnancy. *Dev Pharmacol Ther*, 1983 ; 6 : 315-322.
172. Dorrbecker SH, Raye JR, Dorrbecker BR, Kramer PA. Caffeine disposition in the pregnant rabbit. *Dev Pharmacol Ther*, 1988 ; 11 : 109-117.
173. Collomp K, Anselme F, Audran M, Gay JP, Chanal JL, Prefaut C. Effects of moderate exercice on the pharmacokinetics of caffeine. *Eur J Clin Pharmacol*, 1991 ; 40 : 279-282.
174. Kaminori GH, Somani SM, Knowlton RG, Perkins RM. The effects of obesity and exercice on the pharmacokinetics of caffeine in lean and obese volunteers. *Eur J Clin Pharmacol*, 1987 ; 31 : 595-600.
175. Collomp K, Anselme E, Audran M, Gay JL, Chanal JL, Prefaut C. Effects of moderate exercise on the pharmacokinetics of caffeine. *Eur J Clin Pharmacol*, 1991 ; 40 : 279-282.
176. Duthel JM, Vallon JJ, Martin G, Ferret JM, Mathieu R, Videman R. Caffeine and sport : role of physical exercise upon elimination. *Med Sci Sports Exerc*, 1991 ; 23 : 981-985.
177. Arnaud MJ, Bracco J, Getaz F. Synthesis of ring labelled caffeine for the study of metabolic and pharmacokinetics mouse interstrain differences in relation to pharmacologic and toxic affects. In : TA Baillie, RJ Jones, Eds. Synthesis and applications of isotopically labelled compounds. Elsevier Applied Science Publ BV, Amsterdam, 1989, 645-648.
178. May DC, Jarboe CH, Van Bakel AB, Williams WM. Effects of cimeti-

dine on caffeine disposition in smokers and nonsmokers. *Clin Pharmac Ther*, 1982 ; 31 : 656-661
179. Hart P, Farrell GC, Cooksley WGE, PowellL IW. Enhanced drug metabolism in cigarette smokers. *Br Med J*, 1976 ; 2 : 147-149.
180. Arnaud MJ, Wietzholtz H, Voegelin M, Bircher J, Presig R. Assessment of the cytochrome P-448 dependent liver enzyme system by caffeine breath test. In : R Sato, Ed., Microsomes Drug Oxydation and drug toxicity, Wiley Interscience, New York, 1982, 443-444.
181. Arnaud MJ, Wietzholtz H, Voegelin M, Bircher J, Presig R. Assessment of the cytochrome P-448 dependent liver enzyme system by caffeine breath test. *Eur J Pharmacol*, 1981 ; 21 : 53-59.
182. Kotake AN, Schœller DA, Lambert GH, Baker AL, Schaffer DD, Josephs H. The caffeine $CO_2$ breath test : dose response and route of N-demethylation in smokers and nonsmokers. *Clin Pharmac Ther*, 1982 ; 32 : 261-269.
183. Fraser HS, Dotson OY, Howard L, Grell GAC, Knight F. Drug metabolizing capacity in Jamaican cigarette and marijuana smokers and non-smokers. *West Indian Med J*, 1983 ; 32 : 207-211.
184. Joeres R, Klinker H, Heusler H, Epping J, Zilly W, Richter E. Influence of smoking on caffeine elimination in healthy volunteers and in patients with alcoholic liver cirrhosis. *Hepatology* 1988 ; 8 : 575-579.
185. Murphy TL, McIvor G, Yap A, Cooksley WGF, Halliday JW, Powell IW. The effect of smoking on caffeine elimination implication for its use as a semiquantitative test of liver function. *Clin Exp Pharm Phys*, 1988 ; 15 : 9-13.
186. Brown CR, Jacob P, Wilson M, Benowitz NL. Changes in rate and pattern of caffeine metabolism after cigarette abstinence. *Clin Pharmacol Ther*, 1988 ; 43 : 488-491.
187. Oliveto A, Hugues JR, Terry SY, Bickel WK, Hiigins ST, Pepper SL, Fenwick JW. Effects of caffeine on tobacco withdrawal. *Clin Pharmacol Ther*, 1991 ; 50 : 157-164.
188. Parsons WD, Neims AH. Effect of smoking on caffeine clearance. *Clin Pharmacol Ther*, 1978 ; 24 : 40-45
189. Vistisen K, Loft S, Poulsen HE. Cytochrome P4501A2 activity in man measured by caffeine metabolism : effect of smoking, broccoli and exercice. In : IV Witmer *et al.* Eds. 4e Intern Symp on Biological reactive intermediates. Tucson 1990, Plenum Press, New York, 1990, 407-411.
190. McDanell RE, Henderson LA, Russel K, McLean AEM. The effect of *Brassica* vegetable consumption on caffeine metabolism in human. *Hum Exp Toxicol*, 1992 ; 11 : 167-172.
191. Blanchard J, Hochman D. Effects of vitamin C on caffeine pharmacokinetics in young and aged guinea pigs. *Drug Nutrient Interactions*, 1984 ; 2 : 243-255.
192. George J, Murphy T, Roberts R, Cooksley WGE, Halliday JW, Powell

LW. Influence of alcohol and caffeine consumption on caffeine metabolism. *Biopharm Drug Dispos.*, 1990 ; 11 : 731-736.
193. Mitchell MC, Hoyumpa AM, Schenker S, Johnson RF, Nichols F, Patwardhan RV. Inhibition of caffeine elimination by short-term ethanol administration. *J Lab Clin Med*, 1983 ; 101 : 826-834.
194. Choisy H, Larcan A, Royer JR, Vandel R. Interactions entre alcool et médicaments. *Sem Hôp Paris* 1986 ; 62 : 1691-1706.
195. Messima FS. Amphetamine and ethanol : a drug interaction study. *Brain Res. Bull.*, 1978 ; 3 : 595-599.
196. Rech RM, Vomachk MK, Rickert DE. Interactions between depressants (alcohol-type) and stimulants (amphetamine-type). *Pharmacol Biochem Behav*, 1978 ; 8 : 143-151.
197. Nash H. Psychological effects and alcohol-antagonizing properties of caffeine. *QJ Study Alcohol*, 1966 ; 27 : 727-734.
198. Marchesini G, Checchia GA, Grossi G, Lolli R, Bianci GP, Zoli M, Pisi E. Caffeine intake, fasting plasma caffeine and caffeine clearance in patients with liver diseases. *Liver*, 1988 ; 8 : 241-246.
199. Statland BE, Demas T, Danis M. Caffeine accumulation associated with alcoholic liver disease. *N Engl J Med*, 1976 ; 295 : 110-111.
200. Statland BE, Demas T. Serum caffeine half-lives. Healthy subjects vs. patients having alcoholic hepatic disease. *Am J Clin Path*, 1980 ; 73 : 390-393.
201. Desmond PV, Patwardhan RV, Johnson RF, Schenker S. Impaired elimination of caffeine in cirrhosis. *Dig Dis Sci*, 1980 ; 25 : 193-197.
202. Renner E, Wietholtz H, Huguenin P, Arnaud MJ, Preisig R. Caffeine : A model compound for measuring liver function. *Hepatology*, 1984 ; 4 : 38-46.
203. Sanchez-Alcaraz A, Ibanez P, Sangrador G, Pharmacokinetics of intravenous caffeine in critically ill patients. *J Clin Pharmacy Ther*, 1991 ; 16 : 285-289.
204. Viragnolo M, Plebani M, Mussap M, Nemetz L, Paleari CD, Burlina A. Caffeine as indicator of metabolic functions of microsomal liver enzymes. *Clin Chim Acta*, 1989 ; 183 : 91-94.
205. Scott NR, Stambuk D, Chakraborty J, Marks V, Morgan MY. Caffeine clearance and biotransformation in patients with chronic liver disease. *Clin Sci*, 1988 ; 74 : 377-384.
206. Wang T, Kleber G, Stellaard F, Paumgartner G. Caffeine elimination : a test of liver function. *Klin Wschr*, 1985 ; 63 : 1124-1128.
207. Jost G, Wahllander A, Von Mandach U, Preisig R. Overnight salivary caffeine clearance : a liver function test suitable for routine use. *Hepatology*, 1987 ; 7 : 338-344.
208. Hasegawa M, Yamada S, Hitayama C. Fasting plasma caffeine level in cirrhotic patients : relation to plasma levels of catecholamines and renin activity. *Hepatology*, 1989 ; 10 : 973-977.
209. Schaad H, Renner EL, Wietholtz H, Arnaud MJ, Preisig RR. Caffeine

210. Nagel RA, Dirix LY, Hayllar KM, Preisig R, Tredger JM, Williams R. Use of quantitative liver function tests-caffeine clearance and galactose elimination capacity-after orthotopic liver transplantation. *J Hepatol*, 1990 ; 10 : 149-157.
211. Bechtel YC, Joanne Ch, Grandmottet M, Bechtel PR. The influence of insulin-dependent diabetes on the metabolism of caffeine and the expression of the debrisoquin oxidation phenotype. *Clin Pharmacol*, 1988 ; 44 : 408-417.
213. Brazier JL, Ribon B. La caféine, le point sur quelques aspects de sa pharmacologie et de son métabolisme. *Med Nutr*, 1982 ; 18 : 295-301.
214. Joeres R, Richter E. Mexiletine and caffeine elimination. *N Engl J Med*, 1987 ; 317 : 117.
215. Campbell NPS, Kelly JG, Adgey AAJ, Shanks RG. Mexiletine in normal volunteers. *Br J Clin Pharmacol*, 1978 ; 6 : 372-373.
216. Stille W, Harder S, Mieke S, Beer CH, Shah PM, Frech K, Staib AH. Decrease of caffeine elimination in man during co-administration of 4-quinolones. *J Antimicrob Chemother*, 1987 ; 20 : 729-734
217. Cesana M, Broccali G, Imbimbo BP, Crema A. Effect of single doses of rufloxacin on the disposition of theophylline and caffeine after single administration. *Int J Clin Pharmacol Therap Toxicol*, 1991 ; 29 : 133-138.
218. Healy DP, Schoenle JR, Stotka J, Polk RE. Lack of interaction between lomefloxacin and caffeine in normal volunteers. *Antimicrob Agents Chemother*, 1991 ; 35 : 660-664.
219. Andersson T, Bergstrand R, Cedrberg C, Eriksson S, Lagerstrom PO, Skanberg I. Omeprazole treatment does not affect the metabolism of caffeine. *Gastroenterol*, 1991 ; 101 : 943-947.
220. Lake CR, Rosenberg DB, Gallant S, Zaloga G, Chernow B. Phenylpropanolamine increases plasma caffeine levels. *Clin Pharmacol Therap*, 1990 ; 47 : 675-685.
221. Brown NJ, Ryder D, Branch RA. A pharmacologic interaction between caffeine and phenylpropanolamine. *Clin Pharmacol Therap*, 1991 ; 50 : 363-371.
222. Bolton S, Null G, Pressman AM. Caffeine : its effects, uses and abuses. *J Appl Nutr*, 1981 ; 33 : 35-53.
223. Roncucci R, Verry M, Jeanniot JP. Interactions between nutrition, food and drugs in man. In : G Debry Ed. Nutrition, Food and Drug Interactions in Man. World Review of Nutrition and Dietetics. Series Editor G. Bourne Karger, Basel, 1982, 141-152.
224. Sakurai M, Komine I, Demura N, Sakaguchi T, Goto M. Pharmacological comparison of the CNS effects of propentofylline and caffeine. *Folia Pharmacol Jpn*, 1988, 91, 181-186.
225. Nada AH. Influence of caffeine on the renal effects and solubility of ketoprofene. *Int J Pharmac*, 1991 ; 70 : 191-193.

226. Brown NJ, Porter J, Ryder D, Branch RA. Caffeine potentiates the renin response to diazoxide in man. Evidence for a regulatory role of endogenous adenosine. *J Pharmacol Exp Ther*, 1991 ; 256 : 56-61.
227. Jonkman JHG, Sollie FAE, Sauter R, Steinijans VW. The influence of caffeine on the steady-state pharmacokinetics of theophylline. *Clin Pharmacol Ther*, 1991 ; 49 : 248-255.
228. Yasuhara M, Levy G. Caffeine as a potential risk factor for theophylline neurotoxicity. *J Pharmaceut Sci*, 1988 ; 77 : 745-747.
229. Derlet RW, Tseng JC, Albertson TE. Potentiation of cocaine and d-amphetamine toxicity with caffeine. *Am J Emerg Med*, 1992 ; 10 : 211-216.
230. Price VF, Gale GR. Effects of caffeine on biotransformation and elimination kinetics of acetaminophen in mice. *Res Comm Chem Pathol Pharmacol*, 1987 ; 57 : 249-260.
231. Lee CA, Thummel KE, Kalhorn TF, Nelson SD, Slattery JT. Inhibition and activation of acetaminophen reactive Metabolite formation by caffeine. *Drug Metabol Dispos*, 1991 ; 19 : 348-353.
232. Gale GR, Smith AB. Interaction of caffeine with acetaminophen in mice : schedule dependency of the antagonism by caffeine of acetaminophen hepatotoxicity and the effects of caffeine metabolites, allopurinol and diethyl ether. *Res Comm Chem Pathol Pharmacol*, 1988 ; 59 : 305-320.
233. Rainska T, Juzwiak S, Dutkiewicz T, Krasowska B, Olenderek B, Rozewicka L, Wojcicki J, Samochowiec L, Juzyszyn Z. Caffeine reduces the hepatoxicity of paracetamol in mice. *J Int Med Res*, 1992 ; 20 : 331-342.
234. Traganos F, Kaminska-Edy B, Darzynkiewicz Z. Caffeine reverses the cytotoxic and cell kinetic effects of novantrone mixantrone. *Cell Prolif*, 1991 ; 24 : 305-319.
235. Mattila ME, Matilla MJ, Nuotto E. Caffeine moderately antagonizes the effects of triazolam and zopiclone on the psychomotor performance of healthy subjects. *Pharmacol Toxicol*, 1992 ; 70 : 286-289.
236. Loft S, Dosing M, Poulsen HE. Influence of age and consumption of tobacco, alcohol and caffeine on antypyrine clearance. *Hum Toxicol*, 1988 ; 7 : 277-280.
237. Delbeke FT, Debackere M. The influence of diuretics on the excretion and metabolism of doping agents. Part IV — Caffeine. *Biopharmac Drug Dispos*, 1988 ; 9 : 137-145.
238. Arnaud MJ. Products of metabolism of caffeine. In : PB Dews. Ed. Caffeine. Springer-Verlag, Berlin, 1984, 3, 38.
239. Arnaud MJ. The pharmacology of caffeine. *Progress in Drug Research*, 1987 ; 31 : 282-313.
240. Berthou F, Guillois B, Riche C, Dreano Y, Jacqz-Aigrain E, Beaune PH. Interspecies variation in caffeine metabolism related to cytochrome P4501A enzymes. *Xenobiotica*, 1992 ; 22 : 671-680.
241. Stavric B, Gilbert S. Caffeine metabolism : a problem in extrapolating

results from animal studies to humans. *Acta Pharm Jugosl*, 1990 ; 40 : 475-489.

242. Arnaud MJ. Identification, kinetic and quantitative study of [2-$^{14}$C] and [l-Me$^{14}$] caffeine metabolites in rat's urine by chromatographic separations. *Biochem Med*, 1976 ; 16 : 67-76.
243. Lelo A, Kjellen G, Birkett DJ, Miners JO. Paraxanthine metabolism in humans : determination of metabolic partial clearances and effects of allopurinol and cimetidine. *J Pharmacol Exp Ther*, 1989 ; 248 : 315-319.
244. Scott NR, Chakraborty J, Marks V. Urinary metabolites of caffeine in pregnant women. *Br J Clin Pharmac*, 1986 ; 22 : 475-478.
245. Bologa M, Tang B, Klein J, Tesoro A, Koren G. Pregnancy-induced changes in drug metabolism in epileptic women. *J Pharmacol Exp Ther*, 1991 ; 257 : 735-740.
246. Kalow W, Tang BK. Caffeine as a metabolic probe : exploration of the enzyme-inducing effect of cigarette smoking. *Clin Pharmacol Ther*, 1991 ; 49 : 44-48.
247. Levitsky LL, Schoeller DA, Lambert GH, Edidin DV. Effect of growth hormone therapy in growth hormone-deficient children on cytochrome P-450-dependent 3-N-demethylation of caffeine as mesured by the caffeine $^{13}CO_2$ breath test. *Dev Pharmacol Ther*, 1989 ; 12 : 90-95.
248. Bienvenu T, Pons G, Rey E *et al*. Effect of growth hormone on caffeine metabolism in hypophysectomized rats. *Drug Metab Dispos*, 1990 ; 18 : 327-330.
249. Tarrus E, Cami J, Roberts DJ, Spickett RGW, Celdran E, Segura J. Accumulation of caffeine in healthy volunteers treated with furafylline. *Br J Clin Pharmac*, 1987 ; 23 : 9-18.
250. Sesardic D, Boobis AR, Murray BP et al. Furafylline is a potent and selective inhibitor of cytochrome P-4501A2 in man. *Br J Clin Pharmac*, 1990 ; 29 : 651-663.
251. Fuhr U, Wolff T, Harder S, Schymanski P, Staib AH. Quinolone inhibition of cytochrome -450 dependent caffeine metabolism in human liver microsomes. *Drug Metab Dispos*, 1990 ; 18 : 1005-1010.
252. McDonagh JE, Nathan VV, Bonavia CI, Moyle GR, Tanner R. Caffeine clearance by enzyme multiplied immunoassay technique : a simple, inexpensive and useful indicator of liver function. *Gut*, 1991 ; 32 : 681-684.
253. Lewis FW, Rector WG. Caffeine clearance in cirrhosis. The value of simplified determinations of liver metabolic capacity. *J Hepatol*, 1992 ; 14 : 157-162.
254. Joeres J, Klinkrer H, Heusler H, Epping J, Zilly W, Richter E. Influence of smoking on caffeine elimination in healthy volunteers and in patients with alcoholic liver cirrhosis. *Hepatol*, 1988 ; 8 : 575-579.
255. Murphy TL, McIvor C, Yap A, Cooksley WGE, Halliday JW, Powell LW. The effect of smoking on caffeine elimination : Implications for

use as a semiquantitative test of liver function. *Clin Exp Pharmacol Physiol*, 1988 ; 15 : 9-14.
256. Varagnolo M, Plebani M, Mussap M, Nemetz L, Paleari D, Burlina A. Caffeine as indicator of metabolic functions of microsomal liver enzymes. *Clin Chim Acta*, 1989 ; 183 : 91-94.
257. Vistisen K, Poulsen HE, Loft S. Foreign compound metabolism capacity in man measured from metabolites of dietary caffeine. *Carcinogenesis*, 1992 ; 13 : 000-0007.
258. Lambert GH, Schoeller DA, Humphrey HEB, Kotake AN, Lietz H, Campbell M, Kalow W, Spielberg SP, Budd M. The caffeine breath test and caffeine urinary metabolite ratios in the Michigan cohort exposed to polybrominated biphenyls : a preliminary study. *Environ Health Perspect*, 1990 ; 89 : 175-181.
259. Vial T, Descotes J, Evreux J CL. Le test à la caféine. *Thérapie*, 1989 ; 44 : 245-251.
260. Hardy BG, Lemieux C, Walker SE, Bartle WR. Interindividual and intraindividual variability in acetylation : characterization with caffeine. *Clin Pharmacol Therap*, 1988 ; 44 : 152-157.
261. Hildebrand M, Seifert W. Determination of acetylator phenotype in Caucasians with caffeine. *Europ J Clin Pharmacol*, 1989 ; 37 : 525-526.
262. Pariente-Khayat A, Pons G, Rey E, Richard MO, D'Athis P, Moran CL, Badoual J, Olive G. Caffeine acetylator phenotyping during maturation in infants. *Pediatric Res*, 1991 ; 29 : 492-495.
263. Tank BK, Kadar D, Qian L, Iriah J, Yip J, Kamlow W. Caffeine as a metabolic probe : validation of its use for acetylator phenotyping. *Clin Pharmacol Therap*, 1991 ; 49 : 648-657.
264. Lower GM, Nillsson T, Nelson CE, Wolf H, Gamsky TE, Bryan GT. N-acetyltransferase phenotype and risk in urinary bladder cancer : Approaches in molecular epidemiology. Preliminary results in Sweden and Denmark. *Environm Health Perspect*, 1979 ; 29 : 71-79.

# Effets du café sur le système nerveux central

Astrid Nehlig et Gérard Debry

Les effets du café et plus particulièrement de la caféine sur le système nerveux central ont fait l'objet de très nombreuses revues, tant sur le plan comportemental, que métabolique ou biochimique [1-25]. Le café et la caféine sont décrits comme les stimulants du système nerveux central les plus fréquemment consommés dans l'espèce humaine [15, 16, 26]. Le café est la plupart du temps absorbé à des doses faibles ou modérées, parfois à des doses qu'on pourrait qualifier de « raisonnablement élevées ». L'effet du café et de la caféine à ces doses modérées est généralement rapporté comme « un stimulant doux, utile pour soulager temporairement d'une sensation de fatigue et d'ennui modérés avec peu de risques d'effets nocifs » [27].

Chez l'homme, l'interprétation des effets du café sur le système nerveux central est compliquée par le fait que les doses de café habituellement consommées par la majorité de la population produisent des effets souvent difficiles à détecter et suffisamment subtils pour qu'ils passent relativement inaperçus. De plus, la caféine produit elle-même des effets pharmacologiques complexes et variés qui sont rendus encore plus complexes, voire modifiés ou intensifiés par le nombre élevé de constituants autres que la caféine contenus dans le café. En fait, un grand nombre des résultats obtenus à ce jour restent ambigus et inconsistants [6, 7, 20, 28, 29]. De plus, la grande variabilité inter-individuelle dans la sensibilité aux effets psychostimulants du café ainsi qu'à l'action de cette méthylxanthine sur des paramètres tels que le sommeil, la vigilance, l'anxiété et la dépression est un facteur de complexité supplémentaire [7, 30]. Il ne faut enfin pas négliger dans l'interprétation de l'ensemble des données que le développement de la tolérance aux effets du café intervient également dans la variabilité des résultats obtenus [31].

Après son ingestion ou son administration, la caféine est distribuée dans l'ensemble de l'organisme, à un volume de distribution identique à celui de l'eau corporelle [32] et pénètre rapidement dans le cerveau [33]. En raison de sa liposolubilité élevée, elle traverse rapidement la barrière hémato-encéphalique à la fois par simple diffusion et par un système de transport saturable [34]. On a montré chez le chien que les concentrations en caféine du liquide céphalo-rachidien atteignent la moitié des teneurs plasmatiques en l'espace de 4 à 8 minutes seulement [35] et que les concentrations cérébrales de caféine restent stables pendant au moins une heure [36]. Selon un travail récent, les concentrations plasmatique et cérébrale moyennes de caféine sont proportionnelles à la dose de caféine administrée une heure plus tôt. De plus, la corrélation entre les concentrations plasmatique et cérébrale de caféine à une dose donnée est hautement significative. Les auteurs concluent que la concentration plasmatique de caféine et de ses métabolites pourrait être un indicateur précis de la concentration cérébrale de ces substances, aussi bien chez l'homme que chez l'animal [37]. De plus, la concentration de caféine mesurée par microdialyse intracérébrale est similaire dans différentes parties du cerveau et dans le liquide céphalo-rachidien, indiquant qu'il n'y a pas d'accumulation spécifique de caféine au niveau cérébral [38].

# I. Effets du café sur le comportement

Cette partie traite des effets du café sur l'activité motrice spontanée, l'apprentissage et la mémoire, la coordination simple et complexe, l'agressivité et l'humeur, la douleur et le stress, ainsi que sur l'anxiété et le sommeil, aussi bien chez l'homme que chez l'animal.

## 1. Effets du café sur l'activité motrice spontanée

### 1.1. Études chez l'animal

Dans ce domaine, les études expérimentales sont limitées aux seuls effets de la caféine, administrée par voie orale, sous-cutanée ou intrapéritonéale. Pour la mesure de l'activité spontanée, les études ont été réalisées essentiellement dans des *open fields*, dans des roues d'activité ou dans des boîtes de conditionnement traversées dans leur largeur par deux faisceaux infrarouges permettant l'enregistrement de l'actographie, c'est-à-dire de l'activité globale de l'animal.

Dès les années 30 et 40, les effets stimulants de la caféine sur l'activité motrice des souris et des rats ont été mis en évidence [39, 40]. Par la suite, cette action stimulante a été confirmée par de très nombreux travaux [36, 37, 40-66]. De plus, il a été observé que la marge de doses actives était similaire dans de nombreuses espèces étudiées [6, 11, 44, 47, 52-54]. Elle est de même amplitude chez le rat à peine sevré (24 jours) et chez l'adulte [54]. Une relation dose-réponse a été mise en évidence [10, 11, 36, 37, 46]. Chez l'animal, l'effet minimum de la méthylxanthine apparaît à des doses comprises entre 1,5 et 10 mg/kg et l'effet maximum de 10 à 20 mg/kg [36, 41-43, 45, 46, 51, 55, 58, 60, 61, 64, 67]. En général, au-delà de 30 mg/kg, l'activité motrice spontanée n'augmente plus et diminue même lorsque la dose devient plus élevée, entre 40 et 60 mg/kg [36, 37, 58-61, 64]. Toutefois, le délai dans l'apparition de la réponse motrice à la caféine est d'autant plus long que la dose administrée est plus élevée [11, 36, 45, 46]. La stimulation de l'activité motrice par la caféine pourrait en fait être liée à la concentration cérébrale de méthylxanthine. Ainsi, la concentration cérébrale de caféine est respectivement de 13 et 30 $\mu$g/g 1 heure après l'injection intrapéritonéale de 20 et 40 mg/kg de caféine à des souris [68]. La dose la plus faible de caféine stimule davantage l'activité motrice que la plus élevée au bout d'une heure. Après 150 minutes, en revanche, la dose la plus élevée est la plus stimulante, au moment où la concentration cérébrale de la méthylxanthine a chuté à 10 $\mu$g/g [68].

L'augmentation de l'activité motrice par des doses de 20 et 40 mg/kg de caféine chez la souris a été directement associée à l'occupation par la méthylxanthine des récepteurs A1 de l'adénosine. Toutefois, alors que l'occupation de ces récepteurs se produit à 60 mg/kg de la caféine et qu'à cette dose, l'activité motrice n'est pas stimulée, il apparaît que l'occupation des récepteurs A1 de l'adénosine n'est pas le seul mécanisme en cause [69]. La caféine [58] au même titre qu'un antagoniste des récepteurs A2 de l'adénosine [70], a la propriété d'augmenter le nombre de redressements dans un *open field* [58]. L'activité locomotrice peut également être stimulée chez le rat par des injections intrastriatales de caféine. Ces effets sont médiés par l'antagonisme de la méthylxanthine vis-à-vis de l'adénosine endogène, ce qui a pour résultat d'augmenter les concentrations de dopamine [71]. Dans ce cas également, la dopamine n'est pas le seul neurotransmetteur impliqué dans la stimulation locomotrice induite par la caféine [72]. L'administration de doses élevées de caféine (60 et 120 mg/kg i.p.) diminue également la teneur en un coenzyme de la chaîne respiratoire, la flavine adénine dinucléotide oxydée (FAD) dans le noyau caudé, alors qu'elle l'augmente dans le cervelet et le tronc cérébral. De même, ces doses de caféine augmentent les teneurs d'un autre coenzyme, le nicotinamide adénine dinucléotide réduit (NADH) dans toutes les aires cérébrales [73].

L'effet de la caféine sur l'activité motrice spontanée dépend de la voie d'administration. Ainsi, l'injection sous-cutanée de la méthylxanthine à la dose de 20 mg/kg accroît l'activité motrice d'un facteur trois, alors que l'addition de 0,125 à 0,5 mg/ml de caféine à l'eau de boisson des animaux pendant 4 semaines ne modifie pas l'activité [74].

Le type d'activité mesurée et la conception de l'appareil utilisés sont également à l'origine de la variabilité des effets de la caféine sur la motricité [2]. L'activité motrice des rongeurs est stimulée par la caféine dans une roue d'activité mais pas dans un labyrinthe en Y [75]. La caféine (15 à 30 mg/kg i.p.) stimule l'activité motrice mais pas les capacités d'exploration (nombre de trous visités) qui sont inchangées ou diminuées dans une « planche à trous » [64, 76, 77].

L'action stimulante de la caféine sur l'activité motrice dépend également de la complexité du labyrinthe à explorer [78]. Quand un labyrinthe en tunnels est réduit à une aire de course circulaire, la caféine (16 mg/kg i.p.) augmente l'activité motrice de manière significative. En revanche, lorsque des configurations plus complexes, de type labyrinthe à plusieurs branches, sont utilisées, l'activité locomotrice est peu ou pas stimulée [78]. Enfin, les rats exposés à la caféine réduisent peu leur activité motrice lorsqu'ils s'habituent à l'environnement au contraire des animaux témoins. Il en résulte que, dans un environnement nouveau, les effets de la caféine risquent d'être assez peu visibles, alors que la différence dans l'activité motrice des animaux témoins et exposés à la caféine s'accentue dans un environnement familier [2, 78].

Les effets de la caféine sur l'activité locomotrice peuvent être modulés par la motivation et l'émotivité des animaux [2]. Ainsi, la caféine accroît davantage l'activité locomotrice dans des situations où la motivation est faible [79]. La caféine à la dose de 10 ou 20 mg/kg i.p. stimule la vitesse de parcours d'une allée au bout de laquelle se trouve une récompense sous forme de nourriture sucrée. Par contre, la vitesse de parcours de l'allée n'augmente pas si un stimulus aversif (source de lumière de forte intensité, ventilateur) est ajouté au niveau de la boîte de départ [79].

La caféine à la dose de 20 mg/kg a un effet plus marqué sur l'activité d'exploration de souris groupées que de souris isolées [76]. La méthylxanthine (5 ou 40 mg/kg par voie orale) augmente davantage l'activité spontanée le jour que la nuit où elle est déjà élevée chez les rongeurs qui sont des animaux nocturnes [80]. Enfin, les performances de la souris dépendent également de l'espèce considérée, les souris C57 étant plus sensibles aux effets stimulants de la caféine que la souche BDA [61]. Une augmentation de l'activité motrice spontanée a été rapportée dans de nombreuses espèces, incluant le chien [47], la gerbille [54], le cheval de course [44] et même chez l'abeille [53]. De plus, la caféine augmente l'activité motrice sans induire de stéréotypie (mouvements répétitifs persistants) qui est caractéristique d'autres stimulants comme les amphétamines [81, 82].

À des doses très élevées, la caféine peut potentialiser l'effet d'agents convulsivants [83-86] et même induire par elle-même des convulsions [15, 83, 87-89]. De plus, des données récentes indiquent que des convulsions peuvent se produire à la fois chez l'enfant [90-93] et chez l'adulte [94-96] avec des concentrations thérapeutiques ou considérées comme faiblement toxiques (14-35 mg/l) de théophylline, une méthylxanthine couramment utilisée dans le traitement de l'asthme. Chez des patients âgés, les convulsions induites par la théophylline ont même été associées à des dommages cérébraux unilatéraux plus ou moins étendus, affectant l'hippocampe, l'amygdale et le thalamus chez certains sujets et l'ensemble de l'hémisphère chez un autre patient [96]. Les convulsions induites par les méthylxanthines seraient liées à leur antagonisme à la fois vis-à-vis des récepteurs A1 de l'adénosine [97, 98] et des récepteurs des benzodiazépines [99, 100]. L'association d'un β-bloquant au diazépam antagonise à la fois les effets convulsivants et létaux de l'aminophylline, alors que le diazépam seul est anticonvulsivant mais ne réduit pas la mortalité [100]. Chez le rat, une tolérance fonctionnelle aux effets convulsivants de la caféine se développe très rapidement et s'inverse en quelques heures [101].

Chez le rat ayant été exposé à la caféine *in utero*, l'activité locomotrice est accrue et l'émotivité diminuée au cours de la période postnatale. L'effet est plus marqué chez les mâles que chez les femelles [102, 103]. En revanche, si le rat est exposé à la caféine au cours de la période néonatale, comme l'est le nouveau-né humain souffrant d'apnées, la caféine a, selon certains auteurs, un effet dépresseur sur l'activité locomotrice [104, 105] et, selon d'autres, un effet retardateur sur la stimulation de l'activité locomotrice induite par la caféine [106]. L'effet stimulant de la caféine administré à la rate au cours de la gestation sur l'activité motrice de la progéniture reste apparent près de 300 jours après l'arrêt du traitement. Il est accompagné de modifications permanentes des teneurs en protéines, en acide désoxyribonucléique (ADN) et en zinc du cerveau de ces rats [107]. Enfin, bien que la sous-alimentation précoce perturbe de nombreux systèmes de neurotransmission, la réponse à la caféine est similaire chez des rats sous-alimentés au cours de la période d'allaitement et chez les témoins [108].

En conclusion, il apparaît que la caféine a le plus souvent un effet stimulant sur l'activité motrice chez l'animal. Toutefois, les effets sont parfois absents ou dépresseurs, en fonction de la dose et de son mode d'administration, de l'espèce considérée ainsi que du type de test, de l'émotivité, de la motivation et de la période du cycle nycthéméral.

### 1.2. Études chez l'homme

À notre connaissance, seules de rares données expérimentales font part des effets du café et de la caféine sur l'activité locomotrice chez l'homme. Quelques auteurs ont noté une accélération du rythme de frappe à la machine après ingestion de caféine [109-112], d'autres n'observent pas d'effet [113, 114] voire même une diminution [115]. L'activité motrice globale mesurée à l'aide d'un dispositif enregistreur porté à la ceinture est accrue après 3 et 10 mg/kg de caféine chez l'enfant. Chez l'adulte, la dose la plus élevée induit un accroissement d'activité chez les grands consommateurs de café (plus de 5 tasses quotidiennes) mais pas chez les faibles consommateurs (1 à 2 tasses quotidiennes) [116].

Plus récemment, une étude a été réalisée pour mesurer l'agitation motrice de sujets assis dans une chaise expérimentale munie de transducteurs de force physique [2, 117]. Avant et après l'ingestion de 250 mg de caféine, les sujets subissent une période préliminaire de relaxation suivie d'un travail sur écran vidéo se terminant par une nouvelle période de relaxation. La caféine augmente l'agitation motrice uniquement pendant la première période de relaxation alors qu'elle accroît l'activité électromyographique des muscles frontaux au cours des trois périodes. Les auteurs en concluent que la caféine pourrait interférer avec l'effet modulateur inhibiteur des systèmes moteurs efférents [117].

## 2. Effets du café sur l'apprentissage, la mémoire et les performances mentales

### 2.1. Études chez l'animal

D'après les données de la littérature, il est difficile d'établir avec précision si la caféine a une action sur les fonctions cognitives supérieures chez l'animal. En effet, alors que certaines études ont très clairement démontré l'amélioration par la caféine des capacités d'apprentissage, de la mémoire et de l'orientation spatiale dans différents tests [75, 118-120], d'autres n'ont pas mis en évidence de modification [121-124]. Dans un labyrinthe de complexité variable, les rats exposés à la caféine ne réduisent ni leur nombre d'erreurs ni leur latence, bien que leur activité exploratrice soit stimulée [75, 124, 125]. Ainsi, plusieurs auteurs s'accordent sur le fait que la caféine n'améliorerait pas les capacités d'apprentissage mais agirait plutôt sur l'attention, la vigilance, l'activité et les performances, tous ces aspects étant difficiles à dissocier de l'apprentissage en tant que tel [10, 126].

Les effets de la caféine sur l'apprentissage sont variables en fonction du degré de nouveauté de la tâche à accomplir. Ainsi, dans un environnement inconnu, la caféine a peu d'effets ou même des effets inhibiteurs sur l'apprentissage, alors qu'elle améliore les performances dès que l'animal est familiarisé avec son environnement ou la tâche à accomplir [125, 127, 128]. En fait, la caféine semble agir en ralentissant l'habituation au cours de la stimulation répétitive, permettant ainsi le maintien d'une vigilance accrue [129]. De même, la caféine améliore les performances d'apprentissage dans une épreuve de labyrinthe sans récompense, mais ne les modifie pas si le test comporte une récompense de type alimentaire [125].

Dans les tests de conditionnement opérant, la caféine induit des augmentations des fréquences de réponse dans les tests délivrant une récompense (nourriture par exemple) à la fois à intervalles fixes [130-136] et variables [137-140]. Ces augmentations de réponse sont dose-dépendantes et disparaissent ou même s'inversent à dose élevée [123, 130, 136, 140]. Dans les tests d'évitement d'un choc électrique, d'un signal sonore ou lumineux, la caféine augmente la fréquence de la réponse d'évitement chez le singe et le rat, même à des doses élevées (50 à 80 mg/kg) [140, 141], alors qu'elle la réduit chez le hamster et dans une espèce de rats particulièrement émotifs [142, 143]. De plus, la caféine à la dose de 60 mg/kg stimule plus efficacement l'activité dans les tests d'évitement actif que dans le conditionnement opérant [71].

## 2.2. Études chez l'homme

Chez l'homme, la mémoire en tant que telle n'est pas améliorée, mais la réponse tend à être plus rapide et plus vive [144-147]. Les performances intellectuelles comme la lecture, le calcul arithmétique et certains tests verbaux sont légèrement améliorées, mais le plus souvent peu modifiées, sauf peut-être lorsque les performances normales ont été diminuées par la fatigue et l'ennui [25, 144, 148-151]. Les effets de la méthylxanthine sont fonction de la dose, les quantités élevées de caféine réduisant les performances dans certains tests [152]. Il apparaît en tous cas très nettement que la caféine permet l'amélioration des performances grâce à une diminution de la sensation de fatigue [153-155]. Toutefois, les effets de la méthylxanthine sur les performances cognitives varient en fonction de la difficulté du test. Si ce dernier est relativement difficile, la caféine n'améliore pas les performances [153, 155].

En fait, pour pouvoir évaluer les effets de la caféine sur les fonctions mentales complexes, il faudrait pouvoir étudier un très grand nombre de sujets et pouvoir répéter les tests dans des conditions bien standardisées. Dans une étude déjà ancienne, les effets de la caféine sur les performances au jeu d'échec ont été contrôlés. La caféine augmente à la fois la stabilité de la performance et les résultats dans 250 problèmes comparés à 250 autres mesurés en l'absence de caféine. Toutefois ces mesures n'ont été réalisées que chez un seul individu [156]. Il semble apparaître assez nettement, selon une hypothèse émise par Humphreys et Revelle [157] que la caféine facilite les performances dans les tests nécessitant une faible charge de mémoire, consistant par exemple en un simple transfert d'information et faisant plutôt appel à l'attention, comme l'arithmétique simple ou la suppression d'une lettre [158-161]. Au contraire, pour la mémorisation de listes de mots, la charge de mémoire nécessaire est beaucoup plus conséquente. Dans ce cas, la plupart des études ne notent pas d'effet de la caféine ou une légère diminution des performances [147, 152, 156, 162, 163].

Les effets de la caféine sur les performances sont également reliés à d'autres paramètres. Ainsi, la personnalité des individus intervient. Chez les individus très impulsifs, la caféine facilite la mémorisation de listes de mots rimant entre eux mais altère celle de listes de mots associés de manière sémantique. Par contre, la caféine n'a aucune influence sur les performances des individus peu impulsifs, quel que soit le mode de mémorisation [164]. La réactivité à la caféine varie également selon que les individus sont intro- ou extravertis [13, 165-168]. Ainsi, les individus introvertis n'augmentent leur vitesse et leur précision qu'aux faibles doses de caféine et leurs performances diminuent aux doses élevées. Au contraire les êtres extravertis accroissent leur vitesse et leur précision à toutes les doses de caféine [166]. La réactivité à la caféine varie également selon la capacité d'éveil de l'individu dont le niveau de conductance cutanée est considéré comme l'indicateur [169].

De même, l'heure de la journée et la quantité de café consommé habituellement peuvent intervenir dans les performances. La compréhension écrite varie en fonction de l'heure de la journée, alors que la caféine améliore la performance dans tous les tests mentaux reliés à la parole. Les grands consommateurs de caféine ont des performances moins bonnes que les plus faibles consommateurs dans un test de raisonnement verbal. Ainsi, il apparaît que l'ingestion de caféine pourrait être bénéfique dans les tests mentaux simples, une ingestion chronique élevée de caféine pouvant s'avérer moins favorable aux performances intellectuelles à long terme, en particulier au cours des études [170]. La caféine pourrait également interférer avec les caractéristiques du rythme circadien en particulier sur le degré d'activité matinale ou vespérale [171]. En contradiction avec ces données, une autre étude récente montre que le taux de consommation individuelle de café n'interfère pas avec l'automatisme et la difficulté dans les tests de traitement de l'information chez l'homme adulte [172].

La réactivité à la caféine est également liée au sexe [172, 173]. Chez la femme, en particulier, les résultats de deux études sont discordants puisque la caféine perturbe [172] ou facilite [173] la mémorisation de listes de mots. Cette différence a été attribuée aux variations du taux d'œstrogènes circulants [173]. Les auteurs de la première étude ont testé la mémoire des femmes sans tenir compte du stade du cycle et de la prise d'une pilule contraceptive [172]. En revanche, dans la deuxième étude, les femmes ne prenant pas de pilules contraceptives, dont on sait qu'elles contiennent des œstrogènes, ont été testées uniquement au cours des 5 premiers jours de leur cycle [173]. Or, il est connu que les performances cognitives varient chez la femme en fonction du stade du cycle [174]. Récemment, il a été montré que l'élimination de la caféine était ralentie dans la seconde phase du cycle, ou phase lutéale, en fonction de la proximité du début de la menstruation et du taux de progestérone. Une telle réduction pourrait induire une accumulation de caféine si l'absorption de méthylxanthine est répétée au cours de la journée. Cet effet des hormones semble toutefois trop modéré pour avoir une signification clinique chez la plupart des femmes [175]. L'impact pourrait toutefois être suffisant pour expliquer la variabilité des effets de la caféine sur les performances en fonction du stade du cycle. Des modifications dans la clairance de la caféine au cours du cycle œstral ont également été mises en évidence récemment chez la rate [176]. À l'inverse, la clairance de la caféine est constante au cours du cycle circadien chez l'homme et la femme adultes [177].

Chez les enfants, l'administration d'une seule dose, même élevée (10 mg/kg), de caféine ou de doses quotidiennes de théophylline n'a pas d'influence sur les capacités d'apprentissage ou sur l'attention au cours d'un test mesurant leurs performances, bien qu'elle semble rendre les sujets plus nerveux [152, 178]. L'administration chronique de caféine à des enfants ne paraît pas avoir d'effets bénéfiques, toutefois certains résultats sont ambigus [179]. De plus, une grande variabilité interindividuelle aux effets des méthylxanthines a été observée chez l'enfant [178]. Enfin, il apparaît que les enfants ne sont pas plus sensibles aux effets de la caféine que les adultes [6, 178].

## 3. Activités de coordination simple et complexe, vigilance.

La caféine, à des doses atteignant jusqu'à 450 mg par prise, n'a que peu ou pas d'effets sur les activités de coordination simple chez l'homme adulte [1, 180, 181]. À 750 mg, elle pourrait les améliorer [182], mais cette dose unique est nettement supérieure à une consommation moyenne habituelle de café.

Les activités de coordination complexe sont le plus souvent réalisées pendant des périodes longues, si bien qu'elles testent en même temps le maintien de la vigilance [184]. La caféine accroît la vigilance [4, 12, 15-18, 184-188], évite la baisse d'attention postprandiale après le déjeûner en particulier [189] et améliore également le traitement de l'information après le déjeuner [161]. De plus, comme l'amélioration de la vigilance par la caféine n'est pas modifiée après une période de privation de sommeil, il n'existe pas d'interaction entre le cycle veille-sommeil et les effets de la méthylxanthine [190]. La caféine améliore également les performances telles que la perception visuelle [191, 192], la conduite automobile (rapidité de perception des signaux, de réaction de freinage et d'accélération) [153, 189], ou l'attitude face à des simulateurs de vol [113, 194, 195]. Les réactions à la caféine dépendent également de la personnalité des individus puisque la vigilance auditive est accrue après une prise de 200 mg de caféine chez les sujets extravertis mais ne l'est pas chez les introvertis [196].

Dans d'autres activités de coordination complexe, les effets de la caféine sont équivoques. La caféine est sans effets pour certains auteurs [113, 114, 179], stimulante pour d'autres [67, 110-112, 197]. De plus, les temps nécessaires pour réaliser une tâche complexe varient avec la dose de caféine ; ils sont raccourcis aux doses faibles (120 mg), augmentés aux doses moyennes (180 à 240 mg) et biphasiques aux doses élevées (360-500 mg) [110-112, 159, 197, 198]. Ainsi, les performances sont altérées 45 min après l'administration de 500 mg de caféine alors qu'elles sont améliorées après 165 min [159].

La caféine semble également induire des tremblements du bras et des mains qui interfèrent avec les performances mesurées. Le tremblement du bras a été observé dans de nombreuses études aussi bien après une tasse de café [196] qu'après l'administration de 300 à 900 mg de caféine [111, 112, 115, 139, 145, 181, 190, 199-201]. Une seule étude ne montre pas d'effet de la caféine sur la stabilité du bras, mais la raison de la différence observée semble tenir au fait que les sujets étaient fatigués [198]. Le café et la caféine peuvent également aggraver les tremblements du bras et des mains observés dans la maladie de Parkinson ou au cours de traitements par le lithium [202, 203]. La caféine ne prévient les perturbations psychomotrices dues à l'alcool chez l'homme et chez l'animal que lorsqu'elle est administrée à des doses faibles, par exemple inférieures à 20 mg/kg chez la souris. Aux doses élevées, elle potentialise même les effets de l'alcool [204-207].

## 4. Effets du café sur le comportement social, l'agressivité et l'humeur

L'humeur est un paramètre difficile à apprécier et il est également très complexe de discriminer entre les effets directs de la caféine sur l'humeur ou sur les performances, les deux étant affectés de manière réciproque. Il est généralement admis que la consommation de café a un effet psychostimulant et qu'elle peut rendre l'individu nerveux et irritable lorsque les quantités absorbées sont élevées, soit environ 5 à 6 tasses de café [17]. Comme il est assez difficile d'évaluer scientifiquement les effets du café sur l'agressivité et l'humeur chez l'homme [208], il n'est pas étonnant que des doses de caféine variant de 100 à 500 mg puissent soit produire des effets décelables [185, 209] soit être apparemment inactives [114, 181, 182, 210]. Ainsi, le café et la caféine pourraient diminuer l'agressivité [211], améliorer l'entrain et l'humeur [153, 209, 212, 213] ou accroître la tension nerveuse [147, 214, 215]. Cependant, il est important que ces études soient réalisées en double aveugle, car les effets deviennent positifs si les sujets sont informés qu'ils reçoivent de la caféine [216]. Ainsi, une étude récente montre que les individus qui pensent recevoir de la caféine ont, sous placebo, des performances modifiées dans le sens des résultats attendus d'une administration de caféine. Ainsi, ceux qui espèrent une amélioration de leurs performances par la caféine l'obtiennent avec le placebo et ceux qui attendent une altération réduisent leurs performances sous placebo. Enfin, les effets du placebo sur l'humeur sont corrélés aux attentes des individus sur les effets de la caféine sur l'humeur [217]. Toutefois, certains individus sont capables de discriminer, en fonction de ses effets sur l'humeur, entre un placebo et une dose de caféine. La discrimination entre caféine et placebo en fonction des conséquences sur l'humeur est souvent obtenue à une dose de 100 mg, mais certains individus, très sensibles, sont capables d'identifier des doses de caféine aussi réduites que 10 mg [218].

Dans les effets de la caféine sur l'humeur, il faut prendre en compte le degré d'habituation à la méthylxanthine [2]. Des effets négatifs de la caféine sur l'humeur, tels que l'accroissement de la tension et de la nervosité ont été décrits chez les non consommateurs de café [219]. De même, les effets varient en fonction de la dose. Ainsi, après 200 mg de caféine, seules quelques légères modifications d'humeur sont enregistrées, telles que la levée de l'ennui. Après 400 mg, les modifications de l'humeur sont plutôt négatives [147]. De plus, en libre choix, les sujets vont opter plus souvent pour les capsules de caféine si elles sont dosées à 100 ou 200 mg, alors qu'il n'y a pas de différence entre placebo et caféine à 400 mg et un comportement d'évitement à 600 mg [220]. Enfin, les effets négatifs de la caféine sur l'humeur ont été attribués dans une étude à l'inconfort somatique, en particulier stomacal, que la méthylxanthine peut générer [221].

Les effets de la caféine et de la théophylline sur l'agressivité varient en fonction de l'espèce considérée. Ainsi, chez le rat, une administration chronique de théophylline ou de caféine à des doses relativement élevées induit un comportement agressif [222, 223], pouvant conduire à une automutilation allant parfois jusqu'à la mort par choc hémorragique [224, 225]. La caféine réduit par contre l'agressivité chez le chat [226] comme chez l'homme [211] et a même un effet antiagressif chez la souris [73].

Les effets de la caféine sur le comportement social ont été peu étudiés chez l'animal et pratiquement pas chez l'homme. Cependant, au quotidien, café et comportement social sont étroitement reliés, mais la question persiste de savoir si le café facilite l'interaction sociale ou si l'interaction sociale fait naître le besoin de boire du café. Les données à ce jour sont peu nombreuses et plutôt contradictoires, montrant que la caféine pourrait soit augmenter soit diminuer l'irritabilité et l'hostilité [2].

Chez le rat mâle, la caféine à la dose de 10 à 20 mg/kg stimule le comportement sexuel [227] et l'instinct grégaire [228]. La caféine réduit le temps passé en interaction sociale chez le rat [72, 74, 229] ; les échanges entre individus bien que plus brefs, sont toutefois plus intenses et accompagnés parfois de réactions agressives. De même, 10 à 40 mg/kg de caféine augmentent l'investigation sociale d'un nouveau jeune de la même espèce [230], mais cet effet n'apparaît qu'à partir du 44e jour de la vie postnatale [56].

## 5. Effets de la caféine sur la douleur

La caféine est utilisée depuis longtemps en tant qu'adjuvant de préparations analgésiques contenant de l'aspirine, de la phénacétine, du paracétamol et du salicylamide. Cependant, il semble que la caféine n'ait que très peu d'effets analgésiques par elle-même [231]. Que la caféine puisse potentialiser l'effet analgésique de certaines substances paraît moins clair [232, 233]. Les observations datant des années 60 sont contradictoires : deux études n'ont noté aucun effet de la caféine sur la douleur chronique [234] ou postopératoire [235] alors que deux autres études montrent une légère potentialisation de l'analgésie [236, 237].

Les données plus récentes de Laska *et al.* [238, 239] proviennent de la compilation de 30 essais cliniques indépendants, destinés à mesurer l'efficacité d'un ou plusieurs médicaments analgésiques associés à la caféine. Les études ont concerné en particulier les douleurs postopératoires, les douleurs gynécologiques, obstétriques, dentaires et les céphalées. Dans 21 de ces études, l'efficacité relative des analgésiques associés à la caféine était supérieure à l'unité, atteignant en moyenne 1,4. Ces résultats signifient que pour obtenir la même réponse analgésique, il aurait fallu administrer 40 % d'analgésique supplémentaire si la préparation n'avait pas contenu de caféine. Ils ne signifient toutefois pas que ces préparations d'analgésiques combinés à la caféine soulagent davantage la douleur que les analgésiques seuls [238, 239]. De plus, ces auteurs ont attribué l'absence d'effets nets des études précédentes à des problèmes d'analyse statistique des données, ainsi qu'au fait que, dans l'ensemble des études anciennes, les doses de caféine combinées aux analgésiques étaient trop faibles, de l'ordre de 30 mg par prise, alors qu'eux-mêmes ont réalisé l'ensemble de leurs études avec des médications contenant 65 mg de caféine par prise [239]. Enfin, une étude récente a mis en évidence que l'effet potentialisateur optimal de la caféine sur l'action analgésique de l'analgine, du paracétamol et de l'aspirine se produisait à la dose de 10 mg/kg. À 100 mg/kg, l'effet potentialisateur disparaît. Le mécanisme de cet effet n'est pas connu. La caféine potentialise l'effet analgésique de l'aspirine sans en modifier la pharmacocinétique. L'effet potentialisateur de la caféine est également indépendant de l'action inhibitrice de la caféine sur les phosphodiestérases [240].

Lors de situations douloureuses, la caféine pourrait avoir un effet bénéfique en améliorant l'humeur et la vigilance. Ainsi, après ingestion de comprimés contenant 800 mg d'aspirine seule ou associée à 64 mg de caféine, les sujets ont fait état d'une amélioration de l'humeur et de la vigilance. La caféine seule ou associée à l'aspirine s'avère plus efficace que l'aspirine seule ou le placebo [154].

Enfin, on ne peut pas exclure que la caféine puisse avoir une efficacité variable en fonction du type de douleur à traiter. Une étude récente suggère que la caféine pourrait être spécifiquement efficace dans le traitement des céphalées. Ainsi, chez 53 patients souffrant de céphalées non migraineuses, la caféine a soulagé de manière significative et dose-dépendante la douleur. Cet effet est similaire à celui de l'acétaminophène (qui est fréquemment associé à la caféine) et également indépendant des effets de la caféine sur l'humeur ou de la consommation antérieure de café par les sujets [241].

La caféine a des propriétés vasoconstrictrices sur les vaisseaux cérébraux (242, voir aussi paragraphe IV de ce chapitre). C'est la raison pour laquelle certaines préparations antalgiques efficaces dans les céphalées contiennent de la caféine. Comme nous le développerons dans le paragraphe II de ce chapitre concernant les effets du sevrage en caféine, la cessation brutale de consommation de café ou de caféine induit l'apparition de maux de tête [185, 243-246]. Toutefois, il est possible d'éviter ce symptôme en réduisant progressivement l'absorption de café ou de caféine [247, 248].

Chez l'animal, les effets de la caféine sur la douleur ont fait l'objet d'une revue récente [249]. La caféine à la dose de 25 à 100 mg/kg chez le rat diminue de manière dose-dépendante les seuils de réponse motrice et de vocalisation à la douleur induite par une stimulation électrique [250]. De même, la caféine réduit l'augmentation des temps de réaction à la douleur sur une plaque chauffante induite par l'injection intracérébrale d'analogues de l'adénosine chez la souris [251].

## 6. Effets du café sur l'anxiété et le stress

### 6.1. Effets du café sur l'anxiété

Bien qu'une étude du National Institute of Mental Health englobant un large échantillon de population normale n'ait trouvé aucune corrélation entre les symptômes d'anxiété et la consommation de thé ou de café [252], les résultats de nombreux travaux suggèrent que la consommation de caféine et l'anxiété sont associées aussi bien chez l'homme [4, 21, 23, 253-266] que chez l'animal [56, 74, 230, 267, 268]. De même, lors de la recherche d'une meilleure performance, les buveurs habituels de café développent davantage d'anxiété après l'ingestion de 400 mg de caféine qu'après celle de café décaféiné [269]. Des doses de caféine supérieures aux doses de consommation habituelle peuvent produire des effets anxiogènes significatifs [270].

Les non-consommateurs ou les faibles consommateurs de caféine sont probablement plus vulnérables aux effets anxiogènes et aux propriétés psychostimulantes de la caféine que les consommateurs habituels [21]. L'administration de caféine induit un accroissement du niveau d'anxiété plus marqué chez des patients naturellement anxieux ou souffrant de crises de panique par rapport à des individus normaux [22, 23, 56, 252, 253, 271-275]. De plus, ces patients sont extrêmement sensibles aux effets anxiogènes de la caféine et ont tendance à réduire ou même à suspendre leur consommation de caféine à cause de ses effets secondaires psychologiques déplaisants [21-23]. Leur état est nettement amélioré après l'arrêt de la caféine [276]. Chez 35 à 70 % des patients souffrant de crises de panique, l'ingestion de 500 mg de caféine aggrave la symptomatologie clinique et provoque une recrudescence des crises. Chez les sujets « normaux », ces doses n'entraînent jamais de crises de panique. Toutefois, chez des sujets sensibles, elles peuvent apparaître après l'absorption d'une seule tasse de café (85 à 110 mg de caféine) [21].

Les modifications biochimiques sous-jacentes à l'induction de l'anxiété par la caféine ne sont pas connues. Toutefois, un certain nombre de mécanismes pourraient être impliqués [277]. La caféine se lie en effet aux récepteurs centraux de l'adénosine (253, 278, voir aussi le paragraphe VI.3 de ce chapitre] et des benzodiazépines [279, 280, voir aussi le paragraphe VI.4 de ce chapitre]. La caféine modifie également la biosynthèse et la libération de divers neurotransmetteurs [voir le paragraphe V de ce chapitre]. Récemment, on a montré que la caféine réduisait le temps passé en interaction sociale, ce qui serait le reflet d'une augmentation du niveau d'anxiété [74, 265]. Cet effet semblerait davantage relié à une interaction de la caféine avec le système noradrénergique que les effets connus de la méthylxanthine sur les récepteurs de l'adénosine et des benzodiazépines [74, 265]. De plus, la concentration de kynurénine, métabolite neuroactif du tryptophane, s'accroît au cours de l'anxiété induite par la prise de caféine et retourne à des valeurs normales lorsque l'anxiété a disparu [281]. Ces études suggèrent que la kynurénine peut être impliquée dans l'anxiété induite par la caféine chez l'homme.

Chez les patients souffrant de crises de panique, le système hypothalamique de production de l'hormone de croissance, qui est impliqué chez l'homme dans la médiation des réponses au stress [282], n'est pas normalement fonctionnel. Ainsi, la production d'hormone de croissance est réduite chez ces patients après l'administration de caféine [283]. Les auteurs soulèvent la possibilité que les crises de panique puissent être associées à des perturbations de croissance à la période prépubertaire [283]. Enfin, contrairement à l'antagonisme connu entre caféine et benzodiazépines [279, 280], la caféine et le midazolam exercent un effet synergique sur les perturbations de performances motrices chez le rat, suggérant que ce mécanisme pourrait être impliqué dans la genèse des crises de panique chez des patients anxieux [284].

## 6.2. Effets du café sur le stress

Il est reconnu que le stress pourrait influer sur les effets anxiogènes de la caféine. Ainsi, la production de noradrénaline liée au stress est accrue chez des sujets menacés de chômage et consommateurs de caféine par rapport aux non consommateurs [285]. La caféine a la propriété d'accentuer l'implication de la noradrénaline dans le développement de l'anxiété liée au stress [285], ce qui est en accord avec l'hypothèse de Baldwin et File [265] suggérant qu'il pourrait y avoir un site d'action de la caféine au niveau du système noradrénergique médiant la réponse à l'anxiété.

Il est connu que la caféine peut agir en synergie avec le stress pour potentialiser ses effets sur le système cardiovasculaire, en particulier sur la pression artérielle en augmentant la résistance vasculaire systémique [286-289], le débit sanguin de l'avant-bras [286, 290] et les concentrations plasmatiques de cortisol [286, 291]. L'absorption de caféine exacerbe également les réactions d'anxiété et d'agressivité dans une situation de stress, à la fois chez l'animal [292] et chez l'homme [286, 293, 294]. À l'inverse, l'arrêt de la consommation de caféine réduit l'accélération du rythme cardiaque en réponse à un stress mental [295].

Parmi les mécanismes impliqués dans les réponses au stress, on a pu montrer que les effets prédominants des tests mentaux sur le système $\beta$-adrénergique et les effets de la caféine sur le système cardiovasculaire via une activation $\alpha$-adrénergique interviennent de manière additive sans interaction entre eux [296]. Cette absence d'interaction a également été retrouvée récemment dans les effets de l'évitement actif et passif de stimuli aversifs et des divers types de personnalité des individus testés après l'absorption de caféine [296].

## 7. Café, caféine, troubles psychiatriques et interactions médicamenteuses

Selon plusieurs études, l'anxiété associée à la dépression pourrait être reliée à la consommation de caféine. Une corrélation entre la consommation importante de café (5 tasses ou plus par jour) et l'anxiété accompagnée d'un syndrome dépressif est fréquemment observée [254, 256, 274]. Il apparaît également que des malades psychiatriques non hospitalisés souffrant de léthargie et d'hypersomnie associées à un état dépressif réalisent souvent une automédication avec des quantités élevées de caféine (en moyenne plus de 500 mg par jour), induisant un état dépressif accompagné d'une vive agitation [297]. Il est toutefois difficile de déterminer, en raison du nombre d'études trop limité, si l'absorption de caféine est la cause ou la conséquence de la dépression [4, 261, 298].

La consommation de caféine et la prévalence du syndrome prémenstruel sont directement reliés, avec une prévalence de 30 % supérieure à celle des témoins pour les consommatrices d'une tasse de café quotidienne et multipliée par un facteur 7 pour la consommation quotidienne de 10 tasses de café [299]. À l'inverse, une autre étude montre que la réduction de la consommation de produits contenant de la caféine ne diminue pas la sévérité du syndrome prémenstruel [300].

La caféine est utilisée pour prolonger la durée des crises convulsives et améliorer l'efficacité de la thérapie électroconvulsive chez des patients sévèrement déprimés, en particulier en gériatrie [301-304]. En effet, le seuil convulsif augmente avec l'âge et la durée de la thérapie électroconvulsive [305]. L'administration intraveineuse de caféine allonge la durée de la thérapie électroconvulsive sans induire de symptômes d'anxiété ni de modification des paramètres hémodynamiques [304, 306, 307]. L'administration orale de doses croissantes de caféine (300-1000 mg), testée récemment, diminue la fréquence des thérapies inadéquates et minimise ainsi le besoin de stimulations de forte amplitude, donc le risque d'encéphalopathies consécutives à ce type de traitement [308].

Elle peut aussi accroître la psychose et l'état de suspicion dans différents types de maladies mentales [309], induire une psychose *de novo* [310-312] et aggraver les symptômes de schizophrénie [26, 313-315] ou d'autres syndromes psychotiques [316, 317]. Missak [318] a proposé que l'organisme humain normal pourrait produire une substance qui maintiendrait le cerveau à l'état de veille ; le déficit de cette substance endogène similaire à la caféine jouerait un rôle clé dans la pathogénie de la schizophrénie [319, 320]. En effet, le comportement des malades psychiatriques, en particulier des schizophrènes, et plus spécifiquement leurs réactions agressives qui représentent un gros problème au sein des hôpitaux psychiatriques, est amélioré s'ils réduisent leur consommation de caféine [256, 261, 314, 316]. Il est possible que les malades atteints de troubles psychiatriques consomment plus de caféine pour réduire l'intensité de leurs idées dépressives [17], pour se distraire ou pour lutter contre la sécheresse buccale engendrée par les médications, en particulier par les agents anticholinergiques fréquemment utilisés [13, 298].

Cependant, selon certains auteurs, le café et le thé formeraient, avec plusieurs médications antipsychotiques, des précipités insolubles qui rendent le traitement inefficace [321], alors que d'autres n'observent ni précipitation ni diminution des quantités de médicaments antipsychotiques circulantes [322]. Il ne faut toutefois pas négliger les interactions compétitives de la caféine avec certains médicaments, tels que les benzodiazépines en particulier [323-325]. En effet, une étude récente montre qu'au moins une partie de de la réaction d'anxiété produite par la caféine dans les attaques de panique pourrait être due à l'interaction de la caféine et d'une benzodiazépine couramment prescrite [326]. Cependant, on a également montré que l'absorption matinale de 250 mg de caféine supprime la sensation de somnolence diurne liée à la prise nocturne de benzodiazépines sans avoir d'effet sur les performances ou l'humeur [327].

En revanche, l'administration d'idrocilamide, un myorelaxant, altère considérablement les propriétés pharmacocinétiques de la caféine et en particulier multiplie par un facteur neuf sa demi-vie [328, 329]. Les désordres neuropsychiques induits par l'association d'idrocilamide et de caféine se traduisent par une insomnie, un état d'excitation avec hyperactivité, des troubles de l'humeur et éventuellement des épisodes délirants ou confusionnels qui avaient été confondus avec l'abus d'amphétamines avant d'être identifiés [330]. Le même type de symptômes a été décrit lors de l'association de caféine et de phénylpropanolamine, une substance contenue dans de nombreuses préparations amigrissantes [331, 332]. Il est donc conseillé de s'abstenir de toute boisson ou nourriture contenant de la caféine lors de la prise d'idrocilamide [329] ou de toute médication contenant de la phénylpropanolamine [331].

En raison des nombreux effets secondaires des méthylxanthines, en particulier digestifs et cardiovasculaires, plusieurs études ont testé l'interaction entre ces composés, en particulier la théophylline, couramment utilisée dans le traitement de l'asthme, et les médications associées. Ainsi, l'albutérol, agoniste β-adrénergique bronchodilatateur fréquemment utilisé en association avec la théophylline dans le traitement de l'asthme augmente la clairance de la méthylxanthine [333, 334]. En revanche, l'élimination de la théophylline est ralentie par certains bloqueurs de la production d'hydrogène utilisés dans le traitement des ulcères [335] et par la propafénone et le vérapamil, antiarythmiques cardiaques [336, 337]. L'utilisation d'oméprazole, antiacide gastrique, ne modifie pas la pharmacocinétique de la théophylline [338, 339] et accroît son absorption [340]. La pipérine, alcaloïde majeur du poivre noir, augmente la biodisponibilité de la théophylline et a été proposée pour permettre un meilleur contrôle thérapeutique et améliorer la compliance pulmonaire chez les patients asthmatiques [341]. Enfin, la pharmacocinétique de la théophylline n'est pas modifiée par le nimésulide, anti-inflammatoire non stéroïdien [342] ni par la berlopentine, qui stimule la production d'interféron gamma et qui est utilisée dans le traitement du cancer et du SIDA [343]. La multiplicité de ces études attire l'attention sur la prudence à observer en cas de thérapeutique multiple et devrait également inciter les patients à réduire leur consommation de café en cas de traitement pharmacologique.

À l'inverse, la caféine réduit l'hépatotoxicité du paracétamol chez la souris [344]. Le squalane stimule l'élimination de la théophylline et réduit sa concentration sérique chez le rat et la souris. En raison de ces propriétés, son utilisation est suggérée comme andidote dans le cas d'absortion accidentelle massive de certains médicaments, comme la théophylline [345]. À l'inverse, le charbon actif dont les propriétés de détoxifiant sont utilisées lors de surdosages accidentels, ne modifie ni l'élimination ni la neurotoxicité de la théophylline [346].

## 8. Effets du café sur le sommeil

L'influence du café sur le sommeil est communément admise. L'histoire traditionnelle du café rapporte que le prieur d'un couvent yéménite prescrivait cette boisson à ses moines pour qu'ils restent éveillés pendant les prières nocturnes.

## 8.1. Études chez l'animal

Lorsqu'elle est administrée à la dose de 12,5 à 25 mg/kg, la caféine induit chez le rat adulte une diminution de la durée totale du sommeil ou de ses différentes phases, ainsi qu'un allongement de la période de latence enregistrée avant l'apparition des diverses phases de sommeil [347-350]. À la dose de 25 mg/kg, la caféine retarde l'apparition du retour du sommeil paradoxal chez des rats privés de sommeil [347]. En revanche, à la dose de 0,125 et 1,25 mg/kg, elle est sans effet sur la durée totale du sommeil mais elle augmente la période de sommeil à ondes lentes aux dépens du sommeil à ondes rapides [349].

Lors de l'administration chronique de 20 mg/kg de caféine à des chats, la durée totale du sommeil est tout d'abord nettement raccourcie. Lorsque l'animal s'habitue à la méthylxanthine, le temps total de sommeil se normalise, mais le sommeil à ondes rapides (S1) s'allonge aux dépens du sommeil à ondes lentes (S2). Dès l'arrêt du traitement, on enregistre une augmentation significative du rapport S2/S1, et ce paramètre reste élevé pendant au moins 30 jours [351].

Chez le rat mature issu d'une mère exposée au cours de la gestation à la caféine à la dose de 0,025 à 0,1 % dans son alimentation, la durée du sommeil paradoxal est augmentée. Cet effet persiste pendant deux générations [352, 353]. Chez des souris nées de mères traitées à la caféine au cours de la gestation par le biais de leur eau de boisson à des doses élevées (60 à 100 mg/kg/jour), la durée totale du sommeil est augmentée chez les adultes de la 1re génération, avec principalement un accroissement du sommeil à ondes lentes chez les mâles de la souche BALB/c et un allongement de la durée du sommeil paradoxal chez les femelles de la souche C57BR [354]. L'administration unique de 10 mg/kg de théophylline à des lapins nouveaunés diminue fortement le sommeil à ondes rapides, retarde l'apparition du sommeil à ondes lentes et augmente le sommeil paradoxal. Ces modifications disparaissent seulement à l'âge de 30 jours. Cependant, la transition entre le sommeil à ondes rapides et lentes reste perturbée au moins pendant 40 jours [355].

La caféine réduit également la durée du sommeil induite par l'administration de barbituriques, aussi bien chez le rat que chez la souris [356-359]. Cette diminution est dose-dépendante [356, 358, 359] et le café décaféiné est sans effet sur la durée du sommeil induit par les barbituriques [356].

## 8.2. Études chez l'homme

Les effets du café et de la caféine sur le sommeil ont fait l'objet de deux revues récentes [12, 18]. Le sommeil semble être la fonction la plus sensible aux effets du café et de la caféine chez l'homme. Un délai dans l'endormissement a pu être détecté dès l'administration de 100 mg de caféine une demi-heure avant le coucher, les doses de caféine inférieures à 100 mg étant sans effet [360]. De manière générale, chez les non-consommateurs de café, le sommeil apparaît plus tardivement, est plus court et plus agité après l'absorption de café 30 à 60 minutes avant le coucher [361].

Dans une étude en double aveugle réalisée chez des étudiants, le délai d'apparition du sommeil a été prolongé de 33 minutes en moyenne par 200 mg de caféine par rapport à du lactose [362]. De plus, les sujets ont déclaré dormir moins profondément après 150 à 200 mg de caféine. Ce dernier effet était toutefois moins marqué chez les buveurs de café [362]. D'autres études ont confirmé que chez les non consommateurs de café, le délai d'apparition du sommeil et les perturbations des différentes phases de sommeil sont accrus [363], alors que les buveurs habituels de café sont relativement insensibles aux effets du café sur le sommeil [364]. La latence avant l'apparition du sommeil est accrue non seulement le soir mais également à tous les moments de la journée [188]. La différence de sensibilité aux effets du café ne semble pas due à un phénomène de tolérance [153]. La variabilité inter-individuelle aux effets du café ainsi que la variabilité chez un même individu des effets du café d'une nuit à l'autre semblent plutôt responsables de ces différences [30, 153]. Toutefois, dans d'autres études, le développement d'une tolérance, au moins partielle aux effets de la caféine sur le sommeil ou le délai avant l'endormissement, a été observée [188, 363, 364].

La caféine augmente la durée du stade 2 du sommeil (qu'on appelle aussi le « sommeil léger »), diminue la durée des stades 3 et 4 (ou « sommeil profond »), et n'a pas d'effets sur le sommeil paradoxal ou la durée des épisodes de rêve [357, 358, 364-366]. Bien que certains des effets du café sur le sommeil soient dose-dépendants [367, 368], des différences interindividuelles dans les perturbations du sommeil, indépendantes de la concentration plasmatique de la méthylxanthine, ont pu être notées [369]. Des études électroencéphalographiques (EEG) ont mis en évidence que la qualité du sommeil était perturbée dans les 3 à 4 heures suivant l'ingestion de café, ce qui correspond au temps nécessaire à l'élimination métabolique de la caféine par le foie [370, 371]. Selon certains auteurs, les individus les plus incommodés par le café métaboliseraient la caféine plus lentement que les autres [372]. Il y aurait en fait plutôt une relation entre la quantité de café consommée au cours de la journée qu'une association nette entre l'insomnie et le moment où le café a été consommé avant le coucher [368, 373].

Les mouvements nocturnes sont augmentés par la caféine [374-377]. Cependant, ces phénomènes ne sont observés qu'après l'administration de doses assez élevées de caféine, 260 à 390 mg. Ainsi, l'absorption de 40 mg de caféine ne modifie pas l'actogramme nocturne chez l'enfant [378]. De même, ce dernier n'est pas perturbé chez l'adulte recevant 3 mg/kg de caféine en trois fois à deux heures d'intervalle avant le coucher [379]. Les seuils de réveil par un stimulus auditif sont nettement diminués après l'absorption de 400 mg de caféine, ce qui prouve que le sommeil est moins profond après l'absorption de la méthylxanthine [380, 381].

Les résultats de plusieurs études semblent toutefois suggérer que toutes les mesures concernant le sommeil ne contrôlent pas nécessairement les mêmes paramètres. La relation entre ces diverses mesures dépend du moment de la journée et sans doute de l'état de l'individu. Elle dépend également du type des mesures, à savoir si elles sont objectives ou subjectives [327, 382]. Ainsi, en présence de caféine, on observe une moins bonne corrélation entre les mesures objectives et subjectives au cours de la matinée et moins de variation de la corrélation au cours de la journée que dans le groupe recevant un placebo [382].

En revanche, contrairement à la caféine, la théophylline aux doses thérapeutiques utilisées dans le traitement de l'asthme, ne semble pas perturber le sommeil et les performances cognitives chez l'adulte [383] ou chez l'enfant [384].

En raison de la nature des perturbations du sommeil induites par la caféine, l'utilisation de cette méthylxanthine en tant que modèle d'insomnie a été proposée par plusieurs auteurs [368, 385, 386]. Elle a aussi la propriété d'accroître la vigilance nocturne et sa consommation serait à considérer dans les professions impliquant un travail nocturne, en particulier si celui-ci exige un degré de vigilance élevé [387].

Enfin, on a récemment proposé que l'organisme humain produirait une substance similaire à la caféine qui pourrait jouer un rôle dans le contrôle du cycle veille/sommeil. Cette substance endogène similaire à la caféine maintiendrait le cerveau à l'état de veille ; la baisse de cette substance en dessous d'un seuil critique engendrerait le démarrage de la phase de sommeil du cycle nycthéméral [318].

En conclusion, la caféine peut donc induire l'apparition d'un délai dans l'endormissement et perturber la qualité et la profondeur du sommeil. Il est vraisemblable que les effets seront plus nets chez les faibles consommateurs de café surtout si le café est consommé juste avant le coucher. Une certaine tolérance aux effets du café sur le sommeil semble pouvoir se développer, mais peut-être seulement de manière incomplète.

### 9. Intoxication par la caféine ou caféinisme

Il est bien connu que la consommation excessive de caféine provoque des symptômes de nervosité, d'agitation, d'anxiété et d'insomnie [388]. D'après une enquête américaine, il apparaît qu'un quart de la population générale et la moitié des malades psychiatriques ingèrent 500 mg de caféine par jour (l'équivalent de 5 tasses de café) [389]. La plupart des patients souffrant de caféinisme développent une variété de symptômes aussi bien nerveux que gastrointestinaux ou cardiaques après la consommation de quantités variables de caféine, mais en général supérieures à 250 mg [388, 390]. Le caféinisme doit être dissocié d'autres désordres physiques ou mentaux, comme l'anxiété [391] et peut être diagnostiqué à tort comme étant une névrose d'anxiété [265]. Des états confusionnels aigus ont également été associés à des consommations très élevées de caféine, en général plus de 1 000 mg par jour [3]. Cependant, des problèmes d'anxiété ou d'ordre somatique ont pu également être constatés chez des consommateurs chroniques de café, même après l'absorption de quantités faibles, inférieures à 250 mg. Ces personnes avaient sans doute une sensibilité accrue à la caféine [391].

En plus des problèmes somatiques, d'anxiété ou éventuellement de dépression, le caféinisme a été parfois associé à du délirium, des psychoses ou de l'anorexie [392, 393]. Le diagnostic du caféinisme inclut des épisodes maniaques, des désordres de panique, un désordre d'anxiété généralisé et un hyperthyroïdisme. Ces symptômes peuvent mimer ou aggraver des états psychiatriques [258, 394, 395] ou médicaux [396]. Cependant, la relation temporelle de ces symptômes avec une ingestion importante de caféine rend en général le diagnostic évident [390].

Quelques cas de décès chez des adultes et des enfants par absorption trop importante de caféine par voie intraveineuse [397], orale [398-402] ou rectale [403] ont également été signalés. Ainsi, en 1986, 3749 cas d'exposition trop importante à la caféine ont été enregistrées par les Centres anti-poisons américains. Sur les 2 709 cas dont on connaît l'issue, seuls 3 ont été suivis de décès [404]. Chez l'adulte, la dose aiguë létale de caféine semble se situer aux alentours de 5 à 10 g par voie intraveineuse ou orale [15, 16, 397-403], soit l'équivalent de 75 tasses de café. Des doses de 100 mg/kg de poids corporel représentent un danger certain d'empoisonnement pour les enfants. Les signes d'empoisonnement observés sont l'agitation, l'inquiétude, l'excitation, les convulsions, la tachycardie et le coma avec mort par œdème pulmonaire, l'atélectasie, la fibrillation ventriculaire et l'arrêt cardiopulmonaire [364].

## 10. Variations inter-individuelles des effets du café et variations liées à l'âge

Les résultats des expériences et des enquêtes ainsi que l'opinion générale sont en faveur d'une grande variabilité inter-individuelle des effets du café et de la caféine sur le système nerveux central. De plus, il a également été communément observé que les individus deviennent plus sensibles à la caféine en vieillissant.

### *10.1. Variations inter-individuelles des effets du café*

Celles-ci sont liées d'une part à des facteurs physiologiques tels que la rapidité de l'évacuation gastrique et de l'absorption intestinale [114] ainsi qu'à la grande variabilité de la clairance et de la demi-vie métabolique de la caféine [405, 406]. Chez 9 sujets recevant à jeun 250 mg de caféine dissous dans 300 ml de liquide, les pics plasmatiques de caféine varient de 4,2 à 26 mg/l [210]. De plus, la vitesse de métabolisme de la caféine est nettement allongée, environ 10,5 heures, au cours du dernier trimestre de la grossesse [403-405, 407-410] ainsi que chez l'enfant prématuré où elle atteint 80 à 100 heures [411-414], alors qu'elle est de 3,5 à 6,0 heures chez un adulte normal [415-417]. Comme la vitesse de métabolisme de la caféine est de plus dose-dépendante, son accumulation dans l'organisme n'est pas linéaire [418]. Le foie foetal est même capable de métaboliser la théophylline en caféine [419,

420]. Enfin, la demi-vie de la caféine est également prolongée en cas de déficience hépatique sévère [421-423] et raccourcie chez les grands fumeurs ou les sujets traités par la phénytoïne [423].

Il faut aussi tenir compte du fait que la caféine est souvent absorbée en association avec de la crème, dans des boissons gazeuses glacées, avec de la nourriture plus ou moins riche en matières grasses, tous ces facteurs pouvant considérablement modifier son absorption.

De même, l'utilisation simultanée à la caféine de substances comme le tabac ou l'alcool peut provoquer des effets interactifs. Ainsi, la consommation de tabac est diminuée après l'absorption de 75 à 300 mg de caféine [424]. La demi-vie de la caféine est raccourcie de 55 % chez les fumeurs par rapport aux non-fumeurs et les fumeurs éliminent un pourcentage plus élevé de caféine non métabolisée [417]. Donc, à sensibilité initiale égale, les effets de la caféine seront moins marqués chez les fumeurs que chez les non-fumeurs. La caféine peut aussi interagir avec l'alcool. La consommation de café est en effet beaucoup plus élevée chez des malades psychiatriques alcooliques que chez les non-alcooliques [425]. De plus, la prise quotidienne moyenne d'alcool a été diminuée de manière significative dans un groupe de gens consommant du café soluble fortement dosé et il a en fait été suggéré que certaines marques de café pourraient aider à réguler la prise d'alcool [426]. Chez des étudiants recevant 30 mg de caféine et 52,5 g d'éthanol pour 70 kg de poids corporel, la caféine ne contrebalance pas la plupart des effets de l'alcool, à l'exception du temps de réaction [427]. Enfin, l'élimination de la caféine est également ralentie chez les femmes qui prennent une pilule contraceptive [428-430].

Deux études récentes se sont intéressées aux facteurs pouvant être à l'origine des différences inter-individuelles des effets subjectifs liés à l'administration de caféine [431, 432]. Ces facteurs sont en effet encore largement méconnus. Les faibles consommateurs de caféine ne paraissent pas plus sensibles aux effets de la méthylxanthine que les grands consommateurs. La consommation d'alcool, l'exposition antérieure à d'autres stimulants et l'état de vigilance basal des individus interviennent dans cette variabilité alors que la personnalité, le sexe et le niveau d'anxiété ne semblent pas interférer [432].

Les facteurs génétiques pourraient intervenir dans cette variabilité. Il a été émis qu'en théorie, la variabilité inter-individuelle dans la sensibilité aux effets de la caféine serait liée à des différences métaboliques héréditaires [433, 434] mais les recherches dans ce domaine sont peu nombreuses. Toutefois, on a pu montrer que des jumeaux homozygotes répondent de manière plus homogène aux effets du café que des jumeaux hétérozygotes [435, 436]. Des constatations similaires ont pu être réalisées avec les barbituriques [348]. Enfin, les réponses au café ou à la caféine dépendent également du type de personnalité, en particulier, selon que l'individu est extra- ou introverti [23, 175, 176, 252, 261, 271, 401, 437, 438].

### 10.2. Variations liées à l'âge

De nombreux enfants consomment de la caféine tous les jours, en particulier dans des boissons gazeuses type coca-cola. Il a été longtemps admis que les enfants seraient plus sensibles aux effets de la caféine que les adultes [16]. Cependant, l'administration de 3 mg/kg de caféine est sans effets aussi bien chez les garçons avant l'âge de la puberté que chez les adultes [150, 179, 438]. Il n'existe toutefois aucune donnée sur la relation éventuelle entre la libération importante d'hormones sexuelles au moment de la puberté et une modification éventuelle de la sensibilité de l'enfant aux effets du café et de la caféine à cette période. La variation des effets et du métabolisme de la caféine en fonction du taux plasmatique des hormones sexuelles a été observée [163, 168, 428-430].

À la dose de 10 mg/kg, la caféine a des effets plus marqués chez les enfants que chez les adultes. Ceux-ci sont plutôt bénéfiques et concernent l'accélération du débit de l'élocution, et la diminution du temps de réaction et du nombre d'erreurs. Cette dose de caféine induit des effets secondaires chez les adultes mais pas chez les enfants [438]. En revanche, des effets secondaires et comportementaux sont observés chez des enfants consommant plus de 500 mg de caféine par jour [438]. Il ne semble donc pas y avoir de sensibilité particulière à la caféine chez les enfants par rapport aux adultes, sauf chez les gros consommateurs. En fait, les enfants seraient même plutôt moins sensibles à la méthylxanthine que les adultes [6]. Il existe toutefois une relation positive entre les consommations parentale et infantile de café. Le même type de relation a été mis en évidence pour la consommation maternelle de tabac et la consommation paternelle de boissons alcoolisées [439].

La caféine a été longtemps considérée comme efficace dans le traitement des enfants hyperactifs, en particulier aux États-Unis [440]. Cependant, même chez ce type d'enfants, la caféine ne modifie pas significativement le comportement [285, 441-444]. Les travaux ont plutôt permis de confirmer l'absence de sensibilité spécifique des enfants hyperactifs à la caféine.

Chez les personnes âgées, l'absorption de caféine induit en particulier des perturbations accrues du sommeil, avec un doublement du nombre de phases d'éveil, une augmentation des phases de sommeil léger au détriment du sommeil profond. Par contre, le café décaféiné ne provoque aucune modification du sommeil [366]. Il semble que la tolérance aux effets du café et de la caféine diminue avec le vieillissement [395]. Enfin, selon les résultats d'une étude concernant 6 sujets jeunes et 6 sujets âgés, les personnes âgées semblent plus sensibles aux effets objectifs de la caféine et moins sensibles aux effets subjectifs que les jeunes [444].

## II. Tolérance et dépendance vis-à-vis des effets du café

### 1. Tolérance

Chez l'homme, les études sur la tolérance aux effets centraux du café et de la caféine sont en nombre très limité [362, 364]. Une tolérance apparente aux effets de la caféine sur le système nerveux central a été rapportée dans quelques études cliniques. Ainsi, on a pu constater que le sommeil était moins perturbé par le café chez les moyens et gros consommateurs de café que chez les non-consommateurs, mais une tolérance complète du sommeil aux effets du café n'a pas été mise en évidence [30, 188, 362, 364]. Cependant, sans doute parce que cette tolérance aux effets centraux du café et de la caféine est de faible amplitude, on considère en général que le système nerveux central n'est que très peu tolérant aux effets stimulants du café et de la caféine [16, 25, 27, 211, 445], alors que la tolérance aux effets diurétiques [446] ou cardiovasculaires et humoraux du café [31, 447] est décrite depuis fort longtemps. Il est en effet très difficile de savoir si les utilisateurs modérés de caféine ne présentent aucun symptôme parce qu'ils ont développé une tolérance ou parce qu'ils étaient à l'origine moins sensibles que les faibles utilisateurs [443]. Il a été montré récemment que la consommation régulière de 12 mg de caféine par kilo et par jour (soit l'équivalent de 6 à 11 tasses de café quotidiennes) était susceptible de produire des effets pharmacologiques qui ne seraient pas totalement compensés par le développement de la tolérance. En effet, une accumulation non linéaire de caféine se produit dans l'organisme par saturation métabolique [448].

Une étude récente vient de mettre en évidence une tolérance à certains effets de la caféine sur le système nerveux central. Les sujets ont été exposés pendant 18 jours consécutifs à 300 mg de caféine ou à un placebo. Pendant le traitement, les effets subjectifs de la caféine ainsi que les conséquences de la méthylxanthine ne diffèrent pas en fonction du traitement reçu, caféine ou placebo. L'administration ultérieure de caféine après le traitement chronique produit par contre des effets subjectifs dans le groupe exposé au placebo et pas dans le groupe exposé à la caféine, ce qui incite les auteurs à conclure que le système nerveux central est capable de développer une tolérance aux effets de la caféine [449]. Toutefois, cet aspect des effets de la caféine n'a été que trop peu exploré à ce jour pour qu'une conclusion claire sur le phénomène de tolérance soit possible. Cette dernière est de plus probablement dépendante du degré et du type d'exposition antérieure à la méthylxanthine, continu ou intermittent [12]. Un travail vient d'être réalisé dans le but de tester les réponses des individus selon que l'exposition à la caféine est habituelle ou aiguë. L'usage habituel de la caféine a des effets directs et interactifs avec les fonctions psychophysiologiques. Les faibles consommateurs manifestent une habituation tonique rapide [450] alors que chez les grands consommateurs, les caractéristiques de l'habituation sont plus complexes [451]. Les auteurs en concluent qu'il s'avère nécessaire de tester les courbes dose-réponse pour l'habituation et donc la tolérance à la méthylxanthine [451].

Depuis une dizaine d'années, la tolérance aux effets centraux de la caféine a été observée chez l'animal sur l'activité locomotrice [452-459], le conditionnement opérant [130], l'activité électrique cérébrale [452, 460, 461] et l'effet convulsivant de la caféine [101, 462]. En revanche, le métabolisme énergétique cérébral ne semble que très peu tolérant aux effets stimulants de la caféine chez le rat [63, 463]. Les phénomènes sous-jacents au développement de la tolérance à la caféine chez les rongeurs n'ont pas encore été éclaircis. Son apparition rapide ainsi que sa persistance plaident en faveur de la déplétion d'un neurotransmetteur, en particulier la noradrénaline [464]. Par ailleurs, selon certains auteurs, l'augmentation du nombre des récepteurs de l'adénosine, sur lesquels la caféine exerce un effet antagoniste [55] ne serait pas à l'origine du développement de la tolérance à la caféine [465], alors que ce serait le mécanisme principal du développement de la tolérance selon d'autres [466]. En fait, le développement rapide de la tolérance et son caractère insurmontable font plutôt penser à la déplétion d'un ou plusieurs neurotransmetteurs dont la nature reste à déterminer [465].

## 2. Dépendance et sevrage

La dépendance vis-à-vis des effets du café a été davantage étudiée que la tolérance et a fait l'objet d'une revue récente très détaillée [464]. Il semble que chez certains consommateurs de caféine des signes communs de dépendance soient évidents [390, 396, 397]. D'après une étude récente, il semble que la dépendance vis-à-vis des effets de la caféine puisse apparaître à des doses très faibles (1 tasse de café fort ou 3 boîtes de coca-cola par jour) et que le sevrage en caféine soit à l'origine de symptômes plus nombreux que ce qui était admis jusqu'alors [467]. De plus, il est reconnu que le café est incitateur à un renforcement de sa propre consommation, ceci tant chez l'homme que chez l'animal [468, 469]. Cependant, ce renforcement de consommation est dose-dépendant, les doses très élevées pouvant provoquer chez l'homme une sensation de malaise [468]. Toutefois, la dépendance vis-à-vis de la caféine ne serait que limitée, par opposition aux amphétamines [470].

Chez l'animal, le sevrage en caféine induit une diminution de l'activité locomotrice [464]. Chez l'homme consommateur habituel de café, la suppression de cette boisson entraîne des symptômes tels qu'une sensation de fatigue, d'apathie, de faiblesse et de somnolence [244, 258, 396, 471-476], des maux de tête [258, 396, 475-480], de l'anxiété, une tension musculaire accrue [479, 481], parfois des tremblements [483, 484], voire même des nausées et vomissements ainsi qu'une sensation de manque. Ces manifestations disparaissent après l'absorption de café. La levée des symptômes de sevrage est très fortement liée à la satisfaction psychologique engendrée par l'ingestion de café, en particulier par la première tasse quotidienne. En effet, les grands consommateurs de café manifestent une préférence pour le café contenant de la caféine s'ils ont bu ce type de café pendant une semaine au moins, alors que les personnes qui ont bu du café décaféiné choisiront indifféremment un café décaféiné ou contenant de la caféine [484, 485]. En effet, plusieurs études ont montré que le contenu en caféine du café influait sur sa consommation [486-488] et que la caféine seule est capable de faire disparaître les symptômes de sevrage engendrés par l'arrêt de consommation de café [184, 185,

243, 484]. Il semble également que les effets bénéfiques ressentis ou attendus de la consommation de café sur l'humeur ou les performances contribuent à motiver les individus à consommer du café [219].

Les symptômes de sevrage débutent typiquement 12 à 24 heures après l'arrêt de consommation de café [185, 186, 477, 481, 489, 490], avec un pic après 20 à 48 heures [469, 478, 481, 491]. Cependant, ces symptômes peuvent apparaître dès 3 à 6 heures [245, 492, 493] et durer jusqu'à une semaine [110, 259, 481, 494], voire plusieurs mois après le sevrage de café [466]. Une analyse récente a considéré que le symptôme de sevrage, mais pas l'abus ou la dépendance vis-à-vis de la caféine, devrait être considéré comme un diagnostic à inclure dans la liste des maladies reconnues par le système de santé américain [495].

Une étude récente s'est intéressée à la relation entre les consommations de café, d'alcool et de tabac sur les maux de tête pré- et postopératoires. La relation est très fortement positive entre l'apparition des maux de tête avant et après un acte chirurgical et la consommation de caféine. Une analyse par régression linéaire a démontré que pour chaque augmentation de consommation de caféine de 100 mg (soit environ une tasse de café), l'augmentation du risque de céphalées dans la période immédiatement préopératoire était de 12 %, tandis que celle de céphalées postopératoires était de 16 %. Il n'existe aucune relation entre ce symptôme de sevrage et l'âge, le sexe, la fréquence habituelle de maux de tête, la consommation d'alcool ou de tabac, les anesthésiques ou les adjuvants utilisés pour l'intervention [496].

Des symptômes de sevrage ont également pu être observés chez des nouveau-nés dont les mères étaient de grandes consommatrices de café au cours de leur grossesse. Ces enfants avaient un comportement inhabituel dès le moment de la naissance, caractérisé par une irritabilité et une émotivité marquées, ainsi que par des vomissements. Ces symptômes ont disparu spontanément en quelques jours [497].

Chez l'animal, assez peu d'études ont été réalisées. Le sevrage en caféine induit une diminution de moitié environ de l'activité locomotrice du rat. Celle-ci persiste pendant 4 jours, et elle est dose-dépendante et maximale au second jour [448, 454, 498]. Ce même phénomène a pu être observé pour le seuil de réponse à la stimulation électrique cérébrale par la caféine chez le rat [461]. De même, chez le singe, des interruptions de comportement opérant apparaissent après la privation de caféine, mais elles sont moins prononcées qu'avec d'autres drogues [499].

## 3. Effet renforçateur du café sur sa propre consommation

En opposition apparente avec ces données, il apparaît que lorsqu'on laisse à un animal, rat ou babouin, le choix de sa boisson, ce dernier ne pratique pas d'auto-administration soutenue de caféine, comme on a pu le démontrer pour des drogues comme la morphine, les amphétamines ou la cocaïne [220, 500, 501]. Cependant, chez le rat, la caféine peut servir de stimulus discriminant, à la fois à faible et forte dose [486, 487, 489]. Les effets discriminants d'une dose faible de caféine (10 mg/kg) semblent provenir d'un état d'éveil comportemental, peut-être médié par les catécholamines, et sont similaires à ceux qui sont produits par une faible dose de caféine chez l'homme. L'origine des effets discriminants d'une dose élevée de caféine (56 mg/kg) ne sont pas encore bien compris [486]. Cependant, aucune espèce animale ne métabolise la caféine d'une manière similaire à l'espèce humaine [502]. Il est donc très difficile d'extrapoler les résultats obtenus chez l'animal à l'homme, d'autant plus que certains métabolites de la caféine (beaucoup plus actifs et potentiellement plus toxiques que la méthylxanthine elle-même) peuvent être à l'origine d'une très grande variabilité des effets pharmacologiques et toxiques de la caféine d'une espèce à l'autre [502].

Chez l'homme, les propriétés stimulantes et légèrement renforçatrices de la caféine sur le comportement sont universellement reconnues [153, 220, 464, 475, 503-506] et sont probablement responsables du maintien de l'auto-administration de caféine, essentiellement sous forme de boissons caféinées comme le café, le thé ou le coca-cola [507, 508]. Bien que des variations importantes de la sensibilité individuelle aux effets de la caféine aient été mises en évidence, aussi bien chez l'homme que chez l'animal, l'abus de caféine ne représenterait qu'un risque minime [484, 488]. Les conditions nécessaires au renforcement de la consommation de caféine chez l'homme ne sont pas encore bien éclaircies, mais le taux d'exposition antérieure à la méthylxanthine qui pourrait mener à une tolérance et une dépendance sont à prendre en considération [488, 504]. Les doses de caféine rencontrées dans le thé et le café sont suffisantes pour servir de renforçateurs, puisqu'elles sont recherchées en cas de symptômes de sevrage [509]. Si les sujets ont un accès libre à du café contenant de la caféine ou du café décaféiné, ils ont tendance à opter préférentiellement pour le café contenant de la caféine [510-512]. Enfin, si l'on prend en compte des données économiques, les individus ont tendance à réduire leur consommation de café et de cigarettes si le prix du tabac augmente, alors que la consommation de tabac ne varie pas si le prix du café augmente. Si le coût des deux produits s'accroît, leur consommation baisse au même degré. Ainsi, les effets renforçateurs du café et du tabac sont comparables mais interagissent de manière assymétrique [513].

Enfin, la question se pose de connaître l'influence du goût du café ou de la caféine sur leur consommation. Si l'on donne de l'eau contenant de la caféine ou de l'eau du robinet sans additif à des rats entre l'âge de 29 et 40 jours, les rats exposés à la caféine boiront ensuite plus d'eau caféinée que d'eau nature. La présence de nourriture augmente la consommation de liquide, quelle que soit sa nature. De même, l'administration préalable d'un agoniste de l'adénosine augmente la consommation de caféine. Il apparaît donc que la consommation de caféine serait reliée aux propriétés pharmacologiques de la méthylxanthine bien que l'influence du goût sur sa consommation ne puisse pas être éliminée [514]. Le café et la caféine auraient en fait deux composantes, l'une appétitive et l'autre aversive. Ainsi, si l'on force des rats à consommer un mélange de moka et de caféine pendant 14 jours, et qu'on leur laisse ensuite le choix entre de l'eau nature, caféinée ou du moka, les rats qui consommaient au moins 50 mg de caféine par kg de poids corporel et par jour manifestent une légère préférence pour la caféine et une nette aversion pour le moka. Il paraît donc possible que de faibles quantités de caféine puissent favoriser l'effet appétitif de la caféine [515] alors que des quantités plus élevées pourraient exacerber l'effet aversif [516].

Chez l'homme, la réponse gustative à la caféine n'est pas influencée par l'exposition préalable à toute une série de méthylxanthines ou à l'adénosine [517, 518]. Il existe toutefois une association entre l'absorption de caféine et la sensibilité au goût. Les différences observées en fonction des individus pourraient provenir de différences interindividuelles préexistantes entre consommateurs et non consommateurs ou d'une exposition préalable à d'autres boissons ou nourritures amères et/ou contenant de la caféine [518]. Toutefois, il reste encore beaucoup à faire pour bien comprendre les relations entre les fonctions gustatives, la nutrition et l'attraction exercée par les boissons caféinées.

Enfin, la discrimination entre une dose de caféine de 200 à 300 mg/70 kg et le placebo est très facilement obtenue et maintenue chez l'homme [431, 519]. Elle est reliée aux effets de la méthylxanthine et à une spécificité pharmacologique [519]. Certains individus sont même capables de discriminer entre méthylxanthine et placebo à des doses aussi faibles que 10 mg de caféine [218]. Chez le rat, l'effet discriminant de 10 mg/kg de caféine est similaire à celui qui correspond à un accroissement de la vigilance chez l'homme et pourrait être médié par les catécholamines. À des doses plus élevées, 56 mg/kg, les effets discriminants de la caféine sont qualitativement différents de ceux de la dose faible mais ne sont pas clairement définis à ce jour [520].

## III. Effets du café sur l'activité électrique cérébrale

### 1. Études chez l'animal

On a longtemps considéré que la caféine exerçait un effet excitateur généralisé sur le système nerveux central, particulièrement au niveau du cortex cérébral [15], augmentant la vigilance et diminuant la sensation de fatigue. Les études électrophysiologiques ont en effet montré que l'activité électrique corticale était stimulée par l'administration intraveineuse de 10 à 100 mg/kg de caféine chez le rat [521, 522]. Chez le chat, la caféine à la dose de 10 mg/kg produit une activation de l'électroencéphalogramme (EEG) cortical similaire à l'activité enregistrée au moment de l'éveil physiologique ou à celle qui est produite par la stimulation directe de la formation réticulée [523, 524], structure dont on peut considérer qu'elle joue un rôle important dans la vigilance et l'éveil [525].

Toutefois, la stimulation de l'activité électrique spontanée dans les neurones de la formation réticulée ascendante apparaît à des doses beaucoup plus faibles de caféine, 1 à 2,5 mg/kg i.v. [526, 527]. D'autre part, cette structure ne paraît pas indispensable à la manifestation des effets activateurs de la caféine sur l'EEG [523, 528, 529]. Les réponses des neurones de la formation réticulée à la caféine sont dose-dépendantes et la durée de l'activation s'accroît avec la dose administrée [526].

La caféine et d'autres méthylxanthines augmentent également l'excitabilité de préparations d'hippocampe de rat *in vitro* [530, 531] et activent le rythme théta de l'EEG dans l'hippocampe de lapin [532]. La caféine prolonge la durée de la postdécharge dans l'hippocampe pendant une période plus longue que les changements qu'elle induit au niveau de l'EEG [528-532]. À forte dose, la caféine provoque des modifications électriques dans l'hippocampe similaires à celles qui sont enregistrées au cours des convulsions généralisées [532]. L'effet stimulant très marqué de la caféine au niveau de l'hippocampe reflète l'importance du système limbique dans le développement des effets convulsivants et anxiogènes de cette méthylxanthine [532]. La caféine accroît également le seuil de renforcement de l'auto-stimulation électrique, ce qui correspond peut-être à la composante anxiogène de la caféine qui prédomine à forte dose chez l'homme [471, 486, 533]. Cet effet ne semble pas médié par les systèmes adénosinergiques [486].

Simultanément à l'activation électrique corticale, la caféine induit une forte dépression de l'activité électrique dans les neurones thalamiques, même à très faible dose, 0,1 mg/kg i.v. [528, 534, 535]. Cette réduction d'activité thalamique est bien corrélée aux perturbations du sommeil [11, 528, 529, 534]. De même, la caféine, en application iontophorétique directe, diminue l'activité électrique spontanée des neurones du noyau caudé chez le rat [263]. La méthylxanthine semble donc pouvoir activer la voie nigro-striée, provoquant ici une diminution d'activité dans le noyau caudé, consécutive à une stimulation de la libération de dopamine par les terminaisons nerveuses nigro-striatales [536].

## 2. Études chez l'homme

Chez l'homme, les agents stimulants du système nerveux central augmentent de manière générale le nombre d'ondes béta et diminuent l'activité théta et alpha de l'EEG [537]. Cependant, les effets de la caféine sur l'EEG au repos sont variables et très discordants. Après administration de caféine, 100 à 250 mg, on a observé aussi bien une réduction d'amplitude [538], qu'une augmentation de l'activité delta [144], ou encore une augmentation de puissance dans la bande des 10-13 cycles/s accompagnée d'une diminution de puissance dans la bande des 5,5-9,5 cycles/s [539]. Une telle divergence de résultats tient aux différences dans les doses de caféine, au moment de l'enregistrement par rapport à l'administration de la méthylxanthine et aux méthodes d'analyses d'EEG utilisées [540]. Cependant, dans une revue récente, Knott [541] considère qu'on peut s'attendre à ce que la caféine diminue la puissance des ondes théta et alpha et augmente la fréquence des pics dans les ondes alpha et peut-être béta. Ces conclusions viennent d'être confirmées récemment [117] et sont corrélées aux effets de la caféine sur la vigilance. Toutefois, les modifications électroencéphalographiques induites par la caféine sont très variables non seulement d'un individu à l'autre mais aussi d'un champ à l'autre [542]. Elles sont particulièrement marquées dans l'aire pariétale [117].

De même, les effets de la caféine sur l'activité cérébrale évoquée sont discordants. À des intervalles comparables après l'administration de 300 mg de caféine, les amplitudes des variations contingentes négatives ont augmenté dans un cas [543] et diminué dans l'autre [544]. Une ingestion unique de 300 mg de caféine réduit [545] ou ne modifie pas l'amplitude des potentiels auditifs évoqués [546]. Enfin, la caféine diminue la puissance de l'EEG en condition de repos et sous stimulation lumineuse sinusoïdale [539].

## IV. Effets du café sur la circulation et le métabolisme cérébral

### 1. Études chez l'adulte

Les effets stimulants de la caféine sur le système nerveux central sont associés à des altérations des taux régionaux du métabolisme énergétique cérébral. L'administration d'une dose aiguë de caféine de 10 mg/kg ou la perfusion continue de 0,30 mg/kg/mn de la méthylxanthine induit un accroissement des taux d'utilisation cérébrale locale de glucose, significatif dans les groupes de cellules contenant des monoamines, comme la substance noire et l'aire tegmentale ventrale, riches en dopamine, les noyaux ventral et dorsal du raphé, contenant de la sérotonine, et le locus cœruleus riche en noradrénaline. De même, la caféine augmente les taux du métabolisme énergétique dans les structures du système extrapyramidal moteur et dans de nombreux noyaux thalamiques, relais moteurs ou limbiques ainsi que dans des aires limbiques comme l'hippocampe [63, 66, 463, 547-550]. Ces accroissements locaux de l'utilisation cérébrale de glucose dans ces structures impliquées dans le contrôle de l'activité locomotrice et du cycle veille-sommeil en particulier, sont très bien corrélés aux modifications comportementales induites par la méthylxanthine et décrites en détail dans ce chapitre. Enfin, la stimulation des taux d'utilisation de glucose est de même amplitude après une administration aiguë ou chronique (2 semaines) de 10 mg/kg de caféine. Le métabolisme énergétique cérébral ne semble donc pas développer de tolérance aux effets stimulants de la méthylxanthine [463].

Les méthylxanthines, comme la caféine ou la théophylline, induisent une vasodilatation, sauf dans le système nerveux central où elles élèvent la résistance cérébrovasculaire, ce qui contribue à réduire le débit sanguin cérébral. Les propriétés vasoconstrictrices des méthylxanthines ont été mises en évidence à la fois chez l'homme [551-559] et chez l'animal [66, 549, 550, 560, 561]. Ainsi, l'absorption de 250 mg de caféine induit chez l'homme une diminution du débit sanguin cérébral de 20 à 30 % environ [489, 556, 558]. Cette baisse est indépendante de l'humeur, de l'activité physiologique périphérique et de la pression artérielle partielle en $CO_2$ [242, 489, 556, 558]. La caféine induit une diminution du débit sanguin cérébral local essentiellement dans les régions dans lesquelles elle augmente le métabolisme, c'est-à-dire dans les groupes cellulaires contenant des monoamines, le système moteur et limbique ainsi que dans le thalamus [549, 550, 560]. La caféine induit également une diminution du débit sanguin rétinien, sans doute par suite de son antagonisme au niveau des récepteurs de l'adénosine, puisque l'adénosine est un vasodilatateur puissant de la vasculature rétinienne [562].

La caféine atténue de manière dose-dépendante la réponse hémodynamique à la perfusion de dipyridamole chez l'homme. Cette interaction peut avoir des conséquences cliniques en raison des tests au dipyridamole associé au thallium-201 réalisés en imagerie cardiaque. En revanche, il reste à déterminer si la consommation régulière de café peut avoir des conséquences sur un traitement au dipyridamole [563, 564].

Enfin, l'administration aiguë de caféine chez le rat accélère le dommage ischémique consécutif à un accident vasculaire cérébral, alors que l'administration chronique de la méthylxanthine protège le cerveau d'un dommage ischémique, sans doute grâce à l'augmentation du nombre de récepteurs de l'adénosine [565, voir aussi le paragraphe VII. 1 de ce chapitre]. Chez l'homme, la consommation chronique de caféine est inversement reliée au risque d'accident vasculaire cérébral fatal et non fatal [566]. Le conseil d'un article récent serait de boire suffisamment de café pour augmenter le nombre de ses récepteurs centraux à l'adénosine, mais aussi de pouvoir arrêter la consommation de boissons contenant des méthylxanthines au moment où un accident vasculaire cérébral se produit, de manière à ce que la caféine n'empêche pas l'adénosine d'exercer son effet bénéfique au niveau cérébral [567].

Dans la plupart des cas, débit sanguin et utilisation cérébrale de glucose sont étroitement couplés dans l'ensemble des régions cérébrales [568-571], si bien que les modifications d'activité cérébrale entraînent des changements parallèles de l'utilisation de glucose et du débit sanguin cérébral [571-575]. En général, les modifications du débit sanguin cérébral sont la conséquence des variations du métabolisme énergétique cérébral [571, 574, 575]. Contrairement à la plupart des agents pharmacologiques auxquels l'homme est couramment exposé, la caféine a la propriété d'induire une hypoperfusion cérébrale accompagnée d'une augmentation simultanée de l'utilisation de glucose [63, 66, 463, 547-550, 560] ou, en d'autres termes de réajuster le niveau de couplage entre le débit sanguin et le métabolisme énergétique cérébral. Les méthylxanthines semblent donc modifier le phénomène de régulation entre le débit sanguin et le métabolisme cérébral. Cependant, le mécanisme n'est pas encore parfaitement éclairci bien que l'adénosine, avec laquelle les méthylxanthines interfèrent, représente un des modulateurs de la régulation du couple débit-métabolisme au niveau du système nerveux central [573, 576, 577].

## 2. Études chez le nouveau-né

La caféine est très couramment utilisée dans le traitement de l'apnée idiopathique du prématuré [411, 420, 577-581]. Plusieurs études ont montré que les modifications du débit sanguin cérébral chez le prématuré jouaient un rôle très important dans la pathogénie de l'hémorragie intraventriculaire et le développement de la leucomalacie périventriculaire [582, 583]. Les effets des méthylxanthines sur le métabolisme énergétique cérébral n'ont pas été étudiés en détail. Une seule étude fait état d'augmentations du taux métabolique cérébral après l'administration d'aminophylline à de jeunes souris [584].

On possède davantage de données sur les effets de ces substances sur le débit sanguin cérébral du nouveau-né. Certains auteurs ont noté des baisses de débit sanguin cérébral pouvant aller jusqu'à 21 % après l'administration de 6 à 10 mg/kg de théophylline ou d'aminophylline chez le nouveau-né [585] et l'enfant prématuré [586-588]. Cette dernière étude montre que la diminution de la vélocité du débit sanguin cérébral, mesurée par ultrasonographie Doppler, n'est pas accompagnée d'effets mesurables sur la fonction cérébrale contrôlée par les potentiels évoqués visuels chez les enfants prématurés stables [588]. Au contraire, de nombreuses autres études ont montré que la vélocité du débit sanguin cérébral n'est pas affectée par les méthylxanthines, même à la dose de charge de caféine habituellement utilisée pour le traitement de l'apnée du prématuré, soit 20 mg/kg [589-592]. Cependant, il apparaît très important de maintenir la pression partielle du sang artériel en $CO_2$ ($pCO_2$) dans les limites physiologiques car on ne sait pas encore si la diminution du débit sanguin cérébral est directement liée à l'administration de la méthylxanthine, ou si elle est secondaire à la diminution de la $pCO_2$ induite par les méthylxanthines [593]. En effet, on a observé une hypocapnie après l'administration de méthylxanthines, à la fois chez les nouveau-nés prématurés [588, 594] et chez l'homme [551] et l'animal adultes [63, 66, 463, 547, 548]. La diminution du débit sanguin cérébral liée à l'administration d'une méthylxanthine peut être évitée lorsque la $pCO_2$ est enregistrée et maintenue à un niveau physiologique constant [595], ce qui permet l'utilisation en toute sécurité des méthylxanthines dans le traitement de l'apnée du prématuré.

## V. Effets du café et de la caféine sur les neurotransmetteurs

Les effets de la caféine sur la formation et la libération des neurotransmetteurs ont fait l'objet d'études approfondies. Un certain nombre de travaux ont suggéré que certains effets des méthylxanthines pourraient être dus à la libération des catécholamines endogènes [43, 596-600]. Cependant, il ne faut pas perdre de vue que la plupart de ces études ont été réalisées *in vitro* chez l'animal, à des concentrations de caféine très largement supérieures à celles qui existent chez l'homme après la consommation de quelques tasses de café. Des travaux plus récents se sont intéressés à d'autres mécanismes d'action possibles de la caféine sur le système nerveux central, en particulier son antagonisme au niveau des récepteurs de l'adénosine.

### 1. Effets sur les catécholamines

Dans la plupart des études, la caféine, à des doses variant entre 2,5 et 100 mg/kg, ne semble pas avoir d'effet sur les concentrations intracérébrales de noradrénaline [43, 49, 596-599]. Les méthylxanthines augmentent les taux de synthèse et le *turnover* de la noradrénaline [43, 250, 600-602, 605-609]. Elles accroissent l'activité électrique spontanée des neurones contenant de la noradrénaline [609], induisant l'augmentation du taux de synthèse et du *turnover* de la monoamine [9]. Cependant, on ignore par quel mécanisme la caféine stimule les neurones noradrénergiques [9, 600]. Les méthylxanthines semblent également diminuer la densité des récepteurs béta-adrénergiques dans le cerveau en réponse à la libération accrue de noradrénaline [608, 610].

En revanche, les effets de la caféine et des autres méthylxanthines sur la dopamine sont beaucoup moins clairs. La caféine augmente les concentrations intracérébrales de dopamine [49, 610-613], mais elle peut augmenter, diminuer ou ne pas modifier la libération, le prélèvement et le *turnover* de dopamine [43, 536, 606-609, 611, 612]. La synthèse de la catécholamine est accrue 30 min après l'administration de 50 ou 100 mg/kg de caféine, mais diminuée 2 heures après l'exposition aux mêmes doses de méthylxanthine [597].

Des travaux plus récents ont été réalisés chez l'animal *in vivo*. La caféine affecte la libération régionale de catécholamines, en particulier de dopamine. Ainsi, la méthylxanthine inhibe sélectivement les neurones dopaminergiques de l'aire tegmentale ventrale [613]. Cet effet de la caféine sur le système limbique permettrait d'expliquer non seulement les actions de cette substance sur l'attention et la vigilance, mais aussi les observations cliniques de l'exacerbation des symptômes schizophréniques [613]. De même, la caféine diminue la libération régionale de dopamine dans le noyau caudé, et cet effet est dose-dépendant [614]. Ces actions peuvent être reliées aux effets stimulants de la caféine sur l'activité locomotrice. En effet, les catécholamines sont nécessaires à l'expression de la stimulation motrice induite par la caféine, sans que l'on sache encore très bien quelle est l'amine incriminée [615, 616]. La caféine à la dose de 10 à 50 mg/kg est ainsi antagoniste de l'akinésie induite par la déplétion de catécholamines chez la souris [617].

## 2. Effets sur la sérotonine

*In vitro*, la caféine augmente la concentration de sérotonine dans le tronc cérébral, et en particulier dans les noyaux du raphé, dans le cortex cérébral et le cervelet [615, 618]. Lorsque la caféine (0,3 %), le café vert ou grillé ou le thé (10 %) sont incorporés à la nourriture des rats, les concentrations cérébrales de tryptophane, de sérotonine et de son métabolite principal, l'acide 5-hydroxyindole acétique sont augmentés dans le cerveau dès le premier jour d'exposition [619]. En revanche, le café décaféiné est sans effet. Ces mêmes variations sont observées après injection de la méthylxanthine (10-100 mg/kg) à l'animal [620-623].

Les taux de libération, de prélèvement, de synthèse et le *turnover* de la sérotonine sont, selon les auteurs, augmentés, diminués ou non modifiés par les méthylxanthines à des doses variant de 10 à 100 mg/kg [76, 250, 601-605, 623, 624]. L'ensemble de ces modifications des concentrations cérébrales et du métabolisme de la sérotonine suggèrent que ce neurotransmetteur pourrait jouer un rôle dans l'activité pharmacologique de la caféine [625]. Les effets de la méthylxanthine sur les concentrations intracérébrales de sérotonine et sur le comportement varient en intensité en fonction du niveau émotionnel de base de l'animal [76]. Ces différences ont également été constatées chez l'homme [30, 153]. Cependant, il est difficile de relier ces effets biochimiques à l'action stimulante des méthylxanthines chez l'homme, en particulier à cause des doses élevées utilisées dans la plupart de ces études.

La caféine réduit la disponibilité de la sérotonine au niveau des sites récepteurs postsynaptiques [11], ce qui entraîne une réduction de l'effet sédatif de l'amine sur l'activité, des conséquences sur les mécanismes du sommeil et sur la fonction motrice, ainsi que sur la régulation fonctionnelle des vaisseaux cérébraux, toutes ces fonctions étant influencées par la sérotonine [626-630]. Il est donc très probable que la sérotonine joue un rôle important dans les actions de la caféine sur le système nerveux central [11].

Il a été récemment observé que la caféine induisait chez les rongeurs des augmentations de la concentration et des taux d'utilisation cérébrale de noradrénaline, de dopamine et de sérotonine, de manière très spécifique au niveau de certaines structures appartenant plus particulièrement au système limbique. Selon ces auteurs, si des effets limbiques similaires sur ces neurotransmetteurs existent chez l'homme, ils pourraient avoir des conséquences cliniques importantes et théoriquement prédisposer certains individus aux effets psychologiques bénéfiques liés à l'absorption de café [631, 632]. La plupart de ces études neurochimiques confirment également les résultats des études comportementales montrant que la caféine n'est qu'un stimulant doux par rapport aux amphétamines et à la cocaïne [633].

## 3. Effets sur l'acétylcholine

Les effets de la caféine sur le système cholinergique ont été peu étudiés. La caféine et la théophylline, aux doses de 15 et 30 mg/kg i.p., augmentent l'efflux d'acétylcholine du cortex cérébral de rats anesthésiés [634]. De même, le *turnover* de l'acétylcholine dans l'hippocampe est accru par l'injection intracérébrale de théophylline [635]. Cependant, les méthylxanthines sont capables d'exercer aussi bien des effets activateurs qu'inhibiteurs sur la libération d'acétylcholine de coupes de cerveau, les effets variant en fonction de la concentration de caféine et de la fréquence de la stimulation électrique des coupes [636, 637]. Enfin, la consommation chronique de doses élevées de caféine modifie la sensibilité des neurones cholinergiques à la méthylxanthine. Cette modification n'est pas liée aux récepteurs de l'adénosine [638].

## 4. Effets sur les acides aminés

La caféine, à la dose de 0,5 mg/ml dans l'eau de boisson pendant une semaine puis de 1,0 mg/ml pendant les deux semaines suivantes, augmente les teneurs de glutamine dans l'ensemble du cerveau de la souris, alors que celles de GABA et de glycine sont diminuées en particulier dans les aires postérieures [639]. Les modifications de concentration de ces deux acides aminés neurotransmetteurs inhibiteurs pourraient être à l'origine d'une augmentation de l'excitabilité du système nerveux central [639]. Par contre, la caféine n'a que peu ou pas d'effet sur les systèmes de transport cérébraux des acides aminés neurotransmetteurs [640].

Chez des rats soumis à une administration progressivement croissante de caféine par le biais de leur eau de boisson, jusqu'à l'apparition de symptômes d'automutilation similaires à ceux rapportés dans le syndrome de Lesch-Nyhan [638], les teneurs cérébrales de taurine, histidine, ornithine et aspartate augmentent, celles de tyrosine ne sont pas affectées et celles de GABA et de glutamate sont diminuées [641, 642]. Selon ces auteurs, les changements de concentration des acides aminés au niveau du cortex pourraient être responsables des anomalies comportementales observées chez ces animaux. De plus, ces variations sont similaires à celles qui sont observées dans l'urémie expérimentale [641].

Enfin, la concentration cérébrale de tyrosine est augmentée dans le cerveau du rat nouveau-né dont la mère a été exposée à la caféine

(0,04 % dans l'eau de boisson) au cours de la gestation et/ou de la lactation [643]. La prise maternelle de caféine pourrait donc induire des perturbations du métabolisme des catécholamines (dont la tyrosine est le précurseur) ainsi que des anomalies du comportement chez les rats en développement [643].

## VI. Mécanismes d'action de la caféine sur le système nerveux central

Plusieurs hypothèses ont été formulées au sujet des différents mécanismes d'action possibles de la caféine au niveau cellulaire. Trois mécanismes d'action principaux ont été décrits qui sont, dans l'ordre chronologique de leur découverte, la mobilisation du calcium intracellulaire, l'inhibition des phosphodiestérases et l'antagonisme au niveau des récepteurs de l'adénosine. Ces différents mécanismes d'action ont fait l'objet de nombreuses revues [249, 644-654].

L'hypothèse d'un quatrième mécanisme d'action possible de la caféine au niveau du système nerveux central a été émise. Il s'agit de la liaison de la caféine aux récepteurs des benzodiazépines [278, 655].

### 1. Mobilisation du calcium intracellulaire

Cet effet des méthylxanthines sur la mobilisation du calcium intracellulaire a d'abord été mis en évidence dans le muscle squelettique. La caféine, à la concentration de 1 à 2 $\mu$M réduit le seuil d'excitabilité et prolonge la durée de la période active de la contraction musculaire en promouvant la translocation de calcium au travers de la membrane plasmique et du réticulum sarcoplasmique [656-658]. Des observations similaires ont ensuite été réalisées sur le muscle cardiaque de mammifère [659] ou sur le réticulum sarcoplasmique *in vitro* [660-662]. L'effet de la caféine dépend également des concentrations intra et extracellulaires de calcium [663].

Plus récemment, il a été démontré que la caféine sensibilisait la machinerie contractile musculaire à la concentration de calcium intracellulaire [664-667] et l'interaction directe de la méthylxanthine avec les canaux $Ca^{++}$ a été constatée dans le réticulum sarcoplasmique [668].

La transmission synaptique dans le système nerveux central et périphérique nécessite la libération contrôlée de neurotransmetteurs qui dépend elle-même de l'influx de calcium dans les terminaisons nerveuses. Dans le neurone sympathique du crapaud, la présence de caféine induit des hyperpolarisations rythmiques résultant de l'augmentation des concentrations intracellulaires de calcium [669-671]. Dans cette préparation, la méthylxanthine, à des concentrations variant de 6 à 30 $\mu$M, agit sur quatre types différents de canaux ioniques, tous étant affectés par une libération de calcium à partir de sites de stockage intracellulaires (sans doute le réticulum endoplasmique) [672, 673]. Dans des cellules d'artères d'oreille de lapin, la caféine bloque les canaux calcium voltage-dépendants par interaction directe au niveau du canal calcium [674]. La caféine a un effet biphasique sur les mouvements de calcium au niveau du réticulum endoplasmique cérébral isolé. À des concentrations faibles et moyennes, la méthylxanthine stimule à la fois le prélèvement et la libération de calcium par le réticulum endoplasmique [675]. Aux concentrations élevées, la caféine inhibe le prélèvement de calcium par le réticulum endoplasmique [675, 676]. Ces effets ne sont pas dûs à l'adénosine 3',5'-monophosphate cyclique (AMPc) [676]. Il a aussi été montré récemment que les réserves de calcium sensibles aux effets de la caféine seraient situées dans les corps cellulaires, ne seraient pas couplées à la libération de neurotransmetteurs comme la noradrénaline [677] et peuvent affecter ou non la réponse $GABA_A$ [678]. En effet, trois compartiments intracellulaires de calcium peuvent être distingués en fonction de leur taux de renouvellement et de leurs mécanismes d'accumulation, de stockage et de libération de $Ca^{++}$ [679, 680]. Un compartiment est exclusivement sensible à l'inositol 1,4,5-triphosphate, un autre est sensible à la fois à l'inositol 1,4,5-triphosphate et à la caféine, et le troisième est uniquement sensible à la caféine [679-682]. Il a été montré récemment que la caféine inhibait l'ouverture du canal calcium sensible à l'inositol 1,4,5-triphosphate dans le cervelet de rat [683].

Une concentration minimale de 250 $\mu$M de caféine apparaît nécessaire pour produire des effets détectables sur les mouvements de calcium [659, 660]. Or, les concentrations plasmatiques circulantes de caféine après l'ingestion de café sont en général inférieures à 100 $\mu$M. Des effets toxiques sont observés à des concentrations supérieures à 200 $\mu$M et des intoxications mortelles par cette méthylxanthine à des concentrations circulantes supérieures à 500 $\mu$M [15, 647]. Les mécanismes responsables des effets pharmacologiques de la caféine se produisent donc selon toute vraisemblance à des concentrations inférieures à 100 µM. Dans ces conditions, il est peu probable que la mobilisation du calcium intracellulaire représente un mécanisme d'action fondamental de la caféine au niveau du système nerveux central.

## 2. Inhibition des phosphodiestérases

La découverte des propriétés inhibitrices des méthylxanthines sur l'activité des phosphodiestérases des nucléotides cycliques est issue des travaux de Sutherland et ses collaborateurs [684, 685] qui ont utilisé la théophylline et la caféine dans leurs recherches sur la régulation du métabolisme du glycogène et de la lipolyse au niveau périphérique. Après la découverte du rôle important de l'AMPc dans la régulation de ces processus, ces auteurs ont noté que les méthylxanthines empêchaient la dégradation enzymatique de l'AMPc par inhibition de la phosphodiestérase des nucléotides cycliques [684, 685]. Cette découverte représentait un mécanisme d'action plausible des méthylxanthines, accumulation d'AMPc et potentialisation de ses effets pour stimuler l'action de substances comme les catécholamines [647].

L'effet des méthylxanthines en tant qu'inhibiteurs des phosphodiestérases a ensuite été mis en évidence au niveau du système nerveux central [686]. Les phosphodiestérases des nucléotides cycliques cérébraux existent sous différentes formes moléculaires [687, 688], qui sont distribuées de manière non homogène et affectées à des degrés variables par une variété d'inhibiteurs [689]. Les méthylxanthines, dont la structure est apparentée à celle des nucléotides cycliques, inhibent compétitivement les différentes isoenzymes des phosphodiestérases à des degrés variables en fonction de la région cérébrale concernée. Cependant cette inhibition ne se produit qu'à des concentrations millimolaires de méthylxanthines, concentrations toxiques qui ne sont jamais rencontrées *in situ* [645, 689, 690]. Il apparaît donc très difficile d'établir un lien entre l'inhibition des phosphodiestérases et les propriétés pharmacologiques de la caféine aux concentrations circulantes rencontrées habituellement. Ainsi, un traitement chronique à la caféine à la dose de 25 mg/kg/jour n'augmente pas la concentration intracérébrale d'AMPc et ne réduit pas l'activité spécifique des phosphodiestérases spécifiques des nucléotides cycliques cérébraux *in vivo* [691].

## 3. Antagonisme au niveau des récepteurs de l'adénosine

L'hypothèse de ce troisième mécanisme d'action des méthylxanthines date des travaux de Sattin et Rall [692]. En effet, ces auteurs firent la découverte surprenante que, dans diverses conditions, la théophylline réduisait l'accumulation d'AMPc dans des coupes cérébrales au lieu de l'augmenter, ce qu'on attendrait d'un inhibiteur des phosphodiestérases. Ils ont donc proposé que la théophylline pourrait bloquer la stimulation de la production d'AMPc par l'adénosine endogène.

La possibilité que les effets stimulants centraux des méthylxanthines résultent d'un antagonisme compétitif des effets dépresseurs de l'adénosine endogène est attractive pour de nombreuses raisons. En effet, la plupart des effets pharmacologiques de l'adénosine dans le tissu nerveux peuvent être supprimés par les méthylxanthines à des concentrations circulantes relativement faibles, inférieures à 100 $\mu$M, atteintes après l'ingestion d'une à trois tasses de café. Ces concentrations n'ont pas d'effets directs apparents sur le métabolisme de l'AMPc et sur les mouvements de calcium [55, 693]. L'administration d'adénosine et de ses dérivés produit en général des effets opposés à ceux qui sont induits par la caféine ou la théophylline [649]. Ces effets incluent la dépression de l'activité électrique spontanée des neurones [694, 695], l'inhibition de la transmission synaptique [696, 697] et la libération de neurotransmetteurs [698, 699]. L'adénosine et ses dérivés ont également des effets sur le comportement [251]. L'injection intracérébroventriculaire d'adénosine favorise l'apparition du sommeil à ondes lentes et réduit la vigilance chez différentes espèces animales [348, 700-702]. Chez l'homme, l'administration thérapeutique de désoxycoformycine (utilisée comme agent antileucémique), inhibiteur de l'adénosine désaminase qui est l'enzyme responsable de la dégradation de l'adénosine en inosine, augmente les concentrations circulantes (et sans doute cérébrales) d'adénosine et a comme effets secondaires la léthargie et la somnolence [703]. Les dérivés de l'adénosine provoquent également des réductions dose-dépendantes de l'activité locomotrice qui peuvent être supprimées par l'administration de doses faibles de caféine ou de théophylline [55, 532, 704]. L'efficacité relative des différents dérivés xanthiques pour la stimulation de l'activité locomotrice correspond à l'affinité relative des récepteurs de l'adénosine pour ces substances [55]. De même, la caféine et la théophylline agissent comme antagonistes des récepteurs de l'adénosine chez l'homme [705].

Deux sous-types principaux de récepteurs de l'adénosine ont pu être caractérisés, les récepteurs A1 et A2, respectivement à haute et basse affinité pour l'adénosine [534, 706, 707]. Par l'intermédiaire de ces deux classes de récepteurs, l'adénosine module un grand nombre de fonctions physiologiques par inhibition (récepteurs A1) ou stimulation (récepteurs A2) de l'adénylate cyclase. La caféine et la théophylline exercent des actions antagonistes au niveau des deux types de récepteurs [652, 708].

## 4. Liaison aux récepteurs des benzodiazépines

La caféine se lie aussi aux sites récepteurs des benzodiazépines, bien qu'avec une affinité assez faible [278, 655]. Cette liaison a été proposée comme un mécanisme d'action possible des méthylxanthines car la caféine a une action antagoniste ou modifie les effets des benzodiazépines sur le comportement chez l'animal [279, 709] et chez l'homme [181, 214, 325, 710-712]. Cependant, la caféine et la théophylline sont des antagonistes beaucoup plus puissants au niveau des récepteurs de l'adénosine que des benzodiazépines [536]. De plus, l'interaction entre la caféine et les benzodiazépines ne serait pas due à une compétition des deux substances au niveau des récepteurs des benzodiazépines mais pourrait impliquer une action au niveau des récepteurs de l'adénosine [279, 323, 713, 714]. Enfin, certaines données expérimentales suggèrent que seuls les effets toxiques des méthylxanthines à haute dose seraient dus aux récepteurs des benzodiazépines [280]. Il est donc conseillé d'utiliser moins de caféine et de benzodiazépines plutôt que davantage des deux substances pour équilibrer son humeur [715].

En conclusion, en raison des concentrations très élevées de méthylxanthines circulantes nécessaires pour l'inhibition des phosphodiestérases spécifiques des nucléotides cycliques, il est probable que ce mécanisme ne soit que très peu impliqué dans les effets pharmacologiques des méthylxanthines. En revanche, le mécanisme d'action des méthylxanthines, bien qu'étant sans doute fondamentalement relié à leur antagonisme au niveau des récepteurs de l'adénosine, implique, au moins dans un certain nombre de conditions, des modifications des mouvements de calcium qui semblent contrôlées soit par l'adénosine, soit par la méthylxanthine elle-même.

## VII. Effets de la consommation chronique de la caféine sur la densité des récepteurs cérébraux

Les méthylxanthines interfèrent essentiellement avec deux types de récepteurs dont elles peuvent, à la suite de traitements chroniques, modifier le nombre au niveau cérébral, ce sont les récepteurs de l'adénosine et des benzodiazépines.

### 1. Effets sur les récepteurs de l'adénosine

Un grand nombre de travaux ont montré qu'une administration chronique de caféine ou de théophylline par injection intrapéritonéale (20-100 mg/kg/jour), dans la nourriture (50-600 mg/kg de nourriture) ou la boisson (1 g/litre), ou encore par l'intermédiaire d'implants (37,5 mg/semaine) et pendant des périodes variant de 1 à 6 semaines induit une augmentation du nombre des récepteurs de l'adénosine dans le cerveau de rat ou de souris [716-728]. Cependant, dans la plupart de ces études, l'augmentation du nombre des récepteurs de l'adénosine n'est pas accompagnée d'une modification de leur affinité [716-722, 726, 728]. Enfin, selon une étude récente, un traitement chronique à la théophylline aurait la propriété d'augmenter le nombre des récepteurs A1, sans modifier le nombre des récepteurs A2 de l'adénosine [729].

Les modifications du nombre de récepteurs de l'adénosine ne reflètent pas nécessairement des modifications fonctionnelles [730]. Ainsi, l'accumulation d'AMPc dans les coupes d'hippocampe ou le tissu adipeux isolé et les effets inhibiteurs de l'adénosine sur la lipolyse ne sont pas modifiés par l'exposition chronique à la caféine, en dépit de l'augmentation du nombre des récepteurs de l'adénosine [716, 731]. Toutefois, un traitement chronique à la caféine augmente la sensibilité à l'adénosine à la fois dans des coupes cérébrales et chez l'animal entier [732-734] et diminue la sensibilité à l'acétylcholine [735]. Ce dernier effet pourrait être relié à une réduction du nombre des récepteurs cholinergiques [735]. De même, la réduction de la sensibilité aux convulsions après un traitement chronique à la théophylline a plutôt été attribuée à l'augmentation du nombre de récepteurs $\alpha$-adrénergiques [721] et à la diminution du nombre de récepteurs $\beta$-adrénergiques [608, 736] induites par ce type de traitement.

L'administration chronique de caféine à la souris gestante par l'intermédiaire de son alimentation (400 mg/kg de nourriture) augmente durablement le nombre des récepteurs de l'adénosine dans le cerveau de la progéniture. Cette augmentation persiste jusqu'à l'âge adulte [737]. Par contre, chez le rat immature recevant de la caféine (50 mg/kg i.p.) entre le 4e et le 27e jour après la naissance, l'augmentation du nombre des récepteurs de l'adénosine ne persiste pas plus de deux semaines après l'arrêt du traitement selon une étude [736] mais beaucoup plus durablement (jusqu'à 250 jours) selon d'autres [738, 739]. Chez la souris adulte, les effets varient selon les régions cérébrales. L'augmentation du nombre de récepteurs de l'adénosine persiste dans le cervelet encore deux semaines après l'arrêt de l'exposition à la caféine, alors que dans le cerveau antérieur, le nombre de récepteurs retourne à une valeur normale en 8 jours [740].

Le rôle possible de l'adénosine dans le contrôle du niveau de vigilance [741] montre que l'augmentation du nombre des récepteurs de l'adénosine chez des animaux exposés chroniquement à la caféine pourrait être responsable des effets de sédation de l'activité observés chez ces animaux ou chez des sujets humains brutalement privés de caféine [461]. En effet, un certain nombre de conséquences du sevrage en caféine pourrait être dû à la sensibilité accrue des individus à l'adénosine endogène [733]. Cependant, selon une autre étude, l'augmentation du nombre des récepteurs de l'adénosine ne permettrait pas d'expliquer le développement de la tolérance à l'activité stimulante de la caféine, en tous cas sur l'activité locomotrice [55].

## 2. Effets sur les récepteurs des benzodiazépines

Dans une étude clinique en double aveugle, il a été montré que 250 mg de caféine pouvaient neutraliser des effets tels que la réduction des compétences cognitives et l'augmentation de la relaxation musculaire induites par l'administration de 10 mg de diazépam chez 51 étudiants [742]. Des résultats similaires ont été obtenus dans une autre étude [181]. Ces derniers prouvent que l'absorption de caféine peut réduire l'efficacité clinique des benzodiazépines. En effet, les doses utilisées dans ces études (125-500 mg de caféine) correspondent à l'absorption de 2 à 6 tasses de café. À l'inverse, les benzodiazépines peuvent neutraliser chez l'animal les effets stimulants de 5 à 20 mg de caféine [741]. Toutefois, les effets dépresseurs du diazépam sur le métabolisme énergétique cérébral ne sont pas diminués après 15 jours d'exposition chronique à la caféine chez le rat [743]. On a également suggéré que des malades atteints de certaines pathologies d'anxiété pourraient avoir développé une hypersensibilité à la caféine [254].

Cependant, bien qu'une interaction entre la caféine et les récepteurs des benzodiazépines ait été démontrée [536, 744], les résultats des études portant sur les effets des méthylxanthines sur les récepteurs des benzodiazépines sont contradictoires. Ainsi, après l'administration intrapéritonéale de 5 à 40 mg de caféine ou l'addition de caféine à la nourriture à la dose de 600 mg/kg, les auteurs observent aussi bien une augmentation [717, 745, 746], qu'une diminution [324] ou pas de modification [608, 738] du nombre des récepteurs des benzodiazépines. La caféine augmente la liaison des benzodiazépines à leurs sites récepteurs *in vivo* [37, 747] mais elle la diminue dans des neurones en culture [748]. Il semblerait que la caféine puisse altérer la fonction du canal chlorure associé aux récepteurs des benzodiazépines [749].

Deux explications peuvent rendre compte de ces divergences. D'une part, le stress affecte le nombre de récepteurs des benzodiazépines, alors que la caféine ajoutée à l'alimentation n'a pas d'effet [750]. Dans un certain nombre d'expériences, les animaux ont été traités par des injections intrapéritonéales quotidiennes de caféine qui nécessitent une manipulation et donc génèrent une situation de stress pour l'animal. De plus, différents types de stress peuvent affecter les récepteurs des benzodiazépines de manière totalement opposée [751].

D'autre part, l'effet antagoniste de la caféine au niveau des récepteurs des benzodiazépines nécessite des concentrations 5 à 10 fois plus élevées que celles qui bloquent l'action des récepteurs de l'adénosine [55, 743]. Il est probable que ces concentrations peuvent être atteintes après l'injection intrapéritonéale mais non après l'administration orale de caféine.

Enfin, une partie des effets des méthylxanthines sur les benzodiazépines pourrait être liée à une interaction de ces dernières avec l'adénosine endogène [707]. En effet, les benzodiazépines inhibent le prélèvement d'adénosine par des terminaisons nerveuses isolées [752, 753] et stimulent la libération d'adénosine [754, 755].

Il semble donc qu'à des doses non toxiques couramment rencontrées chez l'homme, la caféine n'aurait pas d'interaction avec les récepteurs des benzodiazépines *in vivo* [714, 738, 755].

En conclusion, il paraît très difficile de se faire une idée claire des effets du café sur le système nerveux central. En effet, il entre une grande part de subjectivité dans l'interprétation des données et les effets du café varient fortement d'un individu à l'autre. De plus, la plupart des études animales ne sont pas très informatives car elles ont souvent été réalisées avec des doses de caféine très supérieures à celles qui sont couramment rencontrées chez l'homme après la consommation d'une ou de plusieurs tasses de café.

En ce qui concerne les performances cognitives, le café peut être facilitateur ou sans effets. Beaucoup des effets positifs du café sur les performances sont plutôt liés à un accroissement de la vigilance et à la levée de l'ennui dans les tâches répétitives, qu'à un effet direct du café ou de la caféine sur les performances cognitives.

Il semble cependant que le café retarde l'endormissement et rende le sommeil plus léger. Ses effets sont plus marqués lorsqu'il est consommé très peu de temps avant l'heure du coucher. Le café accroît également le niveau d'anxiété, en particulier chez certains individus « sensibles », même à des doses relativement modérées.

Si le système nerveux central humain ne paraît pas développer très aisément une tolérance aux effets stimulants de la caféine, la dépendance vis-à-vis de la méthylxanthine est en revanche nettement établie. Les symptômes de sevrage se manifestent très rapidement après l'arrêt du café et peuvent persister plusieurs jours à plusieurs semaines.

Les enfants ne sont ni plus ni moins sensibles que les adultes aux effets du café et de la caféine. Par contre, la sensibilité à la méthylxanthine s'accroît avec l'âge. Enfin, bien que le café soit incitateur à sa propre consommation (en raison du phénomène de dépendance), les effets renforçateurs de la caféine n'ont rien à voir avec ceux de drogues comme les amphétamines.

La caféine a un effet vasoconstricteur au niveau cérébral, à l'inverse de ses effets vasodilatateurs périphériques. Cette propriété permet d'expliquer la présence de la caféine dans un certain nombre de spécialités antimigraineuses. La caféine a aussi la propriété de potentialiser l'action analgésique de certains médicaments.

Enfin, le mécanisme d'action principal des méthylxanthines au niveau cérébral implique leur antagonisme au niveau des récepteurs de l'adénosine.

# RÉFÉRENCES

1. Bättig K. Physiological effects of coffee consumption. In : MN Clifford, KC Wilson, Eds., *Coffee. Botany, Biochemistry and Production of Beans and Beverages*, Avi Publishing Company, Westport, 1985, 394-439.
2. Bättig K, Welzl H. Psychopharmacological profile of caffeine. In : S Garattini Ed., *Coffee, Caffeine and Health*, Raven Press, New York, 1993, 213-253.
3. Benowitz NL. Clinical pharmacology of caffeine. *Annu Rev Med* 1990 ; 41 : 277-288.
4. Clementz GL, Dailey JW. Psychotropic effects of caffeine. *AFP* 1988 ; 37 : 167-172.
5. Debry G. Effets du café sur le système nerveux. In : G Debry Ed., *Le Café*, Nancy, Centre de Nutrition Humaine, 1987, 101-124.
6. Dews PB. Caffeine. *Annu Rev Nutr* 1982 ; 2 : 323-341.
7. Dews PB. Behavioral effects of caffeine. In : PB Dews Ed., *Caffeine. Perspectives from Recent Research*, Springer Verlag, Heidelberg, 1984, 86-103.
8. Eichler O. *Kaffee and Coffein*, Springer Verlag, New York, 1976.
9. Fernstrom JD, Fernstrom MH. Effects of caffeine on monoamine neurotransmitters in the central and peripheral nervous system. In : PB Dews Ed., *Caffeine. Perspectives from Recent Research*, Springer Verlag, Heidelberg, 1984, 107-118.
10. Gilbert RM. Caffeine as a drug of abuse. In : RJ Gibbins, Y Israel, H Kalant, RE Popham, W Schmidt, RG Smart Eds., *Research Advances in Alcohol and Drug Problems*, John Wiley and Sons, New York, 1976, 49-176.
11. Hirsh K. Central nervous system pharmacology of the dietary methylxanthines. In : GA Spiller Ed., *The Methylxanthines Beverages and Foods : Chemistry, Consumption and Health Effects*, Alan Liss, New York, 1984, 235-301.
12. James JE. *Caffeine and Health*, Academic Press, New York, 1991.
13. Leviton A. Biological effects of caffeine. Behavioral effects. *Food Technol.* 1983, 37 : 44-47.
14. Milon H, Guidoux R, Antonioli JA. Physiological effects of coffee and its components. In : RJ Clarke, R MacRae, Eds., *Coffee, Vol III : Physiology*, Elsevier Applied Science, London, 1988, 151-167.
15. Rall T.W. Central nervous system stimulants. The xanthines. In : LS Goodman, A Gilman Eds., *The Pharmacological Basis of Therapeutics, 6th ed.* MacMillan Publishing Co, New York, 1980, 592-607.
16. Ritchie JM. Central nervous system stimulants. II. The xanthines. In : LS Goodman, A Gilman Ed., New York, *The Pharmacological Basis of Therapeutics, 5th ed.* MacMillan Publishing Co, New York, 1975, 358-370.

17. Sawyer DA, Julia HL, Turin AC. Caffeine and human behavior : Arousal, anxiety, and performance effects. *J. Behav. Med.* 1982 ; 5 : 415-439.
18. Snel J. Coffee, caffeine : sleep and wakefulness. In : S Garattini Ed., *Coffee, Caffeine and Health*, Raven Press, New York, 1993, 255-290.
19. Spindel ER, Wurtman RJ. Neuroendocrine effects of caffeine in rat and man. In : PB Dews Ed., *Caffeine. Perspectives from Recent Research*, Springer Verlag, Heidelberg, 1984, 119-128.
20. Stavric B. Methylxanthine toxicity to humans. 2. Caffeine. *Food Chem. Toxicol*, 1988 ; 26 : 645-662.
21. Uhde TW. Caffeine : Practical facts for the psychiatrist. In : *Anxiety : New Research Findings for the Clinician*. Roy-Byrne PP ed., Washington, American Psychiatric Press, 1988, 73-98.
22. Uhde TW. Caffeine provocation of panic : A focus on biological mechanisms. In : JC Ballenger ed., *Neurobiology of Panic Disorders*, Alan Liss, New York, 1990, 219-242.
23. Uhde TW, Boulenger JP, Jimerson DC, Post RM. Caffeine and behavior : relationship to psychopathology and underlying mechanisms. *Psychopharmacol Bull* 1984 ; 20 : 426-430.
24. Van Der Stelt O, Snel J. Effects of caffeine on human information processing : a cognitive-energetic approach. In : S Garattini Ed., *Coffee, Caffeine and Health*. Raven Press, New York, 1993, 291-316.
25. Weiss B, Laties VG. Enhancement of human performance by caffeine and the amphetamines. *Pharmacol Rev* 1962 ; 14 : 1-36.
26. Mikkelsen EJ. Caffeine and schizophrenia. *J Clin Psychiatry* 1978 ; 39 : 732-736.
27. Graham DM. Caffeine — its identity, dietary sources, intake and biological effects. *Nutr Rev* 1978 ; 36 : 97-102.
28. Dews P, Grice HC, Neims A, Wilson J, Wurtman R. Report of Fourth International Caffeine Workshop, Athens, 1982 ; *Food Chem Toxicol* 1984, 22 : 163-169.
29. Estler CJ. Caffeine. In : F Hofmeister, G Stille Eds., *Psychotropic Agents, Part III, Alcohol and Psychotromimetics, Psychotropic Effects of Central Acting Drugs*. Springer Verlag, Berlin, 1982, 369-396.
30. Goldstein A, Warren R, Kaizer S. Psychotropic effects of caffeine in man. I. Interindividual differences in sensitivity to caffeine-induced wakefulness. *J Pharmacol Exp Ther* 1965 ; 149 : 156-159.
31. Robertson D, Wade D, Workman R, Woosley RI, Oates JA. Tolerance to the humoral and hemodynamic effects of caffeine in man. *J Clin Invest* 1981 ; 67 : 1111-1117.
32. Rowland M, Tozer TN. *Clinical Pharmacokinetics*, Philadelphia, Lea and Fibiger, 1980.
33. Axelrod J, Reisenthal J. The fate of caffeine in man and a method for its estimation in biological material. *J Pharmacol Exp Ther*. 1953 ; 107 : 519-523.

34. McCall AL, Millington WR, Wurtman RJ. Blood-brain barrier transport of caffeine : dose-related restriction of adenine transport. *Life Sci* 1982 ; 31 : 2709-2715.
35. Teschemacher HJ, Herz A, Hess R, Novoczek G. Permeation of purine derivatives into the cerebrospinal fluid of dogs. *Experientia* 1968 ; 24 : 54-55.
36. Thithapandha A, Maling HM, Gillette JR. Effects of caffeine and theophylline on activity of rats in relation to brain xanthine concentrations. *Proc Soc Exp Biol Med* 1972 ; 139 : 582-586.
37. Kaplan GB, Greenblatt DJ, Leduc BW, Thompson ML, Shader RI. Relationship of plasma and brain concentrations of caffeine and metabolites to benzodiazepine receptor binding and locomotor activity. *J Pharmacol Exp Ther* 1989 ; 248 : 1078-1083.
38. Nakazono T, Murakami T, Sakai S, Higashi Y, Yata N. Application of microdialysis for study of caffeine distribution into brain and cerebrospinal fluid in rats. *Chem Pharm Bull* 1992 ; 40 : 2510-2515.
39. Eichler O. *Kaffee und Koffein*. Verlag von Julius Springer, Berlin, 1938.
40. Scott CC, Anderson RC, Chen KK. Further study of some 1-substituted theobromine compounds. *J Pharmacol Exp Ther* 1946 ; 86 : 113-119.
41. Boissier JR, Simon P. Action de la caféine sur la motilité spontanée de la souris. *Arch Int Pharmacodyn* 1965 ; 158 : 212-221.
42. Herz A, Neteler B, Teschemacher HJ. Vergleichende Untersuchungen über zentrale Wirkungen von Xanthinederivaten in Hinblick und deren Stoffwechsel und Verteilung in Organismus. *Arch Pharmakol Exp Pathol* 1968 ; 261 : 486-502.
43. Berkowitz BA, Tarver JH, Spector S. Release of norepinephrine in the central nervous system by theophylline and caffeine. *Eur J Pharmacol* 1970 ; 10 : 64-71.
44. Fujii S, Inada S, Yoshida S, Kunasagi C, Mima K, Natsumo Y. Pharmacological studies on doping drugs for race horses. II. Caffeine. *Jap J Vet Sci* 1972 ; 34 : 141-148.
45. Natsuno Y, Inada S. Influence of caffeine upon spontaneous motor activity in mice. *Jap J Vet Sci* 1972 ; 34 : 243-253.
46. Hirsh KR, Pinzone MG, Forde JH. Spontaneous locomotor activity changes evoked by caffeine in mice (Abstract). *Fed Proc* 1974 ; 33 : 466.
47. Kusanagi C, Fujii S, Inada S. Evaluation of doping drugs by treadmill exercise in dogs. I. Caffeine. *Jap J Vet Sci* 1974 ; 36 : 81-92.
48. Waldeck B. Ethanol and caffeine : A complex interaction with respect to locomotor activity and central catecholamines. *Psychopharmacologia* 1974 ; 36 : 209-220.
49. Waldeck B. On the interaction between caffeine and barbiturates with respect to locomotor activity and brain catecholamines. *Acta Pharmacol Toxicol* 1975 ; 36 : 172-180.
50. Waldeck B. Effect of caffeine on locomotor activity and central

catecholamine mechanisms : a study with special reference to drug interaction. *Acta Pharmacol Toxicol* 1975 ; 36 Suppl. IV : 1-23.
51. Hughes RN, Greig AM. Effects of caffeine, metamphetamine and methylphenidate on reactions to novelty and activity in rats. *Neuropharmacology* 1976, 15 : 673-676.
52. Collins C, Richards PT, Starmer GA. Caffeine-phenacetin interaction in rat : effects on absorption, metabolism and locomotor activity. *J Pharm Pharmacol* 1977 ; 29 : 217-221.
53. Ishay JS, Paniry VA. Effects of caffeine and various xanthines on hornets and bees. *Psychopharmacology* 1979 ; 65 : 299-309.
54. Petitjohn TF. Effects of alcohol and caffeine on wheel running activity in the mongolian gerbil. *Pharmacol Biochem Behav* 1979 ; 10 : 339-341.
55. Snyder SH, Katims JJ, Annau Z, Bruns RF, Daly JW. Adenosine receptors and behavioral actions of methylxanthines. *Proc Natl Acad Sci USA* 1981 ; 78 : 3260-3264.
56. Holloway WR Jr, Thor DH. Caffeine : effects on the behaviors of juvenile rats. *Neurobehav Toxicol Teratol* 1983 ; 5 : 127-134.
57. Loke WH, Meliska CJ. Effects of caffeine and nicotine on open-field exploration. *Psychol Rep* 1984 ; 55 : 447-451.
58. Meliska CJ, Loke WH. Caffeine and nicotine : differential effects on ambulation, rearing and wheelrunning. *Pharmacol Biochem Behav* 1984 ; 21 : 871-875.
59. Logan L, Seale TW, Carney JM. Inherent differences in sensitivity to methylxanthines among inbred mice. *Pharmacol Biochem Behav* 1986 ; 24 : 1281-1286.
60. Misra AL, Vadlamani NL, Pontani RB. Effect of caffeine on cocaine locomotor stimulant activity in rats. *Pharmacol Biochem Behav* 1984 ; 24 : 761-764.
61. Buckholtz NS, Middaugh LD. Effects of caffeine and L-phenylisopropyladenosine on locomotor activity in mice. *Pharmacol Biochem Behav* 1987 ; 28 : 179-185.
62. Lee EHY, Tsai MJ, Tang YP, Chai CY. Differential biochemical mechanisms mediate locomotor stimulation effects by caffeine and nicotine in rats. *Pharmacol Biochem Behav* 1987 ; 26 : 427-430.
63. Nehlig A, Pereira de Vasconcelos A, Boyet S, Vert P. Influence d'une administration chronique et aiguë de caféine sur l'utilisation cérébrale locale de glucose et sur l'activité locomotrice du rat. *Circ Métab Cerveau* 1987 ; 4 : 67-79.
64. Hilakivi LA, Durcan MJ, Lister RG. Effects of caffeine on social behavior, exploration and locomotor activity : interactions with ethanol. *Life Sci* 1989 ; 44 : 543-553.
65. KapLan GB, Tai NT, Greenblatt DJ, Shader RI. Caffeine-induced behavioural stimulation is dose — and concentration-dependent. *Br J Pharmacol* 1990 ; 100 : 435-440.

66. Nehlig A, Dumont I, Pereira de Vasconcelos A, Boyet S. Influence de l'administration de caféine et/ou de L-phénylisopropyladénosine sur l'activité locomotrice et le couplage entre le débit sanguin et le métabolisme cérébral chez le rat. *Circ Métab Cerveau* 1990 ; 7 : 99-116.
67. Stahle L, Segersvard S, Ungerstedt U. Theophylline concentration in the extracellular space of rat brain : measurement by microdialysis and relation to behavior. *Eur J Pharmacol* 1990 ; 185 : 187-193.
68. Kaplan GB, Tai NT, Greenblatt DJ, Shader RI. Separate and combined effects of caffeine and alprazolam on motor activity and benzodiazepine receptor binding *in vivo*. *Psychopharmacology* 1990 ; 101 : 539-544.
69. Kaplan GB, Greenblatt DJ, Kent MA, Cotreau MM, Arcelin G, Shader RI. Caffeine-induce behavioral stimulation is dose-dependent and associated with $A_1$ adenosine receptor occupancy. *Neuropsychopharmacology* 1992 ; 6 : 145-153.
70. Hooks MS, Jones GH, Liem BJ, Justice JB Jr. Sensitization and individual differences to IP amphetamine, cocaine, or caffeine following repeated intracranial amphetamine infusions. *Pharmacol Biochem Behav* 1992 ; 43 : 815-823.
71. Griebel G, Misslin R, Vogel E. Behavioural effects of selective $A_2$ adenosine receptor antagonists, CGS 21197 and CGS 22706, in mice. *Neuro Report* 1991, 2 : 139-140.
72. Josselyn SA, Beninger RJ. Behavioral effects of intrastriatal caffeine mediated by adenosinergic modulation of dopamine. *Pharmacol Biochem Behav* 1991 ; 39 : 97-103.
73. Lin SZ, Shen Z. Effects of caffeine on shuttle, operating behaviors, and brain metabolism in rats. *Acta Pharmacol Sin* 1992 ; 13 : 143-146.
74. Holloway WR Jr, Thor DH. Caffeine and social investigation in the adult male rat. *Neurobehav Toxicol Teratol* 1983 ; 5 : 119-125.
75. Marriott AS. The effects of amphetamine, caffeine and methylphenidate on the locomotor activity of rats in an unfamiliar environment. *Int J Neuropharmacol* 1968 ; 7 : 487-491.
76. Valzelli L, Bernasconi S. Behavioral and neurochemical effects of caffeine in normal and aggressive mice. *Pharmacol Biochem Behav* 1973 ; 1 : 251-254.
77. File SE, Baldwin HA, Johnston AL, Wilks LJ. Behavioral effects of acute and chronic administration of caffeine in the rat. *Pharmacol Biochem Behav* 1988 ; 30 : 809-815.
78. Oettinger R, Martin JR, Rosenberg E, Bättig K. Effects of tunnel maze complexity on caffeinic hyperactivity in the rat. *Pharmacol Biochem Behav* 1985 ; 23 : 85-90.
79. Wanner HU, Bättig K. Pharmakologische Wirkungen auf die Laufleistung des Ratte bei verschiedener Leistungbelohnung und verschiedener Leistunganforderung. *Psychopharmacology* 1965 ; 7 : 182-202.
80. Kehrbahn OH. Das Verhalten männlicher Albinomäuse im Laufrad-Versuch. *Arzneimittel Forsch*. 1973 ; 23 : 981-991.

81. Fog R. Stereotyped and non-stereotyped behavior in rats induced by various stimulant drugs. *Psychopharmacologia* 1969 ; 14 : 299-304.
82. Meuller K., Hollingsworth EM, Cross DR. Another look at amphetamine-induced stereotyped locomotor activity in rats using a new statistic to measure locomotor stereotypy. *Psychopharmacology* 1989 ; 97 : 74-79.
83. Popoli P, Benedetti M, Scotti de Carolis A. Anticonvulsant activity of carbamazepine and N6-L-phenylisopropyladenosine in rabbits. Relationship to adenosine receptors in the central nervous system. *Pharmacol Biochem Behav* 1988 ; 29 : 533-539.
84. Dragunow M, Goddard GV. Adenosine modulation of amygdala kindling. *Exp Neurol* 1984 ; 84 : 654-665.
85. Dragunow M, Goddard GV, Laverty R. Is adenosine an endogenous anticonvulsant ? *Epilepsia* 1985 ; 26 : 480-487.
86. Murray TF, Sylvester P, Schultz CS, Szot P. Purinergic modulation of the seizure threshold for pentylenetetrazol in the rat. *Neuropharmacology* 1985 ; 24 : 761-766.
87. Morgan PF, Deckert J, Jacobson KA, Marangos PJ, Daly JW. Potent convulsant actions of the adenosine receptor antagonist, xanthine amine congener (XAC). *Life Sci* 1989 ; 45 : 719-728.
88. Morgan PF, Durcan MJ. Caffeine-induced seizures : apparent proconvulsant action of N-ethyl carboxamidoadenosine (NECA). *Life Sci* 1990, 47 : 1-8.
89. Moraidis I, Bingman D, Lehmenkühler A, Speckman EJ. Caffeine-induced discharges in CA3 neurons of hippocampal slices of the guinea pig. *Neurosci Lett* 1991 ; 129 : 51-54.
90. Parek HU, Dunn DW, Ackerman V. Theophylline-induced seizures (Abstract). *Ann Neurol* 1989 ; 26 : 457.
91. Richards W, Church JA, Brent DK. Theophylline-associated seizures in children. *Ann Allergy* 1985 ; 54 : 276-279.
92. Dunn DW, Parekh HU. Theophylline and status epilepticus in children. *Neuropediatrics* 1991 ; 22 : 24-26.
93. Scheller JM. Seizures during theophylline therapy. *J Pediatr* 1992 ; 121 : 501.
94. Bahls FH, Ma KK, Bird TD. Theophylline-associated seizures with « therapeutic » or low toxic serum concentrations : risk factors for serious outcome in adults. *Neurology* 1991 ; 41 : 1309-1312.
95. Perrotin D, Lebret P, Furet Y, Ged E, Ginies G. Survenue de crises convulsives sous théophylline à doses thérapeutiques. *Presse Med* 1988 ; 17 : 1206-1208.
96. Mori H, Mizutani T, Yoshimura M, Yamanouchi H, Shimada H. Unilateral brain damage after prolonged hemiconvulsions in the elderly associated with theophylline administration. *J Neurol Neurosurg Psychiatry* 1992 ; 55 : 466-469.
97. Dragunow M. Adenosine receptor antagonism accounts for the seizure-

prolonging effects of aminophylline. *Pharmacol Biochem Behav* 1990 ; 36 : 751-755.
98. Thorat SN, Kulkarni SK. Antagonism of caffeine-induced convulsions by ethanol and dizocilpine (MK-801) in mice. *Meth Find Exp Clin Pharmacol* 1991 ; 13 : 413-417.
99. Seale TW, Carney JM, Rennert OM, Flux M, Skolnick P. Coincidence of seizure susceptibility to caffeine and to the benzodiazepine inverse agonist, DCMC, in SWR and CBA inbred mice. *Pharmacol Biochem Behav* 1987 ; 26 : 381-387.
100. Chugh Y, Chakrabarti A., Sharma PL. Diazepam-atenolol combination antagonizes aminophylline-induced convulsions and lethality in mice. *Eur J Pharmacol* 1991 ; 199 : 135-137.
101. Yasuhara M, Levy G. Rapid development of functional tolerance to caffeine-induced seizures in rats. *Proc Soc Exp Biol Med* 1988 ; 188 : 185-190.
102. Hughes RN, Beveridge IJ. Behavioral effects of prenatal exposure to caffeine in rats. *Life Sci* 1986 ; 38 : 861-868.
103. Hughes RN, Beveridge IJ. Sex- and age-dependent effects of prenatal exposure to caffeine on open-field behavior, emergence latency and adrenal weights in rats. *Life Sci* 1990 ; 47 : 2075-2088.
104. Concannon JT, Braughler JM, Schechter MD. Pre- and postnatal effects of caffeine on brain biogenic amines, cyclic nucleotides and behavior in developing rats. *J Pharmacol Exp Ther* 1983 ; 226 : 673-679.
105. Zimmerberg B, Carr KL, Scott A, Lee HH, Weider JM. The effect of postnatal caffeine exposure on growth, activity and learning in rats. *Pharmacol Biochem Behav* 1991 ; 39 : 883-888.
106. Guillet R. Neonatal caffeine exposure alters adenosine receptor control of locomotor activity in the developing rat. *Dev Pharmacol Ther* 1990 ; 15 : 94-100.
107. Nakamoto T, Roy G, Gottschalk SB, Yazdani M, Rossowska M. Lasting effects of early chronic caffeine feeding on rats' behavior and brain in later life. *Physiol Behav* 1991 ; 49 : 721-727.
108. Mello CF, Rocha JBT, Huang CI, Dias RD. Undernutrition during suckling has no effect on the rat locomotor activity response to caffeine. *Brazilian J Med Biol Res* 1992 ; 25 : 187-191.
109. Hollingworth HL. The influence of caffeine on mental and motor efficiency. *Arch Psychol* 1912 ; 3 (n° 22) : 1-166.
110. Horst K, Buxton RE, Robinson WD. The effect of the habitual use of coffee or decaffeinated coffee upon blood pressure and certain motor reactions of normal young men. *J Pharmacol* 1934 ; 52 : 322-337.
111. Horst K, Robinson WD, Jenkins WL, Bao DL. The effect of caffeine, coffee and decaffeinated coffee upon blood pressure, pulse rate and certain motor reactions of normal young men. *J Pharmacol* 1934 ; 52 : 307-321.
112. Thornthon GR, Holck HGO, Smith EL. The effects of benzedrine and

caffeine upon performance in certain psychomotor tasks. *J Abnorm Soc Psychol* 1939 ; 34 : 96-113.
113. Alder HF, Burckhardt WL, Ivy AC, Atkinson AJ. Effects of various drugs on psychomotor performance at groung level and simulated altitude of 18000 feet in a low pressure chamber. *J Aviat Med* 1950 ; 21 : 221-226.
114. Flory CD, Gilbert J. The effects of benzedrine sulfate and caffeine citrate on the efficiency of college students. *J Appl Psychol* 1943 ; 27 : 121-134.
115. Gilliland AR, Nelson D. The effects of coffee on certain mental and physiological functions. *J Gen Psychol* 1939 ; 21 : 339-348.
116. Rapoport JL, Jensvold M, Elkins R, Buchsbaum MS, Weingartner H, Ludlow C, Zahn TP, Berg CJ, Neims AH. Behavioural and cognitive effects of caffeine in boys and adult males. *J Nerv Ment Dis* 1981 ; 169 : 726-732.
117. Hasenfratz M, Bättig K. Action profiles of smoking and caffeine : Stroop effect, EEG and peripheral physiology. *Pharmacol Biochem Behav* 1992 ; 42 : 155-161.
118. Castellano C. Effects of caffeine on discrimination learning, consolidation, and learned behavior in mice. *Psychopharmacology* 1976 ; 48 : 255-260.
119. Roussinov K, Yonkov D. Comparative study of the effect of caffeine, strychnine and echinopsin on learning and memory in albino rats. *Acta Physiol Pharmacol Bulg* 1976 ; 2 : 66-71.
120. Wanner HU, Bättig K. Pharmakologische Wirkungen auf die Laufleistung der Ratte bei verschiedene Leistungsbelohnungen und verschiedenen Leistunganforderungen. *Psychopharmacologia* 1965 ; 7 : 182-202.
121. Baturin VA. Effect of psychostimulants on rats relearning the direction of avoidance in a U-shaped maze. *Anim Learn Behav* 1979 ; 99-105.
122. Crabbe JC, Alpern HP. Facilitation and disruption of long-term store of memory with neural excitants. *Pharmacol Biochem Behav* 1973 ; 1 : 255-260.
123. Evans EB, Wenger GR. The acute effects of caffeine, cocaine and d-amphetamine on the repeated acquisition responding of pigeons. *Pharmacol Biochem Behav* 1990, 35 : 631-636.
124. Stripling JS, Alpern HP. Nicotine and caffeine : Disruption of the long-term store of memory and proactive facilitation of learning in mice. *Psychopharmacol* 1974 ; 38 : 187-200.
125. Oliveira EM, Rubin MA, Belloi CRB, Belloi MHB, Rocha JTB. Effect of caffeine administration on latent learning ability of male rats in a simple maze task. *Brazilian J Med Biol Res* 1990 ; 23 : 975-980.
126. Calhoun WH. Central nervous system stimulants. In : E Furchgott Ed., *Pharmacological and Biophysical Agents and Behavior*, Academic Press, New York, 1971, 181-268.

127. Broverman DM, Casagrange E. Effect of caffeine on performances of a perceptual-restructuring task at different stages of practice. *Psychopharmacology* 1982 ; 78 : 252-255.
128. Meliska CJ, Landrum RE, Loke WH. Caffeine effects : Interaction of drug and wheelrunning experience. *Pharmacol Biochem Behav* 1985 ; 23 : 633-635.
129. Davidson RA, Smith BD. Caffeine and novelty : effects on electrodermal activity and performance. *Physiol Behav* 1991 ; 49 : 1169-1175.
130. Carney JM. Effects of caffeine, theophylline and theobromine on scheduled controlled responding in rats. *Br J Pharmacol* 1982 ; 75 : 451-454.
131. Davis TRA, Kensler CJ, Dews PB. Comparison of the behavioral effects of nicotine, d-amphetamine, caffeine and dimethyltetrahydrocannabinol. *Psychopharmacologia* 1973 ; 32 : 51-65.
132. McMillan DE. Some interactions between sympathomimetic amines and amine depleting agents on the schedule-controlled behavior of the pigeon and the squirrel monkey. *J Pharmacol Exp Ther* 1968 ; 163 : 172-187.
133. Mechner F, Latranyi M. Behavioral effects of caffeine, metamphetamine and methylphenidate in the rat. *J Exp Anal Behav* 1963 ; 6 : 331-342.
134. Skinner BF, Heron WI. Effects of caffeine and theophylline on activity of rats in relation to brain xanthine concentrations. *Psychol Rec* 1937 ; 10 : 340-346.
135. Coffin VL, Spealman RD. Psychomotor-stimulant effects of 3-isobutyl 1 methylxanthine : comparison with caffeine and 7-(2chloroethyl)theophylline. *Eur J Pharmacol* 1989 ; 170 : 35-40.
136. Spealman RD. Psychomotor stimulant effects of methylxanthines in squirrel monkeys : relation to adenosine antagonism. *Psychopharmacology* 1988 ; 95 : 19-24.
137. Ando K. Profile of drug effects on temporally spaced responding in rats. *Pharmacol Biochem Behav* 1973 ; 3 : 833-841.
138. Sanger DJ. The effects of caffeine on timing behavior in rodents : Comparisons with chlordiazepoxide. *Psychopharmacology* 1980 ; 68 : 305-309.
139. Webb D, Levine TE. Effects of caffeine on DRL performance in the mouse. *Pharmacol Biochem Behav* 1978 ; 9 : 7-10.
140. McKim WA. The effects of caffeine, theophylline and amphetamine on operant responding of the mouse. *Psychopharmacology* 1980 ; 68 : 135-138.
141. Hearst E. Drug effects on stimulus generalization in the monkey. *Psychopharmacologia* 1964 ; 6 : 57-70.
142. Satinger KP. Genotype-dependent effects of d-amphetamine sulphate and escape-avoidance behavior of rats. *J Comp Physiol Psychol* 1971 ; 76 : 359-364.
143. Castellano C, Sansone M, Renzi P, Annecker L. Central stimulant drugs

on avoidance behavior in hamsters. *Pharmacol Res Comm* 1973 ; 5 : 287-293.
144. Clubey M, Bye CE, Henson TA, Peck AW, Riddington CJ. Effects of caffeine and cyclizine alone and in combination on human performance, subjective effects and EEG activity. *Br J Clin Pharmacol* 1979 ; 7 : 157-163.
145. Hull CL. The influence of caffeine and other factors on certain phenomena of rote learning. *J Gen Psychol* 1935 ; 13 : 249-274.
146. Bättig K, Buzzi R, Martin JR, Feierabend JM. The effects of caffeine on physiological functions and mental performance. *Experientia* 1984 ; 40 : 1218-1223.
147. Loke WH. Effects of caffeine on mood and memory. *Physiol Behav* 1988 ; 44 : 367-372.
148. Forney RB, Hughes FW. Effects of caffeine and alcohol on performance under stress of audiofeedback. *Q J Stud Alcohol* 1965 ; 26 : 206-212.
149. Lovingood BW, Blyth CS, Peacock WH, Lindsay RB. Effects of d-amphetamine sulfate, caffeine, and high temperature on human performance. *Res Quart Am Ass Health Physic Educ Recr* 1967 ; 38 : 64-71.
150. Elkins RN, Rapoport JL, Zahn TP, Buschbaum MS, Weingartner H, Kopin IJ, Langer D, Johnson C. Acute effects of caffeine in normal prepubertal boys. *Amer J Psych* 1981 ; 138 : 178-183.
151. Pons L, Trenque T, Bielecki M, Moulin M, Potier JC. Attentional effects of caffeine in man : Comparison with drugs acting upon performance. *Psychiatry Res* 1988 ; 23 : 329-333.
152. Foreman N, Barraclough S, Moore C, Mehta A, Madon M. High doses of caffeine impair performance of a numerical version of the Stroop task in men. *Pharmacol Biochem Behav* 1989 ; 32 : 399-403.
153. Lieberman HR, Wurtman RJ, Emde GG, Roberts C, Coviella ILG. The effects of low doses of caffeine on human performance and mood. *Psychopharmacology* 1987 ; 92 : 308-312.
154. Lieberman HR, Wurtman RJ, Emde GG, Coviella ILG. The effects of caffeine and aspirin on mood and performance. *J Clin Psychopharmacol* 1987 ; 7 : 315-320.
155. Fagan D, Swift CG, Tiplady B. Effects of caffeine on vigilance and other performance tests in normal subjects. *J Psychopharmacol* 1988 ; 2 : 19-25.
156. Holck HGO. Effect of caffeine upon chess problem solving. *J Comp Psychol* 1933 ; 15 : 301-311.
157. Humphreys MS, Revelle W. Personality, motivation, and performance : a theory of the relationship between individual differences and information processing. *Psychol Rev* 1984 ; 91 : 153-184.
158. Bättig K, Buzzi R. Effect of coffee on the speed of subject-paced information processing. *Neuropsychobiology* 1986 ; 16 : 126-130.

159. Frewer LJ, Lader M. The effects of caffeine on two computerized tests of attention and vigilance. *Human Psychopharmacol* 1991 ; 6 : 119-128.
160. Kerr JS, Sherwood N, Hindmarch I. Separate and combined effects of the social drugs on psychomotor performance. *Psychopharmacology* 1991 ; 104 : 113-119.
161. Hasenfratz M, Jaquet F, Aeschbach D, Bättig K. Interactions of smoking and lunch with the effects of caffeine on cardiovascular functions and information processing. *Human Psychopharmacol* 1991 ; 6 : 277-284.
162. Terry WS, Phifer B. Caffeine and memory performance in the AVLT. *J Clin Psychol* 1986 ; 42 : 860-863.
163. Erikson GC, Hager LB, Houseworth C, Dungan J, Petros T, Beckwith BE. The effects of caffeine on memory for word lists. *Physiol Behav* 1985 ; 35 : 47-51.
164. Gupta U. Differential effects of caffeine on free recall after semantic and rhyming tasks in high and low impulsives. *Psychopharmacology* 1991 ; 105 : 137-140.
195. Eysenck HJ. *The Biological Basis of Personality*. Charles C. Thomas, Springfield, 1967.
166. Billiland K. Interactive effect of introversion-extraversion and alertness induced by caffeine on verbal performance. *J Res Pers* 1980 ; 14 : 482-496.
167. Revelle W, Humphreys MS, Simon L, Gillilland K. The interactive effect of personality, time of day, and caffeine : a test of the arousal model. *J Exp Psychol Gen* 1980 ; 109 : 1-31.
168. Smith BD, Wilson RJ, Jones BE. Extraversion and multiple levels of caffeine-induced arousal : effects on overhabituation and dishabituation. *Psychophysiology* 1983 ; 20 : 29-34.
169. Fowles DC, Roberts R, Nagel K. The influence of introversion/extraversion on the skin conductance response. *J Res Personality* 1977 ; 11 : 129-134.
170. Mitchell PJ, Redman JR. Effects of caffeine, time of day and user history on study-related performance. *Psychopharmacology* 1992 ; 109 : 121-126.
171. Ishihara K, Miyasita A, Inugami M, Fukuda K, Yamazaki K, Miyata Y. Differences in the time or frequency of meals, alcohol and caffeine ingestion, and smoking found between « Morning » and « Evening » types. *Psychol Rep* 1985 ; 57 : 391-396.
172. Loke WH, Goh WD. The effect of caffeine use on a visual information processing task. *Human Psychopharmacol* 1992 ; 7 : 175-181.
173. Arnold ME, Petros TV, Beckwith BE, Coons G, Gorman N. The effects of caffeine, impulsivity, and sex on memory for word lists. *Physiol Behav* 1987 ; 41 : 25-40.
174. Broverman DM, Vogel W, Klaiber EL, Majcher D, Shea D, Paul V.

Changes in cognitive task performance across the menstrual cycle. *J Comp Psychol* 1981 ; 95 : 646-654.
175. Lane JD, Steege JF, Rupp SL, Kuhn CM. Menstrual cycle effects on caffeine elimination in the human female. *Eur J Clin Pharmacol* 1992 ; 43 : 543-546.
176. Bruguerolle B. Caffeine kinetic changes during the œstrous cycle in rats. *Fundam Clin Pharmacol* 1992 ; 6 : 45-48.
177. Hashiguchi M, Fujimura A, Ohashi KI, Ebihara A. Diurnal effect on caffeine clearance. *J Clin Pharmacol* 1992 ; 32 : 184-187.
178. Schlieper A, Alcock D, Beaudry P, Fedman W, Leikin L. Effect of therapeutic plasma concentrations of theophylline on behavior, cognitive processing, and affect in chidren with asthma. *J Pediat* 1991 ; 118 : 449-455.
179. Rapoport JL, Elkins R, Neims A, Zahn T, Berg CJ. Behavioral and automatic effects of caffeine in normal boys. *Dev Pharmacol Ther* 1981 ; 3 : 74-82.
180. Carpenter JA. The effect of caffeine and alcohol on simple visual reaction time. *J Comp Physiol Psychol.* 1959, 52 : 491-496.
181. File SE, Bond AJ, Lister RG. Interaction between effects of caffeine and lorazepam in performance tests and self-ratings. *J Clin Psychopharmacol* 1982 ; 2 : 102-106.
182. Fröberg J, Karlsson CG, Levi L, Linde L, Seeman K. Test performance and subjective feelings as modified by caffeine-containing and caffeine-free coffee. In : F Heim, HPT Ammon, FK Schattauer Eds. *Koffein und andere Methylxanthine*, Springer Verlag, Stuttgart, 1969, 15-20.
183. Srasser H, Müller-Limmroth W. Vergleichende Untersuchungen über der Wirkung von Koffein und Chlorogensäure auf die Psychomotorik des Menschen. *Artzneinm Forsch* 1971 ; 25 : 209-217.
184. Goldstein A, Kaizer S, Warren R. Psychotropic effects of caffeine in man. II. Alertness, psychomotor coordination and mood. *J Pharmacol Exp Ther* 1965 ; 150 : 146-151.
185. Goldstein A, Kaizer S. Psychotropic effects of caffeine in man. III. A questionnaire survey of coffee drinking and its effects in a group of housewives. *Clin Pharmacol Ther* 1969 ; 10 : 477-488.
186. Goldstein A, Kaizer S, Whitby O. Psychotropic effects of caffeine in man. IV. Quantitative and qualitative differences associated with habituation to coffee. *Clin Pharmacol Ther* 1969 ; 10 : 489-497.
187. Lumley M, Roehrs T, Asker D, Zorick F, Roth T. Ethanol and caffeine effects on daytime sleepiness/alertness. *Sleep* 1987 ; 10 : 306-312.
188. Zwyghuizen-Doorenbos A, Roehrs T, Lipschutz L, Timms V, Roth T. Effects of caffeine on alertness. *Psychopharmacology* 1990 ; 100 : 36-39.
189. Smith AP, Rusted JM, Eaton-Williams P, Savory M, Leathwood P. Effects of caffeine given before and after lunch on sustained attention. *Neuropsychobiology* 1990 ; 23 : 160-163.
190. Rosenthal L, Roehrs T, Zwyghuizen-Doorenbos BS, Plath D, Roth T.

Alerting effects of caffeine after normal and restricted sleep. *Neuropsychopharmacology* 1991 ; 4 : 103-108.
191. Diamond AL, Cole RE. Visual threshold as a function of test area and caffeine administration. *Psychon Sci* 1970 ; 20 : 109-111.
192. Baker WJ, Theologus GC. Effects of caffeine on visual monitoring. *J Appl Psychol* 1972 ; 56 : 422-427.
193. Regina EG, Smith GM, Keiper CG, McKelvey RK. Effects of caffeine on alertness in stimulated automobile driving. *J Appl Psychol* 1974 ; 59 : 483-489.
194. Seashore RH, Ivy AC. The effects of analeptic drugs in relieving fatigue. *Psychological Monographs* 1953 ; 67 : 1-13.
195. Hauty GT, Payne GB. Mitigation of work decrement. *J Exp Psychol* 1955 ; 49 : 60-67.
196. Kessler M, McLaughlin R. Vigilance performance related to extraversion-introversion and caffeine. *J Exp Res Person* 1972 ; 6 : 5-8.
197. Wenzel D, Rutledge C. Effects of centrally acting drugs on human motor and psychomotor performance. *J Pharm Sci* 1962 ; 51 : 634-644.
198. Jacobson BH, Edgley BM. Effects of caffeine on simple reaction time and movement time. *Aviat Space Environm Med* 1987 ; 58 : 1153-1156.
199. Lehman HE, Csank J. Differential screening of phrenotropic agents in man. *J Clin Psychopath* 1957 ; 18 : 222-235.
200. Switzer SA. The influence of caffeine upon « inhibition of delay ». *J Comp Psychol* 1935 ; 19 : 155-175.
201. Switzer SA. The effect of caffeine on experimental extinction of conditioned reactions. *J Gen Psychol* 1935 ; 12 : 78-90.
202. Koller W, Cone S, Herbster G. Caffeine and tremor. *Neurology* 1987 ; 37 : 169-172.
203. Jefferson JW. Lithium tremor and caffeine intake : two cases of drinking less and shaking more. *J Clin Psychiatr* 1988 ; 49 : 72-73.
204. Nuotto E, Mattila MJ, Konno K. Coffee and caffeine and alcohol effects on psychomotor functions. *Clin Pharmacol Ther* 1982 ; 31 : 68-76.
205. Oborne DJ, Rorgers Y. Interaction of alcohol and caffeine on human reaction time. *Aviat Space Environm Med* 1983, 54 : 528-534.
206. Dar MS. The biphasic effects of centrally and peripherally administered caffeine on ethanol-induced motor incoordination in mice. *J Pharm Pharmacol* 1988 ; 40 : 482-487.
207. Kuribara H, Tadokoro S. Caffeine does not effectively ameliorate, but rather may worsen the ethanol intoxication when assessed by discrete avoidance in mice. *Jpn J Pharmacol* 1992 ; 59 : 393-398.
208. Edelman RJ, Moxon S. The effects of caffeine on psychological functioning. *Nutr Health* 1985 ; 4 : 29-36.
209. Leathwood PD, Pollet P. Diet-induced mood changes in normal populations. *J Psychiatry Res* 1982-1983 ; 17 : 147-154.
210. Bachrach H. Note on the psychological effects of caffeine. *Psychol Rep* 1966 ; 18 : 86.

211. Cherek DR, Steinberg JL, Brauchi JT. Regular or decaffeinated coffee and subsequent human aggressive behavior. *Psychiat Res* 1984 ; 11 : 251-258.
212. Cole JO, Pope HG Jr, Labrie R, Ionescu-Pioggia M. Assessing the subjective effects of stimulants in casual users. A methodology and preliminary results. *Clin Pharmacol Ther* 1978 ; 24 : 243-252.
213. Svensson E, Persson LO, Sjöberg L. Mood effects of diazepam and caffeine. *Psychopharmacology* 1980, 67 : 73-80.
214. Loke WJ, Hinrichs JV, Ghoneim MM. Caffeine and diazepam : Separate and combined effects on mood, memory, and psychomotor performance. *Psychopharmacology* 1985 ; 87 : 344-350.
215. Loke WH, Meliska CJ. Effects of caffeine use and ingestion on protracted visual vigilance task. *Psychopharmacology* 1984 ; 84 : 54-57.
216. Mitchell VE, Ross S, Hurst PM. Drugs and placebos : effects of caffeine on cognitive performance. *Psychol Rep* 1974 ; 35 : 875-883.
217. Fillmore M, Vogel-Sprott M. Expected effect of caffeine on motor performance predicts the type of response to placebo. *Psychopharmacology* 1992 ; 106 : 209-214.
218. Silverman K, Griffiths RR. Low-dose caffeine discrimination and self-reported mood effects in normal volunteers. *J Exp Anal Behav* 1992 ; 57 : 91-107.
219. Kuznicki JT, Turner LS. The effects of caffeine on caffeine users and non-users. *Physiol Behav* 1986 ; 37 : 397-408.
220. Griffiths RR, Woodson PP. Reinforcing effects of caffeine in humans. *J Pharmacol Exp Ther* 1988 ; 246 : 21-29.
221. Veleber DM, Templer DI. Effects of caffeine on anxiety and depression. *J Abnorm Psychol* 1984 ; 93 : 120-122.
222. Sakata T, Fuchimoto H. Stereotyped and aggressive behavior induced by sustained high dose of theophylline in rats. *Jpn J Pharmacol* 1973 ; 23 : 781-785.
223. Sakata T, Fuchimoto H. Further aspects of aggressive behavior induced by sustained high dose of theophylline in rats. *Jpn J Pharmacol* 1973 ; 23 : 787-792.
224. Peters JM. Caffeine-induced hemorrhagic automutilation. *Arch Int Pharmacodyn* 1967 ; 169 : 139-146.
225. Pfeiffer CJ, Gass GH. Caffeine-induced ulcerogenesis in the rat. *Can J Biochem Physiol* 1962 ; 40 : 1473-1476.
226. Medek A, Hrbek J, Navratil J, Komenda S. The effect of chlorprothixene and caffeine on the conditioned alimentary motor reflexes in cats. *Act Nerv Super* 1971 ; 13 : 210-211.
227. Zimbardo PG, Barry H. III. Effect of caffeine and chlorpromazine on the sexual behavior of male rats. *Science* 1958 ; 127 : 85-85.
228. Cappell H, Latane B. Effects of alcohol and caffeine on the social and emotional behavior of the rat. *Q J Stud Alcohol* 1969 ; 30 : 345-356.
229. Balwin HA, File SE, Johnston AL, Wilks LJ. An investigation of the

acute, chronic and withdrawal effects of caffeine on anxiety, exploration and convulsions in the rat (Abstract). *Soc Neurosci Abstr* 1986 ; 12 : 906.

230. File SE, Hyde JRG. A test of anxiety that distinguishes between the actions of benzodiazepines and those of other minor tranquilisers and of stimulants. *Pharmacol Biochem Behav* 1979 ; 11 : 65-69.

231. Haslam DR. Individual differences in pain threshold and level of arousal. *Br J Psychol* 1967 ; 58 : 139-142.

232. Beaver WT. Mild analgesics : a review of their clinical pharmacology. II. *Am J Med Sci* 1966 ; 251 : 576-599.

233. Beaver WT. Aspirin and acetaminophen as constituents of analgesic combinations. *Arch Int Med* 1981 ; 141 : 293-300.

234. Cass LJ, Frederick WS. The augmentation of analgesic effect of aspirin with phenacetin and caffeine. *Current Ther Res* 1962 ; 12 : 583-588.

235. Baptisti A, Chermish SM, Gruber CM. Use of nonnarcotic analgesic drugs in postpartum patients. *Arch Int Pharmacodyn* 1966 ; 159 : 234-239.

236. Lasagna L. Drug interaction in the field of analgesic drugs. *Proc Roy Soc Med* 1965 ; 58 (Pt 2) : 978-983.

237. Lim RKS, Miller DG, Guzman F, Rodgers DW, Rogers RW, Wang SK, Chao PY, Shih TY. Pain and analgesia evaluated by the intraperitoneal bradykinin-evoked pain method in man. *Clin Pharmacol Ther* 1967 ; 8 : 521-542.

238. Laska E, Sunshine A, Zighelbo I, Rowe C, Wanderli J, Olsen N. The analgesic efficacy of caffeine as an adjuvant to acetaminophen in 4 clinical trials in uterine cramp, post episiotomy surgery and dental extraction pain. *Clin Pharmacol Ther* 1983 ; 33 : 197.

239. Laska EM, Sunshine A, Mueller F, Elvers WB, Siegel C, Rubin A. Caffeine as an analgesic adjuvant. *J Am Med Assoc* 1984 ; 251 : 1711-1718.

240. Gayawali K, Pandhi P, Sharma PL. Determination of the optimal analgesia-potentiating dose of caffeine and a study of its effects on the pharmacokinetics of aspirin in mice. *Meth Find Exp Clin Pharmacol* 1991 ; 13 : 529-533.

241. Ward N, Whitney C, Avery D, Dunner D. The analgesic effect of caffeine in headache. *Pain* 1991 ; 44 : 151-155.

242. Mathew RJ, Wilson WH. Caffeine induced changes in cerebral circulation. *Stroke* 1985 ; 16 : 814-817.

243. Dreisbach RH, Pfeiffer C. Caffeine-withdrawal headache. *J Lab Clin Med* 1943 ; 28 : 1212-1219.

244. Greden JF, Victor BS, Fontaine P, Lubetsky M. Caffeine-withdrawal headache : A clinical profile. *Psychosomatics* 1980 ; 21 : 411-413 ; 417-418.

245. Roller L. Caffeinism : Subjective quantitative aspect of withdrawal syndrome. *Med J Aust* 1981 ; 1 : 146.

246. Couturier EGM, Hering R, Steiner TJ. Weekend attacks in migraine patients : caused by caffeine withdrawal ? *Cephalalgia* 1992 ; 12 : 99-100.
247. James JE, Stirling KP, Hampton BAM. Caffeine fading : behavioral treatment of caffeine abuse. *Behav Ther* 1985 ; 16 : 15-27.
248. James JE, Paull I, Cameron-Traub E, Miners JO, Lelo A, Birkett DJ. Biochemical validation of self-reported caffeine consumption during caffeine fading. *J Behav Med* 1988 ; 11 : 15-30.
249. Daly JW. Mechanism of action of caffeine. In : S Garattini Ed., Coffee, Caffeine and Health, Raven Press, New York, 1993 ; 97-150.
250. Paalzow G, Paalzow L. Theophylline increased sensitivity to nociceptive stimulation and regional turnover of rat brain 5-HT, noradrenaline and dopamine. *Acta Pharmacol Toxicol* 1974 ; 34 : 157-173.
251. Yarbrough GG, McGuffin-Clineschmidt JC. In vivo behavioral assessment of central nervous system purinergic receptors. *Eur J Pharmacol* 1981 ; 76 : 137-144.
252. Eaton WW, McLeod J. Consumption of coffee or tea and symptoms of anxiety. *Am J Public Health* 1984 ; 74 : 66-68.
253. Boulenger JP, Salem N, Marangos PJ, Uhde TW. Plasma adenosine levels : Measurements in humans and relationship to the anxiogenic effects of caffeine. *Psychiatry Res* 1987 ; 21 : 247-255.
254. Boulenger JP, Uhde TW. Caffeine consumption and anxiety : Preliminary results of the survey comparing patients with anxiety disorders and normal controls. *Psychopharmacol Bull* 1982 ; 18 : 53-57.
255. Bruce MS. The anxiogenic effects of caffeine. *Postgrad Med J* 1990 ; 66, Suppl. 2 : S18-S24.
256. Charney DS, Galloway MP, Heninger GR. The effects of caffeine on plasma MHPG, subjective anxiety, autonomic symptoms and blood pressure in healthy humans. *Life Sci* 1984 ; 35 : 135-144.
257. Gilliland K, Andress D. Ad lib caffeine consumption, symptoms of caffeinism and academic performance. *Am J Psychiatry* 1981 ; 138 : 512-514.
258. Greden JF. Anxiety or caffeinism : A diagnostic dilemna. *Am J Psychiatry* 1974 ; 131 : 1089-1092.
259. Greden JF, Fontaine P, Lubetsky M, Chamberlin K. Anxiety and depression associated with caffeinism among psychiatric outpatients. *Am J Psychiatry* 1978 ; 135 : 963-966.
260. Hire JN. Anxiety and caffeine. *Psychol Rep* 1978 ; 42 : 833-834.
261. James JE. The influence of user status and anxious disposition on the hypertensive effects of caffeine. *Int J Psychophysiol* 1990 ; 10 : 171-179.
262. Primavera LH, Simon W, Camiza J. An investigation of personality and caffeine use. *Br J Addict* 1975 ; 70 : 213-215.
263. Uhde TW, Boulenger JP, Post RM, Siever LJ, Vittone BJ, Jimerson DC, Roy-Byrne PP. Fear and anxiety : relationship to noradrenergic function. *Psychopathology* 1984 ; 17, Suppl. 3 : 8-23.

264. Winstead DK. Coffee consumption among psychiatric inpatients. *Am J Psychiatry* 1976 ; 133 : 1147-1150.
265. Baldwin HA, File SE. Caffeine-induced anxiogenesis : The role of adenosine, benzodiazepine and noradrenergic receptors. *Pharmacol Biochem Behav* 1989 ; 32 : 181-186.
266. Klein E, Zohar J, Geraci MF, Murphy DL, Uhde TW. Anxiogenic effects of n-CCP in patients with panic disorders : comparison to caffeine's anxiogenic effects. *Biol Psychiatry* 1991 ; 30 : 973-984.
267. Baldwin HA, Johnston AL, File SE. Antagonistic effects of caffeine and yohimbine in animal tests of anxiety. *Eur J Pharmacol* 1989 ; 159 : 211-215.
268. Pellow S, Chopin P, File SE, Briley M. Validation of open : closed arm entries in an elevated plus-maze as a measure of anxiety in the rat. *J Neurosci Meth* 1985 ; 14 : 149-167.
269. Shanahan MP, Hughes RN. Potentiation of performance-induced anxiety by caffeine in coffee. *Psychol Rep* 1986 ; 59 : 83-86.
270. James JE, Crosbie J. Somatic and psychological health implications in heavy caffeine use. *Br J Addict* 1987 ; 82 : 503-509.
271. Boulenger JP, Uhde TW, Wolff EA. III, Post RM. Increased sensitivity to caffeine in patients with panic disorders. *Arch Gen Psychiatry* 1984 ; 41 : 1067-1071.
272. Charney DS, Heninger GR, Jatlow PI. Increased anxiogenic effects of caffeine in panic disorders. *Arch Gen Psychiatry* 1985 ; 42 : 233-243.
273. Lee MA, Cameron OG, Greden JF. Anxiety and caffeine consumption in people with anxiety disorders. *Psychiatry Res* 1985 ; 15 : 211-217.
274. Lee MA, Flegel P, Greden JF, Cameron OG. Anxiogenic effects of caffeine on panic and depressed patients. *Am J Psychiatry* 1988 ; 145 : 632-635.
275. Uhde TW, Boulenger JP. Caffeine model of panic. In : B Lerer, S Gershon Eds. *New Directions in Affective Disorders*, Springer Verlag, New York, 1989, 410-413.
276. Bruce MS, Lader M. Caffeine abstention in the management of anxiety disorders. *Psychol Med* 1989 ; 9 : 211-214.
277. Gould RJ, Murphy KMM, Katims JJ, Snyder SH. Caffeine actions and adenosine. *Psychopharmacol Bull* 1984 ; 20 : 436-440.
278. Boulenger JP, Patel J, Marangos PJ. Effects of caffeine and theophylline on adenosine and benzodiazepine receptors in human brain. *Neurosci Lett* 1982 ; 30 : 161-166.
279. Polc P, Bonetti EP, Pieri L, Cumin R, Angioi RM, Möhler H, Haefely WE. Caffeine antagonizes several central effects of diazepam. *Life Sci* 1981 ; 28 : 2265-2275.
280. Weir RL, Hruska RE. Interaction between methylxanthines and the benzodiazepine receptor. *Arch Int Pharmacodyn Ther* 1983 ; 265 : 42-48.
281. Orlikov A, Ryzov I. Caffeine-induced anxiety and increase of kynure-

nine concentration in plasma of healthy subjects : a pilot study. *Biol Psychiatry* 1991 ; 29 : 391-396.
282. Reichlin S. Prolactin and growth hormone secretion in stress. In : GP Chrousos, DL Loriaux, PW Gold Eds., *Mechanisms of Physical and Emotional Stress*. Plenum Press, New York, 1988 ; pp. 353-376.
283. Uhde TW, Tanger ME, Rubinow DR, Roscow DB, Boulenger JP, Vittone B, Gurguis G, Geraci M, Blank B, Post RM. Evidence for hypothalamo-growth hormone dysfunction in panic disorder : profile of growth hormone (GH) responses to clonidine, caffeine, glucose, GRF and TRH in panic disorder patients versus healthy voulunteers. *Neuropsychopharmacology* 1992 ; 6 : 101-118.
284. Lau CE, Falk JL. Sustained synergism by chronic caffeine of the motor control deficit produced by midazolam. *Pharmacol Biochem Behav* 1991 ; 40 : 723-731.
285. Cobb S. Physiologic changes in men whose jobs were abolished. *J Psychosom Res* 1974 ; 18 : 245-258.
286. Pincomb GA, Lovallo WR, Passey RB, Wilson MF. Effect of behavior state on caffeine's ability to alter blood pressure. *Am J Cardiol* 1988 ; 61 : 798-802.
287. Lane JD, Williams RB Jr. Caffeine affects cardiovascular responses to stress. *Psychophysiology* 1985 ; 22 : 648-655.
288. Robertson D, Frolich JC, Carr RK, Watson JT, Hollifield JW, Shand DG, Oates JA. Effects of caffeine on plasma renin activity, catecholamines and blood pressure. *N Engl J Med* 1978 ; 298 : 181-186.
289. Pincomb GA, Lovallo WR, Passey RB, Whitsett TL, Silverstein SM, Wilson MF. Effects of caffeine on vascular resistance, cardiac output, and myocardial contractility in young men. *Am J Cardiol* 1985 ; 56 : 119-122.
290. Lane JD, Williams RB Jr. Cardiovascular effects of caffeine and stress in regular coffee drinkers. *Psychophysiology* 1987 ; 24 : 157-164.
291. Lovallo WR, Pincomb GA, Sung BH, Passey RB, Sausen KP, Wilson MF. Caffeine may potentiate adrenocortical stress responses in hypertension-prone men. *Hypertension* 1989 ; 14 : 170-176.
292. Henry JP, Stephens PM. Caffeine as an intensifier of stress-induced hormonal and pathophysiologic changes in mice. *Pharmacol Biochem Behav* 1980 ; 13 : 719-727.
293. Pincomb GA, Lovallo WR, Passey RB, Bracket DJ, Wilson MF. Caffeine enhances the physiological response to occupational stress in medical students. *Health Psychol* 1987 ; 62 : 101-112.
294. France C, Ditto B. Cardiovascular responses to the combination of caffeine and mental arithmetic, cold pressor, and static exercise stressors. *Psychophysiology* 1992 ; 29 : 272-282.
295. Van Dusseldorp M, Smits P, Lenders JWM, Temme L, Thien T, Katan MB. Effects of coffee on cardiovascular responses to stress : a 14-week controlled trial. *Psychosom Med* 1992 ; 54 : 344-353.

296. Hasenfratz M, Bättig K. No psychophysiological interactions between caffeine and stress ? *Psychopharmacology* 1992 ; 109 : 283-290.
297. Neil JF, Himmelhoch JM, Mallinger AG, Mallinger J, Hanin I. Caffeinism complicating hypersomnic depressive episodes. *Compr Psychiatry* 1978 ; 19 : 377-385.
298. Stephenson PE. Physiologic and psychotropic effects of caffeine on man. *J Am Diet Ass* 1977 ; 71 : 240-247.
299. Rossignol AM, Bonnlander H. Caffeine-containing beverages, total fluid consumption, and premenstrual syndrome. *Am J Publ Health* 1990 ; 80 : 1106-1110.
300. Patten E, Hatten B, Worthington-Rocerts B, Woods N. Intakes of caffeine, refined carbohydrate and alcohol and perimenstrual severity (Abstract). *FASEB J* 1988 ; 25 : A1431
301. Shapira B, Zohar J, Newman M, Drexler H, Belmaker RH. Potentiation of seizure length and clinical response to electroconvulsive therapy by caffeine pretreatment : a case control study. *Convulsive Therapy* 1985 ; 1 : 58-60.
302. Shapira B, Lerer B, Gilboa D, Drexler H, Kugelmass S, Calev A. Facilitation of ECT by caffeine pretreatment. *Am J Psychiatry* 1987 ; 144 : 1199-1202.
303. Hinkle PE, Coffey CE, Weiner RD, Cress M, Christison C. Use of caffeine to lengthen seizures in ECT. *Am J Psychiatry* 1987 ; 144 : 1143-1148.
304. Coffey CE, Figiel GS, Weiner RD, Saunders WB. Caffeine augmentation of ECT. *Am J Psychiatry* 1990 ; 147 : 579-585.
305. Sackeim H, Decina P, Prohovnik I, Malitz S. Seizure threshold in electroconvulsive therapy. *Arch Gen Psychiatry* 1987 ; 44 : 355-360.
306. Hinckle PE, Coffey CE, Weiner RD, Cress M, Christison C. Use of caffeine to lengthen seizures in ECT. *Am J Psychiatry* 1987 ; 144 : 1143-1148.
307. Coffey CE, Weiner RD, Hinckle PE, Cress M, Daughtry G, Wilson WH. Augmentation of ECT seizures with caffeine. *Biol Psychiatry* 1987 ; 22 : 637-649.
308. Ancill RJ, Psych MRC, Carlyle W. Oral caffeine augmentation of ECT (Letter). *Am J Psychiatry* 1992 ; 149 : 137.
309. De Freitas B, Schwartz G. Effects of caffeine in chronic psychiatric patients. *Am J Psychiatry* 1979 ; 136 : 1337-1338.
310. Achor MB, Extein I. Diet aids, mania, and affective illness. *Am J Psychiatry* 1981 ; 138 : 392.
311. McManamy MC, Schube PG. Caffeine intoxication. Report of case, symptoms of which amounted to psychosis. *N Engl J Med* 1936 ; 215 : 616.
312. Shaul PW, Farrell MK, Maloney MJ. Caffeine toxicity as a cause of acute psychosis in anorexia nervosa. *J Pediatr* 1984 ; 105 : 493-495.
313. Barone J, Grice HC. Report on the Fifth International Caffeine Workshop, Cancun 1984. *Food Chem Toxicol* 1985 ; 23 : 389-399.

314. Hyde AP. Response to « effects of caffeine on behavior of schizophrenic inpatients ». *Schizophrenia Bull* 1990 ; 16 : 371-372.
315. Lucas PB, Pickar D, Kelsoe J, Rapaport M, Pato C, Hommer D. Effects of the acute administration of caffeine in patients with schizophrenia. *Biol Psychiatry* 1990 ; 28 :35-40.
316. Zazlove MO, Beal M, McKinney R. Changes in behaviors of inpatients after a ban on the sale of caffeinated drinks. *Hosp Comm Psychiatry* 1991 ; 42 : 84-85.
317. Zazlove MO, Russel RL, Ross E. Effect of caffeine intake on psychotic in-patients. *Br J Psychiatry* 1991 ; 159 :565-567.
318. Missak SS. Dœs the human body produce a substance similar to caffeine ? *Medical Hypotheses* 1987 ; 24 : 161-165.
319. Missak SS. Understanding the pathogenesis of the restless legs syndrome at the level of the dopamine receptor. Are we about to identify the neurochemical deficiency causing schizophrenia ? *Medical Hypotheses* 1989 ; 28 : 177-179.
320. Missak SS. Exploring the role of an endogenous caffeine-like substance in the pathogenesis of schizophrenia. *Medical Hypotheses* 1991 ; 36 : 157-161.
321. Darragh A, Kenny M, Lambe RF, O'Kelley DA. Adverse effects of caffeine. *Isr J Med Sci* 1981 ; 150 : 47-53.
322. Bowen S, Taylor KM, Gibb I A McL. Effects of coffee and tea on blood levels and efficacy of antipsychotic drugs. *Lancet* 1981 ; 1 : 1217-1218.
323. Holloway FA, Modrow HE, Michaelis RC. Methylxanthine discrimination in the rat : possible benzodiazepine and adenosine mechanisms. *Pharmacol Biochem Behav* 1985 ; 22 : 815-824.
324. Daval JL, Vert P. Effect of chronic caffeine exposure to methylxanthines on diazepam cerebral binding in female rats and their offsprings. *Dev Brain Res* 1986 ; 27 : 175-180.
325. Hoegholm A, Steptoe P, Fogh B, Caldara A, Pedersen C. Benzodiazepine antagonism by aminophylline. *Acta Anaesthesiol Scand* 1989 ; 33 : 164-166.
326. Falk JL, Lau CE. Synergism by caffeine and by cocaine of the motor control deficit produced by midazolam. *Pharmacol Biochem Behav* 1991 ; 39 : 525-529.
327. Johnson LC, Spinweber CL, Gomez SA. Benzodiazepines and caffeine : effect on daytime sleepiness, performance and mood. *Psychopharmacology* 1990 ; 101 : 160-167.
328. Évreux JC, Bayere JJ, Descotes J, Lery N, Ollagnier M, Brazier JL. Les accidents neuropsychiques de l'idrocilamide : conséquence d'une inhibition du métabolisme de la caféine ? *Lyon Med* 1979 ; 241 : 89-91.
329. Brazier JL, Descotes J, Lery N, Ollagnier M, Évreux JC. Inhibition by idrocilamide of the disposition of caffeine. *Eur J Clin Pharmacol* 1980 ; 17 : 37-43.

330. Lery N, Évreux JC, Schwam E, Laisné H. Effets neuro-psychiques rares dus à l'idrocilamide. *Nouv Presse Med* 1976 ; 5 : 583-584.
331. Lake CR. Manic psychosis after coffee and phenylpropanolamine. *Biol Psychiatry* 1991 ; 30 : 401-404.
332. Lake CR, Rrosenberg DB, Gallant S, Miller P, Zaloga G, Chernow B. Phenylpropanolamine increases plasma caffeine levels. *Clin Pharmacol Ther* 1990 ; 47 : 675-685.
333. Amirav I, Amitai Y, Avital A, Godfrey S. Enhancement of theophylline clearance by intravenous albuterol. *Chest* 1988 ; 94 : 444-445.
334. Amitai Y, Glustein J, Godfrey S. Enhancement of theophylline clearance by oral albuterol. *Chest* 1992 ; 102 : 786-789.
335. Bachmann K, Sullivan TJ, Mauro LS, Martin M, Jauregui L, Levine L. Comparative investigation of the influence of nizatidine, ranitidine, and cimetidine on the steady-state pharmacokinetics of theophylline in COPD patients. *J Clin Pharmacol* 1992 ; 32 : 476-482.
336. Lee BL, Dohrmann ML. Theophylline toxicity after propafenone treatment : evidence for drug interaction. *Clin Pharmacol Ther* 1992 ; 51 : 353-355.
337. Stringer KA, Mallet J, Clarke M, Linfenfeld JA The effect of three different oral doses of verapamil on the disposition of theophylline. *Eur J Clin Pharmacol* 1992 ; 43 : 35-38.
338. Taburet AM, Genève J, Bocquentin M, Simoneau G, Caulin C, Singlas E. Theophylline steady state pharmacokinetics is not altered by omeprazole. *Eur J Clin Pharmacol* 1992 ; 42 : 343-345. 11111
339. Oosterhuis B, Jonkman JHG, Andersson T, Zuiderwijk PBM. No influence of single intravenous doses of omeprazole on theophylline elimination kinetics. *J Clin Pharmacol* 1992 ; 32 : 470-475.
340. Sommers DK, Van Wyk M, Snyman JR, Moncrieff J. The effects of omeprazole-induced hypochlorydria on absorption of theophylline from a sustained-release formula. *Eur J Clin Pharmacol* 1992 ; 43 : 141-143.
341. Bano G, Raina BK, Zutshi U, Bedi KL, Johri RK, Sharma SC. Effect of piperine on bioavailability and pharmacokinetics of propranolol and theophylline in healthy volunteers. *Eur J Clin Pharmacol* 1991 ; 41 : 615-617.
342. Auteri A, Blardi P, Bruni F, Domini L, Pasqui AL, Saletti M, Verzuri MS, Scaricabazzori I, Vargui G, Di Perri T. Pharmacokinetics and pharmacodynamics of slow-release theophylline during treatment with nimesulide. *Int J Clin Pharm Res* 1991 ; 11 : 211-218.
343. Simon HU, Kraul H, Shäfer R, Kilian U, Hoffmann A. Lack of effect of diacetyl-splenopentin (Berlopentin) on the pharmacokinetics of caffeine. *Pharmazie* 1991 ; 47 : 49-50.
344. Rainska T, Juzwiak S, Dutkiewicz T, Krasowska B, Olenderek B, Rozewicka L, Wojcicki J, Samochowiec L, Juzyszyn Z. Caffeine reduces the hepatotoxicity of paracetamol in mice. *J Int Med Res* 1992 ; 20 : 331-342.

345. Kamimura H, Koga N, Oguri K, Yoshimura H. Enhanced elimination of theophylline, phenobarbital and strychnine from the bodies of rats and mice by squalane treatment. *J Pharmacobio-Dyn* 1992 ; 15 : 215-221.
346. Hoffman A. Potential pharmacodynamic effect of charcoal on theophylline neurotoxicity in normal rats. *Pharmacol Biochem Behav* 1992 ; 43 : 621-624.
347. Radulovacki M, Walovitch R, Yanick G. Caffeine produces REM sleep rebound in rats. *Brain Res* 1980 ; 201 : 497-500.
348. Radulovacki M, Miletich RS, Green RD N⁶(L-Phenyl isopropyl)adenosine (L-PIA) increases slow-wave sleep ($S_2$) and decreases wakefulness in rats. *Brain Res* 1982 ; 246 : 178-180.
349. Yanick G, Glaum S, Radulovacki M. The dose-response effects of caffeine on sleep in rats. *Brain Res* 1987 ; 403 : 177-180.
350. Virus RM, Ticho S, Pilditcg M, Radulovacki M. A comparison of the effects of caffeine, 8-cyclopentyltheophylline, and alloxazine on sleep in rats. Possible roles of central nervous system adenosine receptors. *Neuropsychopharmacology* 1990 ; 3 : 243-249.
351. Sinton CM, Petitjean F. The influence of chronic caffeine administration on sleep parameters in the cat. *Pharmacol Biochem Behav* 1989 ; 32 : 459-462.
352. Enslen M, Milon H, Würzner HP. Brain catecholamines and sleep states in offspring of caffeine-treated rats. *Experientia* 1980 ; 36 : 1105-1106.
353. Würzner HP, Enslen M, Milon H. Prenatal effects of caffeine on sleep profile in rats. *10th Colloque ASIC* 1982 ; 309-317.
354. Sinton CM, Valatx JL, Jouvet M. Increased sleep time in the offspring of caffeine-treated dams from two inbred strains of mice. *Neurosci Lett* 1981 ; 24 : 169-174.
355. Denenberg VH, Zeidner LP, Thoman EB, Kramer P, Rowe JC, Phillips AF, Raye JR. Effects of theophylline on behavioral state development in the newborn rabbit. *J Pharmacol Exp Ther* 1982 ; 221 : 604-608.
356. Aeschbacher HU, Atkinson J, Domahidy B. The effect of caffeine on barbiturate sleeping time and brain level. *J Pharmacol Exp Ther* 1975 ; 192 : 635-641.
357. Hach B, Heim F. Vergleichende Untersuchungen über die zentralerregende Wirkung von Coffein und Chlorogensäure an weissen Mäuse. *Arzneimittelforsch* 1971 ; 21 : 23-25.
358. Alleva E, Castellano C, Oliviero A. Individual diferences in barbiturate-induced sleeping time in the mouse. *Prog Neuropsychopharmacol* 1978 ; 2 : 451-453.
359. Hirsh K, Pinzone M. Use of a sleeptime method to study nicotinic acid attenuation of caffeine, amphetamine and pentylenetetrazol stimulation (Abstract). *Fed Proc* 1979 ; 38 : 755.
360. Dorfman LJ, Jarvik ME. Comparative stimulant effects and diuretic

actions of caffeine and theobromine in man. *Clin Pharmacol Ther* 1970 ; 11 : 869-872

361. Gregen JF. Coffee, tea and you. *Sciences* 1979 ; 19 : 6.
362. Goldstein A. Wakefulness caused by caffeine. *Naunyn-Schmiedebergs Arch Pharmakol Exp Pathol Pharmakol* 1964 ; 248 : 269-278.
363. Curatolo PW, Robertson D. The health consequences of caffeine. *Ann Intern Med* 1983 ; 98 : 641-653.
364. Colton T, Gosselon RE, Smith RP. The tolerance of coffee drinkers to caffeine. *Clin Pharmacol Ther* 1968 ; 9 : 31-39.
365. Gresham SC, Webb WB, Williams RL. Alcohol and caffeine : Effect on inferred visceral dreaming. *Science* 1963 ; 140 : 1226-1227.
366. Brezinova V. Effect of caffeine on sleep : EEG study in late middle aged people. *Br J Clin Pharmacol* 1974 ; 1 : 203-208.
367. Hicks RA, Hicks GJ, Reyes JR, Cheers Y. Daily caffeine use and the sleep of college students. *Bull Psychon Soc* 1983 ; 21 : 24-25.
368. Karacan I, Thornby JI, Anch AM, Booth GH, Williams RL, Salis PJ. Dose-related sleep disturbances induced by coffee and caffeine. *Clin Pharmacol Ther* 1976 ; 20 : 682-689.
369. Laska EM, Sunshine A, Zighelboim I, Roure C, Marrero I, Wanderling J, Olson N. Effect of caffeine on acetaminophen analgesia. *Clin Pharmacol Ther* 1983 ; 33 : 498-509.
370. Müller-Limmroth W. Der Einfluss von coffeinhaltigem und coffeinfreiem Kaffee auf den Schlaf des Menschen. *Z Ernährungswiss* 1972 ; 14, Suppl. 14 : 46-53.
371. Müller-Limmroth W. Der Einfluss von coffeinhaltigem und coffeinfreiem Kaffee auf den Schlaf des Menschen. *5e Colloque ASIC Paris* 1973 ; 375-382.
372. Levy M, Zylber-Katz E. Caffeine metabolism and coffee attributed sleep disturbances. *Clin Pharmacol Ther* 1983 ; 33 : 770-775.
373. Shirlow MJ, Mathers CD. A study of caffeine consumption and symptoms : indigestion, palpitations, tremor, headache and insomnia. *Int J Epidemiol* 1985 ; 14 : 239-248.
374. Mullin FJ, Kleitman N, Cooperman NR. Study of the physiology of sleep. X. The effect of alcohol and caffeine (sic) on motility and body temperature during sleep. *Am J Physiol* 1983 ; 106 : 478-487.
375. Schaff G, Schwertz MT, Marbach G. Influence de l'alcool et de la caféine sur la motilité spontanée, la fréquence cardiaque, la fréquence respiratoire et la température rectale au cours du sommeil. *J Physiol (Paris)* 1962 ; 54 : 411-412.
376. Schwertz MT, Marbach G. Effets physiologiques de la caféine et du méprobamate au cours du sommeil chez l'homme. *Arch Sci Physiol Paris* 1965 ; 19 : 425-479.
377. Stradomsky N. Untersuchungen über Schlafbewegungen nach caffeinhaltigem and caffeinfreiem Bohnenkaffee. *Med Klin* 1970, 65 : 1372-1376.

378. Giddins G. Normal sleep pattern for children : factors which derange such a pattern (physical factors). *J Am Med Ass* 1934 ; 102 : 525-529.
379. Marbach G, Schwertz MT. Effets physiologiques de l'alcool et de la caféine au cours du sommeil chez l'homme. *Arch Sci Physiol Paris* 1964 ; 18 : 163-210.
380. Bonnet MH, Webb WB. The return of sleep. *Biol Psychol* 1979 ; 8 : 225-233.
381. Bonnet MH, Webb WB, Barnard G. Effects of flurazepam, pentobarbital and caffeine on arousal treshold. *Sleep* 1979 ; 1 : 271-279.
382. Johnson LC, Freeman CR, Spinweber CL, Gomez SA. Subjective and objective measures of sleepiness : effect of benzodiazepine and caffeine on their relationship. *Psychophysiology* 1991 ; 28 : 65-71.
383. Fitzpatrick MF, Engleman HM, Boellert F, McHardy R, Shapiro CM, Deary IJ, Douglas NJ. Effect of therapeutic theophylline levels on the sleep quality and daytime cognitive performance of normal subjects. *Am Rev Resp Dis* 1992 ; 145 : 1355-1358.
384. Avital A, Steljes DG, Pasterkamp H, Kryger M, Sanchez I, Chemick V. Sleep quality in children with asthma treated with theophylline or cromolyn sodium. *J Pediatr* 1991 ; 119 : 979-984.
385. Karacan I, Thornby JI, Booth GH, Okawa M, Salis PJ, Anch AM, Williams RL. Dose response effects of coffee on objective (EEG) and subjective measures of sleep. In : P Levin, WP Koella WP Eds, *Sleep 1974. Instinct, Neurophysiology, Endocrinology, Episode Dreams, Epilepsy and Intracranial Pathology*. Karger, Basel, 1975, 504-509.
386. Okuma T, Matsuoka H, Matsue Y, Toyomura K. Model of insomnia by methylphenidate and caffeine and use in the evaluation of temazepam. *Psychopharmacology* 1982 ; 76 : 201-208.
387. Walsh JK, Muehlbach MJ, Humm TM, Dickins SS, Sugerman JL, Schweitzer PK. Effect of caffeine on physiological sleep tendency and ability to sustain wakefulness at night. *Psychopharmacology* 1990 ; 101 : 271-273.
388. Greden JF. Caffeinism and caffeine withdrawal. In : JH Lowinson, P Reiz Eds., *Substance Abuse : Clinical Problems and Perspectives*. Williams and Wilkins, Baltimore, 1981, 274-286.
389. Rossignol AM. Caffeine-containing beverages and premenstrual syndrome in young women. *Am J Public Health* 1985 ; 75 : 1335-1337.
390. American psychiatric association task force on nomemclature and statistics. *Diagnostic and Statistical Manual of Mental Disorders*, 3rd ed rev. American Psychiatric Association, Washington, 1987 ; 138-139.
391. Victor BS, Lubetsky M, Greden JF. Somatic manifestations of caffeinism. *J Clin Psychiatry* 1981 ; 42 : 185-188.
392. Stillner V, Popkin MK, Pierce CM. Caffeine-induced delirium during prolonged competitive stress. *Am J Psychiatry* 1978 ; 135 : 855-856.
393. Sours JA. Case reports of anorexia nervosa and caffeinism. *Am J Psychiatry* 1983 ; 140 : 235-236.

394. Furlong FW. Possible psychiatric significance of excessive coffee consumption. *Can Psychiatry Assoc* 1975 ; 20 : 577-583.
395. Wells SJ. Caffeine : Implications of recent research for clinical practice. *Am J Orthopsychiatry* 1984 ; 54 : 375-389.
396. Hughes JR, Amori G, Hatsukami DK, Iavigne F. A survey of physician advice about caffeine. *J Substance Abuse* 1988 ; 1 : 67-70.
397. Jokela S, Vartianen A. Caffeine poisoning. *Acta Pharmacol Toxicol* 1959 ; 15 : 331-334.
398. Alsott RL, Miller AJ, Forney BB. Report of human fatality due to caffeine. *J Forensic Sci* 1973 ; 18 : 135-137.
399. McGee MB. Caffeine poisoning in a 19-year-old female. *J Forensic Sci* 1980 ; 25 : 29-32.
400. Bryant J. Suicide by ingestion of caffeine (Letter). *Arch Pathol Lab Med* 1981 ; 105 : 685-686.
401. Farago A. Fatal accidental caffeine poisoning of a child. *Bull Int Ass Forens Toxicol* 1968 ; 5 : 2-4.
402. Dimaio VJ, Garriott JC. Lethal caffeine poisoning in a child. *Forensic Sci* 1974 ; 3 : 275-278.
403. Eisele JW, Reay DT. Deaths related to coffee enemas. *JAMA* 1980 ; 244 : 1608-1609.
404. Litovitz TL, Martin TG, Schmitz B. 1986 Annual Report of the American Association of Poison Control Centers National Data Collection Systems. *Am J Emerg Med* 1987 ; 5 : 405-445.
405. Horning MG, Brown L, Nowlin J, Leitratanangkoon K, Kellaway P, Zion TE. Use of saliva in therapeutic drug monitoring. *Clin Chem* 1977 ; 23 : 157-164.
406. Balogh A, Hardes S, Vollandt R, Staib AH. Intra-individual variability of caffeine elimination in healthy subjects. *Int J Clin Pharmacol Ther Toxicol* 1992 ; 30 : 383-387.
407. Aldridge A, Bailey J, Neims AH. The disposition of caffeine during and after pregnancy. *Semin Perinatol* 1981 ; 5 : 310-318.
408. Brazier JL, Ritter J, Berland M, Kheunfer D, Faucon G. Pharmacokinetics of caffeine during and after pregnancy. *Dev Pharmacol Ther* 1983 ; 6 : 315-322.
409. Kling OR, Christensen DH. Caffeine elimination in late pregnancy. *Fed Proc* 1979 ; 38 : 218-226.
410. Parsons WD, Pelletier JG. Delayed elimination of caffeine by women in the last 2 weeks of pregnancy. *Can Med Assoc J* 1982 ; 127 : 377-381.
411. Aranda JV, Gorman W, Bergsteinsson H, Gun T. Efficacy of caffeine in treatment of apnea in the low-birth-weight infant. *J Pediatr* 1977 ; 90 : 467-472.
412. Le Guennec JC, Billon B. Delay in caffeine elimination in breast-fed infants. *Pediatrics* 1987 ; 79 : 264-268.

413. Parsons WD, Neims AH. Prolonged half-life of caffeine in healthy term newborn infants. *J Pediatr* 1981 ; 98 : 640-641.
414. Pearlman SA, Duran CS, Wood MA, Maisels MJ, Berlin CM. Caffeine pharmacokinetics in preterm infants older than 2 weeks. *Dev Pharmacol Ther* 1989 ; 12 : 65-69.
415. Blanchard J, Sawyers SJA. The absolute bioavailability of caffeine in man. *Eur J Clin Pharmacol* 1983 ; 24 : 93-98.
416. Bonati M, Latini R, Galetti F, Young JF, Tognoni G, Garattini S. Caffeine disposition after oral doses. *Clin Pharmacol Ther* 1982 ; 32 : 98-106.
417. Parsons WD, Neims AH. Effect of smoking on caffeine clearance. *Clin Pharmacol Ther* 1978 ; 24 : 40-45.
418. Denaro CP, Brown CR, Wilson M, Jacob P. III, Benowitz NL. Dose-dependency of caffeine metabolism with repeated dosing. *Clin Pharmacol Ther* 1990 ; 48 : 277-285.
419. Aranda JV, Louridas T, Vittulo BB, Aldridge A, Haber R. Metabolism of theophylline to caffeine by human fetal liver. *Science* 1979, 206 : 1319-1321.
420. Boutroy MJ, Vert P, Royer RJ, Monin P, Royer-Morrot MJ. Caffeine, a metabolite of theophylline during the treatment of apnea in the premature infant. *J Pediatr* 1979 ; 94 : 996-997.
421. Statland BE, Demas TJ. Serum caffeine half-lifes. Healthy subjects vs patients having alcoholic hepatic disease. *Am J Clin Pathol* 1980 ; 73 : 390-393.
422. Desmond PV, Patwardham RV, Johnson RF, Schenker S. Impaired elimination of caffeine in cirrhosis. *Digest Dis Sci* 1980 ; 25 : 193-197.
423. Ullrich D, Compagnone D, Münich B, Brandes A, Hille H, Bircher J. Urinary caffeine metabolites in man. Age-dependent changes and pattern in various clinical situations. *Eur J Clin Pharmacol* 1992 ; 43 : 167-172.
424. Kozlowski LT. Effects of caffeine consumption on nicotine suppression. *Psychopharmacology* 1976 ; 47 : 165-168.
425. Santos RM, Vieira SA, Lima DR. Effect of coffee in alcoholics. *Ann Int Med* 1991 ; 115 : 499.
426. Ayers J, Ruff CF, Templer DI. Alcoholism, cigarette smoking, coffee drinking and extraversion. *J Stu Alcohol* 1976 ; 37 : 983-985.
427. Francks HM, Hagedom H, Hensley VR, Hensley WJ, Starmer GA. The effects of caffeine on human performance, alone and in combination with ethanol. *Psychopharmacologia* 1975 ; 45 : 177-181.
428. Callahan MM, Robertson RS, Arnaud MJ, Branfman AR, McComish MF, Yesair DW. Human metabolism of [1-methyl-$^{14}$C]- and [2-$^{14}$]-caffeine after oral administration. *Drug Metab Dispos* 1982 ; 10 : 417-423.
429. Callahan MM, Robertson RS, Branfman AR, McComish MF, Yesair DW. Comparison of caffeine metabolism in three non smoking popu-

lations after oral administration of radiolabeled caffeine. *Drug Metab Dispos* 1983 ; 11 : 211-217.
430. Patwardhan RV, Desmond PV, Johnson RF, Schenker S. Impaired elimination of caffeine by oral contraceptive steroids. *J Lab Clin Med* 1980 ; 95 : 603-608.
431. Evans SM, Griffiths RR. Dose-related caffeine discrimination in normal volunteers : individual differences in subjective effects and self-reported cues. *Behav Pharmacol* 1991 ; 2 : 345-356.
432. Chait LD. Factors influencing the subjective response to caffeine. *Behav Pharmacol* 1992 ; 3 : 219-228.
433. Grant DM, Tang BK, Kalow W. Polymorphic N-acetylation of a caffeine metabolite. *Clin Pharmacol Ther* 1983 ; 33 : 355-359.
434. Yesair DW, Branfman AR, Callahan MM. Human disposition and some biochemical aspects of methylxanthines. In : GA Spiller Ed., *The Methylxanthine Beverages and Foods : Chemistry, Consumption, and Health Effects*. Alan R. Liss, New York, 1984 ; 215-234.
435. Perry A. The effect of heredity on attitude towards alcohol, cigarettes and coffee. *J Appl Physiol* 1973, 58 : 275-277.
436. Perry A. Heredity, personality traits, product attitude and product consumption : an exploratory study. *J Marketing Res* 1973 ; 10 : 376-379.
437. Hicks RA, Kilcourse J, Sinnoti MA. Type A.B. behavior and caffeine use in college students (Abstract). *Psychol Rep* 1983 ; 52 : 338a.
438. Rapoport JL, Berg CJ, Ismond DR, Zahn TP, Neims A. Behavioral effects of caffeine in children. Relationship between dietary choice and effects of caffeine challenge. *Arch Gen Psychiatry* 1984 ; 41 : 1073-1079.
439. Fawzy FI, Coombs RH, Gerber B. Generational continuity in the use of substances : the impact of parenteral substance use on adolescent substance use. *Addict Behav* 1983 ; 8 : 109-114.
440. Scnackenberg R. Caffeine as a substitute for Schedule II Stimulants in hyperkinetic children. *Am J Psychiatry* 1973 ; 130 : 796-798.
441. Garfinkel BD, Webster CD, Sloman L. Methylphenidate and caffeine in the treatment of children with minimal brain dysfunction. *Am J Psychiatry* 1975 ; 132 : 723-728.
442. Gross M. Caffeine in the treatment of children with minimal brain dysfunction or hyperkinetic syndrome. *Psychosomatics* 1975 ; 16 : 26-27.
443. Reichard CC, Elder ST. The effects of caffeine on reaction time in hyperkinetic and normal children. *Am J Psychiatry* 1977 ; 134 : 144-148.
444. Swift CG, Tiplady B. The effects of age on the response to caffeine. *Psychopharmacology* 1989 ; 94 : 29-31.
445. Truitt EB Jr. The xanthines. In : JR Dipalma Ed., *Drill's Pharmacology in Medicine*, 4th Ed, McGraw-Hill, New York, 1971 ; 533-556.
446. Eddy NB, Downs AWJ. Tolerance and cross-tolerance in human subject to diuretic effect of caffeine, theobromine and theophylline. *Pharmacol Exp Ther* 1928 ; 33 : 167-174.
447. Ammon HPT, Bieck PR, Mandalaz D, Verspohl EJ. Adaptation of

blood pressure to continuous heavy coffee drinking in young volunteers. A double-blind crossover study. *Br J Clin Pharmacol* 1983 ; 15 : 701-706.
448. Denaro CP, Brown CR, Jacob P III, Benowitz NL. Effects of caffeine with repeated dosing. *Eur J Clin Pharmacol* 1991 ; 40 : 273-278.
449. Smith BD, Concannon M, Campbell S, Bozman A, Kline R. Regression and criterion measures of habituation : a comparative analysis of extraverts and intraverts. *J Res Pers* 1990 ; 24 : 123-132.
450. Smith BD, Rafferty J, Lindgren K, Smith DA, Nespor A. Effects of habitual caffeine use and acute ingestion : testing a biobehavioral model. *Physiol Behav* 1991 ; 51 : 131-137.
451. Evans SM, Griffiths RR. Caffeine tolerance and choice in humans. *Psychopharmacology* 1992 ; 108 : 51-59.
452. Holtzman SG. Complete, reversible, drug-specific tolerance to stimulation of locomotor activity by caffeine. *Life Sci* 1983 ; 779-787.
453. Chou DT, Khan S, Forde J, Hirsh K. Caffeine tolerance : behavioral, electrophysiological and neurochemical evidence. *Life Sci*, 36 : 2347-2358.
454. Ahlijanian MK, Takemori AE. Cross-tolerance between caffeine and (-)-N$^6$-(phenylisopropyl)-adenosine (PIA) in mice. *Life Sci* 1986 ; 38 : 577-588.
455. Finn IB, Holtzman SG. Tolerance to caffeine-induced stimulation of locomotor activity in rats. *J Pharmacol Exp Ther* 1986 ; 238 : 542-546.
456. Fin IB, Holtzman SG. Pharmacologic specificity of tolerance to caffeine-induced stimulation of locomotor activity. *Psychopharmacology* 1987 ; 93 : 428-434.
457. Finn IB, Holtzman SG. Tolerance and cross-tolerance to theophylline-induced stimulation of locomotor activity in rats. *Life Sci* 1988 ; 42 : 2475-2482.
458. Holtzman SG, Finn IB. Tolerance to the behavioral effects of caffeine in rats. *Pharmacol Biochem Behav* 1988 ; 29 : 411-418.
459. Meliska CJ, Landrum RE, Landrum TA. Tolerance and sensitization to chronic and subchronic oral caffeine : effects on wheelrunning in rats. *Pharmacol Biochem Behav* 1990 ; 35 : 477-479.
460. Hirsh KR, Forde J, Chou DT. Demonstration of caffeine tolerance in reticular formation neurons. *Fed Proc* 1983 ; 42 : 882.
461. Mumford GK, Neill DB, Holtzman SG. Caffeine elevates reinforcement threshold for electrical brain stimulation : tolerance and withdrawal changes. *Brain Res* 1988 ; 459 : 163-167.
462. Yasuhara M, Levy G. Rapid development of functional tolerance to caffeine-induced seizures in rats. *Proc Soc Exp Biol Med* 1990 ; 188 : 185-190.
463. Nehlig A, Daval JL, Boyet S, Vert P. Comparative effects of acute and chronic administration of caffeine on local cerebral glucose utilization in the conscious rat. *Eur J Pharmacol* 1986 ; 129 : 93-103.

464. Griffiths RR, Woodson PP. Caffeine physical dependence : a review of human and laboratory animal studies. *Psychopharmacology* 1988 ; 94 : 437-451.
465. Holtzman SG, Mante S, Minneman KP. Role of adenosine receptors in caffeine tolerance. *J Pharmacol Exp Ther* 1991 ; 256 : 62-68.
466. Ammon HPT. Biochemical mechanism of caffeine tolerance. *Arch Pharm* 1991 ; 324 : 261-267.
467. Holtzman SG. Discriminative stimulus properties of caffeine in the rat : noradrenergic mediation. *J Pharmacol Exp Ther* 1986 ; 239 : 706-714.
468. Mumford GK, Holtzman SG. Do adenosinergic substrates mediate methylxanthine effects upon reinforcement thresholds for electrical brain stimulation in the rat ? *Brain Res* 1991 ; 550 : 172-178.
469. Winter JC. Caffeine-induced stimulus control. *Pharmacol Biochem Behav* 1981 ; 15 : 157-159.
470. Heishman SJ, Henningfield JE. Stimulus functions of caffeine in humans : relation to dependence potential. *Neurosci Biobehav Rev* 1992 ; 16 : 273-287.
471. Mendel F. Die schädlichen Folgen des chronischen Kaffeemisbrauchs. *Berl Klin Wochenschr* 1889 ; 26 : 877-880.
472. Stransky E. Zur Frage des Coffeinismus. *Wien Med Woschenschr* 1932 ; 82 : 395-398.
473. Franklin JC, Schiele BC, Brozek J, Keys A. Observations on human behavior in experimental semistarvation and rehabilitation. *J Clin Psychol* 1948 ; 4 : 28-45.
474. In Der Beeck M. Kaffeesucht und Koffeinismus : Zugleich ein literarischer Beitrag zur Definition der Sucht. *Ther Monats* 1961 ; 7 : 232-237.
475. Weil A, Rosen W. *Chocolate to Morphine : Understanding Mind-Active Drugs.* Houghton Mifflin Company, Boston, 1983.
476. Rainey JT. Headache related to chronic caffeine addiction. *Text Dent J* 1985 ; 102 : 29-30.
477. Bridge N. Coffee-drinking as a frequent cause of disease. *Trans Assoc Am Physicians* 1983 ; 8 : 281-288.
478. Shorofsky MA, Lamm N. Caffeine-withdrawal headache and fasting. *NY State J Med* 1977 ; 77 : 217-218.
479. Gibson CJ. Caffeine withdrawal elevates urinary MHPG excretion. *N Engl J Med* 1981 ; 304 : 363.
480. Van Dusseldorp M, Katan MB. Headache caused by caffeine withdrawal among moderate coffee drinkers switched from ordinary to decaffeinated coffee : a 12 week double blind trial. *Br Med J* 1990 ; 300 : 1558-1559.
481. White BC, Lincoln CA, Pearce NW, Reeb R, Vaida C. Anxiety and muscle tension as consequences of caffeine withdrawal. *Science* 1980 ; 209 : 1547-1548.

482. Guelliot O. Du caféinisme chronique. *Union Med Sci Nordest* 1885 ; 9 : 181-194.
483. Gilles de La Tourette, Gasne. Sur l'intoxication chronique par le café. *Bull Soc Med Hop Paris* 1895 ; 12 : 558-566.
484. Griffiths RR, Bigelow GE, Liebson IA. Human coffee drinking : reinforcing and physical dependence producing effects of caffeine. *J Pharmacol Exp Ther* 1986 ; 239 : 416-425.
485. Stern KN, Chait LD, Johanson CE. Reinforcing and subjective effects of caffeine in normal human volunteers. *Psychopharmacology* 1989 ; 98 : 81-88.
486. Griffiths RR, Bigelow GE, Liebson IA, O'Keffe M, O'Leary D, Russ N. Human coffee drinking : manipulation of concentration and caffeine dose. *J Exp Anal Behav* 1986 ; 45 : 133-148.
487. Kozlowski LT. Effect of caffeine on coffee drinking. *Nature* 1976 ; 264 : 354-355.
488. Podboy JW, Mallory WA. Caffeine reduction and behavior changes in severely retarded. *Ment Retard* 1977 ; 15 : 40.
489. Mathew RJ, Wilson WH. Caffeine consumption, withdrawal and cerebral blood flow. *Headache* 1985 ; 25 : 305-309.
490. Wilkin JK. The caffeine withdrawal flush : report of a case of « weekend flushing ». *Milit Med* 1986 ; 151, 123-124.
491. Baronz J, Roberts H. Human consumption of caffeine. In : PB Dews Ed., *Caffeine. Perspectives from Recent Research*, Springer Verlag, Berlin, 1984 ; 59-73.
492. Cobbs LW. Lethargy, anxiety, and impotence in a diabetic. *Hosp Pract (Off)* 1982 ; 17 : 67 ; 70 ; 73.
493. Christensen L. Psychological distress and diet. Effects of sucrose and caffeine. *J Appl Nutr* 1988 ; 40 : 44-50.
494. Mackenzie TB, Popkin MK, Dziubinski J, Sheppard JR. Effects of caffeine withdrawal on isopreterenol-stimulated cyclic adenosine monophosphate. *Clin Pharmacol Ther* 1981 ; 30 : 436-438.
495. Hughes JR, Oliveto AH, Helzer JE, Higginq ST, Bickel WK. Should caffeine abuse, dependence, or withdrawal be added to DSM-IV and ICD-10 ? *Am J Psychiatry* 1992 ; 149 : 33-40.
496. Fennelly M, Galletly DC, Purdie GI. Is caffeine withdrawal the mechanism of postoperative headache ? *Anesth Analg* 1991 ; 72 : 449-453.
497. McGowan JD, Altman RE, Kanto WP. Neonatal withdrawal symptoms after chronic maternal ingestion of caffeine. *South Med J* 1988 ; 81 : 1092-1094.
498. Boyd EM, Dolman M, Knight LM, Sheppard EP. The chronic oral toxicity of caffeine. *Can J Physiol Pharmacol* 1965 ; 43 : 995-1007.
499. Carroll ME, Hagen EW, Asencio M, Brauer LH. Behavioral dependence on caffeine and phencyclidine in rhesus monkeys : interactive effects. Pharmacol. *Biochem Behav* 1989 ; 31 : 927-932.

500. Atkinson J, Enslen M. Self-administration of caffeine by the rat. *Arzneimittelforsch* 1976 ; 26 : 2059-2061.
501. Griffiths RR, Brady JV, Bigelow GE. Predicting the dependence liability of stimulant drugs. *Natl Inst Drug Abuse Res Monogr* 1981 ; 37 : 182-196.
502. Griffiths RR, Evans SM, Heisman SJ, Preston KL, Sannerud CA, Wolf B, Woodson PP. Low-dose caffeine physical dependence in humans. *J Pharmacol Exp Ther* 1990 ; 255 : 1123-1132.
503. Griffiths RR, Woodson PP. Reinforcing properties of caffeine : Studies in humans and laboratory animals. *Pharmacol Biochem Behav* 1988 ; 29 : 419-427.
504. Chait LD, Johanson CE. Discriminative stimulus effects of caffeine and benzphetamine in amphetamine-trained volunteers. *Psychopharmacology* 1988 ; 96 : 302-308.
505. Griffiths RR, Bigelow GE, Liebson GE. Reinforcing effects of caffeine in coffee and capsules. *J Exp Anal Behav* 1989 ; 52 : 127-140.
506. Gilbert RM. Caffeine consumption. In : GA Spiller Ed., *The Methylxanthine Beverages and Food : Chemistry, Consumption, and Health Effects*, Springer Verlag, Berlin, 1984 ; 185-213.
507. Stavric B, Gilbert SG. Caffeine metabolism : a problem in extrapolating results from animal studies to humans. *Acta Pharm Jugosl* 1990 ; 40 : 475-489.
508. Hughes JR, Hunt WK, Higgins ST, Bickel WK, Fenwick JW, Pepper SL. Effect of dose on the ability of caffeine to serve as a reinforcer in humans. *Behav Pharmacol* 1992 ; 3 : 211-218.
509. Hughes JR, Higgins ST, Bickel WK, Hunt WK, Fenwick JW, Gulliver SB, Mireault GC. Caffeine self-administration, withdrawal and adverse effects among coffee drinkers. *Arch Gen Psychiatry* 1991 ; 48 : 611-617.
510. Hunt WK, Hughes JR, Bickel WK, Higgins ST, Pepper S. Effects of dose on the reinforcing effects of caffeine. *Pharmacol Biochem Behav* 36 : 440
511. Oliveto AH, Hughes JR, Higgins ST, Bickel WK, Pepper SL, Shea PJ, Fenwick JW. Forced-choice versus free-choice procedures : caffeine self-administration in humans. *Psychopharmacology* 1992 ; 109 : 85-91.
512. Bickel WK, Hughes JR, Degrandpre RJ, Higgins ST, Rizzuto P. Behavioral economics of drug self-administration. IV. The effects of response requirement on the consumption of and the interaction between concurrently available coffee and cigarettes. *Psychopharmacology* 1992 ; 107 : 211-216.
513. Jaffe JH. Drug addiction and drug abuse. In : GA Spiller Ed, *The Methylxanthine Beverages and Food : Chemistry, Consumption, and Health Effects*, Springer Verlag, Berlin, 1984 ; 185-213.
514. Newland MC, Brown K. Oral caffeine consumption by rats : the role of flavor history, concentration, concurrent food, and an adenosine agonist. *Pharmacol Biochem Behav* 1992 ; 42 : 651-659.

515. Vitiello M, Woods SC. Caffeine : preferential consumption by rats. Pharmacol. *Biochem Behav* 1977 ; 3 : 147-149.
516. Steigerwald ES, Rusiniak KW, Eckel DL, O'Regan MH Aversive conditioning properties of caffeine in rats. *Pharmacol Biochem Behav* 1989 ; 31 : 579-584.
517. Brosvic GM, Rowe MM. Methylxanthine, adenosine, and human taste responsivity. *Physiol Behav* 1992 ; 52 : 559-563.
518. Mela DJ, Mattes RD, Tanimura S, Garcia-Medina MR. Relationships between ingestion and gustatory perception of caffeine. *Pharmacol Biochem Behav* 1992 ; 43 : 513-521.
519. Oliveto AH, Bickel WK, Hughes JR, Shea PJ, Higgins ST, Fenwick JW. Caffeine drug discrimination in humans : acquisition, specificity and correlation with self-reports. *J Pharmacol Exp Ther* 1992 ; 261 : 885-894.
520. Mumford GK, Holtzman SG. Qualitative differences in the discriminative stimulus effects of low and high doses of caffeine in the rat. *J Pharmacol Exp Ther* 1991 ; 258 : 857-865.
521. Phillis JW, Kostopoulos GK. Adenosine as a putative transmitter in the cerebral cortex. Studies with potentiators and antagonists. *Life Sci* 1975 ; 17 : 1085-1094.
522. Arushanian EB, Belozertsev YB. The effect of amphetamine and caffeine on neuronal activity in the neocortex of the cat. *Neuropharmacology* 1978 ; 17 : 1-6.
523. Shallek W, Kuhn A. Effects of drugs on spontaneous and activated EEG of cat. *Arch Int Pharmacodyn* 1959 ; 120 : 319-333.
524. Jouvet M, Benoit O, Marsallon A, Courjon J. Action de la caféine sur l'activité électrique cérébrale. *CR Soc Biol* 1957 ; 151 : 1542-1545.
525. Morruzzi G, Magoun HW. Brain stem reticular formation and activation of the EEG. *Electroencephalogr Clin Neurophysiol* 1949 ; 1 : 455-473.
526. Forde JH, Hirsh KR. Caffeine effects on reticular formation neurons in the decerebrate cat (Abstract). *Soc Neurosci Abstr* 1976 ; 2 : 867.
527. Hirsh K, Forde J, Pinzone M. Caffeine effects on spontaneous activity of reticular formation neurons (Abstract). *Soc Neurosci Abstr* 1974 ; 257.
528. Foote WE, Holmes P, Prichard A, Hatcher C, Mordes J. Neurophysiological and pharmacodynamic studies on caffeine and on interactions between caffeine and nicotinic acid in the rat. *Neuropharmacology* 1978 ; 17 : 7-12.
529. Valdman AV. Pharmacology of the brain. In : V Vadman Ed., *Pharmacology and Physiology of the Reticular Formation. Prog Brain Res* 1967 ; 20 : 1-92.
530. Dunwiddie TV, Hoffer BJ, Fredholm BB. Alkylxanthines elevate hippocampal excitability. Evidence for a role of endogenous adenosine. *Naunyn-Schmiedeberg's Arch Pharmacol* 1981 ; 316 : 326-330.

531. Greene RW, Haas HL, Hermann A. Effects of caffeine on hippocampal pyramidal cells *in vitro*. *Br J Pharmacol* 1985 ; 85 : 163-169.
532. Popoli P, Sagratella S, Scotti de Carolis A. An EEG and behavioural study of the excitatory properties of caffeine in rabbits. *Arch Int Pharmacodyn Ther* 1987 ; 290 : 5-15.
533. Mumford GK, Holtzman SG. Methylxanthines elevate reinforcement threshold for electrical brain stimulation : role of adenosine receptors and phosphodiesterase inhibition. *Brain Res* 1990 ; 528 : 32-38.
534. Chou DT, Forde JH, Hirsh KR. Unit activity in medial thalamus : comparative effects of caffeine and amphetamine. *J Pharmacol Exp Ther* 1980 ; 213 : 580-585.
535. Chou DT, Forde JH, Hirsh KR. Unit activity in medial thalamus : comparative effects of caffeine and amphetamine (Abstract). *Fed Proc* 1978 ; 37 : 613.
536. Hirsh K, Ford J, Chou DT. Effects of caffeine and amphetamine $SO_4$ on single unit activity in caudate nucleus (Abstract). *Soc Neurosci Abstr* 1982 ; 8 : 898.
537. Fink M. EEG classification of psychoactive compounds in man : a review and theory of behavioral association. In : DH Eeron Ed., *Psychopharmacology. A Review of Progress, 1957-1967*, Public Health Service Publication n° 1836, Washington, 1968, 497-507.
538. Goldstein L, Murphree HB, Pfeiffer CC. Quantitative electroencephalography in man as a measure of electrical stimulation. *Ann NY Acad Sci* 1963 ; 107 : 1045-1056
539. Sulc J, Brozek G, Cmiral J. Neurophysiological effects of small doses of caffeine in man. *Activ Nerv Sup (Praha)* 1974 ; 16 : 217-218.
540. Pollock VE, Teasdale T, Stern J, Volavka J. Effects of caffeine on resting EEG and response to sine wave modulated light. *Electroencephalogr Clin Neurophysiol* 1981 ; 51 : 470-476.
541. Knott VJ. A neuroelectric approach to the assessment of psychoactivity in comparative substance use. In : DM Warburton Ed., *Addiction Controversies*. Harwood Academic Publ., Chur, 1990, 66-89.
542. Künkel H. Vielkanal-EEG-Spektranalyse der Coffein-Wirkung. *Z Ehrnärungswiss* 1976 ; 15 : 71-79.
543. Ashton H, Millman JE, Telford R, Thompson JW. The effect of caffeine, nitrazepam and cigarette smoking on the contingent negative variation in man. *Electroencephalogr Clin Neurophysiol* 1974 ; 37 : 59-71.
544. Janssen RHC, Mattie H, Plooij-Van Gorsel PC, Werre PF. The effects of a depressant and a stimulant drug on the contingent negative variation. *Biol Psychol* 1978 ; 6 : 209-218.
545. Klein RH, Salzman LF. Paradoxical effects of caffeine. *Percept Motor Skills* 1975 ; 40 : 126.
546. Wolpaw JR, Penry JK. Effects of ethanol, caffeine and placebo on the auditory evoked response. *Electroencephalogr Clin Neurophysiol* 1978 ; 44 : 568-574.

547. Nehlig A, Lucignani G, Kadekaro M, Porrino LJ, Sokoloff L. Effects of acute administration of caffeine on local cerebral glucose utilization in the rat. *Eur J Pharmacol* 1984 ; 101 : 91-100.
548. Nehlig A, Pereira De Vasconcelos A, Collignon A, Boyet S. Comparative effects of caffeine and L-phenylisopropyladenosine on local cerebral glucose utilization in the rat. *Eur J Pharmacol*, 1988 ; 157 : 1-11.
549. Grome JJ, Stefanovich V. Differential effects of xanthine derivatives on local cerebral blood flow and glucose utilization in the conscious rat. In : V Stefanovich, K Rudolphi, P Schubert. Eds., *Adenosine : Receptors and Modulation of Cell Function*, IRL Press Limited, Oxford, 1985, 453-457.
550. Grome JJ, Stefanovich V. Differential effects of methylxanthines on local cerebral blood flow and glucose utilization in the conscious rat. *Naunyn-Schmiedeberg's Arch Pharmacol* 1986 ; 333 : 172-177.
551. Wechsler RL, Kleiss LM, Kety SS. The effects of intravenously administered aminophylline on cerebral circulation and metabolism in man. *J Clin Invest* 1950 ; 29 : 28-30.
552. Shenkin HA. Effects of various drugs upon cerebral circulation and metabolism in man. *J Appl Physiol* 1951 ; 3 : 465-471.
553. Moyer JH, Tashnek AB, Miller SJ, Snyder H, Bowman RO. The effect of theophylline with ethylene diamine (aminophylline) and caffeine on cerebral hemodynamics and cerebral fluid pressure in patients with hypertensive headache. *Am J Med Sci* 1952 ; 224 : 377-385.
554. Gottstein U, Paulson OB. The effects of intracarotid aminophylline on the cerebral circulation. *Stroke* 1972 ; 3 : 560-565.
555. Magnussen I, Hoedt-Rasmussen K. The effect of intraarterial administered aminophylline on cerebral hemodynamics in man. *Acta Neurol Scand* 1977 ; 55 : 131-136.
556. Mathew RJ, Barr DL, Weinman ML. Caffeine and cerebral blood flow. *Br J Psychiatry* 1983 ; 143 : 604-608.
557. Cameron OG, Modell JG, Hariharan M. Caffeine and human cerebral blood flow : a positron emission tomography study. *Life Sci* 1990 ; 47 : 1141-1146.
558. Mathew RJ, Wilson WH. Behavioral and cerebrovascular effects of caffeine in patients with anxiety disorders. *Acta Psychiatr Scand* 1990 ; 82 : 17-22.
559. Nehlig A., Pereira De Vasconcelos A, Dumont I, Boyet S. Effects of caffeine, L-phenylisopropyladenosine and their combination on local cerebral blood flow in the rat. *Eur J Pharmacol* 1990 ; 179 : 271-280.
560. Puiroud S, Pinard E, Seylaz J. Dynamic cerebral and systemic circulatory effects of adenosine, theophylline and dipyridamole. *Brain Res*, 453 : 287-298.
561. Des Rosiers MH, Kennedy C, Patlak CS, Pettigrew KD, Sokoloff L, Reivich M. Relationship between local cerebral blood flow and glucose utilization in the rat. *Neurology* 1974 ; 24 : 389.

562. Lotfi K, Grunwald JE. The effect of caffeine on the human macular circulation. *Invest Ophtalmol Vis Sci* 1991 ; 32 : 3028-3032.
563. Smits P, Aenbrevaeren WRM, Corstens FHM, Thien T. Caffeine reduces dipyridamole-induced myocardial ischemia. *J Nucl Med* 1989 ; 30 : 1723-1726.
564. Smits P, Straatman C, Pijpers E, Thien T. Dose-dependent inhibition of the hemodynamic response to dipyridamole by caffeine. *Clin Pharmacol Ther* 1991 ; 50 : 529-537.
565. Sutherland GR, Peeling J, Lesiuk HJ, Brownstone RM, Rydzy M, Saunders JK, Geiger JD. The effects of caffeine on ischemic neuronal injury as determined by magnetic resonance imaging and histopathology. *Neuroscience* 1991 ; 42 : 171-182.
566. Grobbee DE, Rimm EB, Giovannucci E, Colditz G, Stampfer M, Willett W. Coffee, caffeine, and cardiovascular disease in men. *N Engl J Med* 1990 ; 323 : 1026-1032.
567. Longstreth WT, Nelson LM. Caffeine and stroke (Letter). *Stroke*, 1992 ; 23 : 117.
568. Reivich M. Blood flow metabolism couple. In : F Plum Ed., *Brain Dysfunction in Metabolic Disorders*, Raven Press, New York, 1974, 125-140.
569. Raichle ME, Herscovitch P, Mintun MA, Martin WRW. Dynamic measurements of local cerebral blood flow and metabolism using positron emission tomography. In : T Greitz, DH Ingvar, L Widen Eds., *The Metabolism of the Human Brain Studied with Positron Emission Tomography*, Raven Press, New York, 1985, 159-164.
570. Sokoloff L. Local cerebral energy metabolism : its relationship to local functional activity and blood flow. In : MJ Purves, K Elliott Eds., *Cerebral Vascular Smooth Muscle and Its Control,* Elsevier/Excerpta Medica/North Holland, Amsterdam, 1978, 171-197.
571. Kelly PAT, McCulloch J. The effect of GABAergic agonist muscimol upon the relationship between cerebral blood flow and glucose utilization. *Brain Res* 1983 ; 258 : 338-342.
572. Kuschinsky W. Coupling between functional metabolism and blood flow in the brain : state of the art. *Microcirculation* 1983 ; 2 : 357-378.
573. McCulloch J, Kelly PAT, Ford I. Effect of apomorphine on the relationship between local cerebral glucose utilization and local cerebral blood flow (with an appendix on its statistical analysis). *J Cereb Blood Flow Metab* 1982 ; 2 : 487-499.
574. Grome JJ, Harper AM. The effects of quipazone, a putative serotonin agonist on local cerebral blood flow and glucose utilization in the rat, and pial vascular diameter in the cat. *J Cereb Blood Flow Metab* 1983 : 3, Suppl. : S302-S303.
575. Berne RM, Winn RH, Rubio R. The local regulation of cerebral blood flow. *Prog Cerebrovasc Dis* 1981 ; 24 : 243-260.
576. Winn HR, Rubio R, Berne RM. The role of adenosine in the regula-

tion of cerebral blood flow. *J Cereb Blood Flow Metab* 1981 ; 1 : 239-244.
577. Aranda JV, Grondin D, Sasyniuk BI. Pharmacologic considerations in the therapy of neonatal apnea. *Pediatr Clinics North Amer* 1981 ; 28 : 113-133.
578. Aranda JV, Turmen T. Methylxanthines in apnea of prematurity. *Clin Perinatol* 1979 ; 6 : 87-109.
579. Bairam A, Boutroy MJ, Badonnel Y, Vert P. Theophylline versus caffeine : comparative effects in treatment of idiopathic apnea in the preterm infant. *J Pediatr* 1987 ; 4 : 636-639.
580. Bednarek FJ, Roloff DW. Treatment of apnea of prematurity with aminophylline. *Pediatrics* 1976 ; 58 : 335-339.
581. Shannon DC, Gotay F, Stein IM, Rogers MD, Todres ID, Moylan FMB. Prevention of apnea and bradycardia in low-birthweight infants. *Pediatrics* 1975 ; 55 : 589-594.
582. Ment LR, Ehrenkranz RA, Lange RC. Alterations in cerebral blood flow in preterm infants with intraventricular hemorrhage. *Pediatrics* 1981 ; 68 : 763-769.
583. Levene M, Fawer C, Lamont R. Risk factors in the development of intraventricular hemorrhage in the preterm neonate. *Arch Dis Child* 1982 ; 57 : 410-417.
584. Thurston JH, Hauhart RE, Dirgo JA. Aminophylline increases cerebral metabolic rate and decreases anoxic survival in young mice. *Science* 1978 ; 201 : 649-651.
585. Friis-Hansen B. Cerebral blood flow in the newborn infant. Cardiovascular and respiratory physiology in the fetus and neonates. *Colloque INSERM*, 1986 ; 95-108.
586. Rosenkrantz TS, Oh W. Aminophylline reduces cerebral blood flow velocity in low-birth-weight infants. *Am J Dis Child* 1984 ; 138 : 489-491.
587. McDonnell M, Ives NK, Hoppe PL. Intravenous aminophylline and cerebral blood flow in preterm infants. *Arch Dis Child* 1992 ; 67 : 416-418.
588. Pryds O, Schneider S. Aminophylline reduces cerebral blood flow in stable, preterm infants without affecting the visual evoked potential. *Eur J Pediatr* 1991 ; 150 : 366-369.
589. Ghai V, Raju TNK, Kim SY, McCulloch K. Regional cerebral blood flow velocity after aminophylline therapy in premature newborn infants. *J Pediatr* 1989 ; 5 : 870-873.
590. Saliba E, Autret E, Gold F. Caffeine and cerebral blood flow velocity in preterm infants. *Dev Pharmacol Ther* 1989 ; 13 : 134-138.
591. Saliba E, Autret E, Gold F, Pourcelot L, Laugier J. Effect of caffeine on cerebral blood flow velocity in preterm infants. *Biol Neonate* 1989 ; 56 : 198-203.
592. Van Bel F, Van De Bor M, Stijnen T, Baan J, Ruys JH. Does caf-

feine affect cerebral blood flow in the preterm infants ? *Acta Pediatr Scand* 1989 ; 78 : 205-209.
593. Gottstein U, Held K, Sebening H, Steiner K. Is decrease of cerebral blood flow after intravenous injections of theophylline due to direct vasoconstrictive action of the drug ? *Eur Neurol* 1971/72 ; 6 : 153-157.
594. Davi MJ, Sankaran K, Simons KJ, Simons ER, Seshia MM, Rigatto H. Physiologic changes induced by theophylline in the treatment of apnea in preterm infants. *J Pediatr* 1978 ; 92 : 91-95.
595. Stonestreet BS, Nowicki PT, Hansen NB, Pettit R, Oh W. Effect of aminophylline on brain blood flow in the newborn piglet. *Dev Pharmacol Ther* 1973 ; 6 : 248-258.
596. De Gubareff T, Sleator WJr. Effects of caffeine on mammalian atrial muscle and its interaction with adenosine and calcium. *J Pharmacol Exp Ther* 1965 ; 148 : 202-214.
597. Atuk NO, Blaydes MC, Westervelt FB Jr, Wood JE Jr. Effect of aminophylline on urinary excretion of epinephrine and norepinephrine in man. *Circulation* 1967 ; 35 : 745-753.
598. Westfall OP, Fleming WW. Sensitivity changes in the dog heart to norepinephrine, calcium and aminophylline resulting from pretreatment with reserpine. *J Pharmacol Exp Ther* 1968 ; 159 : 98-106.
599. Strubelt O. The influence of reserpine, propranolol and adrenal medullectomy on the hyperglycemic actions of theophylline and caffeine. *Arch Int Pharmacodyn* 1969 ; 169 : 215-224.
600. Waldeck B. Some effects of caffeine and aminophylline on the turnover of catecholamines in the brain. *J Pharm Pharmacol* 1971 ; 23 : 824-830.
601. Corrodi H, Fuxe K, Jonsson G. Effects of caffeine on central monoamine neurons. *J Pharm Pharmacol* 1972 ; 24 : 155-158.
602. Karasawa T, Furukawa K, Yoshida K, Shimizu M. Effect of theophylline on monoamine metabolism in the rat brain. *Eur J Pharmacol* 1976 ; 37 : 97-104.
603. Chou DT, Cuzzone H, Springstead J, Ali R, Hirsh K. Differential effects of caffeine on regional brain biogenic amines in rats (Abstract). *Soc Neurosci Abstr* 1979 ; 5 : 551.
604. Schlosberg AJ, Fernstrom JD, Kopczynski MC, Cusak BM, Gillis MA. Acute effects of caffeine injection on neutral amino acids and brain monoamine level in rats. *Life Sci* 1981 ; 29 : 173-183.
605. Cardinali DP. Effects of pentoxifylline and theophylline on neurotransmitter uptake and release by synaptosome-rich homogenates of the rat hypothalamus. *Neuropharmacology* 1977 ; 16 : 785-790.
606. Cardinali DP. Effect of pentoxifylline and aminophylline on biogenic amine metabolism in the rat brain. *Eur J Pharmacol* 1978 ; 47 : 239-243.
607. Galloway MP, Roth RH. Clonidine prevents methylxanthine stimulation of norepinephrine metabolism in rat brain. *J Neurochem* 1983 ; 40 : 246-251.

608. Goldberg MR, Curatolo PW, Robertson D. Caffeine down regulates adrenoceptors in rat forebrain. *Neuroscience Lett* 1982 ; 31 : 47-52.
609. Grant SJ, Redmond DE Jr. Methylxanthine activation of noradrenergic unit activity and reversal by clonidine. *Eur J Pharmacol* 1982 ; 85 : 105-109.
610. Lowenstein PR, Vacas MI, Cardinali DP. Effect of pentoxifylline on alpha — and beta-adrenoceptor sites in cerebral cortex, medial basal hypothalamus, and pineal gland of the rat. *Neuropharmacology* 1982 ; 21 : 243-248.
611. Eitan A, Hershkowitz M. The effects of dibutyril cyclic AMP, theophylline and papaverine on the release of $^3$H-catecholamines from rat brain striatal and cortical synaptosomes. *Eur J Pharmacol* 1977 ; 46 : 323-327.
612. Michaelis ML, Michaelis EK, Myers SL. Adenosine modulation of synaptosomal dopamine release. *Life Sci* 1979 ; 24 : 2083-2092.
613. Stoner GR, Skirboll LR, Werkman S, Hommer DW. Preferential effects of caffeine on limbic and cortical dopamine systems. *Biol Psychiatry* 1988 23 : 761-768.
614. Morgan ME, Vestal RE. Methylxanthine effects on caudate dopamine reelase as measured by *in vivo* electrochemistry. *Life Sci* 1989 ; 45 : 2025-2039.
615. Strömberg U, Waldeck B. Behavioural and biochemical interaction between caffeine and L-dopa. *J Pharm Pharmacol* 1973 ; 25 : 302-308.
616. Finn IB, Iuvone PM, Holtzman SG. Depletion of catecholamines in the brain of rats differentially affects stimulation of locomotor activity by caffeine, D-amphetamine, and methylphenidate. *Neuropharmacology* 1990 ; 29 : 625-631.
617. Popoli P, Caporali MG, Scotti De Carolis A. Akinesia due to catecholamine depletion in mice is prevented by caffeine. Further evidence for an involvement of adenosinergic system in the control of motility. *J Pharm Pharmacol* 1991 ; 43 : 280-281.
618. Berkowitz BA, Spector S. The effect of caffeine and theophylline on the disposition of brain serotonin in the rat. *Eur J Pharmacol* 1971 ; 16 : 322-325.
619. Yokogoshi H, Tani S, Amano N. The effects of caffeine and caffeine-containing beverages on the disposition of brain serotonin in rats. *Agric Biol Chem* 1987 ; 51 : 3281-3286.
620. Yokogoshi H. Phenylalanine inhibits caffeine-induced increase in brain serotonin concentrations in rats. *Agric Biol Chem*, 1988 ; 52 : 3173-3174.
621. Fernstrom MH, Bazil CW, Fernstrom JD. Caffeine injection raises brain tryptophan level, but does not stimulate the rate of serotonin synthesis in rat brain. *Life Sci* 1984 ; 35 : 1241-1247.
622. Geyer MA, Dawsey WJ, MandellL AJ. Differential effects of caffeine, D-amphetamine and methylphenidate on individual raphe cell fluorescence : a microspectrofluorimetric demonstration. *Brain Res* 1975 ; 85 : 135-139.

623. Sakata T, Fuchimoto H, Kodama J, Fukushima M. Changes of brain serotonin and muricide behavior following chronic administration of theophylline in rats. *Physiol Behav* 1975 ; 15 : 449-453.
624. Cuzzone H, Hirsh K, Ali R, Chou DT. Caffeine effects on 5-HT uptake and release in rat cerebral cortex and midbrain raphe region (Abstract). *Fed Proc* 1986 ; 40 : 266.
625. Berkowitz BA, Spector S, PoolL W. The interaction of caffeine, theophylline and theobromine with monoamine oxidase inhibitors. *Eur J Pharmacol* 1971 ; 16 : 315-321.
626. Jouvet M. Biogenic amines and the states of sleep. *Science* 1969 ; 163 : 32-41.
627. Gumulka W, Samanin R, Valzelli L, Console S. Behavioral and biochemical effects following the stimulation of the nucleus raphe dorsalis in rats. *J Neurochem* 1971 ; 18 : 533-534.
628. Holman RB, Glen R, Elliott BS, Barchas JD. Neuroregulators and sleep mechanisms. *Ann Rev Med* 1975 ; 26 : 499-520.
629. Gerson SC, Baldessarini RJ. Motor effects of serotonin in the central nervous system. *Life Sci* 1980 ; 27 : 1435-1451.
630. Warbritton JD, Stewart RM, Baldessarini RJ. Increased sensitivity to intracerebroventricular infusion of serotonin and deaminated indoles after lesioning rat with dihydroxytryptamine. *Brain Res* 1980 ; 177 : 355-366.
631. Hadfield MG, Milio C. Caffeine and regional brain monoamine utilization in mice. *Life Sci* 1989 ; 45 : 2637-2644.
632. Kirch DG, Taylor TR, Gerhardt GA, Benowitz NL, Stephen C, Wyatt RJ. Effect of chronic caffeine administration on monoamine and monoamine metabolite concentrations in rat brain. *Neuropharmacology* 1990 ; 29 : 599-602.
633. Reith MEA, Sershen H, Lajtha A. Effects of caffeine on monoaminergic systems in mouse brain. *Acta Biochim Biophys Hung* 1987 ; 22 : 149-163.
634. Phillis JW, Zhiang ZG, Chelack BJ, Wu PH. The effect of morphine on purine and acetylcholine deaminase, dipyridamole and aminophylline on acetylcholine release from electrically stimulated brain slices. *Pharmacol Biochem Behav* 1980 ; 13 : 421-427.
635. Murray TF, Blaker WD, Cheney DL, Costa E. Inhibition of acetylcholine turnover rate in rat hippocampus and cortex by intraventricular injection of adenosine analogs. *J Pharmacol Exp Ther* 1982 ; 222 : 550-554.
636. Pedata F, Pepeu G, Spignoli G. Effects of methylxanthines on acetylcholine release from electrically stimulated cortical slices (Abstract). *Br J Pharmacol* 1983 ; 80 Suppl. : 471P.
637. Pedata F, Pepeu G, Spignoli G. Biphasic effect of methylxanthines on acetylcholine release from electrically-stimulated brain slices. *Br J Pharmacol* 1984 ; 83 : 69-73.

638. Corradetti R, Pedata F, Pepeu G, Vannucchi MG. Chronic caffeine treatment reduces caffeine but not adenosine effects on cortical acetylcholine release. *Br J Pharmacol* 1986 ; 88 : 671-676.
639. Lajtha IJ, Banay-Schwartz M, Lajtha A. The effect of caffeine on some mouse brain free amino acid levels. *Neurochem Res* 1989 ; 14 : 317-320.
640. Debler EA, Wajda I, Manigault I, Burlina AP, Lajtha A. Effects of caffeine on amino acid transport in the brain. *Neurochem Int* 1989 ; 14 : 55-60.
641. Portoles M, Minana MD, Jorda A, Grisolia S. Caffeine-induced changes in the composition of the free amino acid pool of the cerebral cortex. *Neurochem Res* 1985 ; 10 : 887-895.
642. Colombatto S, Fasulo L, Mondardini A, Malabaila A, Grillo MA. Effect of caffeine on ornithine metabolism in rat brain, liver and kidney. *Ital J Biochem* 1989 ; 28 : 75-82.
643. Tanaka H, Nakazawa K. Maternal caffeine ingestion increases the tyrosine level in neonatal rat cerebrum. *Biol Neonate*, 1990 ; 57 : 133-139.
644. Puglisi L, Maggi F, Paoletti R. Molecular and cellular sites of action of caffeine. *ASIC, 8ᵉ Colloque*, Abidjan, 1977, 285-289.
645. Cardinali DP. Methylxanthines : possible mechanisms of action in brain. *Tr Pharmacol Sci* 1980 ; 2 : 405-407.
646. Fredholm BB. Are methylxanthine effects due to antagonism of endogenous adenosine ? *Tr Pharmacol Sci* 1980 ; 2 : 129-132.
647. Fredholm BB. On the mechanism of action of theophylline and caffeine. *Acta Med Scand* 1985 ; 217 : 149-153.
648. Rall TW. The 1982 Theodore Weicker Memorial Award Oration : Evolution of the mechanism of action of methylxanthines : from calcium mobilizers to antagonists of adenosine receptors. *Pharmacologist* 1982 ; 24 : 277-287.
649. Neims AH, Von Borstel RW. Caffeine : Metabolism and biochemical mechanisms of action. In : RJ Wurtman, J Wurtman Eds, *Nutrition and the Brain*, Raven Press, New York, 1983, 1-30.
650. Katims JJ, Murphy KMM, Snyder SH. Xanthine stimulants and adenosine. In : I Creesse Ed., *Stimulants : Neurochemical, Behavioral, and Clinical Perspectives*, Raven Press, New York, 1983, 63-79.
651. Ammon HPT. Neue Aspekte zum Mechanismus der zentral erregenden Wirkung von Coffein. *Dtsch Med Wschr* 1984 ; 109 : 1491-1494.
652. Snyder SH. Adenosine as a mediator of the behavioral effects of xanthines. In : PB Dews Ed., *Caffeine : Perspectives from Recent Research*, Springer Verlag, Berlin, 1984, 129-141.
653. Bruns RF. Adenosine and xanthines. In : V Stefanovitch, I Okyayuz-Baklouti Eds., *Role of Adenosine in Cerebral Metabolism and Blood Flow*, VNU Science Press, Utrecht, 1987, 57-80.
654. Pelleg A, Porter RS. The pharmacology of adenosine. *Pharmacotherapy* 1990 ; 10 : 157-174.
655. Marangos PJ, Paul SM, Parma AM, Goodwin FK, Syapin P, Skol-

nick P. Purinergic inhibition of diazepam binding to rat brain *(in vitro)*. *Life Sci* 1979 ; 24 : 851-858.
656. Bianchi CP. The effect of caffeine on radiocalcium movement in frog sartorius. *J Gen Physiol* 1961 ; 44 : 845-858.
657. Bianchi CP. Pharmacological action on excitation-contraction coupling in muscle. Introduction : statement of the problem. *Fed Proc* 1968 ; 28 : 1624-1627.
658. Bianchi CP. Cellular pharmacology of contraction of skeletal muscle. In : T Narahashi Ed., *Cellular Pharmacology of Excitable Tissues*, Charles C. Thomas, Springfield, 1975 ; 485-519.
659. Guthrie JR, Nayler WG. Interaction between caffeine and adenosine on calcium exchangeability in mammalian atria. *Arch Int Pharmacodyn* 1967 ; 170 : 249-255.
660. Sandow A, Brust M. Caffeine potentiation of twitch tension of sartorius muscle. *Biochem Z* 1966 ; 345 : 232-247.
661 Weber A, Herz R. The relationship between caffeine contracture of intact muscle and the effect of caffeine on reticulum. *J Gen Physiol* 1968 ; 52 : 751-759.
662. Weber A. The mechanism of the action of caffeine on sarcoplasmic reticulum. *J Gen Physiol* 1968 ; 52 : 761-772.
663. Katz AM, Repke DI, Hasselbach W. Dependence of ionophore- and caffeine-induced calcium release from sarcoplasmic reticulum vesicles on external and internal calcium ion concentrations. *J Biol Chem* 1977 ; 252 : 1938-1949.
664. Wendt IR, Stephenson DG. Effects of caffeine on Ca-activated force production in skinned cardiac and skeletal muscle fibres of the rat. *J Gen Physiol* 1968 ; 52 : 750-759.
665. Eisner DA, Valdeolmillos M. The mechanism of the increase of tonic tension produced by caffeine in sheep cardiac Purkinje fibers. *J Physiol (Lond)* 1985 ; 364 : 313-326.
666. De Beer EL, Gründeman RLF, Wilhelm AJ, Caljouw CJ, Klepper D, Schierek P. Caffeine suppresses length dependency of $Ca^{2+}$ sensitivity of skinned striated muscle. *Am J Physiol* 1988 ; 254 : C491-C497.
667. O'Neill SC, Donoso P, Eisner DA. The role of $[Ca^{2+}]_i$ and $[Ca^{2+}]$ sensitization in the caffeine contracture of rat myocytes : measurements of $[Ca^{2+}]_i$ and $[caffeine]_i$. *J Physiol (Lond.)* 1990 ; 425 : 55-70.
668. Rubtsov AM, Murphy AJ. Caffeine interaction with the Ca-release channels of heavy sarcoplasmic reticulum. Evidence that 170 kD Ca-binding protein is a caffeine receptor to the Ca-channels. *Biochem Biophys Res Comm* 1988 ; 154 : 462-468.
669. Kuba K, Nishi S. Rhythmic hyperpolarization and depolarization of sympathetic ganglion induced by caffeine. *J Neurophysiol* 1976 ; 39 : 547-563.
670. Kuba K. Release of calcium ions linked to the activation of potassium

conductance in a caffeine treated sympathetic neurone. *J Physiol (Lond.)* 1980 ; 298 : 251-269.
671. Smith SJ, MacDermott AB, Weight FF. Detection of intracellular $Ca^{2+}$ transients in sympathetic neurons using arsenazo III. *Nature* 1983 ; 304 : 350-352.
672. Akaine N, Sadoshima JI. Caffeine affects four different ionic currents in the bull-frog sympathetic neurone. *J Physiol (Lond)* 1989 ; 412 : 221-244.
673. Mironov SL, Usachev JM. Caffeine affects Ca uptake and Ca release from intracellular stores : fura-2 measurements in isolated snail neurons. *Neurosci Lett* 1991 ; 123 : 200-202.
674. Hughes AD, Hering S, Bolton TB. The action of caffeine on inward barium current through voltage-dependent calcium channels in single rabbit ear artery cells. *Pflügers Arch* 1990 ; 416 : 462-466.
675. Mekhail-Ishak K, Lavoie PA, Sharkawi M. Effects of caffeine and cyclic adenosine 3',5'-monophosphate on adenosine triphosphate-dependent calcium uptake by lysed brain synaptosomes. *Brain Res* 1987 ; 426 : 62-68.
676. Trotta EE, Freire GL. Inhibition by caffeine of calcium uptake by brain microsomal vesicles. *J Pharm Pharmacol* 1980 ; 214 : 670-674.
677. Wakade TD, Bhave SV, Bhave A, Przywara DA, Wakade AR $Ca^{2+}$ mobilized by caffeine from the inositol 1,4,5-triphosphate-insensitive pool of $Ca^{2+}$ in somatic regions of sympathetic neurons does not evoke [$^3$H]norepinephrine release. *J Neurochem* 1990 ; 1806-1809.
678. Desaulles E, Boux O, Feltz P. Caffeine-induced $Ca^{2+}$ release inhibits $GABA_A$ responsiveness in rat identified native primary afferents. *Eur J Pharmacol* 1991 ; 203 : 137-140.
679 Fasolato C, Zottini M, Zaccheti D, Meldolesi J, Pozzan T. Intracellular $Ca^{2+}$ pools in PC12 cells. Three intracellular pools are distinguished by their turnover and mechanisms of $Ca^{2+}$ accumulation, storage, and release. *J Biol Chem* 1991 ; 266 : 20159-20167.
680. Stauderman KA, McKinney RA, Murawsky MM. The role of caffeine-sensitive $Ca^{2+}$ stores in agonist — and inositol 1,4,5-triphosphate-induced $Ca^{2+}$ release from bovine adrenal chromaffin cells. *Biochem J* 1991 ; 278 : 643-650.
681. McPherson PS, Kim YK, Valdivia H, Knudson CM, Takekura H, Franzini-Armstrong C, Coronado R, Campbell KP. The brain ryanodine receptor : a caffeine-sensitive calcium release channel. *Neuron* 1991 ; 7 : 17-25.
682. Zacchetti D, Clémenti E, Fasolato C, Lorenzon P, Zottini M, Grohovaz F, Fumagalli G, Pozzan T, Meldolesi J. Intracellular $Ca^{2+}$ pools in PC12 cells. A unique, rapidly exchangeable pool is sensitive to both inositol 1,4,5-triphosphate and caffeine-ryanodine. *J Biol Chem* 1991 ; 266 : 20152-20158.
683. Brown GR, Sayers LG, Kirk CJ, Michell RH, Michelangeli F. The opening of the inositol 1,4,5-triphosphate-sensitive caffeine $Ca^{2+}$ channel

in rat cerebellum is inhibited by caffeine. *Biochem J* 1992, 282 : 309-312.
684. Butcher RW, Sutherland EW. Adenosine 3',5'-monophosphate in biological materials. I. Purification and properties of cyclic 3',5'nucleotide phosphodiesterase and use of this enzyme to characterize adenosine 3',5'-phosphate in human urine. *J Biol Chem* 1962 ; 237 : 1244-1250.
685. Beavo JA, Rogers NL, Crofford OB, Hardman JG, Sutherland EW, Newman EV. Effects of xanthine derivatives on lipolysis and on adenosine 3',5'-monophosphate phosphodiesterase activity. *Molec Pharmacol* 1970 ; 6 : 597-603.
686. Vernikos-Danellis J, Harris III CG. The effect of *in vitro* and *in vivo* caffeine, theophylline and hydrocortisone on the phosphodiesterase activity of the pituitary, median eminence, heart and cerebral cortex of the rat. *Proc Soc Exp Biol Med* 1968 ; 128 : 1016-1021.
687. Uzunov P, Weiss B. Separation of multiple molecular forms of cyclic adenosine 3',5'-monophosphate phosphodiesterase in rat cerebellum by polyacrylamide gel electrophoresis. *Biochim Biophys Acta* 1972 ; 284 : 220-226.
688. Uzunov P, Shein HM, Weiss B. Cyclic AMP phosphodiesterase in cloned astrocytoma cells : norepinephrine induces a specific enzyme form. *Science* 1973 ; 180 : 304-306.
689. Weiss B, Hait WN. Selective cyclic nucleotide phosphodiesterase inhibitors as potential therapeutic agents. *Annu Rev Pharmacol Toxicol* 1977 ; 17 : 441-477.
690. Wachtel H. Characteristic behavioral alterations in rats induced by rolipram and other selective adenosine cyclic 3',5'-monophosphate phosphodiesterase inhibitors. *Psychopharmacology* 1982 ; 77 : 309-316.
691. Burg AW, Warner E. Effect of orally administered caffeine and theophylline on tissue concentrations of 3',5' cyclic AMP and phosphodiesterase (Abstract). *Fed Proc* 1975 ; 34 : 332.
692. Sattin A, Rall TW. The effect of adenosine and adenine nucleotides on the cyclic adenosine 3'5'-phosphate content of guinea pig cerebral cortex slices. *Molec Pharmacol* 1970 ; 6 : 13-23.
693. Daly JW, Bruns RF, Snyder SH. Adenosine receptors in the central nervous system : relationship to the central actions of methylxanthines. *Life Sci* 1981 ; 28 : 2083-2097.
694. Kostopoulos GK, Phillis JW. Purinergic depression of neurons in different areas of the rat brain. *Exp Neurol* 1977 ; 55 : 719-724.
695. Phillis JW, Wu JH. The role of adenosine and its nucleotides in central synaptic transmission. *Prog Neurobiol* 1983 ; 16 : 187-239.
696. Okada Y, Kuroda Y. Inhibitory action of adenosine and adenosine analogs on neurotransmission in the olfactory cortex slice of guinea pig : structure-activity relationships. *Eur J Pharmacol* 1980 ; 61 : 137-146.
697. Smellie FW, Daly JW, Dunwiddie TV, Hoffer BJ. The dextro and levo-rotatory isomers of N6-phenylisopropyladenosine : stereospecific effects

on cyclic AMP formation and evoked synaptic responses in brain slices. *Life Sci* 1979 ; 25 : 1739-1745.
698. Fredholm BB, Hedqvist P. Modulation of neurotransmission by purine nucleotides and nucleosides. *Biochem Pharmacol* 1980 ; 29 : 1635-1643.
699. Hollins C, Stone TW. Adenosine inhibition of aminobutyric release from slices of rat cerebral cortex. *Br J Pharmacol* 1980 ; 69 : 107-112.
700. Feldberg W, Sherwood SL. Injections of drugs into the lateral ventricle of the cat. *J Physiol (Lond)* 1954 ; 123 : 148-167.
701. Haulica I, Ababei L, Branisteano D, Topoliceahu F. Preliminary data on the possible hypnogenic role of adenosine. *J Neurochem* 1973 ; 21 : 1019-1020.
702. Marley E, Nistico G. Effects of catecholamines and adenosine derivatives given into the brain of fowls. *Br J Pharmacol* 1972 ; 46 : 619-636.
703. Major PP, Agarwal RP, Kufe DW. Clinical pharmacology of deoxycoformycin. *Blood* 1981 ; 58 : 91-96.
704. Dunwiddie TV, Worth T. Sedative and anticonvulsant effects of adenosine analogs in mouse and rat. *J Pharmacol Exp Ther* 1982 ; 220 : 70-76.
705. Biaggioni I, Saul S, Puckett A, Arzubiaga C. Caffeine and theophylline as adenosine receptor antagonists in humans. *J Pharmacol Exp Ther* 1991 ; 258 : 588-593.
706. Londos C, Cooper DMF, Wolff J. Subclasses of external adenosine receptors. *Proc Natl Acad Sci USA* 1980 ; 77 : 2551-2554.
707. Van Calker D, Muller M, Hamprecht B. Adenosine regulates, via two different types of receptors, the accumulation of cyclic AMP in cultured cells. *J Neurochem* 1979 ; 33 : 999-1005.
708. Daly JW, Ukena D, Jacobson K. Analogues of adenosine, theophylline, and caffeine : selective interactions with A1 and A2 adenosine receptors. In : E Gerlach, BF Becker, Eds., *Topics and Perspectives in Adenosine Research*, Springer Verlag, Berlin, 1987, 23-36.
709. De Angelis L, Bertolissi M, Nardini G, Traversa U, Vertua R. Interaction of caffeine with benzodiazepines : behavioral effects in mice. *Arch Int Pharmacodyn Ther* 1982 ; 255 : 89-102.
710. Matilla MJ, Palva E, Savolainen K. Caffeine antagonizes diazepam effects in man. *Med Biol* 1982 ; 60 : 121-123.
711. Ghoneim MM, Hinrichs JV, Chiang CK, Loke WH. Pharmacokinetic and pharmacodynamic interactions between caffeine and diazepam. *J Clin Psychopharmacol* 1986 ; 6 : 75-80.
712. Roache JD, Griffiths RR. Interactions of diazepam and caffeine : Behavioral and subjective dose effects in humans. *Pharmacol Biochem Behav* 1987 ; 26 : 801-812.
713. Davies LP, Chow SC. Effect of some potent adenosine uptake inhibitors on benzodiazepine binding in the CNS. *Neurochem Int* 1984 ; 6 : 185-189.
714. Niemand D, Martinelli S, Ardvisson S, Ekstrôm-Jodal B, Svedmyr N.

Adenosine in the inhibition of diazepam sedation by aminophylline. *Acta Anaesthesiol Scand* 1986 ; 30 : 493-495.
715. Izquierdo I. Interactions between methylxanthines and benzodiazepine binding sites. *Trends Pharmacol Sci* 1986 ; 5 : 256.
716. Fredholm BB. Adenosine actions and adenosine receptors after 1 week treatment with caffeine. *Acta Physiol Scand* 1982 ; 115 : 283-286.
717. Murray TF. Up-regulation of rat cortical adenosine receptors following chronic administration of theophylline. *Eur J Pharmacol* 1982 ; 82 : 113-114.
718. Boulenger JP, Patel J, Post RM, Parma AM, Marangos PJ. Chronic caffeine consumption increases the number of brain adenosine receptors. *Life Sci* 1983 ; 32 : 1135-1142.
719. Wu PH, Coffin VL, Phillis JW. Caffeine upregulates adenosine receptors in the rat central nervous system (Abstract). *Fed Proc* 1983 ; 42 : 883.
720. Marangos PJ. Differential effects of caffeine on brain adenosine receptors and uptake sites. In : V Stefanovich, K Rudolphi, P Schubert Eds, *Adenosine : Receptors and Modulation of Cell Function*, IRL Press Limited, Oxford, 1985 ; 191-198.
721. Szot P, Sanders RC, Murray TF. Theophylline-induced upregulation of A1-adenosine receptors associated with reduced sensitivity to convulsants. *Neuropharmacology* 1987 ; 26 : 1173-1180.
722. Zielke CL, Zielke HR. Chronic exposure to subcutaneously implanted methylxanthines. Differential elevation of A1-adenosine receptors in mouse cerebellar and cerebral cortical memebranes. *Biochem Pharmacol* 1987 ; 15 : 2533-2538.
723. Hawkins M, Dugich MM, Porter NM, Urbancic M, Radulovacki M. Effects of chronic administration of caffeine on adenosine A1 and A2 receptors in rat brain. *Brain Res Bull* 1988 ; 21 : 479-482.
724. Ramkumar V, Bumgarner JR, Jacobson KA, Stiles GL. Multiple components of the A1 adenosine receptor-adenylate cyclase system are regulated in rat cerebral cortex by chronic caffeine ingestion. *J Clin Invest* 1988 ; 2 : 242-247.
725. Sanders RC, Murray TF. Chronic theophylline exposure increases agonist and antagonist binding to A1 adenosine receptors in rat brain. *Neuropharmacology* 1988 ; 27 : 757-760.
726. Daval JL, Deckert J, Weiss SRB, Post RM, Marangos PJ. Upregulation of adenosine A1 receptors and forskolin binding sites following chronic caffeine treatment with caffeine or carbamazepine : a quantitative autoradiographic study. *Epilepsia* 1989 ; 30 : 26-33.
727. Fastbom J, Fredholm BB. Effects of long-term theophylline treatment on adenosine A1-receptors in rat brain : autoradiographic evidence for increased receptor number and altered coupling to G-proteins. *Brain Res* 1990 ; 507 : 195-199.
728. Lupica CR, Jarvis MF, Berman RF. Chronic theophylline treatment in

vivo increases high affinity adenosine A1 receptor binding and sensitivity to exogenous adenosine in the in vitro hippocampal slice. *Brain Res* 1991 ; 542 : 55-62.
729. Lupica CR, Berman RF, Jarvis MF. Chronic theophylline treatment increases adenosine A1, but not A2, receptor binding in the rat brain : an autoradiographic study. *Synapse* 1991, 9 : 95-102.
730. Mally J, Connick JH, Stone TW. Theophylline down-regulates adenosine receptor function. *Brain Res* 1990 ; 509 : 141-144.
731. Zhang Y, Wells JN. The effects of chronic caffeine administration on peripheral adenosine receptors. *J Pharmacol Exp Ther* 1990 ; 254 : 757-763.
732. Green RM, Stiles GL. Chronic caffeine ingestion sensitizes the A1 adenosine receptor-adenylate cyclase system in rat cerebral cortex. *J Clin Invest* 1986 ; 222-227.
733. Lin Y, Phillis JW. Chronic caffeine exposure enhances adenosinergic inhibition of cerebral cortical neurons. *Brain Res* 1990 ; 520 : 322-323.
734. Von Borstel RW, Wurtman RJ. Caffeine withdrawal enhances sensitivity to physiologic level of adenosine *in vivo* (Abstract). *Fed Proc* 1983 ; 41 : 1669.
735. Lin Y, Phillis JW. Chronic caffeine exposure reduces the excitant action of acetylcholine on cerebral cortical neurons. *Brain Res* 1990 ; 524 : 316-318.
736. Fredholm BB, Jonzon B, Lindgren E. Changes in noradrenaline release and in beta receptor number in rat hippocampus following long term treatment with theophylline or L-PIA. *Acta Physiol Scand* 1984 ; 122 : 55-60.
737. Marangos PJ, Boulenger JP, Patel J. Effects of chronic caffeine on brain adenosine receptors : regional and ontogenetic studies. *Life Sci* 1984 ; 34 : 899-907.
738. Guillet R, Kellogg CK. Neonatal therapeutic caffeine exposure alters the ontogeny of brain adenosine A1 receptors in rats. *Neuropharmacology* 1991 ; 30 : 489-496.
739. Guillet R, Kellogg CK. Neonatal caffeine exposure alters development sensitivity to adenosine receptor ligands. *Pharmacol Biochem Behav* 1991 ; 40 : 811-817.
740. Hunter RE, Barrera CM, Dohanich GP, Dunlap WP. Effects of uric acid and caffeine on A1 adenosine receptor binding in developing rat brain. *Pharmacol Biochem Behav* 1990 ; 35 : 791-795.
741. Boulenger JP, Marangos PJ. Caffeine withdrawal affects central adenosine receptors but not benzodiazepine receptors. *J Neural Transm* 1989 ; 78 : 9-15.
742. Greden JF. Caffeine and tobacco dependence. In : HI Kaplan, AM Freedman, BT Sadock Eds, *Comprehensive Textbook of Psychiatry*, Vol. 2, 3rd ed., 1980, 1645-1652.
743. Nehlig A, Daval JL, Pereira de Vasconcelos A, Boyet S. Caffeine-

diazepam interaction and local cerebral glucose utilization in the conscious rat. *Brain Res* 1987 ; 419 : 272-278.
744. Marangos PJ, Paul SM, Goodwin FK. Putative endogenous ligands for the benzodiazepine receptor. *Life Sci* 1979 ; 25 : 1093-1102.
745. Wu PH, Coffin VL. Up-regulation of brain [$^3$H]diazepam binding sites in chronic caffeine-treated rats. *Brain Res* 1984 ; 294 : 186-189.
746. Wu PH, Phillis JW. Up-regulation of brain $^3$Hdiazepam binding sites in chronic caffeine treated rats. *Gen Pharmacol* 1988 ; 17 : 501-503.
747. Koe BK, Kondratas E, Russo LL. [$^3$H]Ro15-1788 binding to benzodiazepine receptors in mouse brain *in vivo* : marked enhancement by GABA agonists and other CNS drugs. *Eur J Pharmacol* 1987 ; 142 : 373-384.
748. Roca DJ, Schiller GD, Farb DH. Chronic caffeine or theophylline exposure reduces c-aminobutyric acid/benzodiazepine receptor site interactions. *Mol Pharmacol* 1988 ; 30 : 481-485.
749. Lopez F, Miller LG, Greenblatt DJ, Kaplan GB, Shader RI. Interaction of caffeine with the $GABA_A$ receptor complex : alterations in receptor function but not ligand binding. *Eur J Pharmacol* 1989 ; 172 : 453-459.
750. Boulenger JP, Marangos PJ, Zander KJ, Hanson J. Stress and caffeine : effects on central adenosine receptors. *Clin Neuropharmacol* 1986 ; 9 : 79-83.
751. Braestrup C, Neilson M, Neilsen EB, Lyon M. Benzodiazepine receptors in the brain are affected by different stresses : the changes are small and not unidirectional. *Psychopharmacology* 1979 ; 65 : 273-277.
752. Phillis JH, Bender AS, Wu PH. Benzodiazepines inhibit adenosine uptake into rat brain synaptosomes. *Brain Res* 1980 ; 195 : 494-498.
753. York MJ, Davies LP. The effect of diazepam on adenosine uptake and adenosine-stimulated adenylate cyclase in guinea-pig brain. *Can J Physiol Pharmacol* 1982 ; 60 : 302-307.
754. Phillis JW, Siemens RK, Wu PH. Effects of diazepam on adenosine and acetylcholine release from rat cerebral cortex : Further evidence for a purinergic mechanism in the action of diazepam. *Br J Pharmacol* 1980 ; 70 : 341-348.
755. Jhamandas K, Dumbrille A. Regional release of [$^3$H]adenosine derivatives from rat brain *in vivo* : Effect of excitatory amino acids, opiate antagonists and benzodiazepines. *Can J Physiol Pharmacol* 1980 ; 58 : 1262-1278.

# Effets du café sur le système cardio-vasculaire

Il est généralement admis que la consommation importante de café provoque des troubles du rythme cardiaque et expose aux risques d'hypertension artérielle et d'infarctus du myocarde. Un nombre considérable de travaux cliniques et expérimentaux ont été publiés sur ces sujets ainsi que plusieurs revues générales dans des ouvrages de cardiologie ou concernant les effets de la caféine [1-15].

Cependant beaucoup de données n'ont été obtenues que lors des recherches expérimentales réalisées chez l'animal. Par ailleurs, certains effets imputés à la caféine sont en fait déduits d'observations provenant d'études sur la théophylline si bien que la responsabilité de la caféine n'est pas réellement démontrée.

Il convient donc d'analyser l'ensemble de ces données afin de mieux connaître quels sont, chez l'homme, les effets du café sur le cœur et sur les artères.

## I. Les effets du café sur la physiologie cardiaque

La consommation de café peut modifier la contractilité du myocarde et le rythme cardiaque.

## 1. Effets sur la contractilité cardiaque (effet inotrope)

### 1.1. Études expérimentales chez l'animal

*In vitro* avec des préparations de muscle cardiaque ou chez l'animal, la caféine à des concentrations submillimolaires retarde la repolarisation [16] et prolonge la durée du potentiel d'action ainsi que celle de la contraction du myocarde. L'importance de cet effet est variable selon les espèces. Cette augmentation de la contractilité cardiaque est prouvée par de nombreux travaux [16-19].

La caféine agit sur le muscle cardiaque selon deux mécanismes faisant intervenir le calcium et les récepteurs de l'adénosine.

Elle augmente la durée pendant laquelle la concentration de calcium dans le cytosol est élevée car elle inhibe la captation de cet ion par le réticulum sarcoplasmique intracellulaire [17, 20-23]. Il est aussi possible qu'elle agisse au niveau de la membrane de la cellule et qu'elle facilite la pénétration intracellulaire du calcium [20].

La caféine augmente donc les durées de la contraction et de la relaxation du myocarde mais son action est moins puissante que celle de la théophylline [21]. Elle augmente aussi l'action inotrope des catécholamines [24].

Comme toutes les méthylxanthines, la caféine est une substance antagoniste de l'adénosine au niveau de ses récepteurs ; elle inhibe ses effets cardiaques [4, 25-27]. Cette action explique probablement pourquoi les méthylxanthines agissent mieux sur la contractilité cardiaque chez les personnes atteintes d'une insuffisance cardiaque que chez celles qui sont en bonne santé. En effet, la concentration de l'adénosine dans le myocarde est accrue au cours de la défaillance cardiaque [4].

L'effet inhibiteur de la caféine sur l'activité de la phosphodiestérase, qui provoque l'augmentation du taux de l'AMP cyclique, fait encore l'objet de controverses [28].

### 1.2. Études chez l'homme

Toutes les données obtenues lors des expérimentations animales ne sont pas extrapolables à l'homme car les effets varient selon l'espèce animale et les doses utilisées [3]. De plus, pour obtenir un résultat significatif, les concentrations de caféine doivent être supérieures à 0,25 millimoles donc nettement plus élevées que celles qui sont atteintes lors de la consommation de boissons contenant de la caféine.

## 2. Effets sur le rythme cardiaque

### 2.1. Études expérimentales chez l'animal

Chez l'animal, mais à des doses supérieures à 0,25 millimoles, la caféine accroît la fréquence cardiaque ; cet effet chronotrope positif est dépendant de la dose [1, 3, 24, 29, 30]. Plus accentué chez l'animal âgé [31], il persiste malgré l'administration de propranolol ou de réserpine [3], la dénervation cardiaque ou la ligature des vaisseaux des médullo-surrénales. Il s'agit donc d'une action directe [32].

En revanche, de faibles doses de caféine induisent une bradycardie par activation du système parasympathique [3, 33]. Cet effet est supprimé par la vagotomie ou l'administration d'atropine [34].

### 2.2. Études chez l'homme

L'ingestion de café correspondant à 150-280 mg de caféine (357 ml à 667 ml de café instantané, environ 1/3 de moins pour le café moulu) produit, selon les sujets, une diminution [35-38] ou une augmentation de la fréquence cardiaque [39, 40]. Le débit cardiaque n'est pas diminué lors de la période de bradycardie car la durée de la diastole, donc du remplissage des ventricules, est augmentée. Une augmentation du débit cardiaque peut être constatée quand la fréquence cardiaque est accrue [38-42].

Quand les doses de caféine sont très élevées (380 à 970 mg), une tachycardie est le plus souvent observée. Toutefois ces quantités ne peuvent pas être atteintes lors de la consommation de café par l'homme puisqu'elles correspondent à l'ingestion de 900 ml à 2,300 litres de café instantané soluble.

L'ingestion avant l'effort de 250 ml de café, préparé avec 20 g de poudre de café, améliore l'index du temps d'éjection du ventricule gauche, qui constitue un témoin indirect de valeur de la contraction du muscle cardiaque [43].

## II. Les relations entre la consommation de café et les affections cardiaques

De nombreux travaux épidémiologiques, cliniques et expérimentaux ont étudié les relations éventuelles entre la consommation de café, les troubles du rythme cardiaque et l'infarctus du myocarde.

### 1. Consommation de café et troubles du rythme cardiaque

*1.1. Études expérimentales chez l'animal*

L'exposition à 20 Mm de caféine, du nœud auriculo-ventriculaire de cobaye, *in vitro*, provoque une surcharge intracellulaire de calcium qui induit des potentiels oscillatoires et une perturbation de la conduction nodale [44]. De même, la caféine altère l'excitation électrique des cellules cardiaques en culture [45]. Toutefois, les doses de caféine utilisées dans ces expériences sont supérieures de plusieurs centaines de fois à celles qui existent dans les cellules cardiaques humaines [46].

Il est bien démontré que la caféine agit sur la conduction cardiaque. Chez le chien, des doses élevées de caféine (supérieures à 20 mg/kg) provoquent une arythmie [47-50]. L'augmentation de la vitesse de conduction, la prolongation du potentiel d'action [18, 48, 51], ou sa réduction, ainsi que celle de la période réfractaire [18, 52] ont été obtenues chez des animaux d'espèces différentes avec des doses de caféine élevées capables d'inhiber l'activité de la phosphodiestérase de l'AMP cyclique ou de modifier le taux intracellulaire de calcium.

L'ensemble de ces perturbations peut faciliter l'apparition d'une tachyarythmie.

Les effets de l'association de la caféine et de la fumée de tabac ont été évalués chez des chiens mâles de race beagle recevant en chronique 70 mg/j de caféine pendant un an pour un groupe, et pour un autre groupe, la même dose ainsi que, par trachéotomie, l'équivalent de la fumée de 5 cigarettes par jour. Ces deux groupes ont été comparés à un groupe témoin [53]. Les seuils de fibrillation ventriculaire ont été similaires pour le groupe recevant la caféine seule et pour le groupe témoin. En revanche, ce seuil était abaissé dans le groupe qui recevait la fumée de tabac. Il semblerait donc que la consommation de tabac favorise la survenue des troubles du rythme cardiaque lorsqu'elle est associée à la caféine. Cependant, malheureusement, cette expérience ne comportait pas de groupe recevant seulement la fumée de tabac. Ces résultats sont intéressants dans la mesure où il existe une forte corrélation positive entre les consommations de café et de tabac.

## *1.2. Études chez l'homme*

Ces études comportent des enquêtes épidémiologiques et des recherches cliniques.

### *1.2.1. Les études épidémiologiques*

Les données de nature épidémiologique ne sont pas encore suffisantes pour permettre des conclusions clairement définies.

Selon l'Evans County Study, chez les personnes qui consomment plus de cinq tasses de café, la prévalence de l'arythmie constatée sur l'électrocardiogramme n'est pas plus élevée que chez les consommateurs de moins de 5 tasses ou chez les non-consommateurs de café. Il n'en demeure pas moins qu'il peut exister une susceptibilité individuelle [54].

Lors d'une autre enquête [55] concernant 7 000 personnes, la fréquence des extrasystoles ventriculaires augmentait avec l'âge. La corrélation positive entre la prévalence de l'arythmie et la consommation de tabac n'existait que pour les très fortes consommation (plus de 30 cigarettes par jour). Une corrélation positive a aussi été observée avec les consommations de café ($p < 0,005$) et de thé ($p < 0,001$). Chez les grands consommateurs de café (plus de 9 tasses par jour), la fréquence des extrasystoles ventriculaires est plus élevée que chez les non-consommateurs.

### *1.2.2. Les études cliniques et expérimentales*

La consommation de café est souvent accusée de causer des palpitations [56, 57].

Diverses études ont comparé les effets de la consommation de café ou de caféine chez des sujets en bonne santé et chez des personnes atteintes d'affections cardiaques.

La caféine, à la dose de 2,2 mg/kg, soit l'équivalent de deux tasses de café, ne modifie pas le rythme cardiaque [36]. L'absorption d'une quantité de café apportant une dose de caféine d'environ 158 à 200 mg diminue la période réfractaire du nœud auriculo-ventriculaire et augmente celle de l'oreillette gauche [40, 58, 59]. Cependant, l'administration de caféine chez le sujet en bonne santé n'augmente pas l'incidence des extrasystoles et ne provoque pas de tachyarythmie [59, 60], et il en est de même chez des sujets, recevant 500 mg de caféine, et suivis par un moniteur cardiaque Holter [5, 61].

Les effets sont toutefois différents lorsqu'il existe des extrasystoles ventriculaires spontanées. Chez ces sujets, la consommation de caféine à la dose de 1 à 3,5 mg/kg (soit environ 150 à 540 ml de café instantané soluble) ou l'absorption d'une dose de caféine de 200 mg accroît la fréquence des extrasystoles [57, 58, 62] et augmente la durée de la tachyarythmie provoquée par électrostimulation [57].

Ces constatations sont cependant beaucoup moins nettes lors d'autres études. Une heure après la consommation de 500 ml d'un mélange de café *arabica* et *robusta* contenant 275 mg de caféine, par 22 malades ayant des antécédents de tachycardie ventriculaire ou de fibrillation ventriculaire, le nombre de stimuli externes nécessaires pour faire apparaître les troubles du rythme n'était pas modifié chez 46 % des sujets, mais était augmenté ou diminué chez respectivement 27 % et 27 % d'entre eux. La caféine ne semble donc pas altérer significativement le seuil d'induction ou la sévérité de l'arythmie [62].

Chez 38 hommes et 12 femmes âgés en moyenne de 61 ans et ayant une arythmie ventriculaire sévère, la consommation de café décaféiné ou celle de café décaféiné et de 200 mg de caféine n'a pas provoqué de changements dans la fréquence des troubles du rythme durant les trois heures de surveillance au cours desquelles un exercice sur bicyclette ergométrique était réalisé pendant 5 minutes toutes les heures. Au cours du test comportant de la caféine, les taux plasmatiques de la caféine, de l'adrénaline et de la noradrénaline étaient augmentés [63].

Ainsi, s'il est vrai que la consommation de café peut entraîner la perception de battements du cœur plus intenses qui pourraient être dus à l'action inotrope de la caféine, il ne faut pas en déduire que le rythme du cœur est accéléré puisque plusieurs études ont montré que la caféine, aux doses utilisées, n'augmente pas le rythme cardiaque et peut même provoquer une bradycardie [46, 59, 64].

Des recherches ont également été menées chez des personnes ayant une insuffisance coronarienne ou ayant eu antérieurement un infarctus du myocarde.

La fréquence des extrasystoles chez les personnes qui ont une insuffisance coronarienne n'est pas modifiée [64]. Ces constatations ont été confirmées par deux études. Au cours de la première, 300 mg de caféine (équivalent de la consommation de 3 tasses de café ou de thé) ou un placebo étaient absorbés par des malades ayant fait un infarctus du myocarde la semaine précédente. Durant la seconde, identique à la première, une deuxième prise de 150 mg de caféine était administrée 4 heures après la première. Aucune modification de la fréquence ou de la sévérité de l'arythmie n'a été observée [65]. Il semble donc que, consommé en quantités modérées, le café ne provoque pas de troubles du rythme chez les personnes qui ont eu un infarctus du myocarde.

Une dose relativement peu importante de caféine stimule la libération d'adrénaline par les terminaisons nerveuses sympathiques. Cette stimulation, amplifiée lors de l'anoxie myocardique, pourrait augmenter de trois à six fois la concentration d'adrénaline dans le myocarde et expliquer la survenue éventuelle de mort subite après la consommation de café [66]. Toutefois, la réalité de tels accidents n'a pas été prouvée par des observations cliniques.

En revanche, il est possible qu'une consommation excessive de caféine par la mère soit capable d'induire une arythmie chez le fœtus comme le révèlent les trois observations rapportées concernant des mères qui buvaient par jour soit 10 tasses de café (1,5 litres), soit 1,5 litres de cola, 2 tasses de café et une tasse de cacao [67]. Les effets positifs inotrope et chronotrope de la caféine sur le tissu cardiaque fœtal ont été observés aussi *in vitro* [68-70].

Enfin, le zinc joue-t-il un rôle dans la physiologie cardiaque ? Cette éventualité devrait être considérée puisque si le jeune rat est nourri pendant 49 jours avec une alimentation contenant 20 mg/kg/j de caféine ou si la rate gestante reçoit de la caféine, les concentrations en zinc et en calcium du tissu cardiaque des ratons ou des fœtus sont plus faibles que celles des témoins. Les teneurs du tissu cardiaque en zinc et en calcium pourraient donc être modifiées par la consommation de caféine [71].

Les résultats des différents travaux qui viennent d'être analysés sont discordants. La plupart d'entre eux concluent à l'absence d'effet sur le rythme cardiaque de la caféine ou d[u café aux] doses où ils sont consommés par l'homme. Cependant, co[ertains] sujets pourraient être particulièrement sensibles aux eff[ets de la c]aféine ou du café, il est prudent, ainsi que le proposent d'autres auteurs, d'en conseiller une consommation modérée [46, 72].

## 2. Consommation de café et coronaropathies

Malgré plusieurs enquêtes épidémiologiques et quelques travaux expérimentaux chez l'animal, les relations entre la consommation de café et les coronaropathies ne sont pas clairement établies.

### 2.1. Études chez l'animal

À fortes doses, la caféine a une action vasodilatatrice sur les artères coronaires, probablement du fait de l'inhibition de l'activité de la phosphodiestérase qui provoque l'augmentation de la concentration cellulaire en AMP cyclique. Les résultats des expériences réalisées chez l'animal ne sont guère transposables à l'homme car les doses de caféine utilisées ont été très élevées et même parfois administrées en une injection par voie intraveineuse.

De plus, les résultats obtenus sont souvent discordants [4].

L'administration chronique de caféine chez les rates, durant la gestation, à la dose de 10 mg/kg/j, accroît le flux coronaire et la capacité de travail du cœur des nouveau-nés. En revanche, si la caféine est consommée par les rates durant les 50 premiers jours de la lactation, elle provoque chez les ratons une diminution de la capacité de travail du cœur et du débit cardiaque [73].

### 2.2. Études chez l'homme

De très nombreuses enquêtes épidémiologiques rétrospectives et prospectives ont tenté d'évaluer les relations entre la consommation de café ou de caféine et la prévalence des coronaropathies ou des mortalités par coronaropathies.

L'interprétation des résultats obtenus est très difficile en raison, d'une part, des méthodologies différentes et, d'autre part, de la multiplicité des facteurs de confusion.

Les différences de méthodologie concernent les facteurs suivants :
- le nombre, l'âge et le sexe des sujets,
- la présence de facteurs pathologiques associés : obésité, valeur du rapport hanche, intolérance au glucose, hyperlipidémie, etc.

- le mode de vie : sédentaire, activité physique, degrés de responsabilités, etc.

- les habitudes alimentaires.

- le recueil de la nature et des quantités de boissons consommées contenant de la caféine et, pour le café, de la nature du café consommé ainsi que de sa méthode de sa préparation. Les difficultés et les imprécisions de ces recueils de consommation ont été envisagées dans le chapitre concernant la consommation de café.

De même, comme cela a été précisé dans les chapitres sur la composition du café et sur ses technologies d'utilisation, il n'est pas possible de considérer les différents types de café comme identiques du point de vue de leurs conséquences sur l'organisme.

Les récentes publications parues au sujet du café bouilli en sont une illustration supplémentaire.

Les facteurs de confusion sont soit approximativement mesurables comme la consommation de tabac qui est en très forte corrélation positive avec celle de café, soit très malaisés à reconnaître et encore plus à quantifier comme, par exemple, la thymie, c'est-à-dire les modes de réaction aux circonstances de la vie.

Il est évident que lors des enquêtes tant prospectives que rétrospectives concernant des populations générales ou des études cas-témoins, la prise en compte de l'ensemble de ces facteurs est extrêmement difficile, voire impossible à réaliser. Nous citerons, à titre d'exemple de ces difficultés, le fait que la corrélation positive entre la consommation de café et la fréquence de l'infarctus du myocarde affirmée en 1963 [74] a dû être niée ensuite par le même auteur en raison des résultats d'une autre enquête qui ont permis de rapporter à la consommation de tabac, non prise en compte lors de la première enquête, la relation imputée à tort au café [75].

La plupart des études épidémiologiques ont été examinées en détail et leurs résultats confrontés notamment par James [12] et Francheschi [15]. Le lecteur intéressé pourra consulter les tableaux synoptiques présentés par ces auteurs et constater les limites de signification des résultats. Il ne paraît donc pas utile de procéder à nouveau à la constitution de ces tableaux récapitulatifs. Nous nous bornerons à donner les références des diverses enquêtes pour que le lecteur intéressé puisse s'y reporter et à proposer les conclusions que l'on peut déduire de leurs résultats en fonction de leurs validités respectives.

En ajoutant aux synthèses précédentes [12, 15] les études ultérieures, nous avons pu relever 19 enquêtes prospectives [74-92] et 18 études cas-témoins [93-110]. Les enquêtes prospectives ont eu lieu de 1963 à 1991 et les enquêtes cas-témoins de 1972 à 1990 principalement aux États-Unis mais aussi au Canada, à Hawaï, en Angleterre, Hollande, Italie, Israël et Nouvelle-Zélande ainsi que dans les Pays scandinaves.

La plupart des enquêtes ne permettent pas d'établir de corrélations entre la consommation de café et l'infarctus du myocarde. Cependant, l'éventualité d'une corrélation positive doit encore être recherchée pour les grands consommateurs de café ($\leqslant$ 5 tasses par jour) puisqu'elle a été observée plus fréquemment que pour les consommateurs modérés de café ($\leqslant$ 5 tasses par jour). Les discussions ne sont pas closes comme en témoignent celles qui ont eu lieu après la publication de Grobbee *et al.* [90, 92, 111-113].

Il est donc généralement admis qu'il n'est pas possible sur la base des données actuelles d'affirmer qu'il existe une relation entre la consommation non exagérée de café et la prévalence de l'infarctus du myocarde [12, 15, 114-116]. Aussi les recherches sont-elles actuellement plus orientées vers l'évaluation des effets du café sur les facteurs de risques de l'infarctus du myocarde (hypertension, perturbations du métabolisme des lipides) [116].

Les résultats des enquêtes rétrospectives et prospectives ne peuvent guère être comparés car, dans les enquêtes rétrospectives, la consommation antérieure de café des sujets qui ont eu un infarctus du myocarde est significativement plus élevée que celle des sujets qui sont suivis au cours d'enquêtes prospectives et qui présenteront un infarctus du myocarde durant cette enquête [77]. De plus, les sujets qui sont suivis durant l'enquête rétrospective ne sont évidemment que ceux qui ont pu survivre après leur infarctus du myocarde. Ce biais n'existe pas dans les enquêtes prospectives [117]. Enfin, les sujets malades ou témoins peuvent avoir réduit spontanément leur consommation de café en raison soit de l'âge, soit de maladies associées et non cardiovasculaires. Il est en effet connu que la consommation de café atteint son maximum entre 40 et 49 ans puis qu'elle diminue par la suite [118]. Lors de l'enquête finlandaise [100], le nombre de personnes atteintes d'affections gastro-intestinales ou d'autres maladies est important dans le groupe témoin. Ces sujets ont donc pu réduire spontanément leur consommation de café, ce qui pourrait introduire une erreur d'évaluation du risque [117]. Il en est de même lorsque des personnes atteintes de maladies chroniques sont incluses dans l'enquête [105].

Il est possible et même vraisemblable que la consommation importante de café ne soit qu'un marqueur de l'état de tension nerveuse, comme l'est aussi celle de tabac (ce qui explique la forte corrélation entre ces deux consommations). Elle pourrait alors agir de manière indirecte par la modeste élévation de la cholestérolémie que provoque toute situation où l'organisme est en état d'agression. Une corrélation significative a en effet été observée entre les quantités consommées de café et les traits de la personnalité évalués par le Minnesota Multiphasic Personality Inventory Test, révélateurs d'habitudes addictives. Les mêmes résultats sont constatés pour les consommations de tabac et d'alcool [119].

La consommation de café paraît bien être un marqueur du style de vie et du type comportemental biologique [120-122].

Le café pourrait aussi être un facteur aggravant de l'état cardiaque des personnes qui ont eu un infarctus du myocarde. Les données rapportées précédemment au sujet du risque d'arythmie prouvent qu'il est minime sinon inexistant dans la mesure où la consommation de café reste modérée. Chez les sujets qui ont eu un infarctus et qui reçoivent une thérapeutique appropriée, l'absorption de caféine (250 mg), dose équivalente à celle qui est apportée par trois tasses de café, ne provoque pas d'effets nocifs sur la circulation coronarienne, la fonction du myocarde et elle ne diminue pas la durée de l'exercice bien toléré [123].

Les effets de la consommation de café sur les facteurs indirects de risques, notamment de nature lipidique ou hémorhéologiques, seront étudiés dans le chapitre concernant les effets du café sur les métabolismes.

En conclusion, la consommation modérée de café ne semble pas constituer un facteur favorisant du développement d'une insuffisance coronarienne ou de la survenue d'un infarctus. Une consommation élevée pourrait n'être en fait que la conséquence d'un style de vie et d'un biotype particulier. Une consommation très élevée pourrait peut-être provoquer des perturbations de la fonction cardiaque probablement par le blocage des récepteurs de l'adénosine dont les effets protecteurs de l'ischémie myocardique sont bien établis [124].

## 3. Consommation de café et pression artérielle

Les relations éventuelles entre la consommation de café et l'hypertension artérielle font encore l'objet de beaucoup de controverses. Les expérimentations animales ont permis de mieux connaître les mécanismes d'action de la caféine mais les enquêtes épidémiologiques fournissent des résultats discordants.

### 3.1. Études chez l'animal

Les expérimentations animales prouvent que les effets de la caféine sur la pression artérielle dépendent de la dose et de la voie d'administration. Par voie intraveineuse, et à fortes doses, la caféine provoque une diminution de la pression artérielle suivie d'une augmentation secondaire.

En revanche, tant chez l'animal que chez l'homme, cet effet n'est pas constaté si la caféine est absorbée par voie orale, probablement parce que sa concentration plasmatique est moins élevée [3, 4, 47, 126, 127].

### 3.2. Études chez l'homme

Pour connaître, chez l'homme, les relations entre la consommation de café et la pression artérielle, il est nécessaire de distinguer ses effets, d'une part, sur l'homme en bonne santé ainsi que dans la population générale et, d'autre part, sur les sujets ayant une hypertension artérielle. Enfin, il convient de rechercher si les modifications éventuelles qu'elle provoque sont identiques ou différentes selon qu'il s'agit de consommateurs habituels ou de non-consommateurs de café [5].

#### 3.2.1. Études chez les sujets non hypertendus

Beaucoup d'études à court terme ont été effectuées avec le café ou la caféine chez les sujets non hypertendus [15, 35, 36, 38, 47, 128-141]. Bien que les résultats des premières recherches aient été discordants puisqu'ils faisaient état soit d'une diminution [47], soit d'une augmentation [128], soit de l'absence d'effet [129] du café, ou de la caféine sur la pression artérielle, les études ultérieures ont généralement montré que le café ou la caféine induisait une élévation rapide de la pression artérielle d'une durée d'environ 4 heures ainsi qu'une diminution peu importante de la fréquence cardiaque [36, 130].

Chez les non-consommateurs de café, la pression artérielle s'élève modérément (environ 3 mmHg) 15 à 90 minutes après l'ingestion de

150 à 970 mg de caféine puis revient à sa valeur initiale 3 à 4 heures plus tard, la pression diastolique pouvant aussi être parfois légèrement augmentée [36, 39, 41, 60, 131-137]. Cet effet modérément hypertenseur de la caféine s'accompagne d'une diminution de la fréquence cardiaque si les doses sont faibles mais d'une augmentation si elles sont élevées.

*3.2.2. Mécanismes d'action de la caféine*

Les mécanismes d'action de la caféine sont complexes et comportent les effets de la caféine sur :
- les récepteurs de l'adénosine,
- la rénine,
- les barorécepteurs,
- le système nerveux sympathique.

Les effets antagonistes de la caféine sur les récepteurs de l'adénosine sont étudiés dans le chapitre concernant les effets du café sur le système nerveux central. La caféine agit comme antagoniste de l'action vaso-dilatatrice des artères périphériques due à l'adénosine [138-146] comme cela a été démontré chez l'animal mais avec des doses élevées de caféine (15 mg/kg par voie intra-artérielle injectées 5 minutes avant l'adénosine) [140, 141]. Ces constatations ont également été faites chez l'homme [142-147].

• La caféine augmente chez le rat l'effet hypertenseur tardif de l'angiotensine II administrée chroniquement [148]. Elle accroît aussi l'hypertension artérielle d'origine rénale mais n'a pas d'action sur l'hypertension génétique [149-150]. Elle augmente l'activité de la rénine et diminue la production endogène d'adénosine [151].

• La constatation de son effet biphasique sur la pression artérielle suggère que la caféine pourrait agir sur les barorécepteurs [15]. Chez l'homme, la caféine à la dose de 250 mg modifie les fonctions des barorécepteurs [152]. L'action de la caféine au niveau des barorécepteurs est la conséquence de son antagonisme des récepteurs centraux de l'adénosine comme cela été démontré chez le rat par l'injection, dans le noyau du tractus solitaire, d'antagonistes des récepteurs de l'adénosine [153].

• La caféine agit sur le système nerveux sympathique et sur les glandes médullo-surrénales.

Elle stimule la sécrétion des catécholamines par les médullosurrénales [36, 132, 133] et provoque la libération de la noradrénaline par les terminaisons nerveuses comme cela a été observé lors d'études sur les préparation de cœur isolé [154]. Toutefois, certains auteurs n'ont pas constaté d'augmentation de la concentration plasmatique des catécholamines sous l'influence de la caféine [59, 133, 155, 156]. Il semble que ces discordances soient dues à des causes techniques [15, 157]. En effet, la sécrétion de catécholamines sous l'effet de la caféine a bien été observée chez l'homme en utilisant de nouvelles technologies récemment mises au point [158, 159].

*3.2.3. Facteurs favorables et défavorables de l'effet du café sur la pression artérielle*

La nature du café, le syle de vie des sujets interfèrent avec l'action du café sur la pression artérielle.

Le remplacement du café par le café décaféiné provoque une légère diminution de la pression artérielle systolique de $- 1,5 \pm 0,4$ mmHg, $p < 0,002$, et diastolique de $- 1,0 \pm 0,4$ mmHg, $p < 0,017$ [160]. En revanche, si cette élévation n'est pas toujours constatée [161], le remplacement du café filtre par le café bouilli produit une modeste élévation de la pression artérielle plus élevée chez les femmes que chez les hommes [161].

Les conditions de vie sont également importantes à considérer.

L'agression psychique, le stress, l'anxiété augmentent la pression artérielle et la caféine potentialise cet effet [162]. La caféine peut contribuer à l'élévation de la pression artérielle lors des périodes de travail mental ou psychique comportant une situation de tension nerveuse comme par exemple la limitation de la durée d'exécution. Cette potentialisation est due à la réponse des glandes corticosurrénales et médullosurrénales au stress [38, 163-177]. Il faut aussi tenir compte du fait que les personnes anxieuses ou en état de stress ont tendance à boire plus de café que d'habitude.

Plusieurs facteurs potentialisent l'effet de la caféine sur la pression artérielle : ce sont l'âge, les sujets âgés sont plus sensibles [133], et la consommation de tabac [178-180].

Cependant, il semble qu'un certain degré de tolérance se développe chez les buveurs chroniques de café [131, 143, 155, 162, 181-183].

L'effet hypertenseur de la caféine peut avoir un effet favorable dans certaines situations transitoires d'hypotension modérées. C'est ainsi que la consommation de café protège les personnes âgées contre l'hypotension artérielle post-prandiale si elle a lieu juste avant le repas [184-186].

Il est enfin peut-être possible que la caféine ne soit pas le seul composé du café à être doué d'une action sur la pression artérielle. En effet, deux composés, de nature chimique encore inconnue, ont été isolés du café décaféiné. L'un produirait une hypotension et une bradycardie chez le rat anesthésié, l'autre seulement une bradycardie [187]. Ces données n'ont toutefois pas été confirmées depuis qu'elles ont été publiées.

En conclusion, il ne semble pas que la consommation modérée de café puisse être un facteur d'hypertension artérielle chez les sujets en bonne santé. Chez les personnes âgées, elle pourrait diminuer ou supprimer l'hypotension artérielle post-prandiale si elle a lieu juste avant le repas.

### 3.2.4. Étude des relations entre la consommation de café et la pression artérielle dans la population générale

Les relations entre la consommation de café et la pression artérielle dans la population générale ont été évaluées lors de plusieurs enquêtes épidémiologiques mais leurs résultats sont discordants.

Lors de deux enquêtes réalisées en France [188] et en Algérie [189] par les mêmes auteurs, une corrélation positive entre la consommation de café et la pression artérielle systolique a été constatée. En revanche, cette corrélation n'existait pas avec la pression artérielle diastolique. Après correction, en tenant compte de l'âge, du sexe, de la catégorie socio-économique, de l'indice de la masse corporelle, de la consommation de tabac et d'alcool, la corrélation positive avec la pression systolique était toujours observée. La valeur de la pression systolique augmente progressivement en fonction de l'importance de la consommation de café. Elle est plus élevée chez les personnes qui consomment plus de cinq tasses de café par jour [188].

Compte tenu des relations qui existent entre la tension psychique, la consommation de café et la pression artérielle [162, 190], il reste évidemment à déterminer si l'effet du café est réel ou si la consommation de café n'est pas la conséquence de la situation psychique, ces deux facteurs agissant alors sur la pression artérielle.

Au contraire, deux enquêtes conduites en Australie [191] et au Canada [192] n'ont pas mis en évidence de relations entre la consommation de café et la pression artérielle. Toutefois, lors de l'étude canadienne, la consommation de café était en corrélation positive avec la pression diastolique mais son augmentation était très faible (1 mmHg). Une action d'intervention d'une durée de 12 semaines [8] menée chez 107 sujets âgés de 18 à 33 ans n'a pas montré de variations des pressions artérielles systolique et diastolique après la consommation de café filtre ou de café bouilli.

Enfin, lors de deux autres enquêtes menées l'une en Italie [193], l'autre en Norvège [194], il a été constaté une corrélation négative entre la consommation de café et les pressions artérielles systolique et diastolique. Cette corrélation négative persiste même après correction tenant compte de la consommation de tabac et d'alcool [193]. Elle est observée aussi bien avec le café filtre qu'avec le café bouilli si bien qu'elle pourrait masquer, dans les enquêtes, les conséquences éventuelles sur l'infarctus du myocarde, de l'augmentation de la lipidémie due à la consommation de café bouilli [194]. Cette constatation est en accord avec les études d'intervention de courtes durées [60, 131].

*3.2.5. Étude des effets du café chez les personnes ayant une hypertension artérielle.*

L'Hypertension Detection and Follow-up Program (HDFP), réalisé aux États-Unis de 1973 à 1979 chez 10 000 sujets hypertendus révèle qu'il n'existe pas de corrélations entre le niveau de la consommation de café et la mortalité par maladie cardiovasculaire ou cérébrovasculaire [195, 196]. Enfin, récemment, il a été prouvé chez 50 sujets ayant une hypertension modérée que la consommation de café soluble ne modifiait pas les pressions artérielles [197].

**La consommation de café en quantité modérée ne modifie ni les fonctions cardiovasculaires, ni les pressions artérielles chez les personnes en bonne santé. Il existe cependant des susceptibilités individuelles, certaines personnes étant plus sensibles que d'autres.**

**Dans l'état actuel des connaissances, il n'existe pas de preuves d'un effet prédisposant ou aggravant du café sur l'infarctus du myocarde et l'hypertension artérielle. Chez les personnes qui ont des troubles du rythme cardiaque, seul le médecin peut conseiller les quantités de café qui peuvent être consommées sans danger compte tenu des différentes sensibilités individuelles au café en fonction de l'effet du traitement.**

## RÉFÉRENCES

1. Bock J. Die Purin derivate. In : A Heffter, W Heubner Eds. Handbuch der Experimentellen Pharmakologie. Springer Verlag, Berlin, 1920. Vol. 2/1, pp. 508-598.
2. Eichler O. Kaffee und Koffein. Springer, Berlin, 1938.
3. Eichler O. Kaffee und Koffein, 2e éd. Springer Verlag, Berlin, 1976.
4. Fredholm BB. Cardiovascular and renal actions of methylxanthines : In GA Spiller Ed. The Methylxanthine Beverages and Foods : Chemistry Consumption and Health Effects. Alan Liss, New York, 1984 : 303-330.
5. Robertson D, Curatolo PW. The cardiovascular effects of caffeine. In : PB Dews Ed. Caffeine. Springer Verlag, Berlin, 1984 ; 77-85.
6. Léonard TK, Watson RR. The cardiovascular effects of caffeine : In RR Wastson Ed. Nutrition and Heart Disease, Vol II. CRC Press, Boca Raton Fl., 1987 ; 101-109.
7. Milon H, Guidoux R, Antonioli JA. Physiological effects of coffee and its components. In RJ Clarke, R Macrae Eds. *Coffee. Vol. 3 : Physiology,* Elsevier Applied Science Publ., London, 1988 ; 80-124.
8. Bak AAA. Coffee and cardiovascular risk ; an epidemiological study. PhD Thesis, Alblasserdam, The Netherlands, Offsetdruckkerij Haveka B.V., 1990.
9. Proceedings on Coffee and Coronary Heart Disease with Special Emphasis on the Coffee-Blood Lipids Relationship ; DS Thelle, G Van Der Stegen Eds., The Nordic School of Public Health., Göteborg, Sweden, International Coffee Organization, 1990.
10. Bättig K. Coffee, cardiovascular and behavioral effects — current research trends. *Rev Environm Health* 1991 ; 9 : 53-84.
11. James JE. Cardiovascular system. In : JE James Ed. *Caffeine and health,* Academic Press, London, 1991 ; 96-138.
12. James JE. Cardiovascular disease. In : JE James Ed., *Caffeine and Health,* Academic Press, London, 1991 ; 139-189.
13. Thelle DS. Metabolic effect of coffee and caffeine intake on the cardiovascular system. In : S Garattini Ed., *Caffeine, Coffee and Health,* Raven Press, New York, 1993 ; 151-156.
14. Mosqueda-Garcia R, Robertson D, Robertson RM. The cardiovascular effects of caffeine. In : S Garattini ed., *Caffeine, coffee and Health,* Raven Press, New York, 1993 ; 157-176.
15. Franceschi S. Coffe and myocardial infarction. In : S Garattini ed., *Caffeine, coffee and Health,* Raven Press, New York, 1993 ; 195-211.
16. Clarke A, Olson CB. Effects of caffeine and isoprenaline on mammalian ventricular muscle. *Br J Pharmacol* 1973 ; 47 : 1-6.
17. Chapman RA, Miller DJ. The action of caffeine on frog myocardial contractility. *J Physiol* 1971 ; 217: 64-66.

18. Krop ST, The influence of heart stimulants an the contraction of isolated mammalian cardiac muscle. *J Pharmacol* 1944 ; 82 : 48-62.
19. Henderson AH, Brutsaert DL, Forman R, Sonnenblick EH. Influence of caffeine on force development and force frequency relations in cat and rat heart muscle. *Cardiovasc Res* 1974 ; 8 : 162-172.
20. Blinks JR, Olson CB Jewell BR, Braveny P. Influence of caffeine and other methylxanthines on mechanical properties of isolated mammalian heart muscle. *Circul Res* 1972 ; 30 : 367-393.
21. Sato K, Ozaki H, Karaki H. Multiple effects of caffeine on contraction and cytosolic free $Ca^{2+}$ levels in vascular smooth muscle of rat aorta. *Naunyn Schmiedeberg's Arch Pharmacol* 1988 ; 338 : 443-448.
22. Marquez MT, Ponce-Hornos JE, Bonazzola P, Aramendia P. Caffeine influence on the dependence of myocardial response to extracellular calcium. *Acta Physiol Pharmacol Latinoam* 1990 ; 40 : 207-217.
23. Watanabe C, Yamamoto H, Hirano K, Kobayashi S, Kanaide H. Mechanisms of caffeine-induced contraction and relaxation of rat aortic smooth muscle. *J Physiol* 1992 ; 456 : 193-213.
24. Rall TW, West TC. The potentiation of cardiac inotropic responses to norepinephrine by theophyline. *J Pharmacol Exp Therap* 1963 ; 139 : 269-274.
25. Deubareff T, Sleator W Jr. Effects of caffeine and other mammalian atrial muscle and its interaction with adenosine and calcium. *J Pharmacol Exp Ther* 1965 ; 148 : 202-214.
26. Belardinelli L, Linden J, Berne RM. The cardiac effects of adenosine. *Prog Cardiovascul Dis* 1989 ; 32 : 73-97.
27. Liang BT. Adenosine receptors and cardiovascular functions. *Trends Cardiovascul Med* 1992 ; 2 : 100-108.
28. Tsien RW. Cyclic AMP and contractile activity in heart. In : P Greengard, GA Robinson Eds., *Advances in Cyclic Nucleotide Research* vol. 8. Raven Press, New York, 1977 ; 363.
29. Hugues MJ, Coret IA. A characteristic of the rate response which is common to several compounds that stimulate the heart. *Mol Cell Cardiol* 1975 ; 7 : 613-624.
30. Raff WK. Wirkung des Koffeins auf Herz und Kreislauf. *Arzneimittelforsch* 1971 ; 21 : 1177-1179.
31. Ammon HPT, Estler CJ. The influence of caffeine on carbohydrate and lipid metabolism in alloxan-diabetic mice. *Med Exp* 1969 ; 19 : 161-169.
32. Schaff G, Faucon G. Étude comparative de l'action de quelques vasodilatateurs sur la contractilité myocardique. *Arch Int Pharmacodyn* 1963 ; 145 : 213-232.
33. Vittorio S. Action of caffeine on the frequency of the cardiac pulse. *Arch Int Pharmacodyn* 1923 ; 27 : 265-282.

34. Bock J, Buchholtz J. Henriques-Methode über des Minuten volumen des Herzens beim Hunde und über den Einfluss des Koffeins aud die Grosse des Minuten volumens. *Arch Exp Pathol* 1980 ; 88 : 192-215.
35. Whitsett TL, Manion CV, Christensen HD. Cardiovascular effects of coffee and caffeine. *Am J Cardiol* 1984 ; 53 : 918-922.
36. Smits P, Thien T, Van't Laar A. The cardiovascular effects of regular and decaffeinated coffee. *Am J Cardiol* 1985 ; 56 : 958-963.
37. Colton T, Gosselin RE, Smith RP. The tolerance of coffee drinkers to caffeine. *Clin Pharmacol Therap* 1967 ; 9 : 31-39.
38. Pincomb GA, Lovallo WR, Passey RB, Whitsett TL, Silverstein SM, Wilson MF. Effect of caffeine on vascular resistance, cardiac output and myocardial contractility in young men. *Am J Cardiol* 1985 ; 56, 119-122.
39. Buhr G. Neue Erkenntnisse über die Wirkung von Koffein und Kaffee aud die Herz- und Kreislaufmechanik des Menschen. *Arztl Forsch* 1958 ; 12 : 584-590.
40. Gould L, Venkataraman K, Goswami M, Gomprecht RF. The cardiac effects of coffee. *Angiology* 1973 ; 24 : 455 463.
41. Grollmann A. The action of alcohol, caffeine and tobacco on the cardiac output (and its related functions) of normal man. *J Pharmacol Exp Therap* 1930 ; 39 : 313-327.
42. Victor BS, Lubetsky M, Greden JF. Somatic manifestations of caffeinism. *J Clin Psychiatry* 1981 ; 42 : 185-198.
43. Markiewicz K, Cholewa M. Effect of coffee ingestion on the left ventricular systolic time intervals at rest, during physical effort and the recovery period. *Cor-Vasa* 1981 ; 23 : 280-290.
44. Vassalle M, Carbonin P, Iacono G, Di Gennaro M. Induction of overdrive excitation in the sinoatrial node in the presence of caffeine. *Cardiology* 1988 ; 75 : 206-213.
45. Clusin WT. Caffeine induces a transient inward current in cultured cardiac cells. *Nature* 1983 ; 301 : 248-250.
46. Myers MG. Caffeine and cardiac arrhythmias. *Ann Int Med* 1991 ; 114 : 147-150.
47. Sollman T, Pilcher JD. The actions of caffeine on the mammalian circulation. *J Pharmacol Exp Therap* 1911 ; 3 : 19-92.
48. Di Gennaro M, Vassale M. Relationship between caffeine effects and calcium in canine cardiac Purkinje fibers. *Am J Physiol* 1985 ; 249 : 520-523.
49. Bellet S, Horstmann E, Roman LR, DeGuzman NT, Kostis JB. Effect of caffeine on the ventricular fibrillation treshold in normal dogs and dogs with acute myocardial infarction. *Am Heart J* 1972 ; 84 : 215-227.
50. Paspa P, Vassale M. Mechanism of caffeine-induced arrhythmias canine cardiac Purkinje fibres. *Am J Cardiol* 1984 ; 53 : 313-319.

51. Kimoto Y, Saito M, Goto M. Effects of caffeine on the membrane potentials, membrane currents and contractility of the bullfrog atrium. *Jap J Physiol* 1972 ; 22 : 225-238.
52. Huschinsky G, Muscholl E. Die Wirkung von Theophyllin, Koffein und Theobromin auf Kontraktionskraft Erregbarkeit, Refraktarzeit und Spontanfrequenz des isolierten Herzmuskels der Katze. *Arch Exp Path Pharmacol* 1956 ; 229 : 348-359.
53. Fusilli L, Lyons M, Patel R, Zbuzek V, Wu W, Negan T. Influence of chronic caffeine and cigarette use on myocardial vulnerability and hormonal responses. *J Appl Cardiol* 1989 ; 4 : 247-258.
54. Heyden S. Coffee in health and disease. A critical review of the medical literature. 9e Colloque Scientifique International sur le Café. Londres 1980, Association Internationale du Café, Paris, 1981 ; 361-370
55. Prineas RJ, Jacobs DR, Crows RS, Blackburn H. Coffee, tea and ventricular premature beats. *J Chron Dis* 1980 ; 33 : 67-72.
56. Flynn JT. Arrhythmias related to coffee and tea. *JAMA* 1970 ; 211, 633.
57. Graboys T. Coffee, arrhythmias and common sense. *N Engl J Med* 1983 ; 308 : 835-837.
58. Dobmeyer DJ, Stine RA, Leier CV, Greenberg R, Schall SE. The arrhythmogenic effect of caffeine in human beings. *N Engl J Med* 1983 ; 308 : 814-816.
59. Sutherland DJ, McPherson DD, Renton KW, Spencer CA, Montague TJ. The effect of caffeine on cardiac rate, rythm and ventricular repolarization. Analysis of 18 normal subjects and 18 patients with primary ventricular dysrythmia. *Chest* 1985 ; 87 : 319-324.
60. Robertson D, Wade D, Workman R, Woosley RL, Oats JA. Tolerance to the humoral and hemodynamic effects of caffeine in man. *J Clin Invest* 1981 ; 67 : 1111-1117.
61. Newcombe PF, Renton KW, Rautaharju PM, Spencer CA, Montague TJ. High-dose caffeine and cardiac rate and rythm in normal subjects. *Chest* 1988 ; 94 : 90-94.
62. Chelsky LB, Cutler JE, Griffith K, Kron J, McClelland JH, McAnulty JH. Caffeine and ventricular arrhythmias, an electrophysiological approach. *JAMA* 1990 ; 264 : 2236-2240.
63. Graboys TB, Blatt CM, Lown B. The effect of caffeine on ventricular ectopic activity in patients with malignant ventricular arrythmia. *Arch Int Med* 1989 ; 149 : 637-639.
64. Myers MG, Harris L, Leenen FH, Grant DM. Caffeine as a possible cause of ventricular arrhythmias during the healing phase of acute myocardial infarction. *Am J Cardiol* 1987 ; 59 : 1024-1028.
65. Myers MG, Harris L. Caffeine and ventricular arrhythmias. *Can J Cardiol* 1990 ; 6 : 95-98.
66. Wennmalm A, Wennmaln M. Hypotheses : coffee, catecholamines and cardiac arrhythmia. *Clin Physiol* 1989 ; 9 : 201-206

67. Oei SG, Vosters RPL, Van der Hagen NLJ. Fetal arrhythmia caused by excessive intake of caffeine by pregnant women. *Br Med J* 1989 ; 298 : 568.
68. Resch BA, Papp JG. Effects of the caffeine on the fetal heart. *Am J Obstet Gynecol* 1983 ; 146 : 231-232.
69. Resch BA, Papp J, Gyongyosi J, Szell SJ. Die wirkung des Koffeins auf die fetale herzfrequenz und die Koffeinkonsum-gewohnheiten der schwangeren. *Zentralbl Gynakol* 1985 ; 107 : 1249-1253.
70. Resch BA, Papp J, Gyongyosi J. Die wirkung des Koffeins auf die kontraktilität des fetalen herzmuskelz. *Zentralbl Gynakol* 1987 ; 109 : 945-951.
71. Rossowska MJ, Dinh CH, Gottschalk SB, Yazdani M, Sutton III FS, Nakamoto T. Interaction between caffeine intake and heart zinc concentrations in the rat. *Br J Nutr* 1990 ; 64 : 561-567.
72. Myers MG. Cardiovascular effects of caffeine. *Can Fam Phys* 1992 ; 38 : 1459-1462.
73. Temples TE, Geoffray DJ, Nakamoto T, Hartman AD, Miller HI. Effect of chronic caffeine intake on myocardial function during early growth. *Ped Res* 1987 ; 21 : 391-395.
74. Paul O, Leper MH, Phelan WH, Dupertuis GW, MacMillan A, McKeen H, Park H. A longitudinal study of coronary heart disease. *Circulation* 1963 ; 28 : 20-31.
75. Paul O, MacMillan A, McKeen H, Park H. Sucrose intake and coronary heart-disease. *Lancet* 1968 ; II, 1049-1051.
76. Dawber TR, Kannel WB, Gordon T. Coffee and cardiovascular disease : Observations from the Framingham study. *N Engl J Med* 1974 ; 291 : 871-874.
77. Wilhelmsen L, Tibblin G, Elmfeldt D, Wedel H, Werko L. Coffee consumption and coronary heart disease in middle-aged Swedish men. *Acta Med Scand* 1977 ; 201 : 547, 552.
78. Yano K, Rhoads GG, Kagan A. Coffee, alcohol, and risk of coronary heart disease among Japanese men living in Hawaii. *N Engl J Med* 1977 ; 297 : 405-409.
79. Heyden S, Tyroler HA, Heiss G, Hames CG, Bartel A. Coffee consumption and mortality : total mortality, stroke mortality, and coronary heart disease mortality. *Arch Intern Med* 1978 ; 138 : 1472-1475.
80. Murray SS, Bjelke E, Gibson RW, Schuman LM. Coffee consumption and mortality from ischemic heart disease and other causes : Results from the Lutheran Brotherhood Study, 1966-1978. *Am J Epidemiol* 1981 : 113 : 661-667.
81. Kahn HA, Phillips RI, Snowdon DA. Association between reported diet and all-cause mortality : twenty-one-year follow-up on 27530 adult Seventh-Day Adventists. *Am J Epidemiol* 1984 ; 119 : 775-787.
82. Welin L, Svärdsudd K, Tibblin G, Wilhelmsen L. Coffee, traditional risk factors, coronary heart disease and mortality. In : B MacMahon,

T Sugimura Eds. Banbury Report 17 : Coffee and Health. Cold Spring Harbor Laboratory, New York, 1984 ; 219-229.

83. Lacroix AZ, Mead LA, Liang KY, Thomas CB, Pearson TA. Coffee consumption and the incidence of coronary heart disease. *N Engl J Med* 1986 ; 315 : 977-982.
84. Vandenbroucke JP, Kok FJ, Bosch GV, Van den Dungen PJC, Van der Heide-Wessel C, Van der Heide RM. Coffee drinking and mortality in a 25-year follow-up *Am J Epidemiol* 1986 ; 123 : 359-361.
85. LeGrady D, Dyer AR, Shekelle RB, Stamler J, Liu K, Paul O, Lepper M, Shryock AM. Coffee consumption and mortality in the Chicago Western Electric Company Study. *Am J Epidemiol* 1987 ; 126 : 803-812.
86. Yano K, Reed DM, MacLean CJ. Coffee consumption and coronary heart disease. *N Engl J Med* 1987 ; 316 : 946.
87. Martin JB, Annegers FJ, Curb JD, Heyden S, Howson C, Lee ES, Lee M. Mortality patterns among hypertensives by report level of caffeine consumption. *Prev Med* 1988 ; 17 : 310-320.
88. Wilson PW, Garrison RJ, Kannel WB, McGee DL, Castelli WP. Is coffee consumption a contributor to cardiovascular disease ? Insights from the Framingham Study. *Arch Int Med* 1989 ; 149 : 1169-1172.
89. Grobbee DE, Rimm EB, Giovannucci E, Colditz G, Stampfer M, Willett W. Coffee, caffeine and cardiovascular disease in men. *N Engl J Med* 1990 ; 323 : 1026-1032.
90. Tverdal A, Stensvold I, Solvoll K, Foss OP, Lung-Larsen P, Bjartveit K. Coffee consumption and death from coronary heart disease in middle aged Norwegian men and women. *Br Med J* 1990 ; 300 : 566-569.
91. Klatsky AL, Friedman GD, Armstrong MA. Coffee use prior to myocardial infarction restudied : heavier intake may increase the risk. *Am J Epidemiol* 1990 ; 132 : 479-488.
92. Rosengren A, Wilhelmsen L. Coffee, coronary heart disease and mortality in middle-aged Swedish men : findings from the Primary Prevention Study. *J Int Med* 1991 ; 230 : 67-71.
93. Brown A. Coronary thrombosis : an environmental study. *Br Med J* 1962 ; 2 : 567.
94. Littel JA, Shanoff HM, Csima A, Redmond SE, Yano R. Diet and serum-lipids in male survivors of myocardial infarction. *Lancet* 1965 ; 1 : 933.
95. Kasanen A, Forsström J. Eating and smoking habits of patients with myocardial infarction. *Ann Med Int Fenniae* 1966 ; 55 : 7-11.
96. Walker WJ, Gregoratos G. Myocardial infarction in young men. *Am J Cardiol* 1967 ; 19 : 339.
97. Howell RW, Wilson DG. Dietary sugar and ischaemic heart disease. *Br Med J* 1969 ; 138 : 1471.
98. Boston Collaborative Drug Surveillance Program. Coffee drinking and acute myocardial infarction. *Lancet* 1972 ; 2 : 1278-1283.

99. Hrubec Z. Coffee drinking and ischaemic heart-disease. *Lancet* 1973 ; 1 : 548.
100. Jick H, Miettinen OS, Neff RK, Shapiro S, Heinonen OP, Slone D. Coffee and myocardial infarction. *N Engl J Med* 1973 ; 289 : 63-67.
101. Klatsky AL, Friedman GD, Siegelaub AB. Coffee drinking prior to acute myocardial infarction. Results from the Kaiser-Permanente Epidemiologic Study of Myocardial Infarction. *J Am Med Assoc* 1973 ; 226 : 540-543.
102. Klatsky AL, Friedman GD, Siegelaub AB. Habits and sudden cardiac death. *Circulation* 1974 ; 50 (suppl. 3) : 99.
103. Mann JI, Thorogood M. Coffee-drinking and myocardial infarction, *Lancet* 1975 ; 2 : 480.
104. Hennekens CH, Drolette ME, Jesse MJ, Davies JE, Hutchison GB. Coffee drinking and due to coronary heart disease. *N Engl J Med* 1976 ; 294 : 633-636.
105. Rosenberg L, Slone D, Shapiro S, Kaufman DW, Stolley PD, Miettinen OS. Coffee drinking and myocardial infarction in young women. *Am J Epidemiol* 1980 ; 111 : 675-681.
106. Rosenberg L, Werler MM, Kaufman DW, Shapiro S. Coffee drinking and myocardial infarction in young women : an update. *Am J Epidemiol* 1987 ; 126 : 147-149.
107. La Vecchia C, Franceschi S, Decarli A, Pampallona S, Tognono G. Risk factors for myocardial infarction in young women. *Am J Epidemiol* 1987 ; 125 : 832-843.
108. Rosenberg L, Palmer JR, Kelly JP, Kaufman DW, Shapiro S. Coffee drinking and nonfatal myocardial infarction in men under 55 years of age. *Am J Epidemiol* 1988 ; 128 : 570-578
109. La Vecchia C, Gentile A, Negri E, Parazzini F, Franceschi S. Coffee consumption and myocardial infarction in women. *Am J Epidemiol* 1989 ; 130 : 481-485.
110. Gramenzi A, Gentile A, Fasoli M, Negri E, Parazzini F, La Vecchia C. Association between certain foods and risk of acute myocardial infarction in women. *Br J Med* 1990 ; 300 : 771-773.
111. Shapiro S. Coffee, caffeine and cardiovascular disease (letter). *N Engl J Med* 1991 ; 324 : 991.
112. Lane JD. Coffee, caffeine, cardiovascular disease. *N Engl J Med* 1991 ; 324 : 991.
113. Lacroix AZ. Coffee, caffeine and cardiovascular disease. *N Engl J Med* 1991 ; 324 : 991-992.
114. Stone MC. Coffee and coronary heart disease. *J Royal Coll Gener Pract* 1987 ; 37 : 146-147.
115. Van Dongen R. Coffee and heart disease : the hypothesis re-examined. *Med J Australia* 1988 ; 148 : 161-162.
116. Romarin PC. Coffee and coronary heart disease : a review. *Progr Cardiovasc Dis* 1989 ; 32 : 239-245.

117. Kannel WB, Dawber TR. Coffee and coronary disease (Editorial). *N Engl J Med* 1973 ; 289 : 100-101.
118. Christensen L, Murray T. A review of the relationship between coffee consumption and coronary heart disease. *J Commun Health* 1990 ; 15 : 391-408.
119. Tappan DV, Weybrew BB. Relationship of personality factors and some social habits to cardiovascular risk in submariners. *Aviat Space Environ Med* 1982 ; 53 : 383-389.
120. Jacobsen BK, Thelle DS. The Tromsø Heart Study : is coffee drinking an indicator of a life style with high risk for ischemic heart disease ? *Acta Med Scand* 1987 ; 222 : 215-221.
121. Pucio EM, McPhillips JB, Barrett-Connor E, Ganiats TG. Clustering of atherogenic behaviors in coffee drinkers. *Am J Publ Health* 1990 ; 80 : 1310-1313.
122. Ketterer MW, Maercklein GH. Caffeinated beverage use among type a male patients suspected of CAD/CHD : a mechanism for increased risk. *Stress Med* 1991 ; 7 : 119-124.
123. Hirsch AT, Gervino EV, Nakao S, Come PC, Silverman K, Grossman W. The effect of caffeine on exercice tolerance and left ventricular function in patients with coronary artery disease. *Ann Int Med* 1989 ; 110 : 593-598.
124. Ely SW, Berne RM. Protective effects of adenosine in myocardial ischemia. *Circulation* 1992 ; 85 : 893-904.
125. Raff WK. Wirkung des Koffeins auf Herz Kreislauf. *Arzneimittelforsch* 1971 ; 21 : 1177-1179.
126. Strubelt O, Siegers CP. Die Beteilungen endogener Catecholamine an den wirkungen des Kaffes auf energieumsatz und Herzfrequenz. *Artzneimittelforsch* 1968 ; 18 : 1278-1281.
127. Hahn H. Vergleichende Untersuchungen über die Krampf und Blutdruckwirkung verschiedener Analeptica. *Arch Exp Pathol Pharmacol* 1941 ; 198 : 491-508.
128. Horst K, Wilson RJ, Smith RG. The effect of coffee and decaffeinated coffee on oxygen consumption, pulse rate and blood pressure. *J Pharmacol Exp Ther* 1936 ; 58 : 294-304.
129. Starr I, Gamble CJ, Margolies A. A clinical study of the action of 10 commonly used drugs on cardiac output, work and size : on respiration, on metabolic rate, and on the electrocardiograms. *J Clin Invest* 1937 ; 16 : 799-823.
130. Conrad KA, Blanchard J, Trang JM. Cardiovascular effects of caffeine in elderly men. *J Am Geriatr Soc* 1982 ; 30 : 267-272.
131. Ammon HPT, Bieck PR, Mandalaz D, Verspohl EJ. Adaptation of blood pressure to continuous heavy coffee drinking in young volunteers. A double blind crossover study. *Br J Clin Pharmacol* 1983 ; 15 : 701-706.

132. Robertson D, Frolich JC, Keith Carr R, Throck Watson J, Hollifield PDJW, Shand DG, Oates JA. Effects of caffeine on plasma renin activity, catecholamines and blood pressure. *N Engl J Med* 1978 ; 298 : 181-186.
133. Izzo JL, Ghosal A, Kwong T, Freeman RB, Jaenike JR. Age and prior caffeine use alter the cardiovascular and adrenomedullary responses to oral caffeine. *Am J Cardiol* 1983 ; 52 : 769-773.
134. Smits P, Hoffman H, Thien T, Houben H. Van't Laar A. Hemodynamic and humoral effects of coffee after B1-selective and nonselective B-blockade. *Clin Pharmacol Ther* 1983 ; 34 : 153-158.
135. Van Nguyen P, Myers MG. Cardiovascular effects of caffeine and Nifedipine. *Clin Pharmacol Ther* 1988 ; 44 : 315-319.
136. Burr ML, Gallagher JEJ, Butland BK, Bolton CH, Downs LG. Coffee, blood pressure and plasma lipids : a randomized controlled trial. *Europ J Clin Nutr* 1989 ; 43 : 477-483.
137. Casiglia E, Bongiovi S, Paleatri CD, Petucco S, Boni M, Colangeli G, Penzo M, Pessina AC. Haemodynamic effects of coffee and caffeine in normal volunteers : a placebo-controlled clinical study. *J Int Med* 1991 ; 229 : 501-504.
138. Hazenfrast M, Jaquet F, Aesbach D, Bättig K. Interactions of smoking and lunch with the effects of caffeine on cardiovascular functions and information processing. *Hum Psychopharmacol* 1991 ; 6 : 277-284.
139. Sharp DS, Benowitz NL, Osterloh JD, Becker CE, Smith AH, Syme SL. Influence of race, tobacco use and caffeine use on their relation between blood pressure and blood lead concentration. *Am J Epidemiol* 1990 ; 131 : 845-854.
140. Von Borstel RW, Wurtman RJ, Conlay LA. Chronic caffeine consumption potentiates the hypotensive action of circulating adenosine. *Life Sci* 1983 ; 32 : 1151-1158.
141. Von Borstel WR, Wurtman RJ. Caffeine and the cardiovascular effects of physiological levels of adenosine. In : PE Dews Ed. *Caffeine*, Springer Verlag, Berlin, 1984 ; 142-150.
142. Fredholm BB, Persson CGA. Xanthine derivatives as adenosine receptor antagonists. *Eur J Pharmacol* 1982 ; 81 : 673-676.
143. Curatolo PW, Robertson D. The health consequences of caffeine. *Ann Int Med* 1983 ; 98 : 641-653
144. Biaggioni I, Olafsson B, Robertson RM, Hollister AS, Robertson D. Cardiovascular effects of adenosine infusion in man and their modulation by dipyridamole. *Life Sci* 1986 ; 39 : 2229-2236.
145. Biaggioni I, Olafsson B, Robertson RM, Hollister AS, Robertson D. Cardiovascular and respiratory effects of adenosine in conscious man. Evidence for chemoreceptor activation. *Circ Res* 1987 ; 61 : 779-786.
146. Biaggioni I, Killian TJ, Mosqueda-Garcia R, Robertson RM, Robertson D. Adenosine increases sympathetic nerve traffic in humans. *Circulation* 1991 ; 83 : 1668-1675.

147. Slits P, Lenders JWM, Thien Th. Caffeine and theophylline attenuate adenosine-induced vasodilatation in humans. *Clin Pharmacol Ther* 1990 ; 48 : 410-418.
148. Ohnishi A, Li P, Branch RA, Holycross B, Jackson EK. Caffeine enhances the slow pressor response to angiotensin II in rats. Evidence for a caffeine-angiotensine II interaction with the sympathetic nervous system. *J Clin Invest* 1987 ; 80 : 13-16.
149. Ohnishi A, Branch RA, Jackson K, Hamilton R, Biaggioni I, Deray G, Jackson EK. Chronic caffeine administration exacerbates renovascular but not genetic hypertension in rats. *J Clin Invest* 1986 ; 1045-1050.
150. Ohnishi A, Li P, Branch RA, Biaggioni I, Jackson E. Role of adenosine in renin-dependent renovascular hypertension in rats. *Hypertension* 1988 ; 12 : 152-161.
151. Ohnishi A, Branch RA, Hamilton R, Jackson EK. Caffeine increases plasma renin activity in renovascular hypertension : correlation with plasma adenosine levels. *Clin Res* 1987 ; 35 : 446A.
152. Mosqueda-Garcia R, Tseng CJ, Biaggioni I, Robertson RM, Robertson D. Effects of caffeine on baroreflex activity in man. *Clin Pharmacol Ther* 1990 ; 48 : 568-574.
153. Mosqueda-Garcia R, Tseng CJ, Appalsamy M, Robertson D. Modulatory effects of adenosine on baroreflex activation in the brainstem of normotensive rats. *Eur J Pharmacol* 1989 ; 174 : 119-122.
154. Westfall TC, Brasted M. Specificity of blokade of the nicotine induced release of 3H-norepinephrine from adrenergic neurons of the guinea-pig heart by various pharmacological agent. *J Pharmacol Exp Ther* 1974 ; 189 : 659-665.
155. Myers MG. Effects of caffeine on blood pressure. *Arch Intern Med* 1988 ; 148 : 1189-1193.
156. Jung RT, Shetty PS, James WPT, Barrand MA, Callingham BA. Caffeine : its effect on catecholamines and metabolism in lean and obese humans. *Clin Sci* 1981 ; 60 : 527-535.
157. Goldstein DS, Eisenhofer G. Plasma catechols. What do they mean ? *News Physiol Sci* 1988 ; 3 : 138-144.
158. Valbo AB, Hagbarth KE, Torebjork HE, Wallin BG. Somatosensory, proprioceptive, and sympathetic activity in human peripheral nerves. *Physiol Rev* 1979 ; 59 : 919-957.
159. Mosqueda-Garcia R, Killian TJ, Haile V, Tseng CJ, Robertson RM, Robertson D. Effets of caffeine on plasma catecholamines and muscle sympathetic nerve activity in man. *Circulation* 1990 ; 82 (III) : 335 (Abstract).
160. Van Dusseldorp M, Smits P, Thien T, Katan MB. Effect of decaffeinated versus regular coffee on blood pressure. A 12-week double-blind trial. *Hypertension* 1989 ; 14 : 563-569.

161. Van Dusseldorp M, Smits P, Lenders JWM, Thien T, Katan MB. Boiled coffee and blood pressure. A 14-week controlled trial. *Hypertension* 1991 ; 18 : 607-613.
162. Lane JD. Caffeine and cardiovascular reponse to stress. *Psychosom Med* 1983 ; 45 : 447-451.
163. Horst K, Buxton RE, Robinson WD. The effects of the habitual use of coffee or decaffeinated coffee upon blood pressure and certain motor reactions of normal young men. *J Pharmacol Exp Ther* 1934 ; 52 : 322-337.
164. Lane JD, Williams RB. Caffeine affects cardiovascular response to stress. *Psychophysiol* 1985 ; 22 : 648-655.
165. Ray RL, Nellis MJ, Brady JV, Foltin RW. Nicotine and caffeine effects on the task-elicited blood pressure response. *Addictive Behav* 1986 ; 11 : 31-36.
166. Greenberg W, Shapiro D. The effect of caffeine and stress on blood pressure in individuals with and without a family history of hypertension. *Psychophysiol* 1987 ; 24 : 151-156.
167. Lane JD, Williams RB. Cardiovacular effects of caffeine and stress in regular coffee drinkers. *Psychophysiol* 1987 ; 24 : 157-164.
168. Pincomb GA, Lovallo WR, Passey RB, Wilson MF. Effect of behavior state on caffeine's ability to alter blood pressure. *Am J Cardiol* 1988 ; 61 : 798-802.
169. Sung BH, Lovallo MR, Pincomb KB, McDaniel KB, Wilson MF. Caffeine influences blood pressure response during exercice. *Fed Proc* 1988 ; 2 (4) A712 : (Abstract).
170. Lovallo RW, Pincomb GAP, Sung BH, Passey RB, Sausen KP, Wilson MF. Caffeine may potentiate adrenocortical stress responses in hypertension-prone men. *Hypertension* 1989 ; 14 : 170-176.
171. France C, Ditto B. Cardiovascular response to occupational stress and caffeine in telemarketing employees. *Psychosom Med* 1989 ; 51 : 145-151.
172. Lane JD, Adcock RA, Williams RB, Kuhn CM. Caffeine effects on cardiovascular and neuroendocrine responses to acute psychosocial stress and their relationship to level of habitual caffeine consumption. *Psychosom Med* 1990 ; 52 : 320-336.
173. James JE. The influence of user status and anxious disposition on the hypertensive effects of caffeine. *Int J Psychophysiol* 1990 ; 10 : 171-179.
174. Sung BH, Lovallo WR, Pincomb GA, Wilson MF. Effects of caffeine on blood pressure response during exercise in normotensive healthy young men. *Am J Cardiol* 1990 ; 65 : 909-913.
175. Jeong DU, Dimsdale JE. The effects of caffeine on blood pressure in the work environment. *Am J Hypertens* 1990 ; 3 : 749-753.
176. Pincomb GA, Wilson MF, Sung BH, Passey RB, Lovallo WR. Effects of caffeine on pressor regulation during rest and exercise in men at risk for hypertension. *Am Heart J* 1991 ; 122 : 1107-1115.

177. Strickland TL, Myers HF, Lahey BB. Cardiovascular reactivity with caffeine and stress in black and white normotensives females. *Psychosom Med* 1989 ; 51 : 381-389.
178. Robertson D, Hollister AS, Kincaid D, Workman R, Goldberg MR, Tung CS, Smith B. Caffeine and hypertension. *Am J Med* 1984 ; 77 : 54-60.
179. Reynolds V, Jenner DA, Palmer CD, Harrison GA. Catecholamine excretion rates in relation to life-styles in the male population of Otmoor, Oxfordshire. *Ann Hum Biol* 1981 ; 8 : 197-209.
180. Freestone S, Ramsay LE. Effect of coffee and cigarette smoking on the blood pressure of untreated and diuretic treated hypertensive patients. *Am J Med* 1982 ; 73 : 348-353.
181. Sharp DS, Benowitz NL. Pharmacœpidemiology of the effect of caffeine on blood pressure. *Clin Pharmacol Ther* 1990 ; 47 : 57-60.
182. Lane JD, Manus DC. Persistent cardiovascular effects with repeated caffeine administration. *Psychosom Med* 1989 ; 51 : 373-380.
183. Myers MG, Reeves RA. The effect of caffeine daytime ambulatory blood pressure. *Am J Hypert* 1991 ; 4 : 427-431.
184. Lenders JWM, Morre HLC, Thien Th. The effects of caffeine on the postprandial fall of blood pressure in the elderly. *Age and Ageing* 1988 ; 17 : 236-240.
185. Conlay JA, Kischka U, Wurtman RJ. Caffeine protective effects during hypotension reflect an interaction with adenosine receptors. *FASEB* 1991 ; 5 (III) A : 1573 (Abstract 6978).
186. Heseltine D, El-Jabri M, Ahmed F, Knox J. The effect of caffeine on postprandial blood pressure in the frail elderly. *Postgrad Med J* 1991 ; 67 : 543-547.
187. Tse SYH, Wei ET. Isolation of two cardioactive compounds from decaffeinated coffee. *Fed Proc* 1987 ; 46 : 915.
188. Lang T, Degoulet P, Aime F, Fouriaud C, Jacquinet-Salord MC, Laprugne J, Main J, Oeconomos J, Phalente J, Prades A. Relation between coffee drinking and blood pressure : analysis of 6321 subjects in the Paris region. *Am J Cardiol* 1983 ; 52 : 1238-1242.
189. Lang T, Bureau JF, Degoulet P, Sala H, Benattar C. Blood pressure, coffee, tea and tabacco consumption : an epidemiological study in Algiers. *Europ Heart J* 1983 ; 4 : 602-607.
190. Ray RL, Nellis MJ, Brady JV, Foltin RW. Nicotine and caffeine effects on the task-elicited blood pressure response. *Addict Behav* 1986 ; 11 : 31-36.
191. Shirlow MJ, Bery G, Stokes G. Caffeine consumption and blood pressure : an epidemiological study. *Int J Epidemiol* 1988 ; 17 : 90-97.
192. Birkett NJ, Logan AG. Caffeine containing beverages and the prevalence of hypertension. *J Hypertens* 1988 ; 6 (suppl. 4) : S620-S622.
193. Periti M, Salvaggio A, Quaglia G, Di Marzion L. Coffee consumption and blood pressure : an Italian study. *Clin Sci* 1987 ; 72 : 443-447.

194. Stensvold I, Tverdal A, Foss OP. The effect of coffee on blood lipids and blood pressure . results from a Norwegian cross-sectional study men and women 40-42 years. *J Clin Epidemiol* 1989 ; 42 : 877-884.
195. Martin JB, Heyden S. Caffeine consumption and mortality among 10 000 hypertensives 11e Colloque Scientifique International du Café, Lomé, 1985. Association Internationale du Café, Paris, 1986, 139-154 et Café, Cacao, Thé, 1986 ; 30 : 281-288.
196. Martin JB, Annegers JF, Curb JD, Heyden S, Howson C, Lee ES, Lee ML. Mortality patterns among hypertensives by reported level of caffeine consumption. *Prev Med* 1988 ; 17 : 310-320.
197. MacDonald TM, Sharpe K, Fowler G, Lyons D, Freestone S, Lovell JG, Webster J, Petrie JC. Caffeine restriction : no benefit in mild hypertension. *Br Med J* 1991 ; 303 : 1235-1238.

# Effets du café sur l'appareil digestif

Les effets du café sur l'appareil digestif ont été mentionnés pour la première fois par les savants médecins perse Razès à la fin du IX<sup>e</sup> siècle et arabe Avicenne au XI<sup>e</sup> siècle [1, 2]. La réduction de la consommation de café est encore conseillée aujourd'hui aux personnes qui souffrent de troubles digestifs [3]. Des procédés technologiques destinés à produire un café dit « allégé » ont même été mis au point comme on le verra plus loin, pour diminuer ces effets indésirables. De nombreux travaux ont tenté de mettre en évidence l'existence d'un lien entre la consommation de café et la survenue de diverses pathologies digestives mais les résultats sont souvent contradictoires si bien qu'il n'est pas possible d'affirmer sur des données scientifiques indiscutables que la consommation de café en est directement responsable.

Nous envisagerons successivement les effets du café sur le tube digestif, le foie, la vésicule biliaire et le pancréas.

## I. Les effets du café sur le tube digestif

Le café agit sur les fonctions digestives, il pourrait aussi favoriser l'apparition de manifestations cliniques et le développement de diverses pathologies digestives.

### 1. Les effets du café sur la physiologie digestive

Ces effets se manifestent au niveau de l'œsophage, de l'estomac et de l'intestin.

## 1.1. Effets du café sur le sphincter inférieur de l'œsophage

Des sensations de brûlures œsophagiennes sont parfois associées à la consommation de café [4]. Il n'a pas été prouvé que la consommation régulière de café améliore sa tolérance [9]. Les effets du café sur la pression du sphincter inférieur de l'œsophage (PSIO) sont très discutables car les résultats des études expérimentales sont discordants [6, 7].

Chez 20 sujets sains, l'absorption de café instantané diminue la PSIO basale et postprandiale [7]. En revanche, si le café est instillé dans l'estomac par une sonde intragastrique la PSIO augmente [6, 8, 9]. Une relation dose-effet a même été observée [6, 8]. Le café décaféiné agit de la même manière que le café normal [6]. Toutefois, ces effets ne sont pas constatés chez les sujets qui tolèrent mal le café [8].

Lors d'autres études, aucun effet du café sur la PSIO basale et postprandiale (repas de Lund) n'a été observé [10]. Enfin, quand le café, additionné ou non d'hydroxyde de potassium pour neutraliser l'acidité, est bu à jeun ou au cours d'un repas, la PSIO est diminuée mais moins fortement si l'acidité est réduite [7].

La réponse du sphincter inférieur de l'œsophage à l'ingestion de café dépend de la tendance des sujets à ressentir assez fréquemment des brûlures œsophagiennes [11], ou à être « intolérant au café » [12]. L'importance des variations de la PSIO provoquée par l'absorption de café est très variable selon les sujets [11, 12]. Elle est aussi fonction du type de café consommé [7] puisque la composition des cafés est différente suivant leurs natures (origines végétales, mélanges de cafés, café et café décaféiné) et leurs divers modes de préparation [13]. La PSIO, la sécrétion acide et la gastrinémie ont été mesurées chez huit sujets en bonne santé après l'ingestion par chacun d'entre eux de quantités équivalentes de huit types de cafés traités par des technologies différentes. Les réponses varient selon les types de café [13].

Les mécanismes par lesquels le café pourrait agir sur la PSIO ne sont pas élucidés d'autant plus que la composition du café est très complexe.

Le café [7-9, 14] et le café décaféiné [9, 14-16] stimulent la sécrétion de gastrine contrairement à la caféine [6, 14, 17]. Or, il est admis par certains, bien que controversé par d'autres, que cette hormone accroît la PSIO [18, 19]. Cependant, après l'absorption de café, une augmentation de la gastrinémie mais une diminution de la PSIO ont été observées [7].

L'inhibition de la phosphodiestérase des nucléotides cycliques peut être considérée comme un mécanisme éventuel. En effet, les méthylxanthines contenues dans le café inhibent cette phosphodiestérase. La transformation, par cette enzyme, du 3', 5' adénosine monophosphate cyclique (AMPc) en 5' adénosine monophosphate induit une accumulation d'AMPc dans les cellules du sphincter inférieur de l'œsophage. Cette accumulation d'AMPc stimule la sécrétion gastrique [20] mais diminue aussi la PSIO [21] probablement par l'intermédiaire du système purinergique [22].

Il est probable que d'autres substances présentes dans le café sont aussi responsables des modifications de la PSIO. En effet, la sécrétion de gastrine est plus faible si la cire (présente dans la couche externe du grain de café et riche en acides gras) a été préalablement extraite [23].

Il semble enfin que les effets du café dépendent de la quantité consommée en une prise. Un café très concentré (5,6 g/50 ml d'eau et 10 g de saccharose) ne modifie pas la gastrinémie si le sujet en consomme 50 ml mais l'augmente d'un facteur de 1,7 à 2,3, selon les sujets, si la consommation est de 100 ml [24]. Cette concentration est cependant 8 fois plus grande que celle du café habituellement consommé aux États-Unis [25].

Il est donc impossible dans l'état actuel des connaissances d'affirmer la nature et l'intensité d'un éventuel effet du café sur la pression du sphincter inférieur de l'œsophage.

### 1.2. Effets du café sur la motricité de l'estomac

Les effets du café sur la motricité de l'estomac sont aussi très mal connus en raison du trop petit nombre de travaux de recherches sur ce sujet.

Selon les études radiologiques, quantitativement imprécises, le café serait évacué de l'estomac plus rapidement [26, 27] ou dans le même temps [28] que le café décaféiné. L'évacuation gastrique du café décaféiné, comme celle de l'eau, serait ralentie chez les sujets qui tolèrent mal le café [29].

## 1.3. Effets du café sur la sécrétion acide de l'estomac

La stimulation par le café de la sécrétion acide de l'estomac est prouvée par les résultats de nombreux travaux [6, 8, 14, 30]. Cette stimulation pourrait être due à la caféine. En effet, chez l'homme, la caféine administrée oralement ou par voie intramusculaire accroît la sécrétion acide de l'estomac [30]. Lorsque la caféine est injectée par voie intraveineuse, la stimulation est dépendante de la dose [31]. L'action de l'histamine est synergique de celle de la caféine [32], la cimétidine abolit celle de la caféine [33, 34] tandis que la pentagastrine ne la modifie pas [35]. Le médiateur intracellulaire de l'induction de la sécrétion acide par la caféine semble être l'AMPc qui inhibe l'activité de la phosphodiestérase [20].

D'autres facteurs que la caféine interviennent également puisque le café décaféiné stimule aussi la sécrétion acide de l'estomac [6, 14, 15, 30, 36] et même avec plus d'intensité que la caféine [6]. Le café dont la cire a été extraite stimule moins la sécrétion acide que le café [23].

La manière dont les personnes tolèrent le café modifie les résultats des études. Le café décaféiné provoque en effet une sécrétion acide plus importante que le café chez les sujets qui sont intolérants au café. En revanche, elle est identique chez ceux qui en ont une bonne tolérance [29].

## 1.4. Effets du café sur la motricité intestinale

Les études expérimentales, du fait de leurs résultats discordants, ne permettent pas de déterminer si la caféine est inhibitrice ou activatrice de la motricité intestinale [37].

Son action relaxante du muscle lisse intestinal [38, 39] serait en partie due à une augmentation de l'AMPc des cellules musculaires [40]. Toutefois, la libération du calcium intracellulaire induite par la caféine provoque une brève contraction des cellules musculaires lisses [41, 42]. Il est possible que, comme pour la théophylline, les effets inhibiteur ou activateur dépendent de la dose administrée [43]. Pourtant la perfusion digestive intraluminale de caféine ne modifie pas le transit intestinal chez l'homme [44-46].

Bien qu'une étude radiologique ait montré que le café et, à un moindre degré, le café décaféiné stimulaient la motilité de l'intestin [28], le temps de transit oro-cæcal ne semble pas modifié d'après les résultats du test de l'hydrogène expiré (breath-test) [47].

Lors d'une enquête concernant 99 sujets, 29 % d'entre eux (dont 63 % de femmes) ont déclaré que l'absorption de café entraînait une envie impérieuse de défécation [48]. La mesure manométrique de la motilité n'a montré une augmentation de l'index de motilité du recto-sigmoïde après l'ingestion de café ou de café décaféiné que chez les sujets « sensibles » tandis que l'absorption d'eau chaude ne produisait aucune modification [48]. Le délai de réponse très bref suggère que la réponse gastro-colique pourrait être due à la stimulation par le café ou le café décaféiné de la sécrétion soit de la gastrine [49], soit de la cholécystokinine (CCK) [50, 51].

### 1.5. Effets du café sur l'absorption digestive et les sécrétions intestinales

Le café ne stimule pas la sécrétion intestinale d'eau et de sodium [46] contrairement à la caféine [44, 52]. La sécrétion de cholécystokinine par l'intestin proximal est plus fortement accrue par le café ou le café décaféiné que par un même volume de sérum physiologique [51]. Les éventuelles modifications de l'absorption intestinale secondaires à la consommation de café sont très mal connues. L'absorption digestive de l'alcool est accrue si la consommation de café précède immédiatement celle des boissons alcoolisées [53]. L'importance de la persorption, mécanisme qui permet le passage des macromolécules dans les espaces inter-entérocytaires, est augmentée par l'ingestion de café [54].

## 2. Les relations entre la consommation de café et la pathologie digestive

La reponsabilité de la consommation de café a été évoquée au sujet de manifestations émétiques ou dyspeptiques, de la maladie ulcéreuse de l'estomac et de troubles intestinaux mal définis.

### 2.1. L'éventuelle action émétisante du café

Le café pourrait provoquer des vomissements chez l'animal et chez l'homme [37]. Toutefois, la fréquence de cette action émétique chez l'homme est inconnue. Selon l'expérience clinique, elle paraît peu fréquente et importante. Il n'existe pas de preuves que la caféine en soit responsable. D'autres substances contenues dans le café, comme par exemple la théophylline, pourraient être à l'origine de cette intolérance [5].

## 2.2. Café et dyspepsie

Chez certains sujets, la consommation de café peut être suivie de manifestations dyspeptiques caractérisées essentiellement par des brûlures épigastriques [8, 55]. Lors d'une étude prospective réalisée chez 113 malades (58 ayant un ulcère de l'estomac, 55 ayant une dyspepsie non-ulcéreuse) et chez 55 témoins en bonne santé aucune différence de leurs consommations de café n'a été constatée (nombre de tasses par jour, café décaféiné ou non, modes de préparation). Les manifestations de dyspepsie étaient cependant plus fréquentes chez les personnes dyspeptiques sans ulcère que chez celles qui avaient des ulcères ou chez les témoins [55]. Des résultats similaires ont été obtenus lors d'une enquête rétrospective concernant 113 personnes ayant une dyspepsie sans ulcère de l'estomac et 113 témoins en bonne santé, aucune différence n'a été constatée entre les deux groupes [56].

Bien que les signes cliniques soient en faveur de l'existence d'un reflux gastro-œsophagien atypique, les mécanismes de l'apparition de ces symptômes ne sont pas élucidés.

Chez les sujets « intolérants », il semble exister une diminution de la PSIO basale [8] du même ordre de grandeur que celle qui est observée chez les personnes souffrant d'œsophagite par reflux gastro-œsophagien (9,1 ± 10 mmHg vs 19,4 ± 1,5 mmHg chez les témoins) [6]. L'ingestion de café entraîne chez ces sujets une augmentation faible de la PSIO non dépendante de la dose [7] et une diminution significative de la PSIO post-prandiale, modifications qui ne sont pas observées chez les témoins [57]. La sécrétion acide basale est similaire chez les sujets dyspeptiques et chez les témoins [8]. La cimétidine supprime les sensations de brûlures gastriques chez presque tous les sujets « intolérants » [8].

En revanche, et de manière paradoxale, la stimulation de la sécrétion acide gastrique est plus faible après injection intraveineuse de pentagastrine et absorption de doses croissantes de café chez les personnes dyspeptiques que chez les témoins [8].

Les différences des variations de la PSIO chez les sujets « intolérants » pourraient être dues à la plus faible élévation de la sécrétion de gastrine lors de l'ingestion de café par rapport aux témoins [8].

Le taux de la gastrinémie est aussi plus faible après un repas protéique ou l'infusion intragastrique d'acides aminés chez les sujets qui ont une insuffisance fonctionnelle du sphincter inférieur de l'œsophage [58, 59]. Ainsi les symptômes observés pourraient être dus, non pas à l'un des composants du café, mais à une insuffisance fonctionnelle du sphincter inférieur de l'œsophage et/ou de la sécrétion gastrique. Enfin, aucune corrélation entre la consommation de café et l'existence d'un reflux œsophagien n'a été observée lors d'une étude isotopique [60].

Dans l'état actuel des connaissances, il n'est pas possible d'affirmer que le café peut être la cause directe des troubles dyspeptiques. Il semble qu'il puisse agir chez certaines personnes sensibles probablement parce qu'elles ont une insuffisance de la fonction du sphincter inférieur de l'œsophage ou/et une augmentation plus marquée que d'autres de la sécrétion acide de l'estomac sous l'influence du café.

Il est aussi fréquemment affirmé que le lait est moins facilement digéré lorsqu'il est consommé sous forme de café au lait. Nous n'avons pas trouvé de travaux ayant une validité scientifique indiscutable qui confirme ou infirme cette affirmation. Cette indigestibilité du café au lait « serait » due à la précipitation dans l'estomac des protéines du lait par les tanins du café.

## 2.3. Café et maladie ulcéreuse

Les diverses enquêtes épidémiologiques n'ont pas permis de constater l'existence de corrélation entre la consommation de café et la prévalence de la maladie ulcéreuse gastro-duodénale [61-63].

Il semblerait que le café n'ait pas d'influence sur le développement de l'ulcère gastro-duodénal. Le fait que, selon une étude brésilienne [64], les malades diminuent spontanément leurs consommations de café lorsqu'ils souffrent d'un ulcère de l'estomac ne prouve pas l'existence d'une relation de cause à effet mais seulement l'apparition d'une intolérance. Cette diminution de la consommation de café n'a d'ailleurs pas été observée lors d'une étude américaine [55].

Les résultats des expérimentations réalisées chez l'animal n'éclairent pas cette question, probablement parce qu'elles sont trop peu nombreuses. Des érosions et des ulcérations de la muqueuse gastrique ont été produites chez le rat [65], mais non chez le chien [66], en utilisant des doses élevées de caféine. En revanche, la caféine aurait, chez le rat, un effet plutôt protecteur contre l'effet ulcérogène du stress et de l'aspirine, mais à l'inverse elle retarderait la guérison de la gastrite chronique induite par l'acide acétique [67]. Ces lésions sont toutefois différentes de celles de l'ulcère gastro-duodénal.

## 2.4. Café et pathologies de l'intestin

Les relations entre la consommation de café et les affections de l'intestin sont difficiles à identifier. En effet, les personnes qui se plaignent de troubles intestinaux présentent souvent des colopathies et ont de multiples intolérances alimentaires. L'anxiété et la nervosité, souvent associées, introduisent une part importante de subjectivité dans l'interprétation des sensations ressenties.

Lors d'une enquête concernant un échantillon établi à partir d'une population de 304 000 personnes de l'État de Washington, la consommation d'alcool et de café a été évaluée chez 209 personnes souffrant d'une colite ulcéreuse et chez le même nombre de témoins appariés pour le sexe et l'âge [68]. Les résultats de cette enquête prouvent que le risque de colite ulcéreuse ne dépend pas de la quantité de café consommée par jour ou par année.

# II. Les effets du café sur le foie

Les effets du café sur le foie sont plus d'ordre fonctionnel qu'organique.

Bien que, chez l'animal, la consommation de quantités élevées de caféine provoque une hypertrophie hépatique [69], il n'a pas été signalé de fréquence particulière de l'hépatomégalie chez les consommateurs de café.

## 1. Études chez l'animal

*In vivo*, chez le rat, la caféine augmente l'activité de la RNA polymérase [70] et de l'ornithine décarboxylase (étape limitante de la synthèse des polyamines) [71, 72]. L'activité de l'ornithine décarboxylase est multipliée par 10 dans le foie mais non dans le rein après l'injection intrapéritonéale de 150mg/kg de caféine.

À la dose de 100 mg/kg par jour, pendant un à cinq jours, chez le rat mâle adulte [73], la caféine augmente significativement les concentrations des cytochromes P450 et b5 ainsi que l'activité du cytochrome C-réductase, de l'aminopyrine N-déméthylase et de l'acétanilide hydroxylase. Cependant, l'action de la caféine diffère selon l'âge des animaux et l'espèce (rats, cobayes, souris, poussins). Les activités des enzymes microsomiales ne sont augmentées chez les rats que par des doses élevées de caféine (150 mg/kg soit l'équivalent de 100 tasses de café). À des doses inférieures, la caféine n'a pas d'action [74]. Il s'agit donc d'un effet toxicologique qui ne peut être produit par la consommation de café.

## 2. Études chez l'homme

Une corrélation positive entre la consommation de café et l'excrétion urinaire d'acide D-glucarique a été constatée lors d'une enquête concernant 124 hommes adultes végétariens ne recevant pas de médicaments [75]. L'excrétion de l'acide glucarique provient de l'action des xénobiotiques ou des médicaments qui, par induction des enzymes hépatiques microsomiales, stimulent la voie de l'acide glucuronique du métabolisme des glucides [76-79].

La caféine, à la dose de 200 mg/j, est considérée comme un inducteur des enzymes microsomiales hépatiques [75, 80, 81]. Cet effet de la caféine est d'ailleurs utilisé, en clinique humaine, pour tester l'activité du cytochrome P-448 hépatique, enzyme nécessaire pour les réactions de déméthylation de la caféine [82-86]. En revanche, la mesure du taux plamatique de la caféine ne constitue pas un bon test de la fonction hépatique [87].

Il existe des interférences entre le métabolisme de la caféine et celui des xénobiotiques, notamment de l'alcool [86, 88-90], du tabac [91-94] ou des médicaments : contraceptifs [95], idrocilamide [96, 97], méxilétine [98, 99], cimétidine [100], inhibiteurs de la mono-amine-oxydase [101, 102], neuroleptiques, anxiolytiques, antidépresseurs et barbituriques [102], paracétamol [103].

Les affections hépatiques modifient le métabolisme de la caféine [104-115].

Des compléments d'information sur les interférences entre le métabolisme de la caféine et les médicaments, d'une part, et sur l'influence des affections hépatiques sur le métabolisme de la caféine, d'autre part, pourront être trouvés dans le chapitre de ce livre concernant la caféine.

## III. Les effets du café sur la vésicule biliaire

Comme beaucoup d'aliments le café a une action cholécystokinétique [27, 28, 116]. Les résultats des investigations radiologiques sont confirmés par ceux des études échographiques [51, 117]. Cet effet persiste quand le café est absorbé au cours d'un repas test [28].

Chez les personnes qui souffrent de lithiase biliaire, la consommation de café pourrait induire des crises de coliques hépatiques puisque le café augmente la fréquence des contractions de la vésicule biliaire [51]. L'absence de corrélation entre la consommation de café et la prévalence de la lithiase biliaire a été prouvée par un examen de la vésicule biliaire par les ultrasons lors d'une enquête concernant 3 608 Danois des deux sexes, âgés de 30, 40, 50 et 60 ans [118].

La caféine inhibe la formation de calculs bilaires de cholestérol chez le chien recevant une alimentation riche en cholestérol [119]. Cette action préventive serait due à une augmentation du volume de la bile hépatique ainsi qu'à une diminution du rapport des acides biliaires et du sodium dans la bile vésiculaire et dans la bile hépatique. La caféine agirait donc à la fois comme un cholérétique et comme un inhibiteur de l'absorption vésiculaire de l'eau. L'absorption de l'eau par la vésicule a un rôle important pour la formation des calculs biliaires [120].

## IV. Les effets du café sur le pancréas exocrine

Chez l'homme, l'ingestion de café et, à un moindre degré, de café décaféiné augmente la sécrétion pancréatique exocrine [5, 37].

L'augmentation de la sécrétion pancréatique exocrine, observée lors de l'ingestion de café, est vraisemblablement due à l'élévation de la concentration plasmatique de cholécystokinine puisque cette hormone stimule la sécrétion du pancréas exocrine [121].

La sécrétion de trypsine est souvent plus élevée chez les consommateurs chroniques de café [122] mais la réponse à la sécrétine est similaire à celle des non consommateurs [123].

Chez le rat recevant *ad libitum* de l'eau contenant 0,09/ml de caféine pendant 6 semaines, les activités de l'amylase et du trypsinogène étaient accrues de 35 % dans les homogénats de pancréas par rapport aux témoins. Cependant, la stimulation de la sécrétion enzymatique dans les acini pancréatiques sous l'influence de la cholécystokinine était plus faible que chez les témoins. Cette diminution n'est pas due à une inhibition de la synthèse protéique comme le prouve les résultats des études d'incorporation de la ($^3$H) leucine dans les protéines des acini [124]. Ces résultats semblent contradictoires avec ceux qui ont été obtenus chez l'homme avec le café [121]. L'action du café sur la sécrétion pancréatique exocrine pourrait donc être due à d'autres composants du café que la caféine, et la cholécystokinine serait le relais hormonal au niveau de la fonction pancréatique exocrine [121].

La consommation de café ne provoque pas de lésions histologiques des cellules pancréatiques comme le confirment les résultats des contrôles anatomiques lors de l'autopsie de 145 personnes décédées consommatrices de café [124]. Cette constatation est importante compte tenu des discussions concernant le rôle éventuel du café dans la cancérogenèse pancréatique.

Cependant, chez le rat, la cholécystokinine a une action trophique sur le pancréas [125]. Elle peut induire une hyperplasie pancréatique et même le développement de tumeurs pancréatiques [126, 127].

Les relations entre la consommation de café et le risque de processus cancéreux de l'appareil digestif ne sont pas traitées dans ce chapitre car elles sont étudiées dans celui qui est consacré aux effets génotoxiques, mutagènes et cancérogènes du café.

# V. Le café « allégé »

Pour tenter de remédier aux intolérances digestives du café, les industries agro-alimentaires ont mis au point un café dit « allégé » en France, « reizarmer Kaffee » en Allemagne, ce qui signifie « pauvre en irritation », « low acid » mais qui pourrait plutôt être appelé « low irritance ».

Il s'agit d'un café dont la teneur en caféine est normale mais dont certaines substances, éventuellement responsables de l'intolérance digestive, ont été éliminées ou leur teneur fortement réduite. Ces substances apparaissent lors de la torréfaction et sont contenues en particulier dans la couche de cire qui recouvre le grain de café.

Deux procédés technologiques sont utilisés : le procédé LENDRICH et le procédé dit « en deux temps ».

## 1. Le procédé LENDRICH

Ce procédé, breveté en 1933, est le plus utilisé. Il consiste à traiter le café vert pendant 2 heures avec de la vapeur d'eau saturée sous une pression de 1 à 3 bar. Cette procédure permet de modifier les acides chlorogéniques dont la teneur dans les cafés verts varie entre 6 % et 12 %. Cependant, la torréfaction réduit aussi les acides chlorogéniques et il n'est pas possible de prouver par l'analyse que le café torréfié a été traité selon le procédé LENDRICH.

## 2. Le procédé dit « en deux temps »

Dans un premier temps, la plus grande partie des cires (dont la teneur dans les cafés non traités varie de 0,2 % à 0,5 %) et les acides carboniques-5-hydroxy-triptamides(-5-HT) sont éliminés par un solvant volatil.

Dans un deuxième temps, le café est traité par la vapeur. La teneur en C-5-HT, qui est dans les grains de café non traité d'environ 800 mg/kg (teneur variable selon la provenance du café), est réduite à moins de 400 mg/kg. La preuve de la diminution de la teneur en C-5-HT peut être fournie en raison de la stabilité thermique des combinaisons C-5-HT. La détermination de la quantité de C-5-HT présente après le traitement est faite par chromatographie liquide haute performance (HPLC).

Plusieurs pays ont adopté comme indicateur la teneur en hydroxytriptamide. Ces cafés auraient une meilleure digestibilité.

En France, le Service de la Répression des Fraudes et du Contrôle de la Qualité autorise la commercialisation du café allégé comme produit courant et non comme un produit diététique dans les conditions suivantes.

- Les solvants utilisés doivent être ceux qui sont admis selon la directive du Conseil des Communautés Européennes concernant les solvants d'extraction.

- Les doses résiduelles des solvants ne doivent pas dépasser 5 mg par kilogramme (en ce qui concerne le dichlorométhane).

- La quantité de 5-hydroxytriptamides présente après traitement et qui caractérise son efficacité ne doit pas être supérieure à 400 g par kilogramme.

- L'étiquetage du café ainsi traité doit répondre aux prescriptions du décret du 3 septembre 1965 sur le café et du décret du 12 octobre 1972 sur l'étiquetage des denrées alimentaires.

- Il ne doit, en particulier, faire aucune allusion à des propriétés thérapeutiques et comporter le qualificatif « allégé ».

- Enfin, une mention telle que « teneur en caféine normale » doit figurer pour avertir le consommateur que ce café n'a pas été décaféiné.

**Le café et le café décaféiné agissent sur les fonctions digestives par certains de leurs composants.**

**Les données expérimentales ne fournissent pas d'arguments scientifiques indiscutables qui rendent compte des intolérances gastriques ou intestinales à la consommation de café que ressentent certaines personnes. Il semble que le café produise une sécrétion gastrique acide plus importante chez les personnes intolérantes que chez celles qui ont une bonne tolérance.**

**L'absorption digestive de l'alcool est accrue si la consommation de café précède immédiatement celle des boissons alcoolisées.**

**La consommation de café ne peut être rendue responsable de l'apparition d'ulcère de l'estomac ou de colite ulcéreuse.**

**La consommation de café ne cause pas de lésions hépatiques mais le café interfère avec le métabolisme des xénobiotiques et des médicaments qui eux-mêmes interfèrent avec le métabolisme de la caféine. Les affections hépatiques modifient le métabolisme de la caféine.**

**Le café a une action cholécystokinétique mais ne favorise pas la formation de calculs biliaires. Il pourrait avoir une action préventive sur la formation de calculs biliaires cholestéroliques.**

**Le café et le café décaféiné augmentent la sécrétion exocrine du pancréas et ne provoquent pas de lésions du pancréas.**

**Le café dit « allégé » est un café appauvri en acides mais dont la teneur en caféine n'est pas réduite.**

## RÉFÉRENCES

1. Smith RF. A history of coffea. In : MN Clifford, KC Wilson Eds. In : Coffee, Botany, Biochemistry and Production of Beans and Beverages. Avi Publ Comp, Westport, 1985 : 1-12.
2. Viani R. Coffee. In : Ullmann's Encyclopedia of Industrial Chemistry, 1986, A7, 315-339.
3. Manier JW. Diet in gastrointestinal diseases. *Med Clin North Am* 1970 ; 54 : 1357-1365.
4. Nebel OT, Fornes MF, Castell DO. Symptomatic gastrœsophageal reflux : incidence and precipitating factors. *Am J Dig Dis* 1976 ; 21 : 953-956.
5. Fredholm BB. Gastrointestinal and metabolic effects of methylxanthines. In : The Methylxanthines, Beverages and Food Chemistry, Consumption and Health Effects. Alan R Liss, New York, 1984, 331-354.
6. Cohen S, Booth GH. Gastric acid secretion and lower esophageal sphincter pressure in response to coffee and caffeine. *N Engl J Med* 1975 ; 293 : 897-899.
7. Thomas FB, Steinbauch JT, Fromkes JJ, Mekhjian HGS, Caldwell JH. Inhibitory effect of coffee on lower esophageal sphincter pressure. *Gastroenterology* 1980 ; 79 : 1262-1266.
8. Cohen S. Pathogenesis of coffee-induced gastrointestinal symptoms. *N Engl J Med* 1980 ; 303 : 122-124.
9. Westermann H, Muller-Wieland K, Spielmann M. Ösophagusdruck und serumgastrin nach Kaffeegenuss. *Med Klin* 1977 ; 72 : 2201-2203.
10. Salmon PR, Fedail SS, Würzner HP, Harvey RF, Read AB. Effect of coffee on human lower œsophageal function. *Digestion* 1981 ; 21 : 69-73.
11. Cohen S. Pathogenesis of coffee-induced gastrointestinal symptoms. *N Engl J Med* 1980 ; 79 : 1262-1266.
12. Cole SG, Hogan DL, Sandersfeld M, Isenberg JI. Studies on the mechanism of coffee intolerance in man. *Gastroenterology* 1984 ; 86 : 1051, Abstract.
13. Van Deventer G, Kamemoto E, Kuznicki JT, Heckert DC, Schulte MC. Lower esophageal sphincter pressure, acid secretion and blood gastrin after coffee consumption. *Dig Dis Sci* 1992 ; 37 : 558-569.
14. Börger HW, Schafmayer A, Arnold R, Becker D, Creutzfeldt W. Der Einfluss von kaffee und Coffein auf den Serumgastrinspiegel und die Säuresekretion beim Menschen. *Dtsch Med Wschr* 1976 ; 101 : 455-457.
15. Feldman EJ, Isenberg JI, Grossman MI. Gastric acid and gastrin response to decaffeinated coffee and a peptone meal. *JAMA* 1981 ; 246 : 248-250.
16. Würzner HP. Coffee, gastrointestinal hormones and œsophagal function. 9e Colloque Scientifique International sur le Café, Londres, 1980. Association Internationale du Café Paris, 1981, 433-442.

17. Wright LF, Gibson RG, Hirschowitz RI. Lack of caffeine stimulation of gastrin release in man. *Proc Soc Exp Biol Med* 1977 ; 154 : 538-539.
18. Jensen DM, Mc Callum RW, Corazziari E, Elashoff J, Walsh JH. Human lower esophageal sphincter responses to synthetic human gastrins 34 (G-34) and 17 (G-17). *Gastroenterology* 1980 ; 79 : 431-438.
19. Dent J, Hansky J. Relationship of serum gastrin response to lower œsophageal sphincter pressure. *Gut* 1976 ; 17 : 144-146.
20. Harris JB, Nigon K, Alonso D. Adenosine-3'-5'-monophosphate : intracellular mediator for methylxanthine stimulation of gastric secretion. *Gastroenterology* 1969 ; 57 : 377-384.
21. Goyal RK, Rattan S. Mechanism of lower œsophageal sphincter relaxation, action of prostaglandine E and theophylline. *J Clin Invest* 1973 ; 52 : 337-341.
22. Burnstosck G, Campbell G, Satchell D, Smythe A. Evidence that adenosine triphosphate or a related nucleotide is the transmitter substance released by non-adrenergic inhibitory nerves in the gut. *Br J Pharmacol* 1970 ; 40 : 668-676.
23. Corinaldesi R, De Giorgio R, Stanghellini V et al. Effect of the removal of coffee waxes on gastric acid secretion and serum gastrin levels in healthy volunteers. *Current Therap Res* 1989 ; 46 : 13-18.
24. Acquaviva F, DeFrancesco A, Andriulli A, Piantino P, Arrigoni A, Masserenti P, Balzola F. Effect of regular and decaffeinated coffee on serum gastrin levels. *J Clin Gastroenterol* 1986 ; 8 : 150-153.
25. Sivetz M, Desrosier NW. Coffee Technology, Avi Publ Comp, Westport, Connecticut, 1979.
26. Fabian G. Röntgenuntersuchung des Magendarmkanals mit coffeinisiater Kontrastmitte laufschwemmung. *Artzl Forsch* 1954 ; 8 : 145-180.
27. Apel G, Schenk V. Comparative clinical studies in the reaction of the stomach, liver and gallblader to coffee. *Artzl Forsch* 1961 ; 15 : 18-32.
28. Glatzel H, Hackenberg K. Wirkungen von Koffeinhaltigem und koffeinfreiem Koffee auf die Verdaumgsfunktionen. Röntgenuntersuchungen der Sekretorik und Motorik von Magen, Darm und Gallenblase. *Med Klin* 1967 ; 62 : 625-628.
29. Bubois A, Shea-Donokue PT, May F, Castell DO. Effects of decaffeinated coffee on gastric emptying and gastric secretion. *Gastroenterology* 1983 ; 84 : 1142 (Abstract).
30. Roth JA, Ivy AC. The effect of caffeine upon gastric secretion in the dog, cat and man. *Am J Physiol* 1944 ; 141 : 454-461.
31. Debas HT, Cohen MB, Holubitsky IB, Harrison RC. Caffeine-stimulated acid and pepsin secretion : dose-response studies. *Scand J Gastroenterol* 1971 ; 6 : 453-457.
32. Roth JA, Ivy AC. The synergistic effect of caffeine upon histamine in relation to gastric secretion. *Am J Physiol* 1944 ; 142 : 107-113.
33. Cohen MB, Debas HT, Holubitsky IB, Harrison RC. Caffeine and pen-

tagastrin stimulation of human gastric secretion. *Gastroenterology* 1971 ; 61 : 440-444.
34. Cano R, Isenberg JI, Grossman MI. Cimetidine inhibitis caffeine-stimulated gastric acid secretion in man. *Gastroenterology* 1976 ; 70 : 1055-1057.
35. Salmon PR, Barton T. Comparative inhibition of coffee induced gastric acid secretion employing misoprostol and cimetidine. *Dig Dis Sci* 1986 ; 31 (suppl. au n° 2) : 55S-62S.
36. McArthur K, Hogan D, Isenberg JI. Relative stimulatory effects of commonly ingested beverages on gastric acid secretion in humans. *Gastroenterology* 1982 ; 83 : 199-203.
37. Schmid E. Verdaumgsorgane. In : O. Eichler Ed. *Kaffee und Koffein*, Springer Verlag, Berlin, 1976, 297-321.
38. Pfaffman MA, McFarland SA, Crow JW. The effects of caffeine on the contractile activity of Taenia coli. *Arch Int Pharmacodyn* 1971 ; 191 : 5-14.
39. Ahn HY, Karaki H, Urakawa N. Inhibitory effects of caffeine of contractions and calcium movement in vascular and intestinal smooth muscle. *Br J Pharmacol* 1988 ; 93 : 267-274.
40. Krœger EA. Role of cyclic nucleotides in modulating smooth muscle function. In : NL Stephens Ed. Biochemistry of Smooth Muscle vol. 3. CRC Press Boca Raton, Florida, 1986, 129-139.
41. Leitjen PA, van Breeman C. The effects of caffeine on the noradrenaline-sensitive calcium store in rabbit aorta. *J Physiol* 1984 ; 357 : 327-339.
42. Karaki H, Ahn HY, Hurukawa N. Caffeine induced contraction in vascular smooth muscle. *Arch Int Pharmacodyn*, 1987 ; 285 : 60-71.
43. Gustafsson L, Fredholm BB, Helovist P. Theophylline interferes with the modulatory role of endogenous adenosine on cholinergic neurotransmission in guinea pig ileum. *Acta Physiol Scand* 1981 ; 111 : 269-280.
44. Wald A, Back C, Bayless T. Effect of caffeine on the human small intestine. *Gastroenterology* 1976 ; 71 : 738-742.
45. Dillard RL, Eastmann H, Fordstran JS. Volume-flow relationship during the transport of fluid through the human small intestine. *Gastroenterology* 1965 ; 49 : 58-66.
46. Wagner SM, Mekhsian HS, Caldwell JH, Thomas FB. Effects of caffeine on fluid transport in the small intestine. *Gastroenterology* 1978 ; 75 : 379-381.
47. Brettholz EM, Meshkinpour H. The effect of coffee on mouth-to-cæcum transit time. *Gastroenterology* 1985 ; 88 : 1335 (Abstract).
48. Brown SR, Cann PA, Read NW. Effect of coffee on distal colon function. *Gut* 1990 ; 31 : 450-453.
49. Snape WJ, Matarazzo SA, Cohen S. Effect of eating and gastrointestinal hormones in human colonic myœlectrical and motor activity. *Gastroenterology* 1978 ; 75 : 373-378.

50. Renny A, Snape WJ, Sun CA, London R, Cohen S. Role of CCK in the gastrocolonic response to a fat meal. *Gastroenterology* 1983 ; 85 : 17-21.
51. Douglas BR, Jansen JBMJ, Tham RTO, Lamers CBHW. Coffee stimulation of cholecystokinin release and gallbladder contraction in humans. *Am J Clin Nutr* 1990 ; 52 : 553-556.
52. Brady P, Bayless T. Methylxanthine-induced small intestinal secretion. *Johns Hopkins Med J* 1975 ; 138 : 251-253.
53. Strubelt O, Bohme K, Siegers CP, Bruhn P. Der Einfluss von Koffein auf die Resorption und einige zentrale Wirkungen von Aethanol. *Z Ernänrungwiss* 1976 ; 15 : 125-134.
54. Volkheimer G, Schulz FM, Hofer E, Schicht S. Coffeinwirkung auf die persorption rate. *Nutritio et Dieta* 1969 ; 11 : 13-22.
55. Elta G, Behler E, Colturi T. Comparison of coffee intake and coffee-induced symtoms in patients with duodenal ulcer, non ulcer dyspepsia, and normal controls. *Am J Gastroenterol* 1990 ; 85 : 1339-1342.
56. Talley NJ, McNeil D, Piper DW. Environmental factors and chronic unexplained dyspepsia. Association with acetaminophen but not other analgesics, alcohol, coffee, tea, or smoking. *Dig Dis Sci* 1988 ; 33 : 641-648.
57. Cole SG, Holgan DL, Sandersfeld M, Isenberg JI. Studies on the mechanism of coffee intolerance in man. *Gastroenterology* 1984 ; 86 : 1051 (Abstract).
58. Lipshutz WH, Gaskins RD, Lukash WM, Sode J. Hypogastrinemia in patients with lower esophageal sphincter incompetence. *Gastroenterology* 1974 ; 67 : 423-427.
59. Farrell RL, Castell DO, Mc Guigan JE. Measurements and comparisons of lower esophageal sphincter pressures and serum gastrin levels in patients with esophageal reflux. *Gastroenterology* 1974 ; 67 : 415-422.
60. Niemela S. Duodenogastric reflux in patients with upper abdominal complaints or gastric ulcer with particular reference to reflux-associated gastritis. *Scand J Gastroenterol* 1985 ; 20 (suppl. 115) : 1-56.
61. Walker P, Luther J, Samloff IM, Feldman M. Life events stress and psychosocial factors in men with peptic ulcer disease. II. Relationships with serum pepsinogen concentrations and behavioral risk factors. *Gastroenterology* 1988 ; 94 : 323-330.
62. Kaneko E, Ooi S, Ito G, Honda N. Natural history of duodenal ulcer detected by the gastric mass surveys in men over 40 years of age. *Scand J Gastroenterol* 1989 ; 24 : 165-170.
63. Ostensen H, Gudmunsen T, Ostensen M, Burhol P, Bonnevie O. Smoking, alcohol, coffee and familial factors : any associations with peptic ulcer disease ? A clinically and radiologically prospective study. *Scand J Gastroenterol* 1985 ; 20 : 1227-1235.
64. Eisig JN, Zaterka S, Massuda HK, Bettarello A. Coffee drinking in

patients with duodenal ulcer and a control population. *Scand J Gastroenterol* 1989 ; 24 : 796-798.
65. Pfeiffer CJ, Gass GH. Caffeine induced ulcerogenesis in the rat. *Canadian J Biochem Physiol* 1962 ; 40 : 1473-1476.
66. Chvasta TE, Cooke AR. The effect of several ulcerogenic drugs on the canine gastric mucosal barrier. *J Lab Clin Med* 1972 ; 79 : 302-315.
67. Okabe S. Effects of caffeine on acute and chronic gastric lesions in rats. *Gastroenterology* 1981 ; 80 : 1241 (Abstract).
68. Boyko EJ, Perera DR, Kœpsell TD, Keane EM, Inui TS. Coffee and alcohol use and the risk of ulcerative colitis. *Am J Gastroenterol* 1989 ; 84 : 530-534.
69. Estler CJ. Stoffwechsel einzelner organe in kaffee und Koffein. In : O Eichler Ed. Kaffee und Koffein. Springer Verlag, Berlin, 1976, 184-213.
70. Shields P, McCart K, Dimond PF, Elridi SS, Todhunter JA. Subchronic administration of caffeine and theophylline in drinking water : effect on rat liver RNA polymerase I activity. *Drug Chem Tox* 1981 ; 4 : 89-100.
71. Byus CV, Russel DH. Effect of methylxanthine derivatives on cyclic AMP levels and ornithine decarboxylase activity of rat tissues. *Life Sci* 1975 ; 15 : 1991-1997.
72. Hosaka S, Nagayama H, Hirono I. Induction of hepatic ornithine decarboxylase by intraperitoneal administration of caffeine in rats. *Carcinogenesis* 1984 ; 5 : 295-297.
73. Govindwar SP, Kachole MS, Pawar SS. *In vivo* and *in vitro* effects of caffeine on hepatic mixed-function oxidases in rodents and chicks. *Food Chem Toxicol* 1984 ; 22 : 371-375.
74 Aesbacher HV, Würzner HP. Effect of methylxanthines on hepatic microsomal ensymes in the rat. *Nestlé Res News* 1976-1977 : 113-116.
75. Kyle E, Carper A, Bowen P. Caffeine consumption and vegetarian diet affect D-glucaric acid excretion in man. *Nut Res* 1987 ; 7 : 461-470.
76. Hunter J, Maxwel JD, Stewart DA, Williams R. Urinary D-glucaric acid excretion and total liver content of cytochrome P-450 in guinea-pigs : relationship during enzyme induction and following inhibition of protein synthesis. *Biochem Pharmacol* 1973 ; 22 : 743-747.
77. Hunter J, Carella M, Maxwell JD, Stewart DA, Williams R. Urinary D-glucaric acid excretion as a test for hepatic enzyme induction in man. *Lancet* 1971 ; 1 : 572-575.
78. Lecamwasam DS. Hepatic enzyme induction and its relationship to urinary D-glucaric acid excretion in man. *Br J Clin Pharmacol* 1975 ; 2 : 546-558.
79. Sotaniemi EA, Pelkonen RO, Puukaa M. Measurement of hepatic drug metabolizing enzyme activity in man. Comparison of three different assays. *Eur J Clin Pharmacol* 1980 ; 17 : 267-274.
80. Mitoma C, Lombroso L, Le Valley S, Dehn F. Nature of the effect

of the caffeine on the drug metabolizing enzymes. *Arch Biochem Biophys* 1969 ; 134 : 434-441.
81. Vestal RE, Norris AM, Tobin JD, Cohen BM, Shock NN, Andres R. Antipyrine metabolism in man : influence of age ethanol, caffeine and smoking. *Clin Pharmacol Therap* 1975 ; 18 : 425-432.
82. Joeres R, Klinker H, Heusler H, Epping J, Hofstetter G, Brost D, Reuss H, Zilly W, Richter E. Factors influencing the caffeine test for cytochrome P-448 dependent liver function. *Arch Toxicol* 1987 ; 60 : 93-95.
83. Wahlander A, Renner A, Preisig R. Fasting plasma caffeine concentration. A guide to the severity of chronic liver disease. *Scand J Gastroenterol* 1985 : 20 : 1133-1142.
84. Renner E, Wietholtz H, Huguenin P, Arnaud MJ, Preisig R. Caffeine : a model compound for measuring liver function. *Hepatology* 1984 ; 4 : 38-46.
85. Tang-Liu DO, Williams RG, Riegelman S. Disposition of caffeine and its metabolites in man. *J Pharmacol Exp Ther* 1983 ; 224 : 180-185.
86. Aldridge A, Parsons WD, Neims AH. Stimulation of caffeine metabolism in the rat by 3-methylcholantrene. *Life Sci* 1977 ; 21 : 967-974.
87. Cecchia GA, Cassarani S, Bianchi GP, Grossi RG, Lippi A, Battistoni R, Zoli M, Marchesini G. Fasting plasma caffeine is unsuitable for the measurement of liver function in hospitalized patients. *Ital J Gastroenterol* 1985 ; 17 : 272-274.
88. Choisy H, Larcan A, Royer RJ, Vandel R. Interactions entre alcool et médicaments. *Sem Hôp Paris* 1986 ; 62 : 1691-1706.
89. Messina FS. Amphetamine and ethanol a drug interaction study. *Brain Res Bull* 1978 ; 3 : 595-599.
63. Rech RM, Vomachk MK, Rickert DE. Interactions between depressants (alcool-type) and stimulants (amphetamine-type). *Pharmacol Biochem Behav* 1978 ; 8 : 143-151.
91. Parsson WD, Neims AH. Effect of smoking on caffeine clearance. *J Clin Pharmacol Therap* 1978 ; 24 : 40-45.
92. Pelkonen O, Kaltiala EH, Karki NT, Jalonen K, Pyorala K. Properties of benzopyrene hydroxylase from human liver and comparison with the rat, rabbit and guinea-pig enzyme. *Xenobiotica* 1975 ; 5 : 501-509.
93. Descotes J, Brazier JL, Ollagnier M, Évreux JCL. Influence de la consommation de tabac sur la pharmacocinétique de la caféine. *Thérapie* 1979 ; 34 : 619-623.
94. Campbell ME, Grant DM, Inaba T, Kalow W. Biotransformation of caffeine, paraxanthine, theophylline and theobromine by polycyclic aromatic hydrocarboninductible cytochrome (s) P-450 in human liver microsomes. *Drug Metab Dispos* 1987 ; 15 : 237-249.
95. Pathwardan RV, Desmond PV, Johnson RF, Schenker S. Impaired elimination of caffeine by oral contraceptives steroids. *J Lab Clin Med* 1980 ; 95 : 603-608.

96. Brazier JL, Ribon B. La caféine, le point sur quelques aspects de sa pharmacologie et de son métabolisme. *Med Nutr* 1982 ; 18 : 295-301.
97. Brazier JL, Descotes J, Lery N, Ollagnier M, Évreux JCL. Inhibition by idrocilamide of the disposition of caffeine. *Eur J Clin Pharmacol* 1980 ; 17 : 37-43.
98. Jœres R, Richter E. Mexiletine and caffeine elimination. *N Engl J Med* 1987 ; 317 : 117.
99. Campbell NPS, Kelly JG, Adgey AAJ, Shanks RG. Mexiletine in normal volunteers. *Br J Clin Pharmacol* 1978 ; 6 :, 372-373.
100. Broughton LJ, Rogers HJ. Decreased system clearance of caffeine due to cimetidine. *Br J Clin Pharmacol* 1981 ; 12 : 155-159.
101. Bolton S, Null G, Pressman AM. Caffeine its effects, uses and abuses. *J Appl Nutr* 1981 ; 33 : 35-53.
102. Roncucci R, Verry M, Jeanniot JP. Interactions between nutrition, food and drugs in man. In : G Debry Ed. Nutrition, Food and Drug Interactions in Man. World Review of Nutrition and Dietetics Series. G Bourne ed. Karger, Bâle, 1982, 141-152.
103. Sato C, Izumi N, Nouchi T, Hasumura Y, Takeuchi J. Increased hepatotoxicity of acetoaminophen by concomitant administration of caffeine in the rat. *Toxicol* 1985 ; 35 : 95-101.
104. Marchesini G, Checchia GA, Grossi G, Lolli R, Bianci GP, Zoli M, Pisi E. Caffeine intake, fasting plasma caffeine and caffeine clearance in patients with liver diseases. *Liver* 1988 ; 8 : 241-246.
105. Statland BE, Demas T, Danis M. Caffeine accumulation associated with alcoholic liver disease. *N Engl J Med* 1976 ; 295 : 110-111.
106. Statland BE, Demas T. Serum caffeine half-lives. Healthy subjects vs. patients having alcoholic hepatic disease. *Am J Clin Path* 1980 ; 73 : 390-393.
107. Desmond PV, Patwardhan RV, Johnson RF, Schenker S. Impaired elimination of caffeine in cirrhosis. *Dig Dis Sci* 1980 ; 25 : 193-197.
108. Renner E, Wietholtz H, Huguenin P, Arnaud MJ, Preisig R. Caffeine : A model compound for measuring liver function. *Hepatology* 1984 ; 4 : 38-46.
109. Sanchez-Alcaraz A, Ibanez P, Sangrador G. Pharmacokinetics of intravenous caffeine in critically ill patients. *J Clin Pharmacy Ther* 1991 ; 16 : 285-289.
110. Viragnolo M, Plebani M, Mussap M, Nemetz L, Paleari CD, Burlina A. Caffeine as indicator of metabolic functions of microsomal liver enzymes. *Clin Chim Acta* 1989 ; 183 : 91-94.
111. Scott NR, Stambuk D, Chakraborty J, Marks V, Morgan MY. Caffeine clearance and biotransformation in patients with chronic liver disease. *Clin Sci* 1988 ; 74 : 377-384.
112. Wang T, Kleber G, Stellaard F, Paumgartner G. Caffeine elimination : a test of liver function. *Klin Wschr* 1985 ; 63 : 1124-1128.
113. Jost G, Wahllander AJ, Von Mandach U, Preisig R. Overnight sali-

vary caffeine clearance : a liver function test suitable for routine use. *Hepatology* 1987 ; 7 : 338-344.
114. Hasegawa M, Yamada S, Hitayama C. Fasting plasma caffeine level in cirrhotic patients : relation to plasma levels of catecholamines and renin activity. *Hepatology* 1989 ; 10 : 973-977.
115. Schaad H, Renner EL, Wietholtz H, Arnaud MJ, Preisig RR. Caffeine demethylation measured by breath analysis in experimental liver injury in the rat. *J Hepatol* 1992 (submitted).
116. Keiner F, Weber W. Funktionsdiagnostik bei der cholecystographie. *Röntgenblätter* 1967 ; 20 : 12.
117. Matzkies F, Perisoara A. Wirkung von Kaffee aud die Motorische Funktion der Gallenblase. *Fortschrft Med* 1985 ; 103 : 713-714.
118. Jorgensen T. Gallstones in a Danish population relation to weight, physical activity, smoking, coffee consumption, and diabetes mellitus. *Gut* 1989 ; 30 : 528-534.
119. Lillemœ KD, Magnuson TH, High RC, Peoples GE, Pitt HA. Caffeine prevents cholesterol gallstone formation. *Surgery* 1989 ; 106 : 400-407.
120. Strichartz SD, Abedin MZ, Abdou MS, Roslyn JJ. Inhibition of gallblader absorption prevents gallstone formation. *Surg Forum* 1987 ; 38 : 167-169.
121. Coffey RJ, Go VLM, Zinsmeister AR, Di Magno EP. The acute effects of coffee and caffeine on human interdigestive exocrine pancreatic secretion. *Pancreas* 1986 ; 1 : 55-61.
122. Andriulli A, Masoero G, Amato A, Felder M, Benitti V, Dobrilla G, De Lapierre M, Verme G. Serum immunoreactive cationic trypsinogen response to secretin in normal subjects. *Am J Gastroenterol* 1983 ; 8 : 579-583.
123. Dubick M, Majumdar APN. Biochemical changes in the exocrine pancreas of rats fed caffeine. *Proc Soc Exp Biol Med* 1989 ; 191 : 153-158.
124. Auerbach O, Garfinkel L. Histologic changes in pancreas in relation to smoking and coffee-drinking habits. *Dig Dis Sci* 1986 ; 31 : 101-1020.
125. Solomon T, Vanier M, Morisset J. Cell site and time cause of DNA synthesis in the pancreas after caerulein and secretin. *Am J Physiol* 1983 ; 245 : G99-105.
126. Terseb H, Solomon T, Grossman MI. Effect of chronic pentagastrin, cholecystokinin and secretin on the pancreas of the rats. *Am J Physiol* 1978 ; 234 : E286-293.
127. Fölsch U, Winkler K, Wormsley KG. Influence of repeated administration of cholecystokinin and secretin on the pancreas of the rat. *Scand J Gastroenterol* 1978 ; 13 : 663-671.

# Effets du café sur l'appareil respiratoire

Les effets de la consommation de café et de caféine sur l'appareil respiratoire ne sont pas envisagés ou seulement très brièvement dans les monographies qui traitent des relations entre le café et la santé [1-5]. Ce relatif silence n'implique pas cependant l'absence d'actions de la caféine et du café sur l'appareil respiratoire puisque deux effets de nature différente sont observés selon qu'ils sont dus à la manipulation des grains de café ou à la consommation de café [6].

## I. Les effets dus à la manipulation des grains de café

La manipulation des grains de café au cours des différentes étapes technologiques de leur préparation, de leur traitement et de leur stockage, provoquent diverses affections respiratoires chez les personnes sensibles.

Des réactions d'hypersensibilité de type asthmatique et des pneumopathies immunoallergiques associées ou non à des manifestations allergiques nasales, conjonctivales ou cutanées peuvent survenir chez les ouvriers consommateurs ou non de café qui manipulent le café vert [7-18]. L'abus de la consommation de tabac serait un facteur favorisant [18].

Les tests cutanés sont positifs avec les extraits de café vert mais négatifs avec les extraits de café torréfié [7, 19, 20].

Des recherches ont été menées pour caractériser les allergènes qui sont de nature protéique [21, 22] mais l'acide chlorogénique peut aussi être parfois considéré comme une substance allergisante [23]. Chez les sujets en bonne santé, l'inhalation des extraits de café vert diminue les débits expiratoires maximaux aussi bien au repos que lors de l'effort modéré et le chromoglycate disodique ne protège pas contre les effets de l'inhalation de ces extraits [24]. Chez ces sujets, la concentration plasmatique en immunoglobulines E est élevée dans 8 cas sur 9 (de 148 à 1000 IU/ml, la valeur normale étant inférieure à 125 IU/ml) [25].

Il n'existe pas de corrélations entre l'importance des altérations de la fonction respiratoire et la réponse pulmonaire à la métacholine.

L'absence de corrélations [26, 27] ou une corrélation positive [28, 29] ont été constatées, selon les auteurs, entre l'intensité de la réponse cutanée aux tests de provocation par les extraits de café vert et les réactions de bronchoconstriction. Des observations similaires avaient déjà été faites par d'autres auteurs [30, 31].

## II. Les effets dus à la consommation de café

La consommation de café agit sur la fonction respiratoire mais elle peut aussi avoir des incidences au cours des affections de l'appareil respiratoire.

### 1. Les effets de la consommation de café sur la régulation de la ventilation

Les effets de la consommation de café sur la régulation de la ventilation doivent être considérés séparément chez l'adulte et chez le nouveau-né.

#### *1.1. Effets chez l'adulte*

L'absorption de caféine stimule la ventilation [32-42]. Cependant, l'intensité de cette action varie en fonction de la quantité et de la fréquence de la consommation de café. Elle est donc comparable à celle de beaucoup de substances pharmacologiques.

Chez les sujets qui sont des buveurs occasionnels de café, la consommation d'une dose équivalente à 250 mg de caféine accroît la fréquence respiratoire de 20 %. Des doses de caféine plus élevées, de l'ordre de 300 à 500 mg, augmentent la ventilation par minute chez les malades qui ont une bronchopneumopathie chronique obstructive [39].

### 1.2. Effets chez le nouveau-né

Ces effets ne seront que brièvement décrits dans ce chapitre car ils sont présentés dans celui qui traite des effets sur le nouveau-né de la consommation chronique de café par sa mère.

A la naissance, le nouveau-né peut présenter des apnées dues au sevrage de caféine et des épisodes de respiration périodique ainsi que de bradycardie.

L'intoxication des nouveau-nés par la caféine pourrait être considérée comme une des causes éventuelles de la mort subite des nourrissons si des études supplémentaires confirmaient cette hypothèse.

### 1.3. Les modes d'action du café sur l'appareil respiratoire

L'importance des effets du café dépend de la quantité de café consommée, de la fréquence de cette consommation mais aussi de la nature du café puisque sa teneur en caféine varie selon le type de café utilisé.

La caféine agit essentiellement au niveau du système nerveux central mais une action périphérique est aussi très probable.

### 1.4. Action au niveau du système nerveux central

La caféine accroît la sensibilité au gaz carbonique des centres nerveux de la régulation de la respiration [40]. L'intensité de cette action varie avec la concentration plasmatique de la caféine, elle est significative pour des concentrations de l'ordre de 70 micromoles [32-38].

Chez l'animal, son action sur les neurotransmetteurs, sérotonine et dopamine, a été démontrée [43].

Deux autres mécanismes peuvent expliquer l'action de la caféine sur les centres nerveux de la respiration, ce sont l'action compétitive de la caféine vis-à-vis de l'adénosine et l'inhibition des phosphodiestérases. Nous les présenterons brièvement car ils sont décrits dans le chapitre qui traite des effets du café sur le système nerveux central.

La caféine entre en compétition avec l'adénosine au niveau de ses récepteurs [44-50]. La fonction respiratoire est déprimée par l'administration centrale d'agonistes de l'adénosine [51-54] (injection intra-péritonéale de méthylxanthine [théophylline 51, 52], chez le lapin nouveau-né prématuré). Cependant, cette compétition ne semble pas être le mécanisme majeur de l'action de la caféine sur la régulation de la respiration [44] sauf peut-être chez les nouveau-nés [52, 53].

L'inhibition des phosphodiestérases, responsables de l'inactivation de l'AMP cyclique et du GMP cyclique [55], paraît être l'effet le plus important [44].

### 1.5. Action au niveau périphérique

Plusieurs mécanismes qui ne s'excluent pas ont été proposés. La caféine agit sur le système vasculaire, probablement en stimulant la sécrétion des catécholamines comme cela sera précisé dans le chapitre concernant les glandes endocrines, ou en modifiant la sensibilité des chémorécepteurs artériels en fonction des variations de la température centrale corporelle dues à l'action de la caféine sur le métabolisme de repos [40] (cf. chapitre traitant des effets du café sur le métabolisme énergétique).

Un mécanisme faisant intervenir les barorécepteurs ne semble pas devoir être retenu puisque les variations de la pression artérielle sont inconstantes chez les consommateurs de café (cf. le chapitre consacré aux effets du café sur le système cardio-vasculaire). Enfin, l'élévation du débit vasculaire pulmonaire secondaire à la vasodilatation provoquée par l'augmentation de la formation de prostacycline pourrait aussi être envisagé comme un mécanisme additionnel [56-58] de même que les effets de relaxation de la caféine sur les muscles bronchiques [59].

## 2. Les relations entre la consommation de café et les affections de l'appareil respiratoire

Le rôle étiologique ou aggravant de la consommation de café a été invoqué au sujet de trois affections respiratoires : la maladie asthmatique, les bronchopneumopathies obstructives et le cancer du poumon.

### 2.1. La maladie asthmatique

Selon une enquête épidémiologique italienne concernant 72 284 sujets, la prévalence de l'asthme est inversement proportionnelle à la quantité de café consommée [60]. Les auteurs de cette étude suggèrent que la consommation de café à long terme pourrait prévenir les manifestations cliniques de l'asthme, mais cette hypothèse mérite d'être confirmée. Les données de la Second National Health and Nutrition Examination Survey révèle que chez les personnes qui boivent régulièrement du café le risque de présenter des symptômes de la maladie asthmatique est réduit de 29 % par rapport à celui des non-consommateurs de café. Il a été observé également un effet doses, le nombre de tasses de café consommées étant inversement relié à la prévalence de la maladie asthmatique [61]. La consommation de café a d'ailleurs été proposée depuis longtemps comme adjuvant dans la thérapeutique de l'asthme [62, 63]. L'ingestion de caféine à la dose de 10mg/kg de poids provoque chez de jeunes asthmatiques une nette dilatation des bronches dont le maximum survient dans un délai de deux heures [64]. La quantité de 3 tasses de café préparé par percolation serait la quantité optimale pour obtenir un effet bronchodilatateur. Cette quantité apporte 450 mg de caféine produisant un effet similaire à celui qui est obtenu avec 200 mg de théophylline [63]. La caféine diminue aussi la bronchoconstriction secondaire à l'hyperventilation volontaire si bien qu'elle perturbe les tests de provocation de la bronchoconstriction [65]. À doses très élevées (7 mg/kg de poids), la caféine prévient même signicativement la crise d'asthme induite par l'effort physique [66].

L'augmentation de la production de prostacycline par la caféine pourrait expliquer son action préventive de la crise d'asthme. En effet, la prostacycline provoque une vasodilatation bronchique et réduit l'augmentation du gradient thermique dû à l'exercice physique [56-58, 67].

Ainsi, contrairement à ce qui a parfois été affirmé, si la poussière de café vert peut être à l'origine de formes cliniques de la maladie asthmatique, la consommation de café prévient ou diminue l'intensité de la maladie asthmatique.

### 2.2. *Les bronchopneumopathies chroniques obstructives*

Lors d'une enquête épidémiologique transversale et longitudinale (suivi de 4,7 ans) réalisée chez 2 539 personnes de la population générale, 11 facteurs de risques potentiels de bronchopneumopathies obstructives ont été dénombrés [68]. Ce sont essentiellement l'âge et le tabagisme.

Parmi les autres facteurs figurent à un moindre degré certains marqueurs génétiques (en particulier de maladies respiratoires), la notion d'affections pulmonaires familiales mais aussi la consommation de café et de sodas (donc de caféine). Chez les fumeurs consommant plus d'un paquet de cigarettes par jour, les altérations de la fonction pulmonaire sont significativement plus importantes lorsqu'ils boivent plus de trois tasses de café par jour. Toutefois, les auteurs de cette étude précisent que les risques dus au tabagisme et à l'âge sont beaucoup plus importants que celui qui pourrait être en rapport avec la consommation de café. De plus, le risque direct de la consommation de café n'est pas prouvé puisqu'il n'est pas observé chez les non-fumeurs [68].

### 2.3. Le cancer du poumon [69-74]

La consommation de café a été évoquée comme pouvant constituer un facteur éventuel du cancer du poumon [69, 70]. Le risque de cancer du poumon serait accru chez les consommateurs de plus de 5 tasses/j [70]. Une étude cas-contrôle concernant 569 sujets ayant un cancer du poumon histologiquement prouvé et le même nombre de sujets témoins a montré après ajustement du sexe, du tabac, de l'ingestion de bêtacarotène et du niveau d'éducation les valeurs respectives de risque relatif décrits par le Tableau 1 [71].

**Tableau 1. Risque relatif de cancer du poumon en fonction de la consommation de café (tableau établi d'après [71])**

| Consommation de café | Risques relatifs de cancer du poumon | |
|---|---|---|
| | Café normal | Café décaféiné |
| Non consommateurs | 1,0 | 1,0 |
| moins de 1 tasse/j | 1,0 (0,7-1,5) | 0,7 (0,5-0,9) |
| 2 à 3 tasses/j | 1,0 (0,7-1,4) | 0,5 (0,3-0,9) |
| 4 ou plus de 4 tasses/j | 1,3 (0,9-1,8) | 0,8 (0,5-1,3) |

Cependant, le rôle du café n'est pas du tout prouvé car les corrélations qui ont pu être établies au cours des enquêtes épidémiologiques sont dues à la très forte corrélation qui existe entre les consommations de café et de tabac dont on connaît le puissant pouvoir cancérogène pour le poumon [72-74].

**Chez les sujets sensibles, la manipulation des grains de café vert ou l'inhalation de poussières de café vert peut provoquer des manifestations cliniques d'allergie cutanée, conjonctivale, nasale ainsi que des troubles respiratoires caractérisés par des symptômes asthmatiformes et des pneumopathies immunoallergiques.**

La consommation de café paraît protéger contre la maladie asthmatique. Son efficacité au cours des crises d'asthme est prouvée.

L'augmentation chez les consommateurs de café du risque de bronchopneumopathie obstructive ou de cancer du poumon n'est pas prouvée.

Chez les femmes enceintes, la consommation de café doit être modérée et répartie dans la journée afin d'éviter les risques d'apnée du nouveau-né lors de sa naissance.

## RÉFÉRENCES

1. Dews PB. Caffeine, *Ann Rev Nutr* 1982 ; 2 : 323-341.
2. Dews PB. *Caffeine*. Springer Verlag, New York, 1984.
3. Milon H, Guidoux R, Antonioli JA. Physiological effects of coffee and its components. In : RJ Clarke, R Macrae Eds. *Coffee*, Vol. 3, *Physiology*. Elsevier Applied Science, London, 1988 ; 81-124.
4. James JE. *Caffeine and Health*, Academic Press, London, 1991.
5. Garattini S. *Caffeine, Coffee and Health*. Raven Press, New York, 1993.
6. Martinet Y, Debry G. Les effets du café sur l'appareil respiratoire. *Rev Malad Resp* 1992 ; 9 : 587-592.
7. Bruun E. Allergy to coffee. An occupational disease. *Act Allergol* 1957 ; 11 : 150-154.
8. Jones RN, Hughes JM, Lehrer SB, Butcher BT, Glindmeyer HW, Diem JE, Hammad Y, Salvaggio J, Weill H. Lung function consequences of exposure and hypersensitivity in workers who process green coffee beans. *Am Rev Respir Dis* 1982 ; 125 : 199-202.
9. Smith D, Brott K, Koki G. Respiratory impairment in coffee factory workers in the Asaro Vallez of Papoua New Guinea. *Br J Ind Med* 1985 ; 45 : 495-498.
10. Müsken H, Bergmann K Ch, Wahl R, Hittmann-Cammann F. Allergisches asthma durch rohkaffeestaub. *Allergol Jahrgang* 1992 ; 15 : 25-28.
11. Figley KD, Rawling FFA. Castor bean : an industrial hazard as a contaminant of green coffee dust and used burlap bags. *J Allergy* 1950 ; 21 : 545-553.
12. Layton LL, Greene FC, Panzani R, Corse JW. Allergy to green coffee. *J Allergy* 1965 ; 36 : 84-91.
13. Narahari SR, Srinivas CR, Kelkar SA. LE-like erythema and periungueal teleangiectasia among coffee plantation workers. *Contact Dermatitis* 1990 ; 22 : 297.
14. Van Toorn DW. Coffee worker's lung — A new example of extrinsic allergic alveolitis. *Thorax* 1970 ; 25 : 399-405.

15. Wallenstein G, Schöneich R. Arbeitsbedingte allergische atemwegserkrankungen durch kaffeestaub. Dr. Gesundh. *Wesen* 1983 ; 38 : 979-984.
16. Thomas KE, Trigg CJ, Baxter PJ, Topping M, Lacey J, Crook B, Whitehead P, Bennett JB, Davies RJ. Factors relating to the development of respiratory symptoms in coffee process workers. *Br J Industr Med* 1991 ; 48 : 314-322.
17. Glauser T, Bircher A, Wütrich B. Allergische rhinokonjunktivitis durch staub der grünen kaffeebohne. Schweiz. *Med Wschr* 1992 ; 122 : 1279-1281.
18. Osterman K, Zetterström O, Johansson SGO. Coffee workers allergy. *Allergy* 1982 ; 37 : 313-322.
19. Gronemeyer W, Fuchs E. Gewerbliche kaffee allergie. *Allergie und Asthma* 1958 ; 4 : 74-80.
20. Gronemeyer W, Fuchs E. Coffee and occupational vapour allergen. In Occupational Allergy. *Stenfert Krœse* 1958, 302-305.
21. Osterman K, Johansson SGO, Zetterström O. Diagnostic test in allergy to green coffee. *Allergy* 1985 ; 40 : 336-343.
22. Layton LL, Panzani R, Greene FC, Corse JW. Atopic hypersensitivity to a protein of the green coffee bean and absence of allergic reactions to chlorogenic acid, low-molecular-weight components of green coffee, or to roasted coffee. *Int Arch Allergy* 1965 ; 28 : 116-127.
23. Freedman SO, Krupey J, Sehorn AH. Chlorogenic acid : an allergen in green coffee bean. *Nature* 1961 ; 192 : 241.
24. Zuskin E, Lanceljak B, Witer TJ, Schachter EN. Acute ventilatory response to green coffee dust extract. *Ann Allergy* 1991 ; 66 : 219-224.
25. Zuskin E, Kanceljak B, Skuric Z, Buthovic D. Bronchial reactivity in green coffee exposure. *Br J Int Med* 1985 ; 42 : 415-420.
26. Somasi S, Wutrich B. Asthme professionnel à la poussière de café vert. *Med Hyg* 1975 ; 33 ; 677-679.
27. Karr RM. Bronchoprovocation studies in coffee worker's asthma. *J All Clin Immunol* 1979 ; 64 : 650-654.
28. Zuskin E, Valic F, Skuric Z. Respiratory function in coffee workers. *Br J Ind Med* 1979 ; 36 : 117-22.
29. Popa V. Correlation between skin-test and inhalation tests results. In : EB Weiss, M Selal, M Stein Eds. *Bronchial Asthma*. Little Brown Company, Boston/Toronto, 1985 ; 387-399.
30. Kaye M, Freedman SO. Allergy to raw-coffee-an occupational disease. *Can Med Assoc J* 1961 ; 36 : 9-13.
31. Zuskin E, Valic F, Kanceljak B. Immunological and respiratory changes in coffee workers. *Thorax* 1981 ; 36 : 9-13.
32. Cushny AR. On the pharmacology of the respiratory center. *J Pharmacol Exp Therap* 1913 ; 4 : 363-398.
33. Richmond GH. Action of caffeine in aminophylline as respiratory stimulant in man. *J Appl Physiol* 1949 ; 2 : 16-23.

34. Waldeck B. Some effects of caffeine and aminophylline on the turnover of catecholamines in the brain. *J Pharmacol* 1971 ; 23 : 824-830.
35. Valzelli L, Bernasconi S. Behavioral and neurochemical effects of caffeine in normal and aggressive mice. *Pharmacol Biochem Behav* 1973 ; 1 : 251-254.
36. Paalzow G, Paalzow L. Theophylline increased sensitivity to nociceptive stimulation and regional turnover of rat brain 5 HT, noradrenaline and dopamine. *Acta Pharmacol Toxicol* 1974 ; 34 : 157-273.
37. Trippenbach T, Zinman R, Milic-Emili J. Caffeine effect on breathing pattern and vagal reflexes in newborn rabbits. *Respir Physiol* 1980 ; 40 : 211-225.
38. Fredholm BB. Effects of methylxanthines on skeletal muscle and on respiration. In : GA Spiller Ed. The Methylxanthines Beverages and Foods : Chemistry, Consumption and Health Effects. Alan R. Liss. New York, 1984, 365-375.
39. Elias PS. Current biological problems with coffee and caffeine. In : 11e Colloque Scientifique Internationnal sur le Café, Lomé 1985. Association Scientifique Internationale du Café, Paris, 1986, 93-112.
40. D'Urzo AD, Jhirad R, Jenne H, Avendano MA, Rubenstein I, D'Costa M, Goldstein RS. Effect of caffeine on ventilatory responses to hypercapnia, hypoxia and exercise in humans. *J Appl Physiol* 1990 ; 68 : 322-328.
41. Aranda JV, Mazzarelli M, Tamas L, Jasper N, Sergysel J, Milicemili J. Effect of caffeine on control of breathing. *Pediatr Res* 1977 ; 11 : 530.
42. Le Messurier DH. The site of action of caffeine as a respiratory stimulant. *J Pharmacol Exp Ther* 1936 ; 57 : 458-463.
43. Mueller RA, Lundberg DB, Breese GR. Alteration of aminophylline-induced respiratory stimulation by perturbation of biogenic amine systems. *J Pharmacol Exp Ther* 1981 ; 218 : 593-599.
44. Howell LL, Morse WH, Spealman RD. Respiratory effects of xanthines and adenosine analogs in rhesus monkeys. *J Pharmacol Exp Ther* 1990 ; 254 : 786-791.
45. Fredholm BB. Are methylxanthines effects due to antagonism of endogenous adenosine ? *Trends Pharmacol Sci* 1980 ; 1 : 129-132.
46. Katims JJ, Annau Z, Snyder SH. Interactions in the behavioural effects of methylxanthines and adenosine derivatives. *J Pharmacol Exp Ther* 1983 ; 227 : 167-175.
47. Snyder SH, Katims JJ, Annaus Z, Bruns RF, Daly JW. Adenosine receptors and the behavioral actions of methylxanthines. *Proc Natl Acad Sci USA* 1981 ; 78 : 3260-3264.
48. Spealman RD. Psychomotor stimulants effects of methylxanthines in squirrel monkeys : relation to adenosine antagonism. *Psychopharmacol* 1988 ; 95 : 19-24.
49. Millhorn DEF, Eldridge JP, Kiley JP, Waldrop TG. Prolonged inhibi-

tion of respiration following acute hypoxia in glomectized cats. *Respir Physiol* 1987 ; 63 : 66-74.
50. Hedner T, Hedner J, Wessberg P, Jonason J. Regulation of breathing in the rat : indications for a role of central adenosine mechanisms. *Neurosci Lett* 1982 ; 33 : 147-151.
51. Hedner T, Hedner J, Jonason J, Wessberg G. Effects of theophylline on adenosine-induced respiratory depression in the preterm rabbit. *Europ J Respir Dis* 1984 ; 65 : 153-156.
52. Lagercrantz H, Yamamoto Y, Fredholm BB, Prabhakar NR, Von Euler C. Adenosine analogues depress ventilation in rabbit neonates : theophylline stimulation of respiration via adenosine receptors ? *Pediatr Res* 1984 ; 18 : 387-390.
53. Wessberg P, Hedner J, Hedner T, Persson B, Jonason J. Adenosine mechanisms in the regulation of breathing in the rat. *Europ J Pharmacol* 1985 ; 106 : 59-67.
54. Daly JW. Cyclic Nucleotides in the Central Nervous System. Plenum Press, New York, 1977.
55. Charney DS, Galloway MP, Heninger GR. The effects of caffeine on plasma HMPG subjective anxiety, autonomic symptoms and blood pressure in healthy humans. *Life Sci* 1984 ; 35 : 135-144.
56. McFadden ER. Exercise-induced asthma as a vascular phenomenon. *Lancet* 1990 ; 1 : 880-883.
57. Simon JA. Caffeine, prostacyclin and exercice-induced bronchoconstriction. *Chest Letter* 1991 ; 99 : 1053.
58. Schlesinger A, Schachter EN. The attenuation of exercice-induced bronchospasm by ascorbic acid. *Chest* 1980 ; 78 : 538.
59. Ritchie JM. Central nervous system stimulants. In : LS Goodman, A Gilman, Eds. The Pharmacological Basis of Therapeutics, 4e ed, Macmillan, London, 1971, 358-370.
60. Pagano R, Negri E, Decarli A, La Vecchia C. Coffee drinking and prevalence of bronchial asthma. *Chest* 1988 ; 94 : 386-389.
61. Schwartz J, Weiss ST. Caffeine intake and asthma symptoms. *Ann Epidemiol* 1992 ; 2 : 627-635.
62. Salter H. On some points in the treatment and clinical history of asthma. *Edinburgh Med J* 1859 ; 4 : 1109-1115.
63. Cong H Jr, Simmons MS, Tashkin DP, Hui KK, Lee EV. Bronchodilatator effects of caffeine in coffee. A dose-response study of asthmatic subjects. *Chest* 1986 ; 82 : 335-342.
64. Duffy P, Phillips NY. Caffeine consumption decreases the response to bronchoprovocation challenge with dry gas hyperventilation. *Chest* 1991 ; 99 : 1374-1377.
65. Becker AB, Simons KJ, Gillespie CA, Simons FER. The bronchodilatator effects and pharmacokinetics of caffeine in asthma. *N Engl J Med* 1984 ; 310 : 743-746.

66. Kivity S, Ben AHaron Y, Man A, Topilski M. The effect of caffeine on exercise-induced bronchoconstriction. *Chest* 1990 ; 97 : 1083-1085.
67. Beetens JR, Herman AG. Vitamin C increases the formation of prostacyclin by aortic rings from various species and neutralizes the inhibitory effect of 15-hydroxyarachidonic acid. *Br J Pharmacol* 1983 ; 80 : 249-254.
68. Menkes HA, Cohen BH, Beaty TH. Newill CA, Khoury MJ. Risks factors, pulmonary function and mortality. *Progr Clin Biol Res* 1984 ; 147 : 501-521.
69. Higginson J. Etiological factors in gastrointestinal cancer in man. *J Natl Cancer Inst* 1966 ; 37 : 527-545.
70. Gibson R, Schuman L, Bjelke E. A prospective study of coffee consumption and mortality from cancer. *Am J Epidemiol* 1985 ; 122 : 520 (Abstract).
71. Mettlin C. Milk drinking, other beverages habits and lung cancer risk. *Int J Cancer* 1989 ; 43 : 608-612.
72. Nomura A, Heilbrun LK, Stemmerman GN. Prospective study of coffee consumption and the risk of cancer. *J Natl Cancer Inst* 1986 ; 76 : 587-590.
73. Philips RL, Snowdon DA. Association of meat and coffee use with cancers of the large bowel, breast, and prostate among Seventh-Day Adventist : preliminary results. *Cancer Res* 1983 ; 43 : 2403 S-2408 S.
74. Graham S, Daval H, Swanson M, Mittelman A, Wilkinson G. Diet in the epidemiology of cancer of colon and rectum. *J Natl Cancer Inst* 1978 ; 61 : 709-714.

# Effets du café sur les glandes endocrines

Bien que les effets de la consommation de café sur la physiologie des glandes endocrines n'aient pas encore fait l'objet d'un grand nombre de travaux, les études réalisées chez l'animal et chez l'homme prouvent leur réalité.

## I. Effets de la consommation de café sur la fonction hypothalamo-hypophysaire

La caféine agit sur plusieurs fonctions hypothalamo-hypophysaires.

### 1. Effets chez l'animal

*1.1. Effets sur la thyréostimuline (TSH)*

La caféine inhibe, chez le rat et chez l'homme, la sécrétion de la thyréostimuline [1-7]. La dose efficace la plus faible de caféine est de 20 mg/kg. La concentration plasmatique de caféine atteinte avec cette dose est de 15 à 18 microgrammes/ml. Chez le rat, cette inhibition qui dure plusieurs heures est fonction de la durée de la demi-vie plasmatique de la caféine [4]. Bien que la tolérance à la caféine apparaisse en quelques semaines, l'administration chronique de caféine à des doses très élevées, correspondant à des concentrations plasmatiques de caféine de 20 microgrammes par ml, diminue la sécrétion de TSH chez le rat.

Le mécanisme d'action de la caféine sur la sécrétion de la TSH semble être indirect puisqu'elle n'agit pas sur la sécrétion de la thyréolibérine (TRH, hormone qui stimule la sécrétion de la thyréostimuline).

La caféine pourrait stimuler la sécrétion de la somatostatine hypophysaire car les anticorps antisomatostatine diminuent son effet sur la sécrétion de la thyréostimuline [8].

### 1.2. Effets sur l'adrénocorticotropine hypophysaire (ACTH) et sur la bêta-endorphine

Les sécrétions de l'adrénocorticotropine hypophysaire et de la bêta-endorphine sont accrues par des doses très élevées de caféine (500 mg). La concentration plasmatique de caféine atteint 20 microgrammes par ml [7, 9]. La caféine, à la concentration de 0,01 à 10 mmol/l, stimule la sécrétion de corticolibérine par des fragments d'hypophyse incubés *in vitro* [10].

### 1.3. Effets sur l'hormone de croissance (GH) et la prolactine (PRL)

Aux doses considérables de 30 à 50 mg/kg, la caféine inhibe totalement, chez le rat, la sécrétion pulsatile de l'hormone de croissance [6]. La durée de cette inhibition dépend de la demi-vie de la caféine. Comme pour la TSH, l'action de la caféine semble indirecte, elle dépendrait de la stimulation de la sécrétion de la somatostatine par l'hypothalamus [1, 8].

En revanche, même à doses très élevées, elle n'a pas d'action sur la sécrétion de prolactine [1].

## 2. Effets chez l'homme

Les expérimentations réalisées chez le rat utilisent des doses très importantes de caféine, soit 20 mg/kg, ce qui correspond pour l'homme à la consommation en une seule prise de 15 à 20 tasses de café [10].

La caféine à des doses de 250 à 500 mg par voie orale ne modifie ni les sécrétions de la thyréostimuline hypophysaire et de la prolactine [1, 7], ni celles de l'hormone de croissance [1, 6]. En effet, avec ces doses la concentration plasmatique de la caféine ne dépasse pas 12 microgrammes/ml. Ces résultats sont concordants avec ceux qui ont été obtenus chez le rat puisque les modifications endocriniennes ne surviennent que si cette concentration est supérieure à 15 microgrammes/ml.

En revanche, des doses élevées de caféine (500 mg) provoquent une faible augmentation de la sécrétion de l'adrénocorticotrophine hypophysaire, du cortisol, de l'excrétion urinaire des métabolites du cortisol et de la prolactine [11, 12]. Cet effet n'est cependant pas observé dans toutes les études [6, 13, 15]. Chez 5 personnes en bonne santé, âgées de 25 à 30 ans, les consommations successives de quatre tasses de café ne modifient pas les concentrations plasmatiques de l'hormone de croissance, de la thyréostimuline, de la prolactine, de l'hormone folliculostimulante (FSH) et du cortisol [7]. Enfin, la caféine, à la dose de 4mg/kg, soit environ 280 mg, augmente significativement la concentration plasmatique de la préproenképhaline (peptide F plasmatique) durant l'exercice physique réalisé au niveau de la mer et durant la période de repos post-exercice, mais elle réduit, au contraire, son augmentation provoquée par l'exercice en altitude [16].

La caféine à doses modérées ne semble donc pas avoir d'effets importants sur la fonction hypothalamo-hypophysaire.

## II. Effets de la consommation de café sur la fonction thyroïdienne

### 1. Effets chez l'animal

Des doses très élevées de caféine provoquent une hyperplasie de la thyroïde [17]. À des doses moins élevées, elle favorise la formation d'un goitre chez le rat carencé en iode. Aux doses qui induisent une diminution de la sécrétion de TSH, elle réduit la concentration plasmatique des hormones thyroïdiennes (la 3,5,3' tri-iodothyronine ou T3 et la 3,5,3',5' tétra-iodothyronine ou T4) [1, 5-7]. Lorsque la concentration plasmatique de la caféine est inférieure à 15 microgrammes/ml, la fonction thyroïdienne n'est pas modifiée [2-4].

### 2. Effets chez l'homme

Aucune publication n'a fait état d'une relation éventuelle entre la prévalence des goitres ou des insuffisances thyroïdiennes et la consommation élevée de café. À la dose de 5 mg/kg, soit environ 300 mg, la caféine ne modifie pas les concentrations plasmatiques de la tri-iodothyronine, de la thyroxine et de la thyroxine libre de 6 jeunes adultes consommateurs chroniques de café [18]. Ce résultat était prévisible puisque la caféine, à cette dose, n'augmente pas la sécrétion de la thyréostimuline [1, 7].

En revanche, dans une étude cas-témoin concernant 70 sujets ayant un cancer de la thyroïde, 55 sujets atteints de maladies thyroïdiennes et 71 sujets témoins, une corrélation négative fortement significative ($p < 0,05$) a été constatée entre les maladies bénignes ou cancéreuses de la thyroïde et la consommation de café [19]. Ces résultats intéressants mériteraient d'être confirmés.

## III. Effets de la consommation de café sur la fonction cortico-surrénalienne

### 1. Effets chez l'animal

La caféine augmente, chez les rongeurs, la sécrétion de l'adrénocorticotrophine hypophysaire (ACTH) ainsi que celle du cortisol [6]. Cette action pourrait être en partie due à l'action de la caféine sur les prostaglandines [12].

### 2. Effets chez l'homme

Les résultats des études chez l'homme sont discordants. Selon certains auteurs, la concentration plasmatique du cortisol et l'excrétion urinaire des 11-hydroxystéroïdes sont accrus après l'administration de caféine [11, 19], mais cet effet ne semble être significatif [12, 13, 15] que pour des doses de caféine égales ou supérieures à 500 mg [6].

## IV. Effets de la consommation de café sur la fonction médullo-surrénalienne

### 1. Effets chez l'animal

La sécrétion de l'adrénaline par la médullo-surrénale est accrue par la caféine [11, 20-24]. Cette augmentation de l'adrénalinémie s'ajoute au niveau du cerveau à celle qui provient de la libération d'adrénaline par les terminaisons nerveuses sous l'effet de la caféine [25]. Toutefois, cette action ne se produit qu'à des doses élevées de caféine [26].

### 2. Effets chez l'homme

Les concentrations plasmatiques et les éliminations urinaires de l'adrénaline et de la noradrénaline sont accrues sous l'effet de la consommation de café ou de caféine [11, 25-28]. Bien que certains auteurs n'aient pas pu mettre en évidence cette augmentation de la sécrétion d'adrénaline et de noradrénaline [29-32], elle est confirmée grâce à l'utilisation de techniques d'investigation plus perfectionnées [33-34].

Le mécanisme par lequel la caféine stimule les neurones neuroadrénergiques est encore inconnu. La caféine, mais à des doses considérables de 100 mg/kg, augmente la synthèse, la concentration et le renouvellement de la 5-hydroxytryptamine et de la noradrénaline dans le cerveau [9, 20, 24-27, 35-37]. Ces neurotransmetteurs contrôlent probablement la libération de la corticolibérine [38]. Il est possible aussi qu'intervienne l'inhibition des récepteurs de l'adénosine [6]. Au niveau des médullosurrénales, la stimulation des nerfs sympathiques accroît l'activité de la thyroxine hydroxylase, enzyme qui augmente la synthèse des catécholamines [39].

En conclusion, il semble bien que l'on puisse affirmer que la consommation de café à doses élevées stimule la sécrétion d'adrénaline et de noradrénaline et augmente modérément leurs concentrations plasmatiques.

## V. Effets du café sur les hormones sexuelles et le syndrome prémenstruel

Il n'existe pas de corrélation entre la consommation de café et les concentrations plasmatiques d'œstradiol ainsi qu'avec leurs variations, comme le prouve une étude concernant 41 hommes âgés de 19 à 57 ans [40].

En revanche, une forte corrélation positive est observée entre la consommation de café, d'une part, et la prévalence et l'intensité du syndrome prémenstruel, d'autre part. La relation entre le nombre de tasses de café consommées et la prévalence du syndrome prémenstruel est très significative ($p < 0,01$) [41-45]. Des résultats similaires sont constatés avec la consommation de thé.

La caféine peut-elle causer ou aggraver le syndrome prémenstruel ? Cette hypothèse est fondée sur les interactions entre la caféine et les hormones stéroïdes de la reproduction (bêta-œstradiol et progestérone), d'une part, et les récepteurs de l'adénosine des neurones cérébraux, d'autre part [48]. L'action dépressive de l'adénosine sur ces neurones est inhibée par la caféine et par le bêta-œstradiol. Au contraire, la progestérone potentialise l'action dépressive de l'adénosine en inhibant la captation de l'adénosine par les cellules nerveuses et gliales [48-50]. La réduction rapide de la progestérone durant la fin de la phase lutéale du cycle peut causer l'anxiété et l'irritabilité fréquemment associées au syndrome prémenstruel.

Cependant, les variations de la consommation de café et de caféine pourraient prévenir les variations émotionnelles au cours du cycle [48].

Il est donc aussi possible que les femmes qui souffrent d'un syndrome prémenstruel intense consomment spontanément plus de café afin de combattre les troubles qu'elles ressentent [46].

D'autres travaux sont encore nécessaires pour déterminer si l'augmentation de la consommation de café est ou non une automédication.

**La consommation de café en quantités modérées ne modifie pas significativement les fonctions hormonales de l'organisme.**

**Les effets de la caféine sur les fonctions endocriniennes ne sont significatifs chez l'animal que si la concentration plasmatique de caféine atteint des valeurs supérieures à 15 ou 20 microgrammes par litre, ce qui correspond pour l'homme à la consommation en une seule prise d'une vingtaine de tasses de café.**

**La notion d'une corrélation négative entre la consommation de café et les maladies bénignes ou cancéreuses de la thyroïde mérite d'être confirmée.**

**Il reste aussi à déterminer si la consommation plus élevée de café par les femmes qui souffrent d'un syndrome prémenstruel est ou non une automédication susceptible de diminuer l'intensité des troubles qu'elles ressentent.**

## RÉFÉRENCES

1. Spindel ER, Arnold M, Cusack B, Wurtman RJ. Effets of caffeine on anterior pituitary and thyroid function in the rat. *J Pharmacol Exp Therap* 1980 ; 214 : 58-62 et 9e Colloque Scientifique International sur le Café, Londres, 1980. Association Scientifique Internationale du Café, Paris, 1981 ; 413-432.
2. Darragh A, Lambe RF, Hallinan D, O'Kelly DA. Caffeine in soft drinks. *Lancet* 1979 ; 1 : 1196.

3. Robertson D, Frohlich JC, Carr RK, Watson JT, Hollifield JW, Shang DG, Oates JA. Effects of caffeine on plasma renin activity, catecholamines and blood pressure. *N Engl J Med* 1978 ; 298 : 181-186.
4. Aldridge A, Parsons WD, Neims AH. Stimulation of caffeine metabolism in the rat by 3-methyl cholantrene. *Life Sci* 1977 ; 21 : 967-974.
5. Sourgens H, Staib AH, Bielicki H, Von Loewenich V. $T_4$ levels in methylxanthine premature newborns. *Pediat Pharmacol, New York* 1983 ; vol. 3 : 267-272.
6. Spindel ER, Wurtman RJ. Neuroendocrine effect of caffeine in rat and man in Caffeine. PB Dews, ed. Springer-Verlag, Berlin, 1984, 119-128.
7. Spindel ER, Griffith L, Wurtman RJ. Neuroendocrine effect of caffeine. II/Effects on thyrotropin and corticosterone secretion. *J Pharmacol Exp Therap* 1983 ; 225 : 346-350.
8. Terry LC, Willoughby JO, Brazeau P, Martin JB, Patel Y. Antiserum to somatostatin prevents stress induced inhibition of growth hormone secretion in the rat. *Science* 1976 ; 192 : 565-567.
9. Corrodi H, Fuxe K, Jonsson G. Effects of caffeine on central monoamine neurons. *J Pharm Pharmacol* 1972 ; 24 : 155-158.
10. Nicholson SA. Stimulatory effect of caffeine on the hypothalamo-pituitary-adrenocortical axis in the rat. *J Endocrinol* 1989 ; 122 : 535-543.
11. Bellet S, Kostis J, Roman L, De Castro O. Effect of coffee ingestion on adrenocortical secretion in young men and dogs. *Metabolism* 1969 ; 18 : 1007-1012.
12. Avogaro P, Carpi C, Pais M, Cazolato G. Plasma and urine cortisol behavior and fat mobilization in man after coffee ingestion. *Isr Med Sci* 1973 ; 9 : 114-119.
13. Oberman Z, Hershberg M, Jaskolka A, Havell A, Hoerer E, Laurian L. Changes in plasma cortisol, glucose, free fatty acids after caffeine ingestion in obese women. *Isr Med Sci* 1975 ; 11 : 33-36.
14. Spindel E. Action of the action of the methylxanthines on the pituitary and pituitary dependent hormones. In : GA Spiller Ed. The Methylxanthines Beverages and Foods : Chemistry, Consumption and Health Effects. Alan R. Liss, New York, 1984 ; 355-363.
15. Daubresse JC, Luyckx P, Demey-Ponsart E, Franchimont B, Lefebvre P. Effects of coffee and caffeine on carbohydrate metabolism, free fatty acid, insulin, growth hormone and cortisol plasma level in man. *Acta Diabetol Lat* 1973 ; 10 : 1069-1984.
16. Kraemer WJ, Rock PB, Fulco CS, Gordon SE, Bonner JP, Cruthirds CD, Marchitelli LJ, Trad L, Cymerman A. Influence of altitude and caffeine during rest and exercise on plasma levels of pro enkephalin peptide F. *Peptides* 1988 ; 9 : 1115-1119.
17. I Cole WH, Ellet WH, Womack NA. The production of hyperplasia of the thyroid gland by chemical means. With special reference to purine bases and their derivates. *Arch Surg* 1931 ; 22 : 926-935.
18. Linos A, Linos DA, Vgotza N, Souvatzoglou A, Koutras DA. Do es

coffee consumption protect against thyroid disease ? *Acta Chir Scand* 1989 ; 155 : 317-320.

19. Poehlman ET, LaChance P, Tremblay A, Nadeau A, Dussault J, Theriault G, Despres JP, Bouchard Cl. The effect of prior exercise and caffeine ingestion on metabolic rate and hormones in young adult males. *Can J Physiol Pharmacol* 1989 ; 67 : 10-16.
20. Fernstrom JD, Fernstrom MH. Effects of caffeine on monoamine neurotransmitters central and peripheral nervous systems. In : PB Dews Ed. Caffeine. Springer-Verlag, Berlin, 1984, 107-118.
21. Hirsh K. Central nervous system pharmacology of the dietary methylxanthines. In : GA Spiller Ed. the Methylxanthines Beverages and Foods : Chemistry, Consumption and Health Effects. Alan R. Liss, New York, 1984, 235-301.
22. Deschaepdryver AF. Physiopharmacological effect of suprarenal secretion of adrenaline and noradrenaline in dogs. *Arch Int Pharmacodyn* 1959 ; 119 : 517-518.
23. Berkowitz BA, Spector S. Effect of caffeine and theophylline on peripheral catecholamines. *Eur J Pharmacol* 1971 ; 13 : 193-196.
24. Berkowitz BA, Tarver JM, Spector S. Release of norepinephrine in the central nervous system by theophylline and caffeine. *Eur J Pharmacol* 1970 ; 10 : 64-71.
25. Robertson D, Frolich JC, Keith Carr R, Throck Watson J, Hollifield PDJW, Shand DG, Oates JA. Effects of caffeine on plasma renin activity, catecholamines and blood pressure. *N Engl J Med* 1978 ; 298 : 181-184.
26. Levi L. The effect of coffee on the function of the sympathoadrenomedullary system in man. *Acta Med Scand* 1967 ; 181 : 431-438.
27. Bellet S, Roman L, De Castro O, Evin-Kim K, Kershbaum A. Effect of coffee ingestion on catecholamin release. *Metabolism* 1969, 18, 288-291.
28. Smits P, Thien T, Vant Laar A. The cardiovascular effects of regular and decaffeinated coffee *Am J Cardiol* 1985, 56, 958-963.
29. Sutherland DJ, Mc Pherson DD, Renton KW, Spencer CA, Montague TJ. The effect of caffeine on cardiac rate, rythm and ventricular repolarization. Analysis of 18 normal subjects and 18 patients with primary ventricular dysrythmia. *Chest* 1985, 87, 319-324.
30. Izzo JL, Ghosal A, Kwong T, Freeman RB, Jaenike JR. Age and prior caffeine use alter the cardiovascular and adrenomedullary responses to oral caffeine. *Am J Cardiol* 1983 ; 52 : 769-773.
31. Myers MG. Effects of caffeine on blood pressure. *Arch Intern Med* 1988 ; 148 : 1189-1193.
32. Jung RT, Shetty PS, James WPT, Barrand MA, Callingham BA. Caffeine : its effect on catecholamines and metabolism in lean and obese humans. *Clin Sci* 1981 ; 60 : 527-535.
33. Valbo AB, Hagbarth KE, Torebjork HE, Wallin BG. Somatosensory,

proprioceptive, and sympathetic activity in human peripheral nerves. *Physiol Rev* 1978 ; 59 : 919-957.
34. Mosqueda-Garcia R, Killian TJ, Haile V, Tseng CJ, Robertson RM, Robertson D. Effects of caffeine on plasma catecholamines and muscle sympathetic nerve activity in man. *Circulation* 1990, 82 (III) : 335 (Abstract).
35. Goldberg MR, Curatolo PW, Tung CS, Robertson D. Caffeine down regulates beta-adrenoreceptors in rat forebrain. *Neuro Sci Litt* 1982 ; 31 : 47-52.
36. Berkowitz BA, Spector S. The effect of caffeine and theophylline on the disposition of brain serotonin in the rat. *Eur J Pharmacol* 1971 ; 16 : 322-325.
37. Schlosberg AJ, Fernstrom JD, Kopczynski MC, Cusack BM, Gillis MA. Acute effects of caffeine injection on neutral amino acids and brain monoamine level in rats. *Life Sci* 1981 ; 29 : 173-183.
38. Jones MT. Control of corticotrophine (ACTH) secretion. In : JSM Hutchinson, SL Jeffcoate eds. The Endocrine Hypothalamus. Academic Press, London, 386-415.
39. Snider SR, Waldeck B. Increased synthesis of adrenomedullary catecholamines induced by caffeine and theophylline. Naunyn Schmiedebergs. *Arch Pharmacol* 1974 ; 281 : 257-260.
40. Phillips GB. The variability of the serum estradiol level in men : effect of stress (college examinations), cigarette smoking and coffee drinking on the serum sex hormone and other hormone levels. *Steroids* 1992 ; 57 : 135-141.
41. MacKay Rossignol A. Caffeine containing beverages and premenstrual syndromes in young women. *Am J Public Health* 1985 ; 75 : 1335-1337.
42. MacKay Rossignol A. Tea and premenstrual syndrome in the People's Republic of China. *Am J Public Health* 1989 ; 79 : 67-89.
43. Caan B, Hiatt RA, Duncan D. Caffeine containing beverages and the premenstrual syndrome. *Am J Epidemiol* 1990 ; 132 : 813, (Abstract).
44. MacKay Rossignol A, Bonnlander H. Caffeine containing beverages and premenstrual syndrome. *Am J Epidemiol* 1990 ; 132 : 813, (Abstract).
45. MacKay Rossignol A, Bonnlander H. Caffeine containing beverages, total fluid consumption and premenstrual syndrome. *Am J Public Health* 1990 ; 80 : 1106-1110.
46. MacKay Rossignol A, Bonnlander H, Song L, Phillis JW. Do women with premenstrual symptoms self-medicate with caffeine ? *Epidemiology* 1991 ; 2 : 403-408.
47. Phillis JW. Caffeine and premenstrual syndrome (Letter). *Am J Public Health* 1989 ; 79 : 1680.
48. Phillis JW, Wu Ph. The role of adenosine and its nucleotides in central synaptic transmission. *Progr Neurobiol* 1981 ; 16 : 187-239.
49. Phillis JW, O'Reagan MH. Effects of estradiol on cerebral cortical neurons and their reponses to adenosine. *Brain Res Bull* 1988 ; 20 : 151-155.

50. Phillis JW. Potentiation of depression by adenosine of rat cerebral cortical neurons by progestational agents. *Br J Pharmacol* 1986 ; 89 : 693-702.

# Effets du café sur les tissus et sur les organes

Les effets du café sur certains tissus et organes ne sont pas encore bien connus car les travaux réalisés à leurs sujets ne sont pas assez nombreux. Toutefois les quelques publications qui les concernent fournissent déjà des indications sur les effets éventuels de la consommation de café.

## I. Effets du café sur les tissus musculaires

La contractilité des muscles striés est accrue, chez l'animal, par l'injection intra-artérielle de 7 à 35 mg de caféine [1] en raison de la mobilisation du calcium sarcoplasmique qu'elle provoque [1-4]. Cet effet n'est pas dû à une augmentation de l'AMP-cyclique [5, 6].

La caféine potentialise l'action de l'acétylcholine et des inhibiteurs de la cholinestérase [7]. Comme ces effets sont obtenus chez l'animal avec des doses élevées de caféine ils ne sont pas extrapolables à l'homme.

Les tremblements que l'on observe au cours de l'intoxication par le café (caféinisme ou caféisme) sont provoqués par l'action de la caféine sur le système nerveux central, il ne s'agit pas d'une action directe sur le muscle. L'électromyogramme montre d'ailleurs que, chez le consommateur habituel de café, la tension musculaire est accrue lors de la suppression de la consommation de café [8].

Sur les muscles lisses à la caféine a une action relaxante [9] comme cela a été décrit dans les chapitres concernant les appareils digestif et pulmonaire. À doses élevées son action peut être biphasique : contraction suivie de relaxation [10]. Au niveau de la vésicule biliaire l'effet cholecystokinétique du café est probablement dû aux substances formées lors de la torréfaction [11] car la caféine a, au contraire, un effet relaxant sur le tractus biliaire [9].

La consommation de café peut accentuer le périsaltisme intestinal et provoquer de la diarrhée [12]. L'action de la caféine est moins puissante que celles des autres méthylxanthines [9, 13].

## II. Effets du café sur les tissus osseux

S'il a été fait état de malformations du squelette osseux chez les fœtus de rates recevant des quantités très élevées de café ou de caféine durant la gestation, ces malformations ne se produisent pas chez l'homme qui ne peut consommer de pareilles quantités de café. Ces faits ont été décrits dans le chapitre qui traite des effets tératogènes éventuels du café.

En revanche, quelques publications récentes suggèrent que la consommation de café pourrait favoriser le développement de l'ostéoporose.

Chez le rat, la caféine, à la dose de 2,5 mg/j et 10 mg/j pendant huit semaines, ne modifie pas les valeurs des marqueurs plasmatiques du métabolisme minéral osseux ni celles des mesures histomorphométriques [14]. Des études ont été également faites *in vitro* concernant l'effet de la caféine sur la croissance des ostéoblastes (15 et cf. chapitre calcium in : Effets du café sur les métabolismes). Il ne semble donc pas que la caféine ait une action directe sur le métabolisme osseux.

Chez l'homme, les données sont encore imparfaitement établies et souvent contradictoires.

Cependant, des apports modérés de caféine ne modifient pas l'absorption digestive du calcium, n'augmentent pas son excrétion urinaire et ses pertes endogènes fécales, mais s'accompagnent de modifications mineures de la structure osseuse comportant une diminution de l'accrétion calcique et de la résorption osseuse [17].

Les résultats des études concernant les effets de la caféine et du café sur l'excrétion urinaire du calcium ont été envisagés dans le chapitre concernant les effets du café sur l'excrétion urinaire du calcium. Si la consommation de café est modérée l'excrétion urinaire de calcium n'est pas modifiée [16, 17]. Si la consommation est supérieure à un litre de café, la perte supplémentaire de calcium peut être chiffrée à 1,6 mmol/j [18].

Les apports alimentaires en calcium jouent donc un rôle important [19-21] puisque s'ils sont déficitaires la consommation de café provoquera un bilan calcique négatif [16] tandis que s'ils sont suffisants le bilan calcique demeurera positif ou équilibré.

Selon les études la consommation de café diminue faiblement [22-27] ou ne modifie pas la densité osseuse [28-31]. En réalité après ajustement en rapport avec les différents facteurs de confusion (alcool, tabac, obésité…) la consommation de café ne modifie pas la densité osseuse [22-25]. Ainsi, seules deux études [26, 27] sur dix [22-26, 28-31] associent la consommation de café à une faible diminution de la densité osseuse.

Cependant, sur trois enquêtes [32-35] évaluant le risque de fracture de la hanche en relation avec la consommation de caféine, deux d'entre elles [32, 33] observent un effet indépendant de cette consommation sur ce risque. L'association du risque de fracture de l'extrémité distale de l'avant-bras ainsi que de la partie proximale de l'humérus avec la consommation de café a aussi été constatée [36]. Les résultats de ces enquêtes prouvent à nouveau l'extrême importance de la prise en compte des facteurs de confusion avant de proposer une interprétation des résultats [37]. Il serait aussi nécessaire d'envisager le rôle possible du fluor notamment dans les régions où la fluoration du sel ou de l'eau est instituée [38]. Celui d'autres composants de l'alimentation pourrait aussi être évoqué puisqu'une corrélation a été aussi observée entre l'apport alimentaire de protéines animales et le risque de fracture de la hanche, indépendamment de l'apport en calcium et en énergie [39], ce qui pourrait mettre en cause l'apport d'acides aminés soufrés et l'augmentation de la calciurie lorsque la ration protéique est trop élevée.

**En conclusion, la réalité des relations entre la consommation de café, les remaniements de la structure osseuse et le risque de fracture n'est pas prouvée. Trop d'études n'ont pas tenu compte des facteurs de confusion et la qualité du recueil des données concernant la consommation de café (quantité exacte, nature du café (normal, décaféiné, filtre, bouilli, turc, etc.) laisse beaucoup à désirer.**

## III. Effets du café sur le tissu cutané et sur les muqueuses

Des manifestations allergiques cutanées peuvent survenir lors de la consommation de quantités importantes de café (plus de 10 tasses par jour). Il s'agit, le plus souvent, d'eczéma hyperkératosique ou vésiculaire de la main ou d'eczéma des régions génitales et anales [40, 41]. Selon les auteurs, il pourrait s'agir d'une hyperréactivité non-spécifique due à un ou plusieurs constituants du café. Des stomatites peuvent aussi être causées par la consommation de café [42] ; des crises urticariennes ont également été observées [43]. Enfin, les travailleurs des plantations de café peuvent présenter un érythème et des télangiectasies périunguéales [44].

## IV. Effets du café sur les tissus dentaires

Lorsque les ratons sont allaités par des rates qui consomment du café, la surface de l'émail des premières molaires est insuffisamment minéralisée ce qui pourrait favoriser la survenue des caries dentaires [45, 46]. D'autre part, la consommation de café pourrait peut-être avoir une part de responsabilité dans l'augmentation de la prévalence de la fluorose dentaire, mais ceci n'est qu'une hypothèse [47].

## V. Effets du café sur les tissus sanguins

La consommation de café induit un certain nombre d'effets sur les tissus sanguins. Les incidences de la consommation de café sur la sidérémie et sur l'anémie ont été envisagées dans le chapitre concernant le métabolisme du fer.

La caféine à doses faibles correspondant à la consommation de caféine, réduit *in vitro* le métabolisme des plaquettes sanguines mesuré par la microcalorimétrie d'un plasma enrichi en plaquettes auquel des concentrations de 4 micromoles à 50 micromoles de caféine sont ajoutées [48]. Cependant, on peut se demander si cet effet est transposable *in vivo* car l'administration de 100 à 2 000 mg de caféine à des volontaires provoque une heure après une stimulation du métabolisme des plaquettes [49]. En raison des doses utilisées, la caféine agit en inhibant les récepteurs de l'adénosine des plaquettes et non en inhibant l'adénosine 5' diphosphate (ADP) ou les phosphodiestérases [48, 50, 51].

Les extraits de café *in vitro* [52, 53] et *in vivo* chez le lapin [53] réduisent l'agrégation plaquettaire en diminuant la formation de l'acide arachidonique en thromboxane B2.

Chez l'homme la consommation d'une quantité modérée de café avec une alimentation riche en acides gras saturés diminue l'agrégation plaquettaire, en revanche elle l'augmente si l'alimentation est riche en acide gras polyinsaturés [54]. Elle accroît la formation de bétathromboglobuline [55, 56]. L'influence de la consommation de café filtre, de café bouilli sur l'hémostase a été comparée chez deux groupes de sujets et un groupe contrôle de non-consommateurs de café [57]. Cette consommation à la dose de 4 à 6 tasses par jour n'a pas modifié le taux de fibrinogène, l'activité du facteur VII, les taux de l'antigène du facteur VIII, de la protéine C, de la protéine S. Ces résultats sont donc en faveur de l'absence d'effet du café sur la coagulation sanguine [57, 58]. Cependant, l'ingestion de caféine augmente la fibrinolyse [59] et le taux de l'antigène t-PA mais diminue l'activité de l'inhibiteur de l'activateur du plasminogène (PAI-1) [60, 61]. Ces effets sont toutefois contestés [62] et ne pourraient se produire qu'avec une consommation élevée de café.

Parmi les plus de deux mille composants du café, la caféine n'est pas celui dont l'action sur l'agrégation plaquettaire est la plus puissante [63, 64]. Certains d'entre eux qui ne sont ni les xanthines connues, ni l'acide nicotinique, ni les salicylates, sont aussi actifs. Ces composés thermorésistants et hydrosolubles ont un effet inhibiteur de l'agrégation plaquettaire induite par l'ADP ou l'acide arachidonique. Ils ne modifient pas celle qui est induite par le collagène.

La consommation de café à la dose de huit tasses par jour [65] pendant trois semaines ou l'ingestion unique de 200 mg de caféine [66] ne provoquent pas de variations des concentrations plasmatiques et de l'excrétion urinaire des thromboxane B 2, des prostaglandines E 2 et de la 6-kéto-PGF 1.

Enfin, la consommation de café pourrait avoir des incidences sur le pouvoir immunitaire. Si elle ne modifie pas le nombre des lymphocytes T et B, elle accroît le chimiotactisme mais diminue les réponses aux lectines, aux phytohémagglutinines et à la concanavaline A [67].

## VI. Effets du café sur l'appareil urinaire

Sans revenir sur les données qui ont été présentées dans le chapitre concernant les effets du café sur les métabolismes dans lequel les conséquences du café sur l'excrétion urinaire des minéraux et des éléments minéraux traces ont été développées, rappelons seulement que ces modifications de l'excrétion urinaire sont en grande partie dues à une diminution de la réabsorption tubulaire de ces minéraux. Le mécanisme d'action de la caféine n'est pas encore connu [68, 69].

La caféine peut aggraver les troubles de l'évacuation de la vessie lorsqu'ils existent. Toutefois elle ne modifie pas l'intensité de la contraction et la capacité de la vessie [70].

## VII. Effets du café sur l'appareil oculaire

La manipulation du café peut provoquer des manifestations allergiques oculaires [71].

Lorsque l'appareil oculaire est normal, la caféine n'a pas d'effet significatif sur la pression intraoculaire [72]. Il en est de même chez les sujets atteints de glaucome [73]. L'administration de 200 mg de caféine provoque une diminution du flux sanguin au niveau de la circulation maculaire. Cette action est probablement due à son effet inhibiteur de l'action de l'adénosine [74].

**En conclusion :**

- **La consommation de café en quantités modérées n'a pas de conséquences sur la fonction musculaire.**

- **La consommation de café en quantités élevées peut provoquer un bilan calcique négatif chez les personnes qui ont un apport alimentaire de calcium insuffisant. Sa responsabilité en tant que facteur de risque des fractures osseuses n'est pas établie.**

- **Chez certains sujets prédisposés, la consommation de café peut produire des réactions allergiques cutanées et muqueuses.**

- **Il est possible mais non démontré que la consommation importante de café puisse favoriser la fluorose dentaire dans les régions où l'apport de fluor est important.**

- **Le café, par la caféine et d'autres de ses composants, pourrait augmenter l'agrégation des plaquettes sanguines cependant cette éventualité mérite confirmation.**

- **La consommation de café peut modifier l'excrétion des minéraux et des éléments minéraux traces et perturber la fonction vésicale chez les personnes qui présentent des troubles de la miction urinaire.**

- **La consommation de café ne modifie pas la pression intraoculaire mais peut diminuer le flux sanguin maculaire.**

## RÉFÉRENCES

1. Rall TW. The Xanthines. In AG Gilman, LS Goodman, A Gilman Eds., *The Pharmacological Basis of Therapeutics*. Mac Millan, New York, 1980 ; 592-607.
2. Rubtsov AM, Murphy AJ. Caffeine interaction with the Ca-release channels of heavy sarcoplasmic reticulum. Evidence that 170kD Ca-binding protein is a caffeine receptor of the Ca-channels. *Biomed Biophys Res Commun* 1988 ; 154 : 462-468.
3. Simon BJ, Klein MG, Schneider MF. Caffeine slows turn-off of calcium release in voltage clamped skeletal muscle fibers. *Biophys J* 1989 ; 55 : 793-797.
4. Csernoch L, Kovacs L, Nilius B, Szücs G. Caffeine and the myoplasmic calcium removal mechanisms in cut frog skeletal muscle fibres. *Gen Physiol Biophys* 1990 ; 9 : 251-256.
5. Jeppson AB, Johansson U, Waldeck B. Dissociation between the effects of some xanthine derivatives on the tracheal smooth muscle and on skeletal muscle. *Act Pharmacol Toxicol* 1982 ; 51 : 115-121.
6. Kramer GL, Wells JN. Xanthines and skeletal muscle : Lack of relationship between phosphodiesterases inhibition and increased twich tension in rat diaphragms. *Mol Pharmacol* 1980 ; 17 : 73-78.
7. Huidoboro F, Amenbar E. Effectiveness of caffeine (1, 3, 7-trimethylxanthine) against fatigue. *J Pharmacol Exp Ther* 1945 ; 84 : 82-92.
8. White BC, Lincoln CA, Pearce NW, Reeb R, Vaida C. Anxiety and muscle tension as consequence of caffeine withdrawal, *Science* 1980 ; 209 : 1547-1548.
9. Bättig K. The physiological effect of coffee consumption. In MN Clifford, KC Wilson Eds. Coffee : Botany, Biochemistry and Production of Beans and Beverages. *Avi Publ Comp Westport* 1985 ; 394-439.
10. Sunano S, Miyazaki E. Effects of caffeine on electrical and mechanical activities of guinea-pig taenia-coli. *Amer J Physiol* 1973 ; 225 : 335-339.
11. Keiner F, Weder W. Funktionsdiagnostik bei der cholecystographie. *Röntgenblätter* 1967 ; 20 : 12.
12. Kretschmer E. Ein Fall von Koffein vergiftung. *Med Welt* 1936 ; 10 : 232-233.
13. Mitznegg P. Der Einfluss von methylxanthinen auf die Funktion glatter Muskulalur. In O Eichler Ed. Kaffee und Koffein. Springer Verlag, Berlin, 2e ed., 1976 : 125-131.
14. Glajchen N, Ismail F, Epstein S, Jowell PS, Fallon M. The effect of chronic caffeine administration on serum markers of bone mineral metabolism and bone histomorphometry. *Calcif Tissue Int* 1988 ; 43 : 277-280.
15. Tassinari MS, Gerstenfeld LC, Stein S, Lian JB. Effect of caffeine on parameters of osteoblast growth and differentiation of a mineralized extracellular matrix *in vitro*. *J Bone Miner Res* 1991 ; 6 : 1029-1036.

16. Lloyd T, Chaeffer JM, Walker MA, Demers LM. Urinary hormonal concentrations and spinal bone densities of premenopausal vegetarian and non vegetarian women. *Am J Clin Nutr* 1991 ; 54 : 1005-1010.
17. Barger-Lux MJ, Heaney RP, Stegman MR. Effects of moderate caffeine intake on the calcium economy of premenopausal women. *Am J Clin Nutr* 1990 ; 52 : 722-725.
18. Hasling CL, Søndergaard K, Charles P, Mosekilde L. Calcium metabolism in postmenopausal osteoporotic women is determined by dietary calcium and coffee intake. *J Nutr* 1992 ; 122 : 1119-1126.
19. Heaney RP, Recker RR, Saville PD. Calcium balance and calcium requirements in middle-aged women. *Am J Clin Nutr* 1977 ; 30 : 1603-1611.
20. Heaney RP, Gallagher JC, Johnston CC, Neer R, Parfitt AM, Whedon GD. Calcium nutrition and bone health in the elderly. *Am J Clin Nutr*, 1982 ; 36 : 986-1013.
21. Dawson-Hugues B, Jaques P, Shipp C. Dietary calcium intake and bone loss from the spine in healthy post-menopausal women. *Am J Clin Nutr* 1987 ; 46 : 685-697.
22. Danielle HW. Osteoporosis of the slender smoker : vertebral compression fractures and loss of metacarpal cortex in relation to postmenopausal cigarette smoking and lack of obesity. *Arch Int Med* 1976 ; 136 : 298-304.
23. Yano K, Heilbrun LK, Wasnich RD, Hankin JH, Vogel JM. The relationship between diet and bone mineral content of multiple skeletal sites in elderly Japanese-American men and women living in Hawaii. *Am J Clin Nutr* 1989 ; 42 : 877-888.
24. McCullogh RG, Bailey DA, Houston CS, Dodd BL. Effects of physical activity, dietary calcium intake and selected lifestyle factors on bone density in young women. *Can Med Assoc J* 1990 ; 142 : 221-227.
25. Johannsson Ch,, Mannius S, Mellström D, Rundgren A. Coffee-drinking not so dangerous for fragility fractures and loss of bone mineral. A longitudinal population study of 619, 70-years olds. in Proceedings of the 3rd International Symposium on Osteoporosis. Handelstrykkeriet, Aalborg ApS, Aalborg, Denmark, 1990, 10 Abstract.
26. Johannsson Ch, Mellström D, Lerner U, Osterberg T. Coffee-drinking : a minor risk factor for bone loss and fractures. Age Ageing, 1992 ; 21 : 20-26.
27. Bauer DC, Genant HK, Cauley JA, Orwoll S, Scott JC, Tao JL, Cummings SR. Study of Osteoporosis Fractures Research Group, University of California (San Francisco) Pittsburgh, Maryland, Minnesota and the Kaiser Permanente Center for Health and Research, Portland, OR 1991 Determinants of bone density in elderly women, *Clin Res*, abstract, 1991 ; 39 : 517 A.
28. Eliel LP, Smith LC, Ivey JL, Bayling DL. Longitudinal changes in radial bone mass-dietary caffeine, milk and activity. *Abstract Calcif Tissue Int* 1983 ; 35 : Suppl., 669.

29. Picard D, Ste Marie LG, Coutu D, Carrier L, Chartrand R, Lepage R, Fugere P, D'Amour P. Premonopausal bone mineral content relates to height, weight and calcium intake during early adulthood. *Bone Miner* 1989 ; 4 : 299-309.
30. Parent ME, Krondl M. Effect of current and past caffeine intake on the bone mass of postmenopausal women. F.A.S.E.B., 1989, 3, A 645, Abstract 2437.
31. Slemenda CW, Hui SL, Longcope C, Wellman H, Johnston Jr. C.C., Predictors of bone mass in perimenopausal women : a prospective study of clinical data using photon absorptiometry. *Ann Int Med* 1990 ; 112 : 96-101.
32. Kiel DP, Felson DT, Hannan MT, Anderson JJ, Wilson PWF. Caffeine and the risk of the hip fracture : The Framingham Study. *Am J Epidemiol* 1990 ; 132 : 675-684.
33. Hernandez-Avila M, Colditz G, Stampfer MJ, Rosner B, Speizer FE, Willett WC. Caffeine, moderate alcohol intake and risk of fractures of the hip and forearm in middle-aged women. *Am J Clin Nutr* 1991 ; 54 : 157-163.
34. Hollbrock TL, Wingard DL, Barret-Connor E. Dietary calcium, caffeine, and alcohol and risk of hip fracture : A 15 year prospective study *Am J Epidemiol*, abstract, 1988 ; 128 : 902-903.
35. Hollbrock TL, Barret-Connor E, Wingard DL. Dietary calcium and risk of hip fracture : 14-year prospective population study. *Lancet* 1988 ; 2 : 1046-1049.
36. Kelsey JL, Brown WS, Seeley DG, Nevitt MC, Cummings SR. Risk factors for fractures of the distal forearm and proximal humerus. *Am J Epidemiol* 1992 : 135 : 477-489.
37. Schreiber GB, Robins M, Maffeo CE, Masters MN, Bond AP, Morganstein D. Confounders contributing to the reported associations of coffee or caffeine with disease. *Prev Med* 1988 ; 17 : 295-309.
38. Danielson Ch., Lyon JG, Egger M, Goodenough GK. Fractures and fluoridation in Utah's elderly population. *J Am Med Assoc* 1992 ; 268 : 746-748.
39. Abelow BJ, Holford TR, Insogna KL. Cross-cultural association between dietary animal protein and hip fracture : A hypothesis. *Calcif Tissue Int* 1992 ; 50 : 14-18.
40. Veien NK, Hattel T, Justesen O, Nørholm A. Dermatoses in coffee drinkers. *Cutis* 1987 ; 40 : 421-422.
41. Flood JM, Pery DJ. Recurrent vesicular eruption of the hands due to food allergy. *J Invest Dermatol* 1946 ; 7 : 309-312.
42. Sonnex TS, Dawber RPR, Ryan TJ. Mucosal contact dermatitis due to instant coffee. *Contac Dermatitis* 1981 ; 7 : 298-301.
43. Gancedo SQ, Freire P, Rivas MF, Davila I, Losada E. Urticaria from caffeine. *J Allergy Clin Immunol* 1991 ; 88 : 680-681.
44. Narahari SR, Scrinivas CR, Kelkar SK. Le-like erythema and periungueal

telangiectasia among coffee plantation workers. *Contact Dermatitis* 1990 ; 22 : 296-297.
45. Hashimoto K, Joseph JR F, Falster AU, Simmons WB, Nakamoto T. Effects of maternal cafeine intake during lactation on molar enamel surfaces in new-born rats. *Arch Oral Biol* 1992 ; 37 : 105-109.
46. Falster AU, Hashimoto K, Nakamoto T, Simmons WB. Physical examination of caffeine effects on the enamel surface of first molar in new-born rats. *Arch Oral Biol* 1992 ; 37 : 111-118.
47. Chan JT, Yip TT, Jeske AH. The role of caffeinated beverages in dental fluorosis. *Med Hypoth* 1990 ; 33 : 21-22.
48. Monti M, Edvinsson L, Rankley E, Fletcher R. Methylxanthines reduce *in vivo* human overall platelet metabolism as measured by microcalorimetry. *Act Med Scand* 1986 ; 220 : 185-188.
49. Ammaturo V, Monti M. Caffeine stimulates *in vivo* overall cell metabolism. *Act Med Scand* 1986 ; 220 : 181-184.
50. Fredholm BB. Adenosine receptors and the actions of methylxanthines. *Trends Neurosci* 1981 ; 4 : 242-244.
51. Haslam RJ, Cusack NJ. Blood platelet receptors for ADP and for adenosine. In G Burnstock Ed., Purinergic Receptors Chapman and Hall, London, 1981 ; 223-285.
52. Subbiah MTR, Yunker RL, Bydlowski SP, Rymaszewski Z. A novel property of coffee extracts : inhibition of human platelet aggregation *in vitro J Am Coll Nutr* 1987 ; 6 : 91, poster 129.
53. Bydlowski SP, Yunker RL, Rymaszewski Z, Subbiah MTR. Coffee extracts inhibit platelet aggregation *in vivo* and *in vitro Int J Vit Nutr Res* 1987 ; 57 ; 217-223.
54. Veenstra J, Kluft C, Ockhuizen Th., Pikaar NA, Van der Pol H, Wedel M, Schaafsma G. Effects of four days of moderate wine and coffee consumption in fibrinolysis and platelet aggregation. *Fibrinolysis* 1990 ; 4 : 215-230.
55. Ammaturo V, Perricone C, Canazio A, Ripaldi M, Ruggiano A, Zuccarelli B, Monti M. Caffeine stimulates *in vivo* platelet reactivity. *Act Med Scand* 1988 ; 224 : 245-247.
56. Galli C, Colli S, Gianfranceschi G, Maderna P, Petroni A, Tremoli E, Marinovich M, Sirtori CR. Acute effects of ethanol, caffeine or both on platelet agregation, thromboxane formation and plasma free fatty acids in normal subjects. *Drug Nutrient Interact* 1984 ; 3 : 61-67.
57. Bak AAA, Grobbee DE. Coffee, caffeine and hemostasis : a review. *Netherl J Med* 1990 ; 37 : 242-246.
58. Bak AAA, Van Vliet HHDM, Grobbee DE. Coffee, caffeine and hemostasis : results from two randomized studies. *Atherosclerosis* 1990 ; 83 : 249-255.
59. Samarrae WA, Truswell S. Short term effect of coffee on blood fibrinolysis activity in health adults. *Atherosclerosis*, 1977 ; 26 : 265-260.
60. Wotja J, Kirchheimer JC, Peska MG, Binder BR. Effect of caffeine

ingestion on plasma fibrinolytic potential. *Tromb Haemostas* 1988 ; 59 : 337-338.
61. Oerg M, Huber K, Peska M, Binder BR. Effect of caffeine intake on platelet antigen levels of plasminogen activator inhibitor-1 (PAI-1). *Fibrinolysis* 1990 ; 4 : Suppl. 2, 71-73.
62. Kluft C, Kooistra T, Veenstra J, Schaafsma G. Effects of coffee and caffeine on tissue-type plasminogen activator and its fast-acting activator, PAI-1, *in vivo* and *in vitro*. *Fibrinolysis* 1990 ; 4 : suppl 2, 74-75.
63. Subbiah MTR, Yunker RL, Bydlowski SP, Rymaszewski Z. A novel property of coffee extracts : inhibition of human platelet aggregation *in vitro*. *J Amer Coll Nutr* 1987 ; 6 : 91. Poster 129.
64. Bydlowski SP, Yunker RL, Rymaszewski Z, Subbiah MTR. Coffee extracts inhibit platelet aggregation *in vivo* and *in vitro*. *Internat J Vit Nutr Res* 1987 ; 57 : 217-223.
65. Aro A, Kostiainen E, Huttunen JK, Seppala E, Vappatalo H. Effects of coffee and tea on lipoproteins and prostanoids. *Atherosclerosis* 1985 ; 57 : 123-128.
66. Paoletti R, Corsini A, Tremoli E, Fumagalli R, Catapano AL. Effects of coffee on plasma lipids, lipoproteins and apolipoproteins. *Pharmacol Res* 1989 ; 21 : 27-38.
67. Melamed I, Kark JD, Spirer Z. Coffee and the immune sytem. *Int J Immunopharmacol* 1990 ; 12 : 129-134.
68. Bergman EA, Massey LK, Kevin J, Wise MS, Sherrard DJ. Effects of dietary caffeine on renal handling of minerals in adult women. *Life Sci* 1990 ; 47 : 557-564.
69. Nussberger J, Mooser V, Maridor G, Juillerat L, Waeber B, Brunner HR. Caffeine-induced diuresis and atrial natriuretic peptides. *J Cardiovasc Pharmacol* 1990 ; 15 : 685-691.
70. Creighton SM, Stanton SL. Caffeine : Does it affect your bladder ? *Br J Urol* 1990 ; 66 : 613-614.
71. De Zotti R, Patussi V, Fiorito A, Larese F. Sensitization to green coffee (GCB) and castor bean (CB) allergens among dock workers. *Arch Occup Environ Health* 1988 ; 61 : 7-12.
72. Adams BA, Brubaker RF. Caffeine has no clinically significant effect on aqueous humor flow in the normal human eye. *Ophthalmology* 1990 ; 97 : 1030-1031.
73. Higginbotham EJ, Kilimanjaro HA, Wilensky JT, Batenhorst RL, Hermann D. The effect of caffeine on intraocular pressure in glaucoma patients. *Ophtalmology* 1989 ; 96 : 624-626.
74. Lotfi K, Grunwald JE. The effect of caffeine on the human macular circulation. *Invest Ophtalmol Vis Sci* 1991 ; 32 : 3028-3032.

# Effets du café sur les métabolismes

En raison des différents modes d'action de la caféine, la consommation de café, notamment lorsqu'elle est importante, peut modifier les fonctions métaboliques de l'organisme.

## I. Effets du café sur le métabolisme énergétique

L'ingestion de caféine augmente le métabolisme de repos [1]. Comme le montrent les résultats des expériences animales et des études humaines, cet effet dépend des doses utilisées.

### 1. Effets chez l'animal

Chez le rat CLA obèse, la caféine accroît la thermogenèse [2]. Cependant l'administration chronique de caféine ne modifie pas significativement le bilan énergétique des rats [3].

Par rapport aux témoins, les rats qui reçoivent quotidiennement pendant 24 jours de la caféine à la dose 10 mg/kg, augmentent leurs dépenses énergétiques (22 kJ soit + 36 % le deuxième jour) durant les 6 heures qui suivent l'ingestion de caféine. Cependant, comme durant les 6 dernières heures du nycthémère les dépenses énergétiques diminuent de 5 %, la dépense énergétique des 24 heures n'est pas significativement différente de celle des témoins [4]. Le vingt-deuxième jour, l'augmentation de la dépense énergétique n'est plus que de + 23 % et seulement pendant les deux heures qui suivent l'administration de caféine. Durant la nuit, la dépense énergétique est réduite, si bien que l'effet thermogénique de la caféine est annulé en raison de la tolérance à la caféine et de la modification du comportement du rat au cours du nycthémère.

L'abolition des effets thermogènes de la caféine par le propanolol prouve qu'elle agit sur le système nerveux sympathique et qu'elle induit une sécrétion d'adrénaline et de noradrénaline [5]. Cette action a déjà été décrite dans le chapitre concernant les effets du café sur les glandes endocrines. Les résultats des études réalisées sur le tissu adipeux brun des rats témoins et des rats sympathectomisés prouvent que l'intégrité du système nerveux sympathique est nécessaire [6]. L'injection intrapéritonéale d'une dose très élevée de caféine (60 mg/kg) chez la souris augmente le métabolisme de repos, la consommation d'oxygène par les mitochondries du tissu adipeux brun, ainsi que la température de ce tissu [7].

L'action synergique de la caféine et de l'éphèdrine sur la réponse thermogènique est réduite par la présence d'un analogue de l'adénosine, le 2-chloroadénosine [6].

## 2. Effets chez l'homme

Chez l'homme à jeun ou nourri, des doses modérées de caféine augmentent le métabolisme de repos [8-18]. Cet effet n'est pas obtenu avec des doses faibles [9]. Il est très net avec des doses élevées [10-17] mais n'a pas été constaté avec des doses de 5 mg/kg dans une étude [19].

Il se manifeste pendant les 3 heures qui suivent l'ingestion de la caféine à la dose de 3 à 9 mg/kg de caféine. Le métabolisme de repos des sujets obèses ou dont le poids est normal est accru de 10 % [8, 10-17]. La lipacidémie augmente significativement ainsi que l'oxydation des graisses. L'oxydation des glucides, la glycémie et l'insulinémie ne sont pas modifiées. Avec des doses de caféine de 4 mg/kg, ces résultats sont encore observés tant chez les sujets obèses que chez les sujets normaux, cependant la lipacidémie est inchangée chez les obèses. La prise répétée de caféine (100 mg à 9 h, 11 h, 13 h, 15 h, 17 h, 19 h) augmente la dépense énergétique des 24 heures, aussi bien chez les sujets normaux que chez les sujets post-obèses [17]. Enfin l'ingestion de café, mais non celle de café décaféiné, accroît la thermogenèse induite par un repas de 3 080 kJ ainsi que l'oxydation des graisses [14]. L'action de la caféine sur l'oxydation des graisses est similaire à celle qu'elle produit lors de l'exercice physique [18]. Son absence d'effet sur la lipacidémie des sujets obèses [14, 20] infirme, pour ces sujets, l'hypothèse selon laquelle la caféine agirait en fournissant un supplément de substrats énergétiques. En revanche, elle confirme la diminution de la sensibilité du tissu adipeux des obèses aux substances lipolytiques [21-23]. L'élévation de la lipacidémie sous l'effet de la caféine est donc constatée dans de nombreux travaux [14-16, 18, 21-23]. L'inhibition de la lipolyse par l'acide nicotinique supprime l'effet thermogène [24].

Des doses plus faibles de caféine (100 à 400 mg) administrées par voie orale ont également une action décelable même chez les sujets qui sont des consommateurs chroniques de café [25]. L'augmentation de la dépense énergétique est dépendante de la dose. Il existe une corrélation positive significative entre la réponse thermogénique et les augmentations de la triglycéridémie et de la lactatémie. Des résultats similaires ont été obtenus avec des doses de 108 mg, mais dans cette étude, si la triglycéridémie était accrue, la lactatémie n'était pas modifiée [26]. Les actions de la caféine et de l'éphédrine sont synergiques. Leur utilisation a été proposée comme traitement pharmacologique de l'obésité [27-31]. La consommation de café correspondant à un apport de caféine de 4 mg/kg augmente durant les deux heures et demie suivant la dépense énergétique mais aussi la température cutanée (0,32 ± 0,11 °C) [32].

Au cours de l'effort physique, la caféine à la dose de 500 mg/j pendant 6 semaines, et juste avant un effort prolongé, diminue faiblement la dépense énergétique par rapport à la période sans caféine [33]. En revanche, les dépenses énergétiques au cours d'un effort sur cycle ergométrique (60 watts) sont similaires avec ou sans caféine en une prise unique de 5 mg/kg [34]. Si à cette dose elle augmente le métabolisme de repos (environ 7 %), elle ne modifie pas les dépenses énergétiques au cours de l'effort physique aigu [35-37] et elle ne potentialise pas son action sur la thermogenèse lors de la période de récupération chez les sujets consommateurs chroniques de café [35, 36]. Toutefois, chez les femmes non entraînées, la caféine aux doses de 5 ou 10 mg/kg augmente significativement les dépenses énergétiques lors d'un effort à 55 % de $VO_{2max}$ [38]. À doses élevées (9 mg/kg), avant un effort prolongé sur cycle, elle augmente l'endurance et la concentration plasmatique d'adrénaline, mais ne modifie pas les échanges respiratoires, la lipacidémie et la noradrénalinémie avant comme après l'effort [39].

La caféine peut avoir une action hypothermisante [40]. En effet, à doses élevées, la caféine diminue la température corporelle du rat [41-44] et de la souris [45-46]. Cette hypothermie est obtenue au cours des deux heures qui suivent l'administration d'une dose de 100 mg/kg [46]. Une telle dose de caféine ne peut évidemment pas être atteinte par les consommateurs de café. L'ingestion de 5 mg/kg et de 2,5 mg/kg, respectivement deux heures et une demi-heure avant l'effort, n'a d'ailleurs pas modifié la température rectale, la perte d'eau totale et le taux calculé d'accumulation de chaleur durant l'exercice par rapport aux valeurs observées lors du même test avec placebo [47].

Divers mécanismes d'action, dont certains sont associés, ont été invoqués pour expliquer l'action, chez l'homme, de la caféine et du café sur le métabolisme énergétique.
- L'augmentation de la lipolyse nécessitant l'intégrité du système nerveux sympathique et l'accroissement de l'oxydation des lipides.
- L'augmentation de la sécrétion de l'adrénaline mais non de la noradrénaline contrairement aux effets de l'exposition au froid.
- L'augmentation des concentrations plasmatiques des triglycérides et des lactates.
- L'augmentation de la contractilité cardiaque, du flux sanguin et des résistances vasculaires périphériques et l'action sur les récepteurs à l'adénosine.
- L'augmentation de l'activité locomotrice et donc de la production de chaleur.
- L'inhibition de l'activité des phosphodiéstérases ne peut être retenue en raison des doses importantes qu'elle nécessite.
- Il en est de même de l'effet hypothermisant obtenu chez la souris. Cet effet dépendant de la dose pourrait être modulé par les récepteurs opiacés [48].

Ces différents modes d'action ont été étudiés dans les chapitres précédents ou le seront dans le chapitre concernant les effets du café sur les métabolismes des glucides et des lipides.

**En conclusion la majeure partie des travaux prouvent que la consommation de café en quantités relativement élevées augmente les dépenses énergétiques dans les heures qui suivent l'ingestion mais ne modifient pas la dépense énergétique totale au cours du nycthémère. Cette dernière n'est accrue que si la consommation de café est souvent répétée durant la journée. Au cours de l'effort, elle ne modifie pas les dépenses énergétiques et la température corporelle.**

## II. Effets du café sur le métabolisme des protéines

Les effets de la consommation de café sur le métabolisme des protéines comme sur le métabolisme intermédiaire n'ont pas été étudiés chez l'homme.

Quelques études ont été réalisées *in vitro* ou chez l'animal. Dans les hépatocytes isolés les méthylxanthines augmentent l'incorporation des acides aminés dans les protéines [49]. En revanche, à doses élevées, la caféine inhibe l'incorporation de la valine dans les protéines hépatiques ainsi que la sécrétion d'albumine des hépatocytes isolés [50].

L'exposition chronique des rats à une dose élevée de caféine entraîne des modifications importantes du métabolisme des protéines et provoque chez l'animal un comportement autodestructeur similaire au syndrome de Lesch-Nyhan [51]. Les activités des enzymes de la voie des purines et des pyrimidines (hypoxanthine-guanine phosphoribosyl-transférase et aspartate carbamoyl-transférase) [52], celles des enzymes mitochondriaux du cycle de l'urée (carbamoyl-phosphate synthétase I, ornithine-transcarbamylase) [53] sont augmentées ainsi que les concentrations plasmatiques de l'urée et de l'acide urique [54]. La composition du pool des acides aminés libres du cerveau est modifiée : la taurine, l'histidine et l'aspartate sont en proportions plus élevées tandis que la tyrosine est diminuée [54]. Ces modifications sont similaires à celles qui sont constatées dans le cerveau des rats rendus expérimentalement urémiques [55]. La synthèse des protéines cérébrales est diminuée par des doses élevées de caféine [56]. Ces effets nécessitent une longue exposition à la caféine. Une exposition de courte durée n'agit que très peu sur la synthèse de l'urée [51]. La diminution de la synthèse de l'urée pourrait être due à l'action de la caféine sur les récepteurs à l'adénosine. En effet, l'adénosine stimule l'uréogenèse des hépatocytes isolés de rats [57]. Cependant, les mécanismes de l'action de la caféine sur l'uréogenèse ne sont pas encore bien connus [58].

La caféine modifie les activités de plusieurs enzymes du foie comme cela été décrit dans un chapitre précédent. Elle accroît l'activité de la RNA-polymérase [59] et de l'ornithine décarboxylase [60, 61]. Il est possible que, comme la théophylline, elle augmente les activités d'autres enzymes telles que la tyrosine amino transférase et qu'elle inhibe celle de la tryptophane oxygénase [62], mais il n'existe pas, à notre connaissance, de travaux réalisés à ces sujets.

Les effets de l'administration simultanée d'alcool, de nicotine et de caféine sur les concentrations des acides aminés plasmatiques ont fait l'objet d'une étude [63].

Il ne semble pas exister d'enquêtes épidémiologiques concernant les relations éventuelles entre la consommation de café et les maladies du métabolisme protéique. Cependant, dans une enquête étudiant l'incidence et les facteurs de risques de la goutte chez l'homme, aucun lien n'a été constaté entre la consommation de café et la maladie goutteuse [64].

**En conclusion, malgré l'absence d'études, il est très probable que, chez l'homme, la consommation de café n'a pas ou très peu d'effets sur le métabolisme des protéines puisque, chez l'animal, ils nécessitent, pour être significatifs, des doses très élevées de caféine.**

## III. Effets du café sur le métabolisme des glucides

Le café ne modifie ni la digestion des amidons, ni l'activité des amylases pancréatique et salivaire [65], ni l'absorption digestive du glucose [66].

### 1. Études chez l'animal :

Les effets des consommations de café ou de caféine sur la sécrétion d'insuline ont été peu étudiés. Il est vraisemblable que, comme la théophylline, le café et la caféine augmentent, *in vitro* et *in vivo* chez le rat, la sécrétion pancréatique d'insuline [67-69].

Chez des rates allaitantes, une alimentation additionnée de caféine, sans supplémentation de saccharose, induit une hyperglycémie rapidement suivie d'une hypoglycémie et d'une déplétion des réserves pancréatiques en insuline. L'hypoglycémie est prévenue par l'adjonction de saccharose à la nourriture [70]. Il est possible, mais non démontré, que la caféine comme la théophylline diminue la glucagonémie [69]. Cependant, à des doses comparables à celles que l'on peut rencontrer en alimentation humaine, la caféine ajoutée au milieu d'incubation inhibe la sécrétion d'insuline des îlots pancréatiques de rat et diminue la captation de glucose par les adipocytes isolés [71]. La caféine aurait donc une action inhibitrice directe sur les cellules béta du pancréas endocrine et une action indirecte stimulatrice probablement par le relais sympathico-médullosurrénalien [62-69].

*In vitro* des concentrations de caféine de 1 mM, 2 mM, 4 mM diminuent respectivement de 9 %, 22 %, 23 % la concentration de la leucine, de 7 %, 18 %, 19 % celles de l'isoleucine, de phénylalanine et de tyrosine, de 18 %, 27 % et 29 % celles de l'acide glutamique, de l'histidine et de la valine dans les hépatocytes de rats. Ces effets dépendent donc de la dose. Il est ainsi vraisemblable que des doses élevées de caféine puissent diminuer l'importance de la gluconéogenèse [51, 58]. Durant un exercice d'endurance chez le rat entraîné, l'injection intraveineuse de caféine, aux doses de 5 mg/kg ou de 5 mg/kg puis de 25 mg/kg, ne modifie pas l'intensité de la glycogénolyse hépatique, la concentration de l'AMP cyclique hépatique, le glycogène musculaire, la glycémie et les lactates [72]. La stimulation de la glycogénolyse dans les hépatocytes de rats due à l'action de l'adénosine ou d'analogues de l'adénosine est inhibée par l'ajout de caféine dans le milieu d'incubation [73].

## 2. Études chez l'homme

Des doses élevées de caféine provoquent une hyperglycémie notamment chez les sujets obèses ou/et diabétiques [74].

Des doses élevées de théophylline potentialisent l'insulinosécrétion provoquée par l'injection intraveineuse de glucose mais cet effet est inhibé par la somatostatine [75]. En revanche, des doses modérées de théophylline ne modifient pas l'insulinémie [76]. Il est probable que la caféine a des actions similaires. Toutefois, l'ingestion de café ou de café décaféiné émousse la réponse de la sécrétion d'insuline lors du test de l'hyperglycémie provoquée par voie orale [77]. Ingérée avant l'effort physique à la dose de 5 mg/kg, la caféine ne modifie pas l'insulinémie durant l'effort en comparaison des témoins ne recevant pas de caféine [36].

La consommation de caféine par des consommateurs chroniques de café ayant un entraînement physique, est sans effet sur les activités des enzymes du muscle gastrocnémien (hexokinase, citrate synthase, phosphorylase, 3-hydroxyacyl-coenzyme A déshydrogénase) [33].

Consommée avant l'exercice physique, la caféine diminue la glycogénolyse musculaire et augmente l'utilisation des acides gras et des triglycérides durant les quinze premières minutes de l'effort, ayant ainsi un rôle d'épargne du glycogène qui sera disponible lors d'une période plus tardive de l'effort physique [78].

Bien que la consommation de quantités très élevées de café par le rat (correspondant à 200 g de café instantané soluble par jour pour l'homme) diminue l'excrétion urinaire de thiamine, une carence en thiamine ne semble pas pouvoir être induite chez l'homme, compte-tenu des quantités de café consommées, et perturber le métabolisme des glucides. En effet, chez les personnes qui consomment 6 tasses de café (soit 12 g de café instantané soluble) par jour pendant 5 jours, la concentration de thiamine dans les urines est semblable à celle des sujets témoins qui boivent de l'eau [80].

L'hypothèse [81] selon laquelle l'exposition du fœtus aux composants du café consommé par sa mère, pourrait constituer un facteur de risque de diabète insulino-dépendant pour le fœtus, a été mise en doute, sauf pour le café bouilli. En effet, cette hypothèse fondée sur la corrélation (0,75), établie sur 13 nations, entre la consommation de café et l'incidence du diabète insulino-dépendant, ne peut être maintenue puisque cette corrélation disparaît si les populations scandinaves consommatrices de café bouilli sont retirées de l'étude [82, 83].

## IV. Effets du café sur le métabolisme des lipides

De nombreux travaux, particulièrement au cours de ces dernières années, ont été publiés au sujet des effets de la consommation de café sur le métabolisme lipidique. Ils concernent d'une part la lipolyse du tissu adipeux et la lipacidémie, d'autre part les lipoprotéines, les triglycérides et le cholestérol.

### 1. Effets sur la lipolyse du tissu adipeux et sur la lipacidémie

Si les méthylxanthines provoquent une lipolyse du tissu adipeux libérant du glycérol et des acides gras libres [62, 80], l'action de la caféine se situe dans la moyenne de celle des méthylxanthines [78, 84, 85].

Chez le rat la consommation de 5 mg/kg de caféine pendant 9 semaines [86-87] ou de 18 à 39 mg/kg/j provoque une perte de poids [87] mais la diminution de la masse adipeuse concerne uniquement le tissu adipeux blanc [86, 87] car le tissu adipeux brun n'est pas modifié [87]. L'augmentation par la caféine de l'activité métabolique des mitochondries du tissu adipeux brun a été décrite précédemment [6, 7].

Chez l'homme, la lipolyse et l'élévation de la lipacidémie dues à la consommation de café ou de caféine sont démontrées par de nombreux travaux [14-16, 18, 21-23, 25]. Trois heures après l'absorption de 200 mg de caféine, la lipacidémie est augmentée sans modification de la triglycéridémie ni du taux du HDL-cholestérol [88]. L'élévation de la lipacidémie est plus faible chez les femmes maigres que chez les femme obèses [89], bien que le tissu adipeux des obèses soit moins sensible aux substances lipolytiques [21-23]. À la dose de 5,8 mg/kg de masse maigre, soit des doses élevées, la caféine favorise la lipolyse chez l'homme durant la phase terminale de l'exercice prolongé à un niveau submaximal [90].

Enfin, la lipacidémie à jeun est plus élevée chez les consommateurs chroniques de café (3 à 5 tasses de café par jour) que chez les personnes qui n'en absorbent pas ou qui boivent du café décaféiné [91].

## 2. Effets sur les lipoprotéines, les triglycérides et le cholestérol

### 2.1. Effets chez l'animal

Quelques études ont été réalisées chez différentes espèces animales.

#### 2.1.1. Étude chez la souris

La caféine à la dose de 10 mg/kg pendant 13 à 15 jours augmente la cholestérolémie et le taux plasmatique des lipoprotéines de basse densité (LDL) des souris recevant une alimentation riche en cholestérol (huile de noix de coco) [92].

#### 2.1.2. Étude chez le hamster syrien

Le hamster syrien est un modèle animal qui a l'avantage de répondre aux variations de l'apport en graisses de la même manière que l'homme [93, 94]. Une alimentation hyperlipidique comportant 14 % de l'apport énergétique sous forme d'acides gras saturés et 215 mg de cholestérol pour 4 184 MJ (1 000 kcal) et la consommation libre de café bouilli augmentent chez le hamster syrien, par rapport aux témoins qui ne boivent pas de café, la triglycéridémie, la cholestérolémie, le cholestérol des lipoprotéines de haute densité (HDL) et des LDL, tandis que le cholestérol des lipoprotéines de très basse densité (VLDL) est diminué [95].

#### 2.1.3. Chez la gerbille

La caféine à des doses comparables à celles de la consommation humaine (0 à 20 mg pour 100 g d'aliments) ne modifie pas la cholestérolémie et la répartition du cholestérol dans les lipoprotéines chez la gerbille. Des modifications de la teneur en cholestérol des lipoprotéines sont par contre observées lorsque cet animal reçoit une alimentation dépourvue de café mais contenant 100 mg de cholestérol pour 100 g d'aliments [96].

### 2.1.4. Étude chez le rat

Une alimentation comportant en poids 10 % de café instantané soluble (soit 0,35 % de caféine) élève, chez le rat, la cholestérolémie, le HDL-cholestérol, la triglycéridémie et l'excrétion urinaire d'acide ascorbique et diminue le poids corporel. Le café décaféiné ne produit pas ces modifications [97]. Des résultats similaires ont été aussi obtenus [98, 99] mais dans une étude, la triglycéridémie était diminuée bien que la cholestérolémie soit accrue [99].

Cette diminution de la triglycéridémie est d'autant plus nette que l'apport de caféine est élevé (études avec le café décaféiné et le café instantané soluble). Les concentrations plasmatiques des VLDL et des phospholipides sont aussi réduites [100, 101]. L'incorporation de l'acétate marqué au carbone 14 dans les acides gras des hépatocytes isolés de ces rats recevant le café pendant deux semaines, est diminuée [100]. Il est donc vraisemblable que la caféine réduit la synthèse hépatique des acides gras et qu'elle diminue aussi la concentration plasmatique des triglycérides et des phospholipides [100]. En revanche, les concentrations hépatiques des triglycérides, des phospholipides et des VLDL ne sont pas modifiées. Il en est de même de l'activité de la lipoprotéine lipase hépatique. Il existe une corrélation négative entre l'excrétion fécale des stéroïdes et la quantité de caféine consommée [101].

Les effets hyperlipémiants de la caféine et de la méthionine ont été comparés [102]. Ces deux substances ajoutées à l'alimentation des rats pendant deux semaines (0,3 % en poids pour la caféine et 0,8 % pour la méthionine) augmentent similairement la cholestérolémie, la phospholipidémie mais ne modifient pas le taux du cholestérol des HDL et la triglycéridémie. La concentration hépatique du cholestérol est diminuée par la méthionine mais pas par la caféine tandis que celle des triglycérides est accrue par la méthionine et diminuée par la caféine. L'excrétion fécale des stérols neutres n'est pas modifiée par rapport à celle des rats contrôles, mais l'excrétion des acides biliaires faiblement diminuée par la méthionine l'est considérablement par la caféine. L'activité de la cholestérol-7-alpha hydroxylase est fortement augmentée avec la méthionine, mais légèrement diminuée avec la caféine [102].

L'augmentation de l'excrétion des stérols fécaux a été aussi observée chez les rats recevant une alimentation dépourvue de cholestérol mais contenant de la caféine [103]. Cependant, dans d'autres études

[100, 101, 104] concernant des rats recevant une alimentation dépourvue de cholestérol et contenant du café instantané, du café bouilli ou de la caféine, la diminution de la triglycéridémie a été la plus forte avec le café bouilli ou la caféine [104]. Les excrétions des stérols neutres et des acides biliaires n'ont pas été modifiées [104] tandis que celles des stérols fécaux totaux [96] et du cholestérol [100] ont été diminuées.

**En conclusion, chez l'animal, la caféine augmente la cholestérolémie et le LDL-cholestérol et diminue l'excrétion des stéroïdes fécaux et des acides biliaires. Selon les expériences, la triglycéridémie est augmentée, diminuée ou inchangée mais ces variations des résultats semblent dues à des conditions expérimentales différentes.**

## 2.2. *Effets chez l'homme*

De nombreuses études expérimentales et épidémiologiques ont été réalisées chez l'homme et plusieurs revues générales ont été publiées [105-107].

### 2.2.1. *Études expérimentales*

Un premier travail [109] avait montré que chez les sujets en bonne santé la cholestérolémie n'était pas augmentée par la consommation de café. En revanche, les résultats des études ultérieures ont été très discordants comme le montrent les Tableaux 1 pour les sujets normocholestérolémiques, 2 pour ceux dont le statut normo ou hypercholestérolémique n'est pas précisé et 3 pour les sujets hypercholestérolémiques.

- Chez les sujets normocholestérolémiques ou chez ceux dont le statut normo ou hypercholestérolémique n'est pas précisé (Tableaux 1 et 2) :
- Par rapport à la période d'abstinence, les consommations de café soluble instantané ou de café filtre n'augmentent pas [111, 115, 117-119], ou faiblement [109, 116], ou fortement, selon la dose, [124] la cholestérolémie, tandis que celle de café bouilli l'accroît plus fortement [110, 113, 118, 119].
- La cholestérolémie est similaire [114, 120-123, 126] ou plus élevée avec le café décaféiné qu'avec le café [109].

- Chez les sujets hypercholestérolémiques la cholestérolémie n'est pas significativement différente lors des périodes d'abstinence et de consommation de café filtre [128, 113]. En revanche, la consommation de café bouilli augmente la cholestérolémie [128, 129]. Elle est

Tableau 1. Effets du café sur la cholestérolémie des sujets normocholestérolémiques

| Auteurs (Réf.) (Année) | Nbre de sujets Hommes | Nbre de sujets Femmes | Age | Type d'études | Protocole | Variation de la cholestérolémie (en mmol/l) moyenne au risque de 5 % ou moyenne ± SD |
|---|---|---|---|---|---|---|
| Naismith (109) (1970) | 14 | 6 | 21-49 | Ouverte | 10 j. habituel<br>14 j. décaféiné<br>20 j. instantané | —<br>+ 0,6<br>+ 0,3 |
| Arnesen (110) (1984) | 17 | | ? | Cross-over | 1)<br>4 s. café bouilli<br>4 s. sans café<br>2)<br>4 s. sans café<br>4 s. café bouilli | — 0,4<br><br>— 0,3<br>+ 0,6 |
| Aro (111) (1985) | 6 | 6 | 33-45 | Cross-over | 3 s. café instant.<br>3 s. thé<br>3 s. Rosehip thé | + 0,1 (− 0,4 ; 0,6)<br>− 0,1 (− 0,6 ; 0,4)<br>0,0 (− 0,5 ; 0,5) |
| Hill (112) (1985) | 15 | | ? | Cross-over | 4 s. café instant.<br>4 s. sans café<br>4 s. thé | résultats non utilisables |
| Aro (113) (1987) | 13 | 28 | ? | Cross-over | 4 s. bouilli<br>4 s. filtre | bouilli vs filtre<br>− 0,7 (− 1,1 ; − 0,3)<br>+ 0,3 (− 0,1 ; 0,7) |
| Van Dusseldorp (114) (1988) | 22 | 23 | 25-45 | Cross-over | 6 s. café<br>6 s. décaféiné | café vs décaféiné<br>(0,6 (− 0,1 ; 0,1) |
| Ishikawa (115) (1988) | 3 | 8 | 20-43 | Ouverte | 3 s. sans caféine<br>4 s. sans filtre | + 0,2 (n.s.) |
| Fried (116) (1988) | | 74 | ? | Ouverte | 2 mois sans café ni caféine | − 0,1 (− 0,2 ; 0,0) |
| Rosmarin (117) (1990) | | 24 | 22-45 | Cross-over | 2 m. filtre<br>2 m. sans café | café vs. sans café<br>− 0,01 (n.s.) |
| Bak (118) (1989) | 54 | 47 | 3 groupes<br>26,5 ± 3,8<br>25,0 ± 4,3<br>25,5 ± 3,6 | Parallèle | 3 s. filtre puis 3 groupes<br>1) 9 s. café bouilli<br>2) 9 s. filtre<br>3) 9 s. sans café | filtre vs bouilli<br>0,48 (0,13 ; 0,83)<br>filtre vs sans café (n.s.) |

*Effets du café sur les métabolismes*

| Auteurs (Réf.) (Année) | Nbre de sujets Hommes | Nbre de sujets Femmes | Age | Type d'études | Protocole | Variation de la cholestérolémie (en mmol/l) moyenne au risque de 5 % ou moyenne ± SD |
|---|---|---|---|---|---|---|
| Aro (119) (1990) | 13 | 28 | 23-61 moy. 45 | Cross-over > 5 tasses n = 25 < 5 tasses n = 16 | Consommation habituelle café 1) 4 s. café bouilli 2 s. sans café 4 s. café filtre 2) 4 s. café filtre 2 s. sans café 4 s. café bouilli | bouilli vs filtre > 5 tasses/j. 5,87 ± 0,19 ; 5,43 ± 0,14 < 5 tasses/j. 5,70 ± 0,26 ; 5,54 ± 0,22 > 5 tasses p > 0,001 < 5 tasses n.s. |
| Van Dusseldorp (120) (1990) | 22 | 23 | 25-45 moy. 38 ± 7 | Cross-over 5 tasses | 1) 6 s. filtre 6 s. décaféiné 2) 6 s. décaféiné 6 s. filtre | décaféiné vs café 0,01 ± 0,36 (− 0,10 ; 0,12) |
| Superko (121) (1991) | | 181 | 3 groupes 46 ± 11 45 ± 11 48 ± 9 | Parallèle | 2 m. café 1) 2 m. café 2) 2 m. décaféiné 3) 2 m. sans café | café − 0,11 ± 0,57 (ns) sans café − 0,11 ± 0,54 décaféiné − 0,10 ± 0,70 Apo B NIA (g/l) RIA (g/l) café 0,01 ± 0,09 0,03 ± 0,21 ss. café 0,01 ± 0,08 − 0,02 ± 0,16 décaféiné 0,06 ± 0,12 0,06 ± 0,24 p < 0,0004 p < 0,025 |
| Bak (122) (1991) | 34 | 28 | 2 groupes 24,6 ± 4,1 25,8 ± 4,1 | Parallèle | 3 s. décaféiné 1) 9 s. décaféiné + 75 mg caféine 2) 9 s. décaféiné + Placebo | Caféine vs sans caféine 3 s. 0,06 (− 0,19 ; 0,31) 6 s. − 0,23 (− 0,54 ; 0,08) 9 s. − 0,03 (− 0,30 ; 0,24) Variations non significatives HDL-C ; LDL-C ; Apo A1 ; Apo B |
| Sedor (123) (1991) | | 63 | ? | Parallèle | 2 groupes non consomm. café (n = 28) 1) 4 s. sans caféine 2) 4 s. avec caféine consomm. café (n = 35) 1) 4 s. sans café et caféine 2) 4 s. avec caféine | Variations non significatives Cholest. ; Apo A1 ; Apo B |
| Fried (124) (1992) | 100 | | 4 groupes (n = 4×25) 1) 44 ± 10 2) 44 ± 11 3) 43 ± 10 4) 44 ± 10 | Parallèle | Durée : 8 semaines 1) sans café 2) décaféiné 700 ml/j 3) café 360 ml/j 4) café 720 ml/j | groupe 4 vs 1, 2, 3 augmentation de faible signification cholest. LDL-C, HDL-C |

Tableau 2. Effets de café sur la cholestérolémie des sujets dont le statut normo ou hypercholestérolémique n'est pas précisé

| Auteurs (Réf.) (Année) | Nbre de sujets | | Age | Type d'études | Protocole | Variation de la cholestérolémie (en mmol/l) moyenne au risque de 5 % ou moyenne ± SD |
|---|---|---|---|---|---|---|
| | Hommes | Femmes | | | | |
| Superko (125) (1989) | 181 | | ? | Parallèle | 2 m. café | non utilisables car caractéristiques des sujets non précisées |
| Burr (126) (1989) | 35 | 19 | 18-58 | Cross-over | 1) 2 m. café<br>2) 2 m. décaféiné<br>3) 2 m. sans café | café vs sans café<br>0,04 (− 0,15 ; 0,24)<br>décaféiné vs sans café<br>0,05 (− 0,14 ; 0,25)<br>caractéristiques des sujets non précisées |
| Finocchiaro (127) (1989) | 7 | 8 | 28,6 ± 5 | Cross-over | 1) 2 s. sans café<br>2 s. avec café<br>2 s. sans café<br>2) 2 s. avec café<br>2 s. sans café | café vs sans café<br>5,1 ± 0,5 ; 4,99 ± 0,7 (ns)<br>caractéristiques des sujets non précisées |

Tableau 3. Effets du café sur la cholestérolémie des sujets hypercholestérolémiques

| Auteurs (Réf.) (Année) | Nbre de sujets | | Age | Type d'études | Protocole | Variation de la cholestérolémie (en mmol/l) moyenne au risque de 5 % ou moyenne ± SD |
|---|---|---|---|---|---|---|
| | Hommes | Femmes | | | | |
| Forde (128) (1985) | 33 | | 35-54 | Parallèle | 10 s. habituel<br>1) 10 s. sans café<br>2) 5 s. sans café<br>5 s. café bouilli<br>3) 5 s. sans café<br>5 s. filtre | + 0,4 (− 0,5 ; 1,3)<br>− 1,2 (− 1,7 ; − 0,7)<br>− 0,9 (− 1,4 ; − 0,4)<br>− 0,4 (− 0,7 ; − 0,1)<br>− 0,9 (− 1,2 ; − 0,6)<br>− 0,9 (− 1,7 ; − 0,1) |
| Aro (113) (1987) | 21 | 21 | 31-60 | Cross-over | 4 s. café bouilli<br>4 s. filtre | + 0,6 (− 0,1 ; 1,1)<br>− 02, (− 0,8 ; 0,4) |
| Hryniewiecki (129) (1991) | normo-cholestérolémique 10<br>hyper-cholestérolémique 16 | 10<br>4 | 24-56<br>36-60 | Parallèle | 1) 1,3 tasses de café<br>n = 10 4 s. café<br>n = 10 4 s. café allégé<br>2) n = 10 4 s. café<br>n = 10 4 s. café allégé | Cholestérol. mg/dl<br>17,1 ± 14   $p < 0,05$<br>− 4,4 ± 4,9<br>66,8 ± 33   $p < 0,05$<br>− 20,1 ± 70,6 |

aussi plus élevée avec le café qu'avec le café allégé dépourvu des substances dites « irritantes » [129].

Il semble donc qu'il n'y ait pas de rapport entre la teneur en caféine du café et l'effet hypercholestérolémiant. Celui-ci paraît plus lié à d'autres substances contenues dans le café qui ne sont pas éliminées par la décaféination. Toutefois, cet effet, nul ou faible aux quantités habituellement consommées, dépend des quantités ingérées [119, 124]. Il ne se manifeste pas pour des quantités journalières de 360 ml, mais est significatif pour des quantités de 720 ml qu'il s'agisse de café ou de café décaféiné [124]. Les procédés technologiques utilisés pour préparer le café allégé paraissent capables d'éliminer la plus grande partie des substances hypercholestérolémiantes.

L'absence de responsabilité de la caféine est également prouvée par la similarité de la cholestérolémie selon que les sujets absorbent quotidiennement durant deux semaines un placebo ou des tablettes de 200 mg de caféine [130] ou du café et du café avec l'ajout de caféine [106, 123, 130]. Enfin, il n'existe pas de corrélation entre la consommation de caféine et les taux du cholestérol total et du LDL-cholestérol [131].

Le café bouilli est de toutes les formes de café celle qui est la plus hypercholestérolémiante [113, 128].

Les modifications de la triglycéridémie et des lipoprotéines dépendent des différentes formes de café.

La triglycéridémie n'est généralement pas modifiée, qu'il s'agisse de caféine, de café ou de café décaféiné, chez les sujets normocholestérolémiques [88, 124, 127, 133] comme chez ceux qui sont hypercholestérolémiques [132].

Les taux du LDL-cholestérol et de l'apoprotéine B ne sont pas influencés par la caféine, le café décaféiné, le café filtre [117, 118, 120-123, 128, 130] ou augmentent faiblement avec le café décaféiné [121, 123] ou avec le café (chez les hypercholestérolémiques) [129] en fonction des quantités consommées, mais ils sont accrus par le café bouilli en fonction des quantités consommées [119, 126, 113].

Les taux du VLDL-cholestérol, du HDL-cholestérol et de l'apoprotéine A1 ne sont pas modifiés par la consommation de café, de café décaféiné, ou de café bouilli chez les normocholestérolémiques [20, 118-124], de même que chez les hypercholestérolémiques [113], mais le taux du HDL-cholestérol peut être diminué lorsque le café est substitué au café allégé [129]. Une consommation très élevée (720 ml) de café accroît le taux d'HDL-cholestérol comme celui du LDL-cholestérol [124]. La consommation de café bouilli par rapport à celle de café filtre diminue le taux du HDL-cholestérol sans effet dose [119].

Enfin, le café décaféiné diminue les activités de la lipoprotéine lipase et de la triglycéride lipase hépatique [121].

L'ensemble des résultats de ces actions d'intervention révèlent la très grande complexité des relations entre la consommation de café sous ses différentes formes et les modifications éventuelles des paramètres lipidiques plasmatiques.

Les comparaisons des résultats obtenus avec le café, le café filtre et le café décaféiné sont beaucoup plus discutables en raison des variations à la limite de la signification qui ne sont d'ailleurs pas toujours observées. De plus, les études portent toujours, pour des raisons de faisabilité, sur de petits nombres de sujets, l'alimentation n'est pas, dans la plupart des cas, strictement contrôlée et les variations chronobiologiques de la cholestérolémie ne semblent pas prises en compte. Aussi nous pensons comme d'autres auteurs que l'existence d'une différence des effets de ces diverses formes de café n'est pas prouvée, cette question donne d'ailleurs lieu à des controverses [106, 132-136].

En revanche, les données concernant d'une part l'absence d'influence de la caféine et d'autre part l'effet hypercholestérolémiant du café bouilli paraissent plus évidentes. Des travaux ont tenté récemment d'expliquer le mécanisme d'action du café bouilli sur le LDL-cholestérol.

L'extraction des lipides des grains de café par l'eau en ébullition a permis d'obtenir une quantité suffisante de surnageant riche en lipides pour en ajouter à l'alimentation de 10 volontaires pendant 6 semaines à une dose correspondant approximativement à la consommation de 6 à 7 tasses de café bouilli par jour, l'alimentation étant contrôlée pendant toute cette période [137]. Au terme de cette expérience, il a été constaté une augmentation des triglycérides de $0,51 \pm 0,35$, du cholestérol de $1,06 \pm 0,37$ et du LDL-cholestérol de $0,85$ mmol/l. $\pm 0,37$. Le HDL-cholestérol a diminué de $- 0,02 \pm 0,19$.

Ces résultats sont en accord avec les modifications des lipoprotéines qui ont été observées avec le café bouilli lors des actions d'intervention précédemment décrites. Cependant, l'élévation de la triglycéridémie n'avait pas été signalée dans les études précédentes. Lors des expériences récentes réalisées avec du café bouilli et du café bouilli filtré l'hypertriglycéridémie a été constatée avec le café bouilli mais non avec le café bouilli filtré ($1,38 \pm 0,22$ vs $1,12 \pm 0,17$, $p < 0,008$) [138], $0,15$ mmol/l [139]. Il est donc probable que l'augmentation des

LDL n'est que la conséquence d'une élévation primaire des VLDL [137].

Le facteur hyperlipidémiant peut donc être éliminé du café bouilli si celui-ci est filtré sur un filtre en papier.

Ces constatations sont intéressantes tant du point de vue physiopathologique qu'épidémiologique. En effet, la prévalence élevée de l'hypercholestérolémie dans les pays scandinaves où le café bouilli non filtré est la forme habituelle de consommation pourrait donc être expliquée en partie par ce mode de préparation [140, 141]. En Norvège, il existe une forte corrélation entre la consommation de café et la mortalité par coronaropathies. Cette relation pourrait être due à l'effet hypercholestérolémiant du café [142]. Enfin, il est possible que la diminution progressive du niveau de la cholestérolémie totale en Finlande depuis quinze ans soit due au changement de mode de préparation du café [143].

En ce qui concerne le café, si l'on considère [124] les relations qui ont été admises dans d'autres études [144, 145] entre l'élévation des HDL-cholestérol et LDL-cholestérol et le risque de coronaropathies, l'augmentation du LDL-cholestérol constatée par exemple dans une étude [124] accroîtrait le risque de coronaropathies de 9 % [144] mais l'augmentation du HDL-cholestérol devrait le diminuer d'environ 7 % à 11 % [145]. De ce fait, la consommation de café même en grande quantité (720 ml/j) ne devrait pas augmenter le risque de coronaropathies.

*2.2.2. Études épidémiologiques*

Un nombre important d'enquêtes épidémiologiques transversales ou cas-contrôles ont été menées depuis 1966. Elles ont fait l'objet d'une première analyse en 1987 [105], puis d'une deuxième analyse approfondie en 1990 [146] concernant les vingt-huit études qui ont été publiées entre 1966 et 1989 [147-174] et quatre qui n'ont pas été publiées [175-178], mais dont l'auteur a eu connaissance des résultats. Après une évaluation critique des protocoles de ces trente-deux enquêtes, vingt et une d'entre elles ont pu être retenues [147-150, 152, 154-158, 165, 167-172, 174-178], puis analysées à nouveau selon une méthode uniforme pour toutes les enquêtes de manière à pouvoir comparer leurs résultats.

Les données obtenues sont présentées respectivement pour les hommes et pour les femmes dans les Tableaux 4 et 5 pour le cholestérol total et par les Tableaux 6 et 7 pour le HDL-cholestérol.

Tableau 4. **Cholestérolémie totale (mmol/l/tasse) chez les hommes.**
Résultats séparés pour chaque étude et coefficient de régression linéaire
selon les méthodes de préparation du café pour les études homogènes

| Mode de préparation | Étude | Coefficient de régression linéaire | | Test d'homogénéité | | | Coeff. de régression linéaire pour les études homogènes |
|---|---|---|---|---|---|---|---|
| | | $\beta_1$ (95 % CL) | $\beta_2$ (95 % CL) | chi² | df | sign | |
| Filtre | 149 | 0,009 (− 0,005 ; 0,022) | − 0,036 (− 0,188 ; 0,116) | 6,45 | 7 | ns | 0,008 (0,002 ; 0,014) |
| | 150 | 0,008 (− 0,017 ; 0,033) | − 0,245 (− 0,605 ; 0,116) | | | | |
| | 154 | 0,024 (− 0,005 ; 0,042) | 0,016 (− 0,270 ; 0,300) | | | | |
| | 177 | 0,028 (− 0,008 ; 0,064) | − 0,189 (− 0,671 ; 0,293) | | | | |
| | 155 | 0,013 (− 0,008 ; 0,034) | − 0,173 (− 0,333 ; − 0,012) | | | | |
| | 156 | 0,002 (− 0,008 ; 0,010) | − 0,234 (− 0,326 ; − 0,141) | | | | |
| | 152 | 0,002 (− 0,053 ; 0,057) | − 0,424 (− 1,311 ; 0,464) | | | | |
| Percolation | 165 | 0,024 (− 0,007 ; 0,055) | 0,053 (− 0,318 ; 0,425) | 2,08 | 5 | ns | 0,019 (0,012 ; 0,027) |
| | 167-168 | 0,019 (− 0,009 ; 0,030) | − 0,109 (− 0,169 ; − 0,049) | | | | |
| | 169 | 0,052 (− 0,010 ; 0,014) | | | | | |
| | 176 | − 0,016 (− 0,085 ; 0,055) | | | | | |
| | 174 | 0,019 (− 0,006 ; 0,031) | − 0,129 (− 0,225 ; − 0,032) | | | | |
| Instantané | 147-148 | 0,008 (− 0,018 ; 0,034) | 0,015 (− 0,160 ; 0,189) | 12,83 | 5 | p < 0,025 | |
| | 175 | 0,012 (− 0,013 ; 0,036) | | | | | |
| | 155 | 0,017 (− 0,034 ; 0,069) | − 0,386 (− 0,670 ; − 0,102) | | | | |
| | 156 | − 0,002 (− 0,011 ; 0,009) | − 0,187 (− 0,250 ; − 0,125) | | | | |
| | 178 | 0,025 (− 0,015 ; 0,035) | 0,006 (− 0,051 ; 0,063) | | | | |
| Bouilli | 155 | 0,044 (0,024 ; 0,064) | − 0,249 (− 0,475 ; − 0,023) | 2,28 | 3 | ns | 0,038 (0,027 ; 0,049) |
| | 156 | 0,022 (− 0,002 ; 0,046) | − 0,296 (− 0,510 ; − 0,081) | | | | |
| | 157 | 0,041 (0,024 ; 0,059) | | | | | |
| Expresso | 176 | 0,046 (0,003 ; 0,090) | 0,034 (− 0,176 ; 0,244) | | | | |
| Turc | 152 | 0,069 (0,045 ; 0,092) | − 0,117 (− 0,235 ; 0,002) | 1,72 | 3 | ns | 0,072 (0,054 ; 0,090) |
| | 153 | 0,105 (0,052 ; 0,157) | 0,277 (− 0,016 ; 0,570) | | | | |
| | 175 | 0,065 (0,032 ; 0,099) | | | | | |

Tableau 5. Cholestérolémie totale (mmol/l/tasse) chez les femmes.
Résultats séparés pour chaque étude et coefficient de régression linéaire selon les méthodes de préparation du café pour les études homogènes

| Mode de préparation | Étude | $\beta_1$ (95 % CL) | $\beta_2$ (95 % CL) | chi² | df | sign | Coeff. de régression linéaire pour les études homogènes |
|---|---|---|---|---|---|---|---|
| Filtre | 149 | 0,005 (− 0,007 ; 0,018) | − 0,010 (− 0,122 ; 0,102) | 11,1 | 5 | p < 0,005 | |
| | 150 | 0,002 (− 0,009 ; 0,013) | − 0,246 (− 0,375 ; − 0,116) | | | | |
| | 154 | 0,005 (− 0,016 ; 0,025) | 0,028 (− 0,221 ; 0,278) | | | | |
| | 155 | 0,017 (− 0,001 ; 0,035) | − 0,068 (− 0,184 ; 0,048) | | | | |
| | 156 | 0,021 (0,014 ; 0,015) | − 0,053 (− 0,119 ; 0,015) | | | | |
| Percolation | 167-168 | 0,008 (0,002 ; 0,014) | − 0,093 (− 0,124 ; − 0,062) | 643,53 | 3 | p < 0,005 | |
| | 169 | 0,029 (− 0,006 ; 0,063) | | | | | |
| | 170 | 0,105 (0,100 ; 0,109) | | | | | |
| Instantané | 147-148 | 0,018 (− 0,039 ; 0,074) | 0,295 (− 0,107 ; 0,696) | 3,38 | 5 | ns | 0,022 (0,020 ; 0,024) |
| | 175 | − 0,006 (− 0,076 ; 0,065) | | | | | |
| | 155 | − 0,027 (− 0,093 ; 0,038) | − 0,442 (− 0,746 ; − 0,138) | | | | |
| | 156 | 0,009 (− 0,031 ; 0,050) | 0,113 (− 0,344 ; 0,119) | | | | |
| | 178 | 0,025 (0,015 ; 0,035) | 0,039 (− 0,022 ; 0,100) | | | | |
| Bouilli | 155 | 0,033 (0,026 ; 0,039) | − 0,161 (− 0,233 ; − 0,100) | 2,42 | 3 | ns | 0,032 (0,028 ; 0,035) |
| | 156 | 0,030 (0,026 ; 0,035) | − 0,240 (− 0,278 ; − 0,201) | | | | |
| | 157 | 0,044 (0,026 ; 0,062) | | | | | |
| Expresso | 176 | 0,016 (− 0,021 ; 0,053) | − 0,011 (− 0,173 ; 0,150) | | | | |
| Turc | 153 | − 0,002 (− 0,039 ; 0,035) | − 0,352 (− 0,564 ; − 0,140) | 5,83 | 2 | ns | 0,035 (0,014 ; 0,057) |
| | 175 | 0,054 (0,028 ; 0,081) | | | | | |

Tableau 6. HDL-Cholestérol (mmol/l/tasse) chez les hommes. Résultats séparés pour chaque étude et coefficient de régression linéaire selon les méthodes de préparation du café pour les études homogènes

| Mode de préparation | Étude | Coefficient de régression linéaire $\beta_1$ (95 % CL) | $\beta_2$ (95 % CL) | Test d'homogénéité chi² | df | sign | Coeff. de régression linéaire pour les études homogènes |
|---|---|---|---|---|---|---|---|
| Filtre | 149 | − 0,001 (− 0,002 ; − 0,000) | − 0,023 (− 0,032 ; − 0,014) | 10,81 | 4 | P < 0,05 | |
|  | 150 | 0,003 ( 0,001 ; 0,005) | 0,020 (− 0,012 ; 0,053) | | | | |
|  | 177 | − 0,004 (− 0,013 ; 0,005) | − 0,084 (− 0,210 ; 0,042) | | | | |
|  | 156 | − 0,001 (− 0,004 ; 0,002) | − 0,068 (− 0,101 ; − 0,036) | | | | |
| Percolation | 169 | − 0,003 (− 0,009 ; 0,004) | | | | | |
| Instantané | 178 | − 0,009 (− 0,017 ; − 0,002) | − 0,043 (− 0,086 ; − 0,001) | | | | |
| Bouilli | 156 | − 0,002 (− 0,008 ; 0,005) | − 0,026 (− 0,086 ; 0,033) | | | | |
| Turc | 152 | − 0,002 (− 0,011 ; 0,007) | 0,023 (− 0,022 ; 0,069) | 0,75 | 2 | ns | − 0,001 (− 0,010 ; 0,007) |
|  | 153 | 0,011 (− 0,019 ; 0,040) | 0,068 (− 0,094 ; 0,229) | | | | |

Tableau 7. HDL-Cholestérol (mmol/l/tasse) chez les femmes. Résultats séparés pour chaque étude et coefficient de régression linéaire selon les méthodes de préparation du café pour les études homogènes

| Mode de préparation | Étude | Coefficient de régression linéaire $\beta_1$ (95 % CL) | $\beta_2$ (95 % CL) | Test d'homogénéité chi² | df | sign | Coeff. de régression linéaire pour les études homogènes |
|---|---|---|---|---|---|---|---|
| Filtre | 149 | 0,004 ( 0,001 ; 0,007) | − 0,024 (− 0,051 ; 0,004) | 3,68 | 3 | ns | 0,003 (0,001 ; 0,006) |
|  | 150 | 0,005 ( 0,000 ; 0,009) | − 0,001 (− 0,058 ; 0,056) | | | | |
|  | 156 | − 0,003 (− 0,010 ; 0,004) | − 0,051 (− 0,120 ; 0,018) | | | | |
| Percolation | 169 | 0,010 ( 0,008 ; 0,011) | | | | | |
| Instantané | 178 | − 0,002 (− 0,009 ; 0,005) | − 0,050 (− 0,090 ; − 0,010) | | | | |
| Bouilli | 156 | − 0,001 (− 0,008 ; 0,007) | − 0,019 (− 0,087 ; 0,048) | | | | |
| Turc | 153 | 0,020 ( 0,003 ; 0,038) | 0,032 (− 0,071 ; 0,135) | | | | |

Les conclusions qui peuvent être proposées à la suite de cette méta-analyse sont les suivantes :

Il existe une corrélation positive entre la consommation de café bouilli et l'élévation de la cholestérolémie chez les hommes et chez les femmes, mais chez les hommes il en est de même pour le café expresso et pour le café turc. Ces résultats sont conformes à ceux des études expérimentales pour le café bouilli. Il n'existe pas de travaux expérimentaux pour le café turc. En ce qui concerne l'expresso, le café filtre et le café obtenu par percolation les résultats sont plus difficiles à interpréter car, ainsi que cela est rapporté [146], en Italie il s'agit souvent de café moka et non d'expresso. Par ailleurs, la part croissante de la consommation de café filtre et décroissante de café par percolation aux États-Unis entre les années 1975 et 1985, risque d'introduire un biais, car les modes de préparation du café ne sont pas précisés dans certaines enquêtes américaines [146]. L'élévation modeste du HDL cholestérol chez les femmes pourrait être due à la contraception orale [146]. Malheureusement, du fait de l'insuffisance de données, le LDL-cholestérol et les apoprotéines n'ont pu être évalués lors de cette méta-analyse.

La plupart de ces enquêtes ont été réalisées après 1983 car à cette date furent publiés les résultats de la Tromsø Heart Study révélant l'existence d'une forte corrélation positive entre la consommation de café et le taux de la cholestérolémie [179]. Ces résultats ont d'ailleurs fait l'objet d'une vive discussion méthodologique concernant les biais possibles de ces types d'enquêtes [180-187].

Après la publication de cette importante méta-analyse, d'autres études ont été réalisées. Lors d'une enquête concernant 9 347 personnes des deux sexes âgées de 25 à 64 ans et habitant dans les régions de l'est et du sud-ouest de la Finlande (le mode de préparation du café n'a malheureusement pas été pris en compte), il a été observé une corrélation positive entre le taux du HDL-cholestérol et les consommations élevées de café chez les non-fumeurs. Chez les fumeurs, le taux du HDL-cholestérol était diminué malgré la consommation de café [143].

Lors d'une autre enquête dans les régions est et sud-ouest de la Finlande intéressant 653 hommes et 695 femmes âgés de 25 à 64 ans, mais ne prenant pas en compte les modes de préparation du café, il a été constaté l'existence chez les hommes, mais non chez les femmes, d'une corrélation positive entre la consommation de café, la cholestérolémie totale et le taux des VLDL et LDL-cholestérol [188].

De même en Italie une corrélation positive significative ($r = 0,13$,

$P < 0,05$) entre le HDL-cholestérol et la consommation de café a été observée lors d'une étude chez 427 hommes âgés de 18 à 65 ans [189]. Dans une autre enquête italienne concernant 253 hommes âgés de 21 à 61 ans une corrélation positive a été constatée entre le taux d'apoprotéine B et la consommation de café expresso lorsque celle-ci était supérieure à trois tasses par jour [190]. Enfin, une troisième étude intéressant 8 983 personnes (7 432 hommes et 1 551 femmes) a confirmé l'existence d'une corrélation significative entre le taux de la cholestérolémie et la consommation de café [191].

En Allemagne il n'a pas été trouvé de différence des taux de la cholestérolémie, de la triglycéridémie des lipoprotéines et des apoprotéines A 1, A 2 et B entre deux groupes de 50 consommateurs et de 50 non-consommateurs de café, mais les quantités de café consommées et les modes de préparation du café n'ont pas été précisés [192]. Des résultats similaires ont été constatés en Autriche lors d'une enquête intéressant 1 203 hommes et femmes âgés de 25 à 64 ans, le café étant préparé par percolation ou consommé sous forme d'expresso [193].

L'effet hypercholestérolémiant majeur du café bouilli a été retrouvé lors d'une enquête finlandaise concernant 5 704 personnes (2 728 hommes et 2 976 femmes) ainsi que l'existence d'une relation dose-effet. Chez les consommateurs de café filtre une faible corrélation positive existait, chez les femmes seulement, entre la consommation de café et le taux de la cholestérolémie [194]. Chez les personnes âgées l'effet hyperlipémiant du café serait moins marqué que chez les adultes [195].

Enfin beaucoup d'enquêtes insistent sur l'importance des facteurs de confusion tels que les consommations de tabac, d'alcool, de graisses, l'utilisation des contraceptifs, l'obésité et l'activité physique.

Les résultats des enquêtes publiées lors d'une récente conférence consacrée à l'étude des relations entre la consommation de café, la cholestérolémie et les coronaropathies [107] confirment les données épidémiologiques précédentes. Toutefois, en l'absence de données expérimentales nouvelles, des hypothèses ont pu seulement être formulées au sujet du ou des mécanismes d'action des composants du café sur le métabolisme du cholestérol et notamment de ses extraits lipidiques [213-215].

**En conclusion les résultats des études d'intervention et ceux des enquêtes épidémiologiques transversales ou cas-contrôles sont concordants. Ils indiquent que le café bouilli non-filtré est la forme de café la plus hypercholestérolémiante et que la consommation de café filtre peut éventuellement induire une hypercholestérolémie plus modeste.**

Toutefois, les renseignements concernant l'importance des consommations de café filtre sont trop imprécis ou inconnus dans beaucoup d'enquêtes pour qu'il soit possible de définir précisément à partir de quel niveau de consommation cet effet pourrait éventuellement survenir. Si cet effet existe réellement, il ne se produirait que lors de consommation importante de café.

## V. Effets du café sur le métabolisme des minéraux

Les relations entre la consommation de café et les métabolismes des minéraux ont été moins étudiées que celles qui concernent le métabolisme des lipides. Cependant, les effets du café sur le métabolisme du calcium sont l'objet d'un intérêt particulier depuis la publication de quelques enquêtes épidémiologiques révélant la possibilité d'une association entre la consommation de café et la prévalence de l'ostéoporose. Le café représente une source d'apport de minéraux mais il peut aussi modifier leurs absorptions digestives et leurs métabolismes.

### 1. Le café source d'un apport de minéraux

Les minéraux contenus dans le café vert représentent 3,5 % à 4 % du poids de la matière sèche [216, 217].

Exprimée en pourcentage du poids de la matière sèche, la répartition des minéraux est la suivante :

- Potassium        1,68-2,00
- Calcium          0,07-0,35
- Magnésium        0,16-0,31
- Phosphate        0,13-0,22
- Sulfate          0,19

Les teneurs en sodium et en chlore sont très faibles. La plus grande partie (90 %) de ces minéraux, solubles dans l'eau, est présente dans le café, car les pertes sont très faibles lors de la torréfaction.

Trente-trois éléments minéraux ont pu être dosés dans le café [217]. Les teneurs en minéraux présents en très faibles quantités dans le café peuvent varier selon l'espèce de café. C'est ainsi que le taux du manganèse est plus élevé dans *Coffea arabica* que dans *Coffea canephora robusta*. Les travaux ne sont pas encore assez nombreux pour déterminer si les teneurs en minéraux du café instantané soluble sont plus élevées que celles du café moulu [217]. Si l'on compare les quantités apportées par une consommation modérée de café à celles qui sont fournies par l'alimentation il apparaît que le café constitue une source appréciable de potassium, de magnésium, de manganèse et de fluor mais minime de sodium, de calcium, de fer, de zinc et de cuivre [218].

## 2. Effets du café sur les métabolismes du sodium, du potassium, du chlore, du magnésium et du phosphore

Quelques études expérimentales ont évalué les effets d'une prise unique de caféine sur les excrétions urinaires de sodium, de potassium, de chlore, de magnésium et de phosphore [219-227]. Les résultats de certaines d'entre elles ont été rassemblés. Ils concernent 144 sujets, 92 femmes, 52 hommes âgés de 43 ans (13-78 ans) [227]. L'effet de la consommation aiguë de caféine (6 mg/kg de masse maigre) sur l'élimination urinaire des minéraux a été évaluée. Si la caféine ne modifiait pas les éliminations urinaires de la créatinine et du phosphore, celles de l'eau, du calcium, du potassium, du magnésium, du sodium et du chlore (exprimées par rapport à la créatininurie) étaient augmentées de manière similaire quels que soient l'âge et le sexe [227]. Il existait cependant des variations interindividuelles importantes notamment pour le magnésium [225]. Un cas clinique d'hypokaliémie sévère chez un adolescent âgé de 15 ans qui buvait plus de 20 tasses de café par jour a été publié [228]. Il est curieux de constater cependant que diverses personnes ont largement dépassé ce niveau de consommation sans présenter de signes d'hypokaliémie (cf. le chapitre traitant de l'histoire et des légendes sur le café). Les auteurs de ce cas clinique proposent trois mécanismes possibles pour expliquer l'action du café :
- La stimulation de l'activité de l'adénosinetriphosphatase induisant une augmentation de celle de la pompe à sodium et du passage intracellulaire du potassium [224].
- L'effet diurétique des méthylxanthines provoquant une élimination urinaire du potassium [229].
- L'effet diurétique dû à l'augmentation de plus de deux litres des boissons quotidiennes.

## 3. Effets du café sur le métabolisme du calcium

Les effets de la consommation de café sur le métabolisme du calcium ont fait l'objet de travaux assez nombreux, principalement au cours de ces dernières années.

## 3.1. Études chez l'animal

La caféine injectée au rat pendant 2 semaines à la dose de 2,5 ou 10 mg/100 g de poids corporel ne modifie pas le bilan du calcium malgré l'augmentation de son excrétion urinaire [230, 231]. L'injection d'adénosine ou de trois analogues de l'adénosine ayant chacun une spécificité sur les récepteurs A1 ou A2 de l'adénosine diminue la calciurie induite par la caféine. Cette suppression de l'effet de la caféine suggère que son action pourrait être due à son antagonisme de l'adénosine [231].

De même la caféine ajoutée à des concentrations de 0,75 à 1,50 g/kg d'alimentation à des rats accroît la calciurie respectivement au septième et au quatorzième jour de 450 % et de 200 % à 300 % [232].

Dans cette étude, contrairement à la précédente, la diurèse et la natriurèse n'étaient pas modifiées probablement, selon les auteurs, parce que la teneur en sodium de l'alimentation étant nettement plus élevée (0,161 % vs 0,104 %), la natriurèse était déjà importante.

L'injection d'indométhacine réduit l'excrétion de sodium toutefois chez ceux qui recevaient également de la caféine l'excrétion de calcium était aussi diminuée [232]. Il est donc possible que la méthylxanthine agisse sur les échanges de calcium au niveau du tube rénal proximal [219, 232-234].

Or l'administration d'aspirine à des femmes supprime l'effet stimulant de l'excrétion urinaire du calcium dû à la caféine [219, 235], ce qui permet de supposer que les prostaglandines, dont l'aspirine inhibe la formation jouent un rôle important [231, 232]. L'action des prostaglandines sur la diurèse provoquée par les méthylxanthines a par ailleurs été démontrée chez le rat [233].

L'excrétion biliaire du calcium est également augmentée ainsi que le flux biliaire (+ 45 %) mais la concentration de la bile en calcium ne varie pas [236].

L'adjonction de café à la dose de 6,6 % à l'alimentation des rats pendant 22 jours, accroît la concentration du calcium dans le tibia sans modifier sa résistance ni son élasticité. Le café décaféiné à la même dose n'a pas d'effet [237]. Cependant les expérimentations *in vitro* n'ont pas mis en évidence de mobilisation du calcium osseux induit par l'adjonction de caféine au milieu de culture [238].

Lorsque les rats reçoivent de la caféine à la dose de 10 mg/100 g de poids corporel, la concentration plasmatique d'hormone parathyroïdienne est légèrement accrue ainsi que celle de l'ostéocalcine [239].

Il pourrait exister une différence d'action de la caféine selon les races. En effet chez la gerbille la caféine à la dose de 0 à 20 mg/100 g d'aliments, la calciurie, la phosphaturie et la natriurie sont équivalentes dans tous les groupes. En revanche, la caféine augmente l'hydroxyprolinurie, la concentration du phosphore osseux et elle diminue le rapport calcium/phosphore intra-osseux. La densité osseuse et la concentration de calcium dans l'os ne sont pas modifiées. Les auteurs suggèrent que la caféine pourrait stimuler la résorption osseuse et contribuer à une redistribution corporelle des minéraux [240].

## 3.2. Études chez l'homme

Lors des études, chez l'homme, des effets de la consommation de café sur le métabolisme du calcium, il est important de prendre en compte la consommation spontanée de calcium. En effet, une corrélation négative a été constatée entre les consommations de café et de calcium ainsi qu'avec la valeur du bilan calcique [241]. Lorsque des femmes âgées de 31 à 78 ans reçoivent de la caféine pendant trois jours, le taux de la calcémie diminue tandis que la concentration plasmatique de la phosphatase alcaline augmente. Cet effet ne se produit que chez les femmes qui reçoivent une alimentation relativement pauvre en calcium (< 600 mg/j) [223].

Selon diverses études [219-227] la caféine augmente l'excrétion urinaire du calcium quels que soient l'âge et le sexe [227]. Toutefois cet effet semble moins marqué chez les hommes que chez les femmes [220, 242]. Ces résultats sont donc en bonne concordance avec ceux qui ont été obtenus lors des expérimentations animales. Le bilan calcique peut devenir négatif chez les femmes consommant de la caféine [220, 241]. La prise d'aspirine diminue l'effet de la caféine sur la calciurie [219, 235] ce qui suggère le rôle des prostaglandines démontré chez le rat [233].

Les équations proposées lors d'une étude précédente [241] permettaient d'estimer que l'augmentation de la consommation de caféine de 0 à 400 mg/j augmentait la calciurie d'environ 0,275 mmol/j et diminuait le bilan calcique de 0, 35 mmol/j. Ainsi une consommation chronique de 400 mg/j de caféine devait provoquer une importante perte du calcium osseux et accroître le risque d'ostéoporose. Cependant les densités des os des mains [243], de l'extrémité distale du radius [244] mesurées par les techniques radiologiques, n'étaient pas différentes chez les consommateurs et non-consommateurs de café.

Ces données concordent avec celles de l'expérimentation *in vitro* puisqu'il n'avait pas été possible de démontrer que la caféine produisait une résorption osseuse [238].

En fait il est probable que les effets néfastes de la caféine sur le calcium osseux ne se produisent que si l'apport de calcium alimentaire est insuffisant [245], comme cela est constaté lors des apports élevés de sodium [246]. Récemment une nouvelle étude a été réalisée en cross-over et en bilan contrôlé, chez 16 femmes âgées de 26 à 35 ans recevant soit 400 mg/j de caféine soit un placebo pendant 19 jours ainsi que des tablettes de multivitamines afin de prévoir soit une insuffisance soit les variations d'apport saisonniers en vitamine D [247]. La caféine n'a pas modifié l'absorption digestive fractionnée du calcium, son excrétion endogène fécale et son élimination urinaire que les valeurs soient étudiées jour par jour ou cumulativement. Le bilan calcique devint négatif mais non significativement différent de zéro. En revanche, il a été observé une légère diminution de l'accrétion, de la résorption et du renouvellement du pool calcique osseux sans variations appréciables du bilan calcique.

Il ne semble pas qu'il puisse exister une adaptation à court terme de l'excrétion urinaire du calcium lors de la consommation chronique de caféine à la dose de 300 mg/j durant une semaine comme cela a été démontré chez 17 jeunes femmes [248, 249].

Enfin il est vraisemblable que l'addition de café au lait diminue l'absorption du calcium du lait car sa solubilité est réduite proportionnellement à la quantité de lait ajoutée [250].

**En conclusion, l'augmentation de l'excrétion urinaire du calcium qui avait été observée par plusieurs auteurs lors de la consommation d'environ 300 mg/j de caféine, notamment chez les femmes, ne paraît pas être confirmée par les résultats d'une étude [248, 249] durant laquelle les différents paramètres du protocole sont bien contrôlés. Cependant les modifications minimes du métabolisme du calcium qui y sont constatées pourraient avoir des conséquences chez les personnes dont les apports calciques alimentaires sont déficitaires.**

## 4. Effets du café sur le métabolisme du fer

L'absorption du fer contenu dans les aliments est réduite par l'absorption simultanée de café [251] mais beaucoup moins que par celle du thé. Ainsi lorsque les consommations d'une tasse de café et d'un hamburger sont simultanées ou successives, la réduction de l'absorption digestive du fer est de 39 % alors qu'elle est de 64 % si le thé remplace le café. Cette inhibition de l'absorption du fer est dépendante de la quantité de café consommée. En revanche, lorsque le café est bu une heure avant le repas, l'absorption digestive du fer n'est pas modifiée [225, 252]. Parmi les composants du café, il semble que les tanins soient responsables de la réduction de l'absorption du fer [253-256].

Les résultats de ces précédentes études sont en contradiction avec ceux qui ont été obtenus lors des expérimentations animales. Chez de jeunes rats l'adjonction à l'alimentation de 6,6 % de café augmente la concentration en fer du foie, des reins et des tibias tandis que chez des rats anémiques âgés de 50 jours, l'absorption digestive du fer est plus efficace. En revanche, le café décaféiné n'a pas d'action ou tend à diminuer la concentration du fer dans ces organes, notamment si cette expérience est réalisée chez des rats âgés de 50 jours et rendus anémiques. Les raisons de la différence des effets du café et du café décaféiné ne sont pas précisées par les auteurs de cette étude [237]. Ces résultats confirment ceux de travaux plus anciens [257].

Quelques enquêtes épidémiologiques dans les pays en voie de développement révèlent l'existence d'un statut en fer inférieur chez les nouveau-nés de mères consommatrices de café durant la gestation [258] ou chez des enfants âgés de 15 jours à 44 mois consommateurs de café par rapport aux non-consommateurs [259].

Cependant ces constatations ne sont pas corroborées par celles de la Second Health and Nutrition Examination Survey (NHANES II) aux États-Unis [260, 261]. Cette étude concernait 11 684 personnes des deux sexes âgées de 19 à 74 ans. Contrairement aux études expérimentales la consommation de café ou de thé (moyenne 3,7 tasses/j) était en corrélation négative avec la prévalence de l'anémie ($p < 0,05$) de même que, bien que non significativement, le statut en fer et en acide ascorbique.

La consommation de café comme de thé ne peut donc pas être considérée comme un marqueur de l'anémie ou du statut en fer.

## 5. Effets du café sur le métabolisme du zinc et du cuivre

La consommation de caféine ne modifie pas l'excrétion urinaire du zinc et du cuivre chez le rat [230] comme chez l'homme [219]. L'infusion de caféine dans l'intestin des rats ne modifie pas l'absorption digestive du zinc chez les rats adultes, les fœtus et les rats nouveau-nés. En revanche, elle diminue la teneur des tissus cardiaques en zinc et en calcium chez les rats [262], chez les fœtus ou les rats nouveau-nés de mère qui ont reçu cette infusion intestinale de caféine [263, 264]. Chez ces derniers la concentration en métallothionéine est également réduite dans les tissus cardiaques [264]. La concentration en zinc des autres tissus n'est pas modifiée. Le mécanisme d'action de la caféine sur la teneur en zinc des tissus cardiaques n'est pas connu. Si ces résultats expérimentaux étaient confirmés par d'autres travaux, il faudrait alors déterminer quelles sont les conséquences sur la fonction cardiaque de cette déplétion en zinc. L'adjonction à l'alimentation de 6,6 % de café pendant vingt-deux jours augmente la concentration en cuivre des tissus hépatiques et la concentration en zinc du tissu osseux du tibia [237]. Contrairement à son absence d'effet sur les teneurs des tissus en minéraux, le café décaféiné accroît la teneur en zinc des tissus osseux du tibia [237].

Une consommation importante de café pourrait réduire l'absorption du zinc qui pourrait être complexé dans l'intestin par les phytates du café [265]. Dans le café instantané des ligands du zinc, de nature acide et de poids moléculaire inférieur à 5000, ont été isolés [266].

Contrairement au calcium la solubilité du zinc ne dépend pas de l'adjonction de lait au café [250].

## 6. Effets du café sur le métabolisme du fluor

L'absorption digestive du fluor est plus élevée chez le rat lorsque le fluoride de sodium est ingéré avec du café qu'avec de l'eau ($p < 0,01$) [267]. Le mécanisme d'action n'est pas connu mais cet effet pourrait expliquer l'augmentation de la prévalence [268-270] et les variations de l'incidence [271] de la fluorose dentaire dans les populations qui reçoivent une dose optimale de fluor.

## 7. Effets du café sur le métabolisme des vitamines

Peu de travaux ont été réalisés sur ce sujet. La caféine augmente la synthèse rénale de vitamine D chez les jeunes rats mais pas chez les rats adultes [272]. Elle ne modifie pas l'élimination urinaire de la thiamine [79] ce qui ne confirme pas les résultats des travaux antérieurs [273].

**En conclusion les effets métaboliques de la consommation de café sont nombreux mais ils n'ont d'importance que si cette consommation est importante.**

**- La consommation élevée de café augmente le métabolisme énergétique dans les trois heures suivantes, mais ne modifie pas la dépense**

énergétique totale au cours du nycthémère.

Au cours de l'effort elle n'entraîne pas de variations des dépenses énergétiques et de la température corporelle.

- La consommation de café n'a pas d'influence sur le métabolisme des protéines sauf chez l'animal, mais avec des doses incompatibles avec la consommation humaine.

- La caféine semble avoir une action directe inhibitrice sur les cellules béta du pancréas endocrine sécrétrices d'insuline et stimulatrice indirecte par le relais sympathico-médullo-surrénalien. Des doses élevées de caféine peuvent provoquer une hyperglycémie chez les sujets obèses ou obèses et diabétiques. Ingérée avant l'effort physique, la caféine ne modifie pas l'insulinémie durant l'effort mais elle diminue la glycogénolyse musculaire et favorise l'utilisation des acides gras. Elle ne semble pas modifier les activités des enzymes musculaires.

- Les résultats des études d'intervention et des enquêtes épidémiologiques indiquent que le café bouilli non filtré est hypercholestérolémiant par les lipides de l'huile de café. Cet effet disparaît si le café est filtré. Le café filtre pourrait, si les quantités consommées sont très élevées, induire une hypercholestérolémie modérée.

- Le café représente une source appréciable de potassium, de magnésium, de manganèse et de fluor.

- La consommation de café augmente l'excrétion urinaire de l'eau, du calcium, du potassium, du magnésium, du sodium et du chlore.

- L'augmentation de l'excrétion urinaire du calcium lors de la consommation de café ne semble avoir d'importance que pour les personnes qui ont une insuffisance d'apport alimentaire de calcium.

- Si expérimentalement la consommation de café pourrait induire une diminution de l'absorption du fer, les enquêtes épidémiologiques n'ont pas confirmé l'existence d'une corrélation entre la consommation de café, et la prévalence de l'anémie ou d'un statut en fer déficitaire dans les pays industrialisés. La corrélation qui a été observée dans les pays en voie de développement pourrait être due au statut nutritionnel et à des facteurs environnementaux des habitants de ces pays.

- Une consommation importante de café pourrait réduire l'absorption digestive du zinc et favoriser l'absorption digestive du fluor.

- Le trop petit nombre de travaux ne permet pas de proposer des conclusions concernant les effets éventuels de la consommation de café sur le métabolisme des vitamines.

## RÉFÉRENCES

1. Higgins HL, Means JH. The effect of certain drugs on the respiration and gaseous metabolism in normal human subjects. *J Pharmacol Expt Ther* 1915 ; 7 : 1.
2. Tulp OL, Buck CL. Caffeine and ephedrine stimulated thermogenesis in CLA-corpulent rats. *Comp Biochem Physiol* 1986 ; 85C : 17-19.
3. Decombaz J, Vallotton F, Ballenegger B. *In* : H. Bickel Ed., Die Verwertung der Nahrungsenergie durch Mensch und Tier, Wissenschaftliche Verlagsgesellschaft mbH, Stuggart 1985 ; 90-91.
4. Decombaz J, Anatharaman-Barr HG. Tolerance to the thermogenic effect of caffeine in active adult rats. *Proc Nutr Soc* 1988 ; 47 : 83 A, Abstract.
5. Decombaz J, Valloton FN, Sartori D, Frey N. Similarity between the thermogenic action of caffeine and noradrenaline in the rat. Nutrition Symposium 1985. *Int J Vitam Nutr Res* 1985 ; 55 : 450, Abstract.
6. Dulloo AG, Seydoux J, Girardier L. Peripheral mechanisms of thermogenesis induced by ephedrine and caffeine in brown adipose tissue. *Int J Obesity* 1991 ; 15 : 317-326.
7. Yoshioka K, Yoshida T, Kamanaru K, Hirakoa N, Kondo M. Cafeine activates brown tissue thermogenesis and metabolic rate in mice. *J Nutr Sci Vitaminol* 1990 ; 36 : 173-178.
8. Means JH, Aub JC, Dubois EP. The effect of caffeine on heat production. *Arch Int Med* 1917 ; 19 : 832-839.
9. Boothby WM, Rowntree LG. Drugs and basal metabolism. *J Pharmacol Exp Therap* 1924 ; 22 : 99-108.
10. Grollman A. The action of alcohol, caffeine and tobacco on the cardiac output (and its related functions) of normal man. *J Pharmacol Exp Ther* 1930 ; 39 : 313-327.
11. Horst K, Wilson RJ, Smith RG. The effect of coffee and decaffeinated coffee on oxygen consumption, pulse rate and blood pressure. *J Pharmacol Exp Ther* 1936 ; 7 : 294-304.
12. Haldi J, Bachman G, Ensor C, Wynn W. The effect of various amounts of caffeine on the gazeous exchange and the respiratory quotient in man. *J Nutr* 1941 ; 307-320.
13. Miller DS, Stock MJ, Stuart JA. The effects of carnitine and caffeine on oxygen consumption of fed and fasted subjects. *Proc Nutr Soc* 1974 ; 33 : 28A, Abstract.
14. Acheson KJ, Zahorska-Markiewicz B, Pitet P, Anantharaman K, Jequier E. Caffeine and coffee : their influence on metabolic rate and substrate utilization in normal weight and obese individuals. *Am J Clin Nutr* 1980 ; 33 : 989-997.
15. Jung RT, Shetty PS, James WPT, Barrand MA, Callingham BA. Caffeine: its effect on catecholamines and metabolism in lean and obese subjects. *Clin Sci* 1981 ; 60 : 527-535.

16. Hollands MA, Arch JRS, Cawthrone MA. A simple apparatus for comparative measurements of energy expenditure in human subjects : the thermic effect of caffeine. *Am J Clin Nutr* 1981 ; 34 : 2291-2294.
17. Dulloo AG, Geissler CA, Horton T, Collins A, Miller DS. Normal caffeine consumption: influence on thermogenesis and daily energy expenditure in lean and postobese human volunteers. *Am J Clin Nutr* 1989 ; 49 : 44-50.
18. Costill DL, Dalsky GP, Fink WJ. Effects of caffeine ingestion on metabolism and exercise performance. *Med Sci Sports* 1978 ; 10 : 155-158.
19. MacNaughton KW, Sathasivam P, Vallerand AL, Graham TE. Influence of caffeine on metabolic responses of men at rest in 29 and 5 °C. *J Appl Physiol* 1990 ; 68 : 1889-1895.
20. Daubresse JC, Luyckx A, Demey-Ponsart E, Franchimont P, Lefebvre P. Effects of coffee and caffeine on carbohydrate metabolism, free fatty acids, insulin, growth hormone and cortisol plasma levels in man. *Acta Diabetol Lat* 1973 ; 10 : 1069-1075.
21. Gries FA, Berger M, Neumann H, Preiss H, Liebermeister C, Hesse-Wortmann C, Jahnke K. Effect of norepinephrine, theophylline and dibutyryl cyclic AMP on *in vitro* lipolysis of human adipose tissue in obesity. *Diabetologia* 1972 ; 8 : 75-83.
22. Opie LM, Walfish PG. Plasma free fatty acid concentration in obesity. *N Engl J Med* 1963 ; 268 : 757-760.
23. Schwarz F, Ter Haar DJ, Van Riet HG, Tussen HH. Response of growth hormone (GH), FFA, blood sugar and insulin to exercice in obese patients and in normal subjects. *Metabolism* 1969 ; 18 : 1013-1020.
24. Strubelt O, Siegers CP. Zum Mechanismus der kalorigenen Wirkung von Theophyllin und Koffein. *Biochem Pharmacol* 1969 ; 18 : 1207-1220.
25. Astrup A, Toubro S, Cannon S, Hein P, Breum L, Madsen J. Caffeine, a double blind, placebo-controlled study of its thermogenic, metabolic and cardiovascular effects in healthy volunteers. *Am J Clin Nutr* 1990 ; 51 : 759-767.
26. Victor OJ, Jacobsen KS, Astrup A. The effect of caffeine of theophylline on energy expenditure, glucose and lipid metabolism. A double blind placebo-controlled study. *Int J Obesity* 1992 ; 16 : Suppl. 1, 16, Abstract 064.
27. Astrup A, Toubro S, Cannon S, Hein P, Madsen J. Thermogenic synergism between ephedrine and caffeine in healthy volunteers: a double-blind, placebo-controlled study. *Metabolism* 1991 ; 40 : 323-329.
28. Astrup A, Buemann B, Christensen NJ, Toubro S, Thorbek G, Victor OJ, Quaade F. The effect of ephedrine/caffeine mixture on energy expenditure and body composition in obese women. *Metabolism* 1992 ; 41 : 686-688.
29. Dulloo AG, Miller DS. Ephedrine and caffeine and aspirin: « over-

the-counter » drugs that interact to stimulate thermogenesis in the obese. *Nutrition* 1989 ; 5 : 7-9.
30. Dulloo AG, Seydoux J, Girardier L. Potentiation of the thermogenic antiobesity effects of ephedrine by dietary methylxanthines: adenosine antagonism or phosphodiesterase inhibition? *Metabolism* 1992 ; 41 : 1233-1241.
31. Dulloo AG, Miller DS. The thermogenic properties of ephedrine/methylxanthine mixtures: human studies. *Int J Ob* 1986 ; 10 : 467-481.
32. Tagliabu A, Cena H, Lanzola E, Montomoli C. Coffee induced thermogenesis and skin temperature. *Int J Obesity* 1992 ; 16 : Suppl 1, 57, Abstract P 225.
33. Bangsbo J, Jacobsen K, Nordberg N, Christensen NJ, Graham T. Acute and habitual caffeine ingestion and metabolic responses to steady-state exercise. *J Appl Physiol* 1992 ; 72 : 1297-1303
34. Graham TE, Sathasivam P, MacNaughton KW. Influence of cold, exercise and caffeine on catecholamines and metabolism in men. *J Appl Physiol* 1991 ; 70 : 2052-2058.
35. Poehlman ET, LaChance P, Tremblay A, Després JP, Nadeau A, Bouchard Cl. The influence of prior exercicse on resting metabolic rate and the thermic effect of caffeine. *Am J Clin Nutr* 1988 ; 47 : 769, Abstract 45.
36. Poehlman ET, LaChance P, Tremblay A, Nadeau A, Dussault J, Theriault G, Després JP, Bouchard Cl. The effect of prior exercise and caffeine ingestion on metabolic rate and hormones in young adult males. *Can J Physiol Pharmacol* 1989 ; 67 : 10-16.
37. Engels HJ, Haymes EM. Effects of caffeine ingestion on metabolic responses to prolonged walking in sedentary males. *Int J Sports Nutr* 1992 ; 2 : 386-396.
38. Donelly K, McNaughton L. The effects of two levels of caffeine ingestion on excess postexercise oxygen consumption in untrained women. *Eur J Appl Physiol* 1992 ; 65 : 459-463.
39. Graham TE, Spriet LL. Performance and metabolic response to a high caffeine dose during prolonged exercise. *J Appl Physiol* 1991 ; 71 : 2292-2298.
40. Wager-Srdar SA, Oken MM, Morley JE, Levine AS. Thermoregulatory effects of purine and caffeine. *Life Sci J* 1983 ; 33 : 2431-2438.
41. Schlosberg AJ. Temperature responses in rats after acute and chronic administrations of caffeine. *Pharmacol Biochem Behav* 1983 ; 18 : 935-942.
42. Spindel E, Griffith L, Wurtman RJ. Neuroendocrine effects of caffeine. II. Effects on thyrotropin and corticosterone secretion. *J Pharmacol Exp Ther* 1983 ; 225 : 346-350.
43. Pohorecky LA, Roberts P, Cotler S, Carbone JJ. Alteration of the

effects of caffeine by prenatal stress. *Pharmacol Biochem Behav* 1989 ; 33 : 55-62.
44. Kalhorn TF, Lee CA, Slattery JT, Nelson SD. Effects of methylxanthines on acetaminophen hepatotoxicity in various induction states. *J Pharmacol Exp Ther* 1990 ; 252 : 112-116.
45. Carney JM, Seale TW, Logan L, McMaster SB. Sensitivity of inbred mice to methylxanthines is not determined by plasma xanthine concentration. *Neurosci Lett* 1985 ; 56 : 27-31.
46. Durcan MJ, Morgan PF. Hypothermic effects of alkyl-xanthines : evidence for a calcium-independent phosphodiesterase action. *Eur J Pharmacol* 1991 ; 204 : 15-19.
47. Falk B, Burstein R, Rosenblum J, Shapiro Y, Zylber-Katz E, Bashan N. Effects of caffeine ingestion on body fluid balance and thermoregulation during exercise. *Can J Physiol Pharmacol* 1990 ; 68 : 889-892.
48. Durcan M, Morgan PF. Opioid receptor mediation of the hypothermic response to caffeine. *Europ J Pharmacol* 1992 ; 224 : 151-156.
49. Raghaputy E, Peterson NA, McKean CM. Stimulatory effects of aminophylline on amino acid incorporation into protein in cell free systems. *Biochem Pharmacol* 1979 ; 28 : 2139-2144.
50. Gluud CN, Tonnesen IC, Dich J. Effects of xanthines and some derivatives on protein metabolism in isolated parenchymal rat liver cells. *Biochem Pharmacol* 1979 ; 28 : 2139-2144.
51. Jorda A, Saez GT, Portoles M, Pallardo FV, Jimenez-Nacher I, Gasco E. In vitro effect of caffeine on some aspects of nitrogen metabolism in isolated rat hepatocytes. *Biochimie* 1988 ; 70 : 1417-1421.
52. Milna MD, Portoles M, Jorda A, Grisolia S, Lesch-Nyhan syndrome, caffeine model: increase of purine and pyrimidine enzymes in rat brain. *J Neurochem* 1984 ; 43 : 1556-1560.
53. Ferrer I, Costell M, Grisolia S, Lesch-Nyhan syndrome-like behaviour in rats from caffeine ingestion. *Febs Lett* 1982 ; 141 : 275-278.
54. Portoles M, Milana MD, Jorda A, Grisolia S. Caffeine induced changes in the composition of the free amino acid pool of the cerebral cortex. *Neurochem Res* 1985 ; 10 : 887-895.
55. Kikuchi S, Matsumoto H, Ito M. Free amino acids changes in the cerebral cortex of experimental uremic rat. *Neurochem Res* 1983 ; 8 : 313-318.
56. Felipo V, Portoles M, Milana MD, Grisolia S. Rats that consume caffeine show decreased brain protein synthesis. *Neurochem Res* 1986 ; 11 : 63-69.
57. Guinzberg R, Laguna I, Zentella A, Guzman R, Pina E. Effect of adenosine and inosine on ureagenesis in hepatocytes. *Biochem J* 1987 ; 245 : 371-374.
58. Jorda A, Portoles M, Guasch R, Bernal D, Saez GT. Effect of caffeine on urea biosynthesis ans some related processes, ketone bodies, ATP, and liver amino acids. *Biochem Pharmacol* 1989 ; 38 : 2727-2732.

59. Shields P, McCart K, Dimond PF, Elridi SS, Todhunter JA. Subchronic administration of caffeine and theophylline in drinking water: effect on rat liver RNA polymerase I activity. *Drug Chem Tox* 1981 ; 4 : 89-100.
60. Byus CV, Russel DH. Effect of methylxanthine derivatives on cyclic AMP levels and ornithine decarboxylase activity of rat tissues. *Life Sci* 1975 ; 15 : 1991-1997.
61. Hosaka S, Nagayama H, Hirono I. Induction of hepatic ornithine decarboxylase by intraperitoneal administration of caffeine in rats. *Carcinogenesis* 1984 ; 5 : 295-297.
62. Fredholm LB. Gastrointestinal and metabolic effects of Methylxanthines. In : GA Spiller Ed, *The Methylxanthines Beverages and Foods: Chemistry, Consumption and Health Effects*. Alan R Liss, New York, 1984 ; 331-351.
63. Bekairi AM, Abulaban FS, Ahmed MM, Qureshi S. Plasma amino acid levels in rats following concurrent administration with alcohol, nicotine and caffeine. *Res Communic Subst Abuse* 1991 ; 12 : 27-41.
64. Roubenoff R, Klag MJ, Mead LA, Liang KY, Seidler AJ, Hochberg MC. Incidence and risk factors for gout in white men. *JAMA* 1991 ; 266 : 3004-3011.
65. Shehu MB, Mahmoudzadeh H, Mitchell GE Jr, Tucker RE. Response of starch digestion kinetics to caffeine. *Nutr Rep Int* 1986 ; 34 : 701-709.
66. Hocking S, Franzmann M, Dryden PA, Read RSD. Effect of caffeine on glucose absorption. *Proc Nutr Soc Australia* 1985 ; 10 : 191.
67. Turtle JR, Littleton GK, Kipnis DM. Stimulation of insulin secretion by theophylline. *Nature* 1967 ; 213 : 727-728.
68. Malaisse W, Malaisse-Lagae F, Mayhew DA. A possible role for the adenylate cyclase system in insulin secretion. *J Clin Invest* 1967 ; 46 : 1724-1734.
69. Sacca L, Perez G, Rengo F, Pascucci I, Condorelli M. Effect of theophylline on glucose kinetics in normal and sympathectomized rats. *Diabetes* 1975 ; 24 : 249-256.
70. Dunlop M, Larkins RG, Court JM. The effect of maternal caffeine ingestion on pancreatic function in the neonatal rat. *Diabetologia* 1982 ; 23 : 354-358.
71. Levine LS, Marcus F, Holmes MJ. Effect of caffeine and saccharine on glucose uptake and insulin release in isolated rat tissue. *South Afr J Sci* 1988 ; 84 : 136-137.
72. Arogyasami J, Yang HT, Winder WW. Effect of caffeine on glycogenolysis during exercise in endurance trained rats. *Med Sci Sports Exerc* 1989 ; 21 : 173-177.
73. Stanley JC, Markovic J, Gutknecht AM, Lozeman FJ. Stimulation of glycogenolysis in isolated hepatocytes by adenosine and one of its analogues is inhibited by caffeine. *Biochem J* 1987 ; 247 : 779-783.
74. Cerasi E, Luft R. The effect of an adenosine 3', 5' monophosphate

dietary inhibitor (aminophylline) on the insulin response to glucose infusion in prediabetic and diabetic subjects. *Horm Met Res* 1969 ; 1 : 162-165.
75. Giugliano D, Torella R, Passariello N, Sgambato S. Somatostatin and insulin secretion in man II. The effect of theophylline. *Act Diabetol Lat* 1979 ; 16 : 353-358.
76. Cathcart-Rake WF, Kyner JL, Azarnoff DL. Metabolic responses to plasma concentrations of theophylline. *Clin Pharmacol Therap* 1979 ; 26 : 89-92.
77. Wachman A, Hatiner RS, George B. Effect of decaffeinated and non-decaffeinated coffee ingestion on blood glucose and plasma immunoreactive insulin responses to rapid infusion of glucose in normal men. *Metabolism* 1979 ; 19 : 539-542.
78. Fredholm BB. Effect of adenosine, adenosine analogues and drugs inhibiting adenosine inactivation on lipolysis in rat fat cells. *Act Physiol Scand* 1978 ; 102 : 191-198.
79. Stalder R. Is there an anti-thiamine effect of coffee? 9e Colloque Scientifique International sur le Café, Londres, 1980, Association Scientifique Internationale du Café, Paris 1981 ; 427-432.
80. Estler CJ, Ammon HPT. Fettstoffwechsel. In O Eichler Ed, Kaffee und Koffein. Springer Verlag, Berlin, 1976 ; 255-280.
81. Tuomilheto J, Tuomilheto-Wolf E, Virtala E, LaPorte R. Coffee consumption as trigger for insulin dependent diabetes mellitus in childhood. *Br Med J* 1990 ; 300 : 642-643.
82. Matthews DR, Spivey RS, Kennedy Y. Coffee consumption as trigger for diabetes in childhood. *Br Med J Letter* 1990 ; 300 : 1012.
83. Bain SC. Coffee consumption as trigger for diabetes in childhood. *Br Med J Letter* 1990 ; 300 : 1012.
84. Lindgren E, Fredholm BB. Effect of different alkylxanthines and other phosphodiesterases inhibitors on adenosine receptor mediated decreased in lipolysis and cyclic AMP accumulation in rat fat cells. *Act Pharmacol Toxicol* 1984 ; 54 : suppl. III, 64-71.
85. Scotini E, Carpenedo F, Fassina G. New derivatives of methylxanthines: effect of thiocaffeine, thiotheophylline and 8-phenyl theophylline on lipolysis and phosphodiesterase activities. *Pharmacol Res Commun* 1983 ; 15 : 131-143.
86. Wilcox AR. The effect of caffeine and exercise on body weight fat pad weight and fat cell size. *Med Sci Sports Exerc* 1982 ; 14 : 317-321.
87. Bukowiecki LJ, Lupien J, Follea N, Jahjah L. Effects of sucrose, caffeine and cola beverages on obesity cold resistance and adipose tissue cellularity. *Am J Physiol* 1983 ; 244 : R 500-507.
88. Galli C, Colli S, Gianfranceschi G, Maderna P, Petroni A, Tremoli E, Marinovich M, Sirtori CR. Acute effects of ethanol, caffeine or both on platelet aggregation, thromboxane formation and plasma free fatty acids in normal subjects. *Drug Nutr Interact* 1984 ; 3 : 61-67.

89. Oberman Z, Herzberg M, Jasolka H, Harell A, Hoerer E, Laurian L. Changes in plasma cortisol, glucose and free fatty acids after caffeine ingestion in obese women. *Isr J Med Sci* 1974 ; 11 : 33-39.
90. Kamimori G, Hetzler R, Knowlton R, Somani S, Perkins R. Effect of preexercise caffeine ingestion on FFA mobilization and metabolism in obese males during prolonged treadmill walking. *Fed Proc* 1986 ; 45 : 972 Abst. 4755.
91. Cocchi M, Siniscalchi C, Rogato F, Valeriani A. Free fatty acid levels in habitual coffee drinkers in relation to quantities, consumed, sex and age. *Ann Nutr Metab* 1983 ; 27 : 477-480.
92. Lin BB, Chen HL, Huang PC. Effects of instant pauchong tea, catechin and caffeine on serum cholesterol and serum low density lipoprotein in mice. *Nutr Rep Int* 1986 ; 34 : 821-829.
93. Spady DK, Dietschy JM. Interaction of dietary cholestrol and triglycerides in the regulation of hepatic low density lipoprotein transport in the hamster. *J Clin Invest* 1988 ; 81 : 300-309.
94. Spady DK, Dietschy JM. Interaction of aging and dietary fat in the regulation of low density lipoprotein transport in the hamster. *J Lipid Res* 1989 ; 30 : 559-569.
95. Sanders TAB, Sandaradura S. The cholesterol raising effect of coffee in the Syrian Hamster. *Br J Nutr* 1992 ; 68 : 431-434.
96. Graves K, Dunn C. Serum cholesterol response to chronic caffeine consumption in the gerbil. *Fed Proc* 1987 ; 46 : 1333 Abst. 5933.
97. Yokogoshi H, Mochizuki S, Takamata M, Quazi S, Yoshida A. The hypercholesterolemic effect of caffeine-containing beverages and xanthine-derivatives in rats. *Nutr Rep Intern* 1983 ; 28 : 805-814.
98. Akinyanju PA, Yudkin J. Effect of coffee and tea on serum lipids in the rat. *Nature* 1967 ; 214 : 426-427.
99. Naismith DJ, Akinyanju PA, Yudkin J. Influence of caffeine-containing beverages on the growth, food utilization and plasma lipids of the rat. *J Nutr* 1969 ; 97 : 375-381.
100. Høstmark AT, Spydevoll Ø, Lystad E, Haug A. Coffee drinking, plasma lipoproteins and fecal cholesterol excretion in the rat. *Nutr Rep Intern* 1987 ; 35 : 317-324.
101. Høstmark AT, Haug A, Bjerkedal T, Eilertsen E, Spydevold Ø, Lystad E. Coffee drinking reduces fecal sterol excretion in the rat. *Nutr Rep Intern* 1986 ; 34 : 119-127.
102. Sugiyama K, Ohishi A, Muramatsu K. Comparison between the plasma cholesterol-elevating effects of caffeine and methionine in rats on a high cholesterol diet. *Agric Biol Chem* 1989 ; 53 : 3101-3103.
103. Fears R. The hypercholesterolemic effect of caffeine in rats fecal and diets with and without supplementary cholesterol. *Br J Nutr* 1978 ; 39 : 363-374.
104. Høstmark AT, Lystad E, Haug A, Bjerkedal T, Eilertsen E. Effect of boiled and instant coffee on plasma lipids and fecal excretion of neu-

tral sterols and bile acids in the rat. *Nutr Rep Int* 1988 ; 38 : 859-864.
105. Thelle DS, Heyden S, Fodor JG. Coffee and cholesterol in epidemiological and experimental studies. *Atherosclerosis* 1987 ; 67 : 97-103.
106. Bak AAA. Coffee and Cardiovascular Risk; an Epidemiological Study. PJ Kersbergen, Offsetdruckkerij Haveka BV, Alblasserdam, The Netherlands, 1990.
107. Thelle DS, Van der Stegen G. Proceedings, Workshop on Coffee and Coronary Heart Disease with Special Emphasis on the Coffee-Blood Lipids Relationship. The Nordic School of Public Health, Göteborg, Sweden, 1990.
108. Bellet S, Kershbaum A, Aspe J. The effect of caffeine on free fatty acids. *Arch Int Med* 1965 ; 116 : 750-752.
109. Naismith DJ, Akinyanju PA, Szanto S, Yudkin J. The effect in volunteers of coffee and decaffeinated coffee on blood pressure, insulin, plasma lipids and some factors involved in blood clotting. *Nutr Metab* ; 12 : 144-151.
110. Arnesen E, Førde OH, Thelle D. Coffee and serum cholesterol. *Br Med J* 1984 ; 288 : 1960.
111. Aro A, Kostiainen E, Kuttunen JK, Seppala E, Vapaatalo H. Effects of coffee and tea on lipoproteins and prostanoids. *Atherosclerosis* 1985 ; 57 : 123-128.
112. Hill C. Coffee consumption and cholesterol concentration. *Br Med J* 1985 ; 288 : 1960.
113. Aro A, Tuomilehto U, Kostiainen E, Uusitalo U, Pietinen P. Boiled coffee increases serum low density lipoprotein concentration. *Metabolism* 1987 ; 36 : 1027-1030.
114. Van Dusseldorp M, Katan MB. Effect of decaffeinated coffee on serum cholesterol in man compared with regular coffee (abstract). 8th International Symposium on Atherosclerosis, Rome, 1988.
115. Ishikawa T, Kagami A, Sakamoto T, Tada N, Kurosawa H, Morino M, Nakamura H, Nagano M. Filtered coffee increased HDL-cholesterol (abstract). 8th International Symposium on Atherosclerosis, Rome, 1988.
116. Fried RE, Levine DM, Kwiterovich PO, Diamond EL, Wilder LB, Moy TF, Pearson TA. Effect of abstention from coffee on plasma lipids, lipoproteins and apolipoproteins (abstract). *Circulation* 1988 ; (suppl II), 78 : II-574.
117. Rosmarin PC, Applegate WB, Somes GW. Coffee consumption and serum lipids: A randomized, cross-over clinical trial. *Am J Med* 1990 ; 88 : 349-356.
118. Bak AAA, Grobbee DE. Caffeine, blood pressure and serum lipids. *Am J Clin Nutr* 1991 ; 53 : 971-975.
119. Aro A, Tuomilehto U, Gref CG. Dose-dependent effect on serum cholesterol and apoprotein B concentrations by consumption of boiled, non-filtered coffee. *Atherosclerosis* 1990 ; 83 : 257-261.
120. Van Dusseldorp M, Katan MB, Demacker PNM. Effect of decaffeina-

ted versus regular coffee on serum lipoproteins. A 12-week double blind trial. *Am J Epidemiol* 1990 ; 132 : 33-40.
121. Superko HR, Bortz W, Williams PT, Albers JJ, Wood PD. Caffeinated and decaffeinated coffee effects on plasma lipoprotein cholesterol, apolipoproteins and lipase activity: a controlled, randomized trial. *Am J Clin Nutr* 1991 ; 54 : 599-605.
122. Bak AA, Grobbee DE. The effect of serum cholesterol levels of coffee brewed by filtering or boiling. *N Engl J Med* 1989 ; 321 : 1432-1437.
123. Sedor FA, Schneider KA, Heyden S. Effect of coffee on cholesterol and apolipoproteins corroborated by caffeine levels. *Am J Prev Med* 1991 ; 7 : 391-396.
124. Fried EE, Levine DM. Kwiterovich PO, Diamond EL, Wilder LB, Moy TF, Pearson TA. The effect of filtered-coffee consumption on plasma lipid levels. *JAMA* 1992 ; 267 : 811-815.
125. Superko HR, Bortz WM, Albers JJ, Wood PD. Lipoproteins and apolipoprotein changes during a controlled trial of caffeinated and decaffeinated coffee drinking man (abstract). *Circulation* 1989 ; (suppl II), 80 : II, 86.
126. Burr ML, Gallacher JEJ, Butland BK, Bolton CH, Downs LG. Coffee, blood pressure and plasma lipids: a randomized controlled trial. *Eur J Clin Nutr* 1989 ; 43 ; 477-483.
127. Finocchiaro C, Pezzana A, Costantino AM, Malfi G, Galletti R, Pernigotti L, Bo M, Gancitano M, Bonino F. Influenza del caffé sui lipidi plasmatici. *Min Dietol Gastroenterol* 1989 ; 35 ; 1-4.
128. Førde OH, Knutsen SF, Arnesen E, Thelle DS. The Tromsø Heart Study : Coffee consumption and serum lipid concentration in men with hypercholesterolaemia. *Br Med J* 1985 ; 290 : 893-895.
129. Hryniewiecki L, Hasik J, Grzymislawski M, Dobrowolska-Zachwieja A, Smolinska K, Wlodzimierz A. The effect of coffee deprived of irritant substances upon some indices of lipid metabolism in healthy volunteers and patients with hyperlipoproteinemia. Symposium on Clinical Nutrition, Heidelberg 1991, in print in Materia Medica Polona.
130. Herbert PN, Flynn MM, Nugent AM, Peloquin SE, Puci MJ, Chenevert CB, Thompson PD, Sady SP. Caffeine does not affect lipoprotein metabolism. *Clin Res* 1987 ; 35 : 578 A, Abstract.
131. Ricketts C. Effects of caffeine on serum lipid levels. *FASEB* 1992 ; 6 : Part I, A 1100, Abstract n° 953.
132. Pearson Th. Decaffeinated coffee and serum LDL-cholesterol concentrations. *Am J Clin Nutr* Letter 1992 ; 56 : 604-605.
133. Superko HR. Reply to TA Pearson. *Am J Clin Nutr Letter* 1992 ; 56 : 605.
134. Grossman EM. Coffee and lipoprotein cholesterol. *Am J Clin Nutr Letter* 1992 ; 56 : 605-606.
135. Superko HR. Reply to EM Grossman. *Am J Clin Nutr* Letter 1992 ; 56 : 606.

136. Anonyme. Regular or decaf? Coffee consumption and serum lipoproteins. *Nutr Rev* 1992 ; 50 : 175-178.
137. Zock PL, Katan MB, Merkus MP, Van Dusseldorp M, Harryvan JL. Effect of a lipid-rich fraction from boiled coffee on serum cholesterol. *Lancet* 1990 ; 335 : 1235-1237.
138. Ahola I, Jauhiainen MJ, Aro A. The hypercholesterolaemic factor in boiled coffee is retained by a paper filter. *J Int Med* 1991 ; 230 : 293-297.
139. Van Dusseldorp M, Katan MB, Van Vliet T, Demacker PNM, Stalenhoef AFH. Cholesterol-raising factor from boiled coffee does not pass a paper filter. *Arteriosclerosis and Thrombosis* 1991 ; 11 : 586-593.
140. Lindahl B, Johansson I, Huhtasaari F, Hallmans G, Asplund K. Coffee drinking and blood-cholesterol effects of brewing method, food intake and life-style. *J Int Med* 1991 ; 230 : 299-305.
141. Thelle DS. Coffee and cholesterol: what is brewing. *J Int Med* 1991 ; 230 : 289-291.
142. Tverdal A, Stensvold I, Solvoll K, Foss OP, Lund-Larsen P, Bjarveit K. Coffee consumption and death from coronary heart disease in middle aged Norwegian men and women. *Br Med J* 1990 ; 300 : 566-569.
143. Salonen JT, Happonen P, Salonen R, Korhonen H, Nissinen A, Puska P, Tuomilehto J, Vartiainen E. Interdependence of associations of physical activity, smoking and alcohol and coffee consumption with serum high density lipoprotein and non-high density lipoprotein cholesterol : a population study in Eastern Finland. *Prev Med* 1987 ; 16 : 647-658.
144. Lipid Research Clinics Program. The Lipid Research Clinics coronary primary prevention trial results: I: Reduction in the incidence of coronary heart disease. *JAMA* 1984 ; 251 : 351-364.
145. Gordon DJ, Probstfield JL, Garrison RJ, Neaton JD, Castelli WP, Knoke JD, Jacobs DR, Bangdiwala S, Tyroler HA. High density lipoprotein cholesterol and cardiovascular disease: four prospective American studies. *Circulation* 1989 ; 79 : 8-15.
146. Bak AAA. Coffee, serum lipids and blood pressure: a meta-analysis of cross-sectional studies. In : AAA Bak, Coffee and Cardiovascular Risk: an Epidemiological Study, PJ Kersbergen, Offsetdrukkerij Haveka BV, Alblasserdam, The Netherlands, 1990 ; 27-76.
147. Shirlow M, Mathers CD. Caffeine consumption and serum cholesterol levels. *Int J Epidemiol* 1984 ; 13 : 422-427.
148. Shirlow MJ, Berry G, Stokes G. Caffeine consumption and blood pressure: an epidemiological study. *Int J Epidemiol* 1988 ; 17 : 90-97.
149. Pietinen P, Geboers J, Kesteloot H. Coffee consumption and serum cholesterol: an epidemiological study in Belgium. *Int J Epidemiol* 1988 ; 17 : 98-104.
150. Tuomilehto J, Tanskanen A, Pietinen P, Aro A, Salonen JT, Happonen P, Nissinen A, Puska P. Coffee consumption is correlated with

serum cholesterol in middle-aged Finnishmen and women. *J Epidemiol Community Health* 1987 ; 41 : 237-242.

151. Arab L, Kohlmeier M, Schlierf G, Schettler G. Coffee and cholesterol (letter). *N Engl J Med* 1983 ; 309 : 1250.
152. Kark JD, Friedlander Y, Kauemann NA, Slein Y. Coffee, tea, and plasma choleslerol: the Jerusalem Lipid Research Clinic Prevalence Study. *Br Med J* 1985 ; 291 : 699-704.
153. Green MS, Jucha E. Association of serum lipids with coffee, tea, and egg consumplion in free-living subjects. *J Epidemiol Community Health* 1986 ; 40 : 324-329.
154. Hofman A, Van Laar A, Klein F, Valkenburg HA. Coffee and cholesterol (letter). *N Engl J Med* 1983 ; 309 : 124-129.
155. Bonaa K, Arnesen E, Thelle DS, Førde OH. Coffee and cholesterol: Is il all in the brewing? The Tromsø Study. *Br Med J* 1988 ; 297 : 1103-1104.
156. Stensvold I, Tverdal A, Foss OP. The effects of coffee on blood lipids and blood pressure. Results from a Norwegian cross-sectional study, men ands women, 40-42 years. *J Clin Epidemiol* 1989 ; 42 : 877-884.
157. Solvoll K, Selmer R, Loken EB, Foss OP, Trygg K. Coffee, dietary habits, and serum cholesterol among men and women 35-49 years of age. *Am J Epidemiol* 1989 ; 129 : 1277-1288.
158. Welin L, Svarsudd K, Tibblin G, Wilhelmsen L. Coffee, traditional risk factors, coronary heart disease and mortality. In : B McMahon, T Sugimura, Eds. Coffee and Health (Banbury report 17). Cold Spring Harbor, New York: Cold Spring Harbor Laboratory, 1984 ; 219-29.
159. Little JA, Shanoff HM, Csima A, Yano R. Coffee and serum-lipids in coronary heart disease. *Lancet* 1966 ; I : 732-734.
160. Sacks FM, Castelli WP, Donner A, Kass EH. Plasma lipids and lipoproteins in vegetarians and controls. *N Engl J Med* 1975 ; 292 : 1148-1151.
161. Nichols AB, Ravenscroft C, Lamphiear E, Ostrander LD. Independence of serum lipid levels and dietary habits. *JAMA* 1976 ; 236 : 1948-1953.
162. Heyden S, Heiss G, Manegold C, Tyroler HA, Hames CG, Bartel AG, Cooper G. The combined effect of smoking and coffee drinking on LDL and HDL cholesterol. *Circulation* 1979 ; 60 : 22-25.
163. Prineas RJ, Jacobs DR, Crow RS, Blackburn H. Coffee, tea and VPB. *J Chron Dis* 1980 ; 33 : 67-72.
164. Phillips NR, Havel RJ, Kane JP. Levels and interrelationships of serum and lipoproteincholesterol and triglycerides. *Arteriosclerosis* 1981 ; 1 : 13-24.
165. Shekelle RB, Gale M, Paul O, Stamler J. Coffee and cholesterol (letter). *N Engl J Med* 1983 ; 309 : 1249-1250.
166. Kovar MG, Fulwood R, Feinleib M. Coffee and cholesterol (letter). *N End J Med* 1983 ; 309 : 1249.

167. Klatsky AL, Petitti DB, Armstrong MA, Friedman GD. Coffee, tea and cholesterol. *Am J Cardiol* 1985 ; 55 : 577-578.
168. Klatsky AL, Friedman GD, Armstrong M. The relationships between alcoholic beverage use and other traits to blood pressure: a new Kaiser Permanente Study. *Circulation* 1986 ; 73 : 628-636.
169. Haffner SM, Knapp JA, Stern MP, Hazuda HP, Rosenlhal M, Franco LJ. Coffee consumption, diet, and lipids. *Am J Epidemiol* 1985 ; 122 : 1-12.
170. Mathias S, Garland C, Barrell-Connor E, Wingard DL. Coffee, plasma cholesterol, and lipoproteins. *Am J Epidemiol* 1985 ; 121 : 896-905.
171. Williams PT, Wood PD, Vranizan KM, Albers JJ, Garay SC, Barr Taylor C. Coffee intake and elevated choleslerol and apolipoprolein B levels in men. *JAMA* 1985 ; 253 : 1407-1411.
172. Curb JD, Reed DM, Kautz JA, Yano K. Coffee, caffeine, and serum cholesterol in Japanese men in Hawaii. *Am J Epidemiol* 1986 ; 123 : 648-655.
173. Donahue RP, Orchard TJ, Slein EA, Kuller LH. Lack of an association between coffee consumption and lipoprotein and apolipoproteins in young adults: The Beaver Countytudy. *Prev Med* 1987 ; 16 : 796-802.
174. Davis BR, Curb JD, Borhani NO, Prineas RJ, Molteni A. Coffee consumption and serum choleslerol in the hypertension detection and follow-up program. *Am J Epidemiol* 1988 ; 128 : 124-136.
175. Kark, Israël, non publié.
176. Panico, Italie, non publié.
177. Kromhout, Hollande, non publié.
178. Lee, Écosse, non publié.
179. Thelle DS, Arnesen E, Førde OH. The Tromsø Heart Study. Does coffee raise serum cholesterol? *N Engl J Med* 1983 ; 308 : 1454-1457.
180. Ockene IS, Ockene JK, Goldberg R, Dalen JE. Coffee and cholesterol. Letter, *N Engl J Med* 1983 ; 308 : 1248.
181. Roeckel IE. Coffee and cholesterol. Letter, *N Engl J Med* 1983 ; 308 : 1248.
182. Modest G. Coffee and cholesterol. Letter, *N Engl J Med* 1983 ; 308 : 1248.
183. Hofman A, VanLaar A, Klein F, Valkenburg HA. Coffee and cholesterol. Letter, *N Engl J Med* 1983 ; 308 : 1249.
184. Kovar MG, Fulwood R, Feinleib M. Coffee and cholesterol. *Letter, N Engl J Med* 1983 ; 308 : 1249.
185. Shekelle RB, Gale M, Oglesby P, Stamler J. Coffee and cholesterol. Letter, *N Engl J Med* 1983 ; 308 : 1250.
186. Arab L, Kohlmeier M, Schlierf G, Schettler G. Coffee and cholesterol. Letter, *N Engl J Med* 1983 ; 308 : 1250.
187. Thelle DS, Arnesen E, Førde OH. Coffee and cholesterol. Letter, *N Engl J Med* 1983 ; 308 : 1950.
188. Aro A, Pietinen P, Uusitalo U, Tuomilehto J. Coffee and tea consump-

tion, dietary fat intake and serum cholesterol concentration of Finnish men and women. *J Int Med* 1989 ; 226 : 127-132.
189. Bechi A, Tartoni PL, Tampieri A, Cimino F. Attivita' sportiva ed abitudini voluttuarie (fumo, alcool, caffe'), relazioni con i livelli plamatici di lipidi e glucosio e con i parametri pressori. *L'Igiene Moderna* 1987 ; 87 : 192-208.
190. Periti M, Salvaggio A, Quaglia G, Di Marzio L, Miano L. Effect of cigarette smoking and coffee consumption on apolipoprotein B levels. *Eur J Epidemiol* 1990 ; 6 : 76-79.
191. Salvaggio A, Periti M, Miano L, Quaglia G, Marzorati D. Coffee and cholesterol, an Italian study. *Am J Epidemiol* 1991 ; 134 : 14156.
192. Kullmer T, Kullmer B, Kindrmann W. Verhalten von apolipoproteinen und lipoproteinen bei chronischem kaffeekonsum. *Herz Kreisl* 1988 ; 20 : 242-248.
193. Schwarz B, Bischof HP, Kunze M. Coffee and cardiovascular risk: epidemiological findings in Austria. *Int J Epidemiol* 1990 ; 19 : 894-898.
194. Pietinen P, Aro A, Tuomilheto J, Uusitalo U, Korhonen H. Consumption of boiled coffee is correlated with serum cholesterol in Finland. *Int J Epidemiol* 1990 ; 19 : 586-590.
195. Kohlmeier L, Mensink G, Kohlmeier M. The relationship between coffee consumption and lipid levels in young and older people in the Heidelberg-Michelstadt-Berlin Study. *Europ Heart J* 1991 ; 12 : 869-874.
196. Thelle DS, Arnesen E. Cholesterol, coffee and coronary heart disease. In : DS Thelle, G Van der Stegen Eds., Proceedings Workshop on Coffee and Coronary Heart Disease with Special Emphasis on the Coffee-Blood Lipids Relationship. The Nordic School of Public Health. Göteborg, Sweden 1990 ; 9-15.
197. Kark JD. Coffee consumption and cholesterol levels in Israël. In : DS Thelle, G Van der Stegen Eds., Proceedings Workshop on Coffee and Coronary Heart Disease with Special Emphasis on the Coffee-Blood Lipids Relationship. The Nordic School of Public Health, Göteborg, Sweden, 1990 ; 17-23.
198. Kohlmeier L, Mensing GBM, Kohlmeier M. The relationship betwen coffee consumption and lipid levels in the Federal Republic of Germany. In DS Thelle, G. Van der Stegen Eds., Proceedings Workshop on Coffee and Coronary Heart Disease with Special Emphasis on the Coffee-Blood Lipids Relationship. The Nordic School of Public Health. Göteborg, Sweden, 1990 ; 25-31.
199. Verschuren VMM, Obermann-de Boer GL, Kromhout D. Coffee consumption and plasma cholesterol levels in the Netherlands. In : DS Thelle, G. Van der Stegen Eds., Proceedings Workshop on Coffee and Coronary Heart Disease with Special Emphasis on the Coffee-Blood Lipids Relationship. The Nordic School of Public Health, Göteborg, Sweden, 1990 ; 33-36.
200. Sedor FA, Schneider KA, Heyden S. Seven month intervention study

of lipid and lipoprotein changes among coffee and no coffee drinkers. In : DS Thelle, G Van der Stegen Eds., Proceedings Workshop on Coffee and Coronary Heart Disease with Special Emphasis on the Coffee-Blood Lipids Relationship. The Nordic School of Public Health, Göteborg, Sweden, 1990 ; 37-43.

201. Van Dusseldorp M, Katan MB, Demacker PNM. Effect of decaffeinated versus regular coffee on serum lipoproteins: a 12 week double blind trial. In : DS Thelle, G Van der Stegen Eds., Proceedings Workshop on Coffee and Coronary Heart Disease with Special Emphasis on the Coffee-Blood Lipids Relationship. The Nordic School of Public Health, Göteborg, Sweden, 1990 ; 45-48.

202. Bak A, Grobbee D. Coffee brewing methods, serum lipids and blood pressure; results from a randomized trial. In : DS Thelle, G Van der Stegen Eds., Proceedings Workshop on Coffee and Coronary Heart Disease with Special Emphasis on the Coffee-Blood Lipids Relationship. The Nordic School of Public Health, Göteborg, Sweden, 1990 ; 49-58.

203. Reunamen A, Seppänen R. Association of coffee drinking with serum cholesterol in two Finnish population surveys. In : DS Thelle, G Van der Stegen Eds., Proceedings Workshop on Coffee and Coronary Heart Disease with Special Emphasis on the Coffee-Blood Lipids Relationship. The Nordic School of Public Health, Göteborg, Sweden, 1990 ; 59-61.

204. Panico S, Celentano E, Krogh V. Coffee and blood lipids in Italy. In : DS Thelle, G Van der Stegen Eds., Proceedings Workshop on Coffee and Coronary Heart Disease with Special Emphasis on the Coffee-Blood Lipids Relationship. The Nordic School of Public Health, Göteborg, Sweden 1990 ; 63-70.

205. Aro A. Serum cholesterol levels in Finland and their relationship to changes in coffee brewing methods. In : DS Thelle, G Van der Stegen Eds., Proceedings Workshop on Coffee and Coronary Heart Disease with Special Emphasis on the Coffee-Blood Lipids Relationship. The Nordic School of Public health, Göteborg, Sweden, 1990 ; 71-75.

206. Fried RE, Levine DM, Kwiterovich PO, Diamond EL, Wilder LB, Moy TF, Pearson TA. The effect of filtered coffee consumption on plasma lipids, lipoproteins and apolipoproteins: results from a randomized controlled trial. In : DS Thelle, G Van der Stegen Eds., Proceedings Workshop on Coffee and Coronary Heart Disease with Special Emphasis on the Coffee-Blood Lipids Relationship. The Nordic School of Public Health, Göteborg, Sweden, 1990 ; 77-81.

207. Stensvold I, Tverdal A, Foss OP, Solvioll K, Lund-Larsen PG, Bjartveit K. Coffee drinking, risk factors and mortality in Norway. In : DS Thelle, G Van der Stegen Eds., Proceedings Workshop on Coffee and Coronary Heart Disease with Special Emphasis on the Coffee-Blood Lipids Relationship, The Nordic School of Public Health, Göteborg Sweden, 1990 ; 83-89.

208. Pearson TA, Lacroix A, Meal L, Liang KY, Thomas CB. The relationship between coffee consumption and incidence of coronary heart disease in the precursors study. In : DS Thelle, G Van der Stegen Eds., Proceedings Workshop on Coffee and Coronary Heart Disease with Special Emphasis on the Coffee-Blood Lipids Relationship. The Nordic School of Public Health, Göteborg, Sweden, 1990 ; 91-100.
209. Finochiaro C, Pezzana A, Pernigotti L, Bo M. The influence of coffee on plasma lipids. In : DS Thelle, G Van der Stegen Eds., Proceedings Workshop on Coffee and Coronary Heart Disease with Special Emphasis on the Coffee-Blood Lipids Relationship. The Nordic School of Public Health, Göteborg, Sweden, 1990 ; 101-105.
210. Wellin L, Rosengren A, Wilhelmsen L. Coffee and coronary heart disease. In : DS Thelle, G Van der Stegen Eds., Proceedings Workshop on Coffee and Coronary Heart Disease with Special Emphasis on the Coffee-Blood Lipids Relationship, The Nordic School of Public Health, Göteborg, Sweden, 1990 ; 107-120.
211. Shekelle RB, Dyer A, Stamler J. Coffee and risk of coronary heart disease in a population of employed middle-aged men: The Western Electric Study. In : DS Thelle, G Van der Stegen Eds., Proceedings Workshop on Coffee and Coronary Heart Disease with Special Emphasis on the Coffee-Blood Lipids Relationship, The Nordic School of Public Health, Göteborg, Sweden, 1990 ; 121-126.
212. Anderson KM. Coffee, lipids and cardiovascular disease, The Framingham offspring study. In : DS Thelle, G Van der Stegen Eds., Proceedings Workshop on Coffee and Coronary Heart Disease with Special Emphasis on the Coffee-Blood Lipids Relationship. The Nordic School of Public Health, Göteborg, Sweden, 1990 ; 127-133.
213. Delyspere JP. Physiological regulation of cholesterol metabolism, where can coffee play a role? In : DS Thelle, Van der Stegen Eds., Proceedings Workshop on Coffee and Coronary Heart Disease with Special Emphasis on the Coffee-Blood Lipids Relationship, The Nordic School of Public Health, Göteborg, Sweden, 1990 ; 135-140.
214. Jonzon B. Which substance in coffee is the active one? In : DS Thelle, Van der Stegen Eds., Proceedings Workshop on Coffee and Coronary Heart Disease with Special Emphasis on the Coffee-Blood Relationship. The Nordic School of Public Health, Göteborg, Sweden, 1990 ; 141-147.
215. Vitols S. Do substances in coffee elevate plasma cholesterol via interaction with lipoprotein receptors? In : DS Thelle, Van der Stegen Eds., Proceedings Workshop on Coffee and Coronary Heart Disease with Special Emphasis on the Coffee-Blood Relationship. The Nordic School of Public Health, Göteborg, Sweden, 1990 ; 149-151.
216. Viani R. Coffee. In : Ullmann's Encyclopedia of Industrial *Chemistry*, Vol. A7, Weinheim, VCH, 1986 ; 315-339.
217. Clarke RJ, Water and mineral contents. In : RJ Clarke, R Macrae Eds.,

Coffee, vol. 1, Chemistry, Elsevier Applied Science Publishers, London, 1985 ; 42-82.
218. Gillies ME, Birkbeck JA. Tea and coffee as sources of some minerals in the New Zealand diet. *Am J Clin Nutr* 1983 ; 38 : 936-942.
219. Hollingbery PW, Bergman EA, Massey LK. Effect of dietary caffeine and aspirin on urinary calcium and hydroxyproline excretion in pre and postmenopausal women. *Fed Proc* 1985 ; 44 : 1149, Abst. 4315.
220. Massey LK, Berg TA. The effect of dietary caffeine on urinary excretion of calcium, magnesium, phosphorus, sodium, potassium, chloride, and zinc in healthy males. *Nutr Res* 1985 ; 5 : 1281-1284.
221. Massey LK, Berg TA. Effect of dietary caffeine on urinary mineral excretion in healthy males. *Nutr Res* 1985 ; 5 : 1281-1284.
222. Massey LK, Hollingbery PW. The effects of interactions of caffeine and aspirin on calcium excretion on human females. *Fed Proc* 1986 ; 45 : 373, Abst. 1272.
223. Bergman EA, Sherrard DJ, Massey LK. Effect of dietary caffeine on calcium metabolism and bone turnover in adult women. *Fed Proc* 1987 ; 46 : 632, Abstr. 1840.
224. Passmore AP, Kondowe GB, Johnstone GD. Caffeine and hypokaliemia. *Ann Int Med Letter* 1986 ; 105 : 468.
225. Morck TA, Lynch SR, Cook JD. Inhibition of food iron absorption by coffee. *Am J Clin Nutr* 1983 ; 37 : 416-420.
226. Massey LK, Hollingberry PW. Acute effects of dietary caffeine and sucrose on urinary mineral excretion of healthy adolescents. *Nutr Res* 1988 ; 8 : 1005-1012.
227. Massey LK, Wise KJ. Impact of gender and age on urinary water and mineral excretion responses to acute caffeine doses. *Nutr Res* 1992 ; 12 : 605-612.
228. Rudy DR, Lee S. Coffee and hypokalemia. *J Family Pract* 1988 ; 6 : 679-680.
229. Ludens JH, Willis LR, Williamson HE. Effect of aminophyllin on renal hemodynamics and sodium excretion. *Arch Int Pharmacodyn Ther* 1970 ; 185 : 274-286.
230. Yeh JK, Aloia JF, Semla HM, Chen SY. Influence of injected caffeine on the metabolism of calcium ant the retention and excretion of sodium, potassium, phosphorus, magnesium, zinc and copper in rats. *J Nutr* 1986 ; 116 : 273-280.
231. McPhee MD, Whiting SJ. The effect of adenosine and adenosine analogues on methylxanthine-induced hypercalciuria in the rat. *Can J Physiol Pharmacol* 1989 ; 67 : 1278-1282.
232. Whiting SJ, Whitney HL. Effect of dietary caffeine and theophylline on urinary calcium excretion in the adult rat. *J Nutr* 1987 ; 117 : 1224-1228.
233. Whiting SJ. Effect of prostaglandin inhibition on caffeine-induced hypercalciuria in healthy women. *J Nutr Biochem* 1990 ; 1 : 201-205.

234. Anonyme. Dietary caffeine and calcium excretion. *Nutr Rev* 1988 ; 46 : 232-234.
235. Massey KL, Hollingberry PW. Acute effects of dietary caffeine and aspirin on urinary mineral excretion in premenopausal and postmenopausal women. *Nutr Res* 1988 ; 8 : 845-852.
236. Yeh JK, Aloia JF. Effect of coffee feeding on the duodenal transport and bile excretion of calcium in the rat. *Nutr Res* 1988 ; 8 : 1369-1377.
237. Greger JL, Emery SM. Mineral metabolism and bone strength of rats fed coffee and decaffeinated coffee. *J Agr Food Chem* 1987 ; 35 : 551-556.
238. Bergman EA, Newbrey JW, Massey LK. Caffeine does not cause *in vitro* calcium loss from neonatal mouse calvaria. *Calcif Tissue Int* 1988 ; 43 : 281-283.
239. Glajchen N, Thomas S, Jowell P, Ismail F, Epstein S, Fallon M. The effect of chronic caffeine administration on serum markers of bone mineral metabolism and bone histomorphometry in the rat. *Clin Res* 1987 ; 35 : 504 A.
240. Landis W, Graves K. Alterations in bone and mineral metabolism in response to chronic caffeine consumption in the gerbil. *Fed Proc* 1987 ; 46 : 886, Abst. 3323.
241. Heaney RP, Recker RR. Effects of nitrogen phosphorus and caffeine on calcium balance in women. *J Lab Clin Med* 1982 ; 99 : 46-55.
242. Massey LK, Wise KJ. The effect of dietary caffeine on urinary excretion of calcium, magnesium, sodium and potassium in healthy young females. *Nutr Res* 1984 ; 4 : 43-50.
243. Daniell HW. Osteoporosis of the slender smoker. *Arch Int Med* 1976 ; 136 : 298-304.
244. Eliel LP, Smith LC, Ivey JL, Bayling DJ. Longitudinal changes in radial bone mas: dietary caffeine, milk and activity. *Calcif Tissue Int* 1983 ; 35 : 669. Abstract.
245. Massey LK, Sherrard DJ, Bergman EA. Dietary caffeine lowers ultrafiltrable calcium level in women consuming low dietary calcium. *J Bone Mineral Res* 1989 ; 4 : S1, 249. Abstract.
246. Nordin BEC, Polley JK. Metabolic consequences of the menopause. A cross-sectional , longitudinal intervention study on 57 posmenopausal women. *Calcif Tissue Int* 1987 ; 41 : S 1-S 59.
247. Barger-Lux J, Heaney RP, Stegman MR. Effects of moderate caffeine intake on the calcium economy of premenopausal women. *Am J Clin Nutr* 1990 ; 52 : 722-725.
248. Massey LK, Opryszek AA. Effects of adaptation to caffeine on urinary calcium excretion in human females. *Fed Proc* 1988 ; 2 : 4, A 430, Abstract 783.
249. Massey LK, Opryszek AA. Effects of adaptation to dietary caffeine on calcium excretion in young women. *Nutr Res* 1990 ; 10 : 741-747.
250. Desrosiers T, Clydesdale FM. Zinc and calcium solubility from instant

tea and coffee with and without the addition of milk. *J Food Protect* 1991 ; 54 : 451-453.
251. Morck TA, Lynch SR, Cook J. Inhibition of food iron absorption by coffee. *Am J Clin Nutr* 1983 ; 367 : 416-420.
252. Farkas CS, Harding le Riche W. Hypothesis: Effect of tea and coffee consumption on non heme iron obsorption: some questions about milk. *Hum Nutr Clin* 1987 ; 41C : 161-163.
253. Hallberg L. Bioavailability of dietary iron in man. *Annu Rev Nutr* 1981 ; 1 : 123-147.
254. Disler P, Lynch S, Torrance J, Sayers M, Bothwell T, Charlton R. The mechanism of the inhibition of iron absorbtion by tea. *S Afr J Med Sci* 1975 ; 40 : 109-116.
255. Disler P, Lynch S, Charlton R, Torranche J, Bothwell T, Mayet F. The effect of tea on iron absorption. *Gut* 1975 ; 16 : 193-200.
256. Hallberg L, Rossander L. Effects of different drinks on the absorption of non heeme iron from composite meals. *Hum Nutr Appl* 1982 ; 36A : 116-123.
257. Munoz L, Keen CL, Lönnerdal B, Dewey K. Coffee intake during pregnancy and lactation in rats: maternal and pup hematological parameters and liver iron, zinc and copper concentration. *J Nutr* 1986 ; 116 : 1326-1333.
258. Munoz L, Lönnerdal B, Keen CL, Dewey KG. Coffee consumption as a factor in iron deficiency anemia among pregnant women and their infants in Costa Rica. *Am J Clin Nutr* 1988 ; 48 : 645-651.
259. Kuvibidila S, Yu L, Ode D, Warrier RP. Effects of coffee intake on iron status and anthropometry in Zairean young children. *Am J Clin Nutr* 1992 ; 56 : 766, Abstract 70.
260. Mehta SW, Pritchard ME, Mating MJ. The effect of coffee and tea consumption on iron status among NHANES II participants. *J Am Coll Nutr* 1988 ; 7 : 405, Abstract n° 22.
261. Mehta SW, Pritchard ME, Stegman C. Contribution of coffee and tea to anemia among NHANES II participants. *Nutr Res* 1992 ; 12 : 209-222.
262. Rossowska MJ, Nakamoto T. Effect of caffeine on zinc absorption and Zn concentration in rat tissue. *Br J Nutr* 1990 ; 64 : 553-559.
263. Rossowska MJ, Dinh CH, Gottschalk SB, Yadzani M, Sutton III (FS), Nakamoto T. Interaction between caffeine intake and heart zinc concentrations in the rat. *Br J Nutr* 1990 ; 64 : 561-567.
264. Rossowska MJ, Nakamoto T. Caffeine decrease zinc and metallothionein levels in heart of newborn and adult rats. *Ped Res* 1992 ; 32 : 330-332.
265. Harland BF, Oberleas D. Phytate and zinc contents of coffees, cocoas and teas. *J Food Sci* 1985 ; 50 : 832-833.
266. Asakura T, Nakamura Y, Inoue N, Murata M, Homma S. Characteri-

zation of zinc chelating compounds in instant coffee. *Agr Biol Chem* 1990 ; 54 : 855-862.
267. Chan T, Qui CC, Whitford GM, Weatherred JG. Influence of coffee on fluoride metabolism in rats. *Proc Soc Expt Biol Med* 1990 ; 194 : 43-47.
268. Leverett DH. Fluoride and the changing prevalence of dental caries. *Science* 1982 ; 217 : 26-30.
269. Chan JT, Yip T, Jeske AH. The role of caffeinated beverages in dental fluorosis. *Medical Hypoth* 1990 ; 33 : 21-22.
270. Spuznar SM, Burt BA. Trends in the prevalence of dental fluorosis in the United States: a review. *J Public Health Dent* 1987 ; 47 : 71-75.
271. Al-Alousi W, Jackson D, Crompton G, Jenkins OC. Enamel mottling in a fluoride and in a non-fluoride community: a study. *Br Dent J* 1975 ; 139 : 9-15.
272. Fujisawa Y, Kida K, Matsuda H. Role of change in vitamin D metabolism with age in calcium and phosphorus metabolism in normal human subjects. *J Clin Endocrinol Metab* 1984 ; 59 : 719-726.
273. Somogyi JC, Nageli U. Antihiamine effect of coffee. *Int J Vitam Nutr Res* 1976 ; 46 : 149-153.

# Effets du café sur l'activité sportive, les performances et l'endurance

Astrid Nehlig et Gérard Debry

La possibilité que la caféine ou les méthylxanthines puissent améliorer les performances au cours de l'activité sportive et des exercices d'endurance, a suscité un grand intérêt et de nombreux travaux. Toutefois, cette hypothèse reste très controversée, sans doute à cause du manque de standardisation des différentes procédures expérimentales utilisées [1-4]. En effet, ce type d'études est compliqué par la variabilité des effets de la caféine en fonction de la corpulence de l'individu, du type d'exercice étudié, de son intensité ainsi que de sa durée et des conditions de l'environnement au cours des exercices [1, 2]. La caféine pourrait en fait agir directement sur le système nerveux central en stimulant la libération de $\beta$-endorphines et d'hormones qui sont susceptibles de modifier la perception de la douleur et de la gêne causées par l'effort physique [5, 6]. Ainsi, il y a déjà 20 ans que Calhoun [7] s'était demandé si l'amélioration des performances liée à l'absorption de caféine ne pourrait pas tout simplement refléter les effets de la méthylxanthine sur l'humeur.

## I. Café, caféine et dopage sportif

L'utilisation d'agents dopants avant les épreuves sportives est systématiquement contrôlée par des dosages urinaires. En plus des stéroïdes et des hormones, la concentration urinaire en caféine est maintenant également dosée [8]. En effet, de nombreux athlètes absorbent de la caféine avant et pendant les épreuves sportives. La caféine, une fois absorbée, se distribue dans l'ensemble de l'organisme et la concentration la plus élevée se retrouve dans le muscle [9]. L'usage de la caféine pour l'amélioration des performances sportives a été suggéré il y a environ 40 ans, mais il ne s'est vraiment popularisé que plus récemment après que quelques études aient montré une amélioration de l'endurance par la caféine [10]. Seules des concentrations plasmatiques de caféine supérieures à 12 $\mu$g/ml dépassent la limite autorisée par le Comité International Olympique. Ces concentrations ne peuvent en aucun cas être atteintes par des consommations habituelles de café, thé et coca-cola [11, 12]. Elles ne le sont qu'après l'absorption de doses de 897-1 065 mg de caféine, soit l'équivalent de 8 tasses de café. Par conséquent, il paraît certain que si la limite de la concentration plasmatique de caféine imposée par le Comité International Olympique est dépassée, l'athlète a volontairement absorbé des quantités élevées de caféine avant l'épreuve sportive [11]. Toutefois, après les jeux Olympiques de Los Angeles en 1984, la Fédération américaine de cyclisme a révélé que les cyclistes de leur équipe avaient pris des suppositoires de caféine avant les épreuves. Aucun des tests de caféine ne s'est révélé positif pour ces athlètes [10]. À ce jour, seul un athlète, membre de l'équipe australienne de pentathlon aux jeux Olympiques de Séoul en 1988 a été disqualifié des compétitions en raison d'une concentration urinaire de caféine supérieure à la limite autorisée [13].

L'activité sportive ne semble pas avoir de conséquence sur l'élimination urinaire de caféine [12]. La concentration urinaire de caféine est considérée comme un bon reflet de la concentration plasmatique de la méthylxanthine [14]. Cependant, les concentrations circulantes et urinaires de caféine peuvent varier en fonction des individus dans un rapport de 1 à 15,9 pour une même prise de caféine. Ainsi, certains individus dont l'élimination de caféine est très lente risqueraient de dépasser les limites autorisées par le Comité International Olympique même après des consommations de café relativement modérées [14].

## II. Effets de la caféine sur la physiologie et interaction avec l'activité sportive

La caféine et le placebo exercent des effets identiques sur la perte totale d'eau, la sudation, l'augmentation de la température rectale en fin d'épreuve, l'emmagasinage de chaleur au cours de l'exercice, le volume plasmatique, la concentration des électrolytes plasmatiques et les modifications électrocardiographiques. Ainsi, malgré l'augmentation attendue de la consommation d'oxygène, l'ingestion de caféine ne modifie pas l'équilibre hydrique corporel, la thermorégulation et la fonction myocardique au cours de l'exercice [15, 16]. Cependant, certains auteurs ont observé une amélioration des performances physiques même chez des patients souffrant de coronaropathies [17]. Chez ces patients consommateurs habituels de café, la durée de l'exercice nécessaire pour qu'apparaisse une crise d'angine de poitrine est plus longue après l'ingestion d'une ou deux tasses de café contenant de la caféine que lorsque le café est décaféiné. De plus, aucun effet délétère de la caféine sur la crise d'angine de poitrine induite par l'exercice n'a pu être observé [17].

## III. Effets du café et de la caféine sur les performances sportives

Bien que la contractilité musculaire soit augmentée par l'administration de caféine *in situ* [18], de nombreux travaux ont montré que cette méthylxanthine n'avait pas d'effet ergogène sur la force musculaire et la fatigue [19, 20], le rendement [21], la capacité de travail [22], la vitesse au sprint en natation [23, 24] ou au cours de l'exercice intense de courte durée [25, 26]. En revanche, elle augmente la performance lors des exercices de courte durée [27]. Ces résultats contradictoires seraient dus aux très nombreuses différences des protocoles expérimentaux qui rendent les effets ergogènes potentiels de la caféine difficiles à interpréter [6, 27]. De plus, certaines études font état des effets de la caféine sur le muscle *in situ* alors que d'autres se sont intéressées à ceux de la méthylxanthine sur l'organisme entier. Enfin, aux faibles fréquences de stimulation c'est-à-dire au repos, la caféine augmente la tension développée par le muscle, même fatigué, et facilite la contraction musculaire, alors qu'elle est sans effet à des fréquences plus élevées ou au cours de contractions maximales volontaires, c'est-à-dire au cours de l'effort [1, 28]. En fait, la performance ne semble améliorée par la caféine que chez les sportifs spécifiquement entraînés [24, 26].

Le café normal (contenant 250 mg de caféine) et le café décaféiné, administrés au cours d'une étude en double aveugle, améliorent au même degré les performances lors du saut en longueur, du lancer de poids et de la course de 100 m [29], ce qui semble montrer que les effets positifs du café sur l'activité sportive seraient davantage liés aux autres constituants du café qu'à la caféine elle-même ou peut-être subjectifs.

Les effets de la caféine sur la consommation maximale d'oxygène et le délai avant l'épuisement sont contradictoires [2]. Selon certains auteurs, la caféine n'a pas d'effet ergogène sur la capacité de travail [30-32], la performance [33] ni lors de tests cyclistes ergométriques de difficulté croissante [34-36]. Pour d'autres au contraire, la caféine augmente la capacité de travail dans des exercices de difficulté croissante [37-39]. La caféine pourrait en fait masquer la fatigue, permettant aux individus de se sentir mieux et d'augmenter leur production de travail [20, 33].

Dans un travail récent, Williams *et al.* [40] ont tenté de détecter des modifications de la fonction neuromusculaire et de la fatigue induites par la caféine en enregistrant l'électromyogramme de surface pendant un exercice isométrique de serrement de main. La caféine n'a que peu ou pas d'effet sur les contractions maximales ou submaximales réalisées à 20, 40 et 60 % de la force maximale ni sur la force des individus. Les auteurs ont conclu que la caféine ne semble pas améliorer les performances dans des activités qui nécessitent de la force [40].

En fait, ce sont surtout la réduction de la sensation de fatigue de même que l'augmentation de la vigilance et de la capacité à soutenir un effort intense qui incitent les sportifs à rechercher la consommation de caféine. De plus, la diminution du temps de réaction induite par la prise de 85 à 250 mg de caféine ainsi que l'augmentation de la précision, de la dextérité et de la coordination expliquent son utilisation avant les épreuves de tir et dans les sports de combat [41].

## IV. Effets du café et de la caféine sur l'endurance

Il semble en effet que la caféine puisse améliorer les performances physiques ou le rendement de travail et l'endurance au cours d'un exercice prolongé d'intensité submaximale, tel que le ski de fond, la course et le cyclisme [42-48]. Le délai d'apparition de l'épuisement n'est pas modifié par la caféine au niveau de la mer ou à haute altitude chez le sportif acclimaté [49, 50], mais la perception de l'effort à fournir est atténuée sous caféine [37, 49]. L'effet de la caféine est plus net lorsque le ski est pratiqué à 2 900 m d'altitude qu'à 300 m [43] et le délai avant épuisement est également nettement prolongé par la caféine chez l'athlète non acclimaté à l'altitude [49]. Toutefois, la caféine ne prolonge pas la durée de la période d'endurance pendant un exercice isométrique volontaire [28].

## V. Effets de la caféine sur le muscle

La caféine peut initier et potentialiser la contraction musculaire dans de très nombreuses conditions expérimentales et chez diverses espèces [50-61]. On a toujours considéré que le site d'action de la caféine était localisé au niveau des membranes cellulaires. La caféine stimule la libération de calcium du réticulum sarcoplasmique et inhibe le prélèvement du calcium par le réticulum sarcoplasmique, rendant ainsi le calcium plus facilement accessible pour la contraction musculaire [61-67]. La caféine induit un déplacement des courbes de sensibilité des fibres musculaires au calcium vers des concentrations de calcium plus basses [61]. Ces courbes sont, de plus, dépendantes de la longueur des sarcomères [68-73]. Il semble que la caféine agisse par voie biochimique ou directe sur la matrice d'actine-myosine constitutive des fibres musculaires striées [74, 75].

La caféine pourrait également accroître la transmission neuromusculaire et augmenter l'excitabilité neuronale en réduisant le seuil de décharge des neurones moteurs et/ou en réduisant l'action inhibitrice de l'adénosine sur les rythmes de décharge [76-80]. La caféine potentialise la tension de contraction du muscle isolé par stimulation directe et des préparations nerf-muscle par stimulation indirecte, à la fois à l'état de repos et de fatigue [18, 78, 81, 82]. Enfin, la caféine, qui est un stimulant bien connu du système nerveux central [83, 84] (voir aussi le chapitre sur le système nerveux central), accroît la fréquence des potentiels de la plaque motrice par la libération d'acétylcholine, augmente le recrutement des motoneurones et facilite le couplage excitation/contraction au niveau du muscle strié par la libération de calcium intracellulaire [85]. La caféine, à des doses de 7 à 35 mg/kg, facilite également l'effet de l'acétylcholine et des inhibiteurs de l'acétylcholine-estérase, enzyme de dénaturation de l'acétylcholine, mais les effets ne sont que transitoires [86].

La sensibilité à la caféine n'est pas la même pour tous les muscles. Les muscles qui contiennent une majorité de fibres de type I, comme le muscle *soleus* du chat ou du rat, sont beaucoup plus sensibles aux effets de la caféine que les muscles qui contiennent en majorité des fibres de type II, tels que les muscles extenseur et fléchisseur du doigt chez le chat, le rat et la souris [86-91]. La composition des muscles en cellules de type I et de type II est remarquablement fixe pour un type de muscle et une espèce donnés. Il existe une corrélation entre le type de cellules musculaires striées et les propriétés contractiles des muscles. Les fibres de type I, également appelées « muscle rouge lent » sont très riches en myoglobine, en mitochondries et en enzymes du métabolisme oxydatif. Par contre, elles sont pauvres en ATPase myofibrillaire. Pour les fibres musculaires de type II ou « muscle blanc rapide », la situation est exactement inverse. Les fibres musculaires de type I, responsables du travail prolongé, nécessitent un stimulus de faible intensité et assurent la contraction musculaire volontaire continue [92]. Or, la déplétion en glycogène musculaire au cours de l'exercice est plus importante dans les fibres de type I que dans les fibres de type II qui n'interviennent que par intermittence dans la contraction continue. L'épargne en glycogène assurée par la caféine [93] pourrait concerner davantage les fibres de type I en augmentant leur réserve énergétique. Ainsi, il faut envisager que les effets de la caféine puissent varier en fonction de la nature des fibres constituant les muscles sollicités pour une activité sportive donnée.

Toutefois, la question se pose de savoir dans quelle mesure les effets de la caféine décrits sur le muscle peuvent être extrapolés à l'homme. En général, les concentrations de caféine nécessaires pour obtenir des effets sur le muscle sont nettement plus élevées que celles qui sont couramment rencontrées chez les consommateurs de café. Par exemple, les tremblements que l'on a souvent observés après la prise de caféine sont plus vraisemblablement une manifestation des effets de la méthylxanthine sur le système nerveux central qu'un effet direct sur le muscle [83]. De plus, chez les sujets consommant de la caféine de manière régulière, l'augmentation de la tension musculaire contrôlée sur l'électromyogramme est plutôt associée à l'abstinence qu'à l'absorption de caféine qui, elle, se traduit par une diminution du tonus musculaire [94]. Il est donc difficile de dissocier les effets directs de la méthylxanthine sur le muscle de ses conséquences sur le système nerveux central, aussi bien au niveau des tremblements que des effets psychologiques ou subjectifs de la caféine [95] (voir aussi le chapitre sur le système nerveux central). Cette multiplicité d'action pourrait en partie expliquer la grande variabilité des réponses à la caféine au cours de l'exercice.

## VI. Effets de la caféine sur le métabolisme musculaire

Les modifications métaboliques au niveau du muscle varient en fonction de la nature de l'exercice. Ainsi, lors d'épreuves brèves et intenses, seul le métabolisme anaérobie intervient. Lors des efforts prolongés, la glycolyse anaérobie est sollicitée la première car elle ne nécessite pas d'adaptation cardiovasculaire. Au bout d'environ 2 minutes d'exercice, la glycolyse aérobie se met en place au niveau du muscle. Lors d'exercices intenses et relativement longs, les deux métabolismes, aérobie et anaérobie, sont associés [96]. L'exercice musculaire intense induit un accroissement du flux glycolytique qui a pour conséquence une augmentation de la production d'acide lactique et une baisse du pH, responsables de l'apparition de la fatigue musculaire [97-101].

Les acides gras sont utilisés activement par le muscle au cours de l'exercice [38, 43-45, 102, 103], permettant ainsi l'économie du glycogène [104]. L'amélioration des performances après la prise de caféine au cours de l'exercice prolongé mettant en jeu le métabolisme aérobie a été attribuée à la stimulation de la lipolyse. L'hydrolyse des triglycérides du tissu adipeux [105, 106] accroît la concentration circulante des acides gras libres [34, 104, 107-111]. Toutefois, certaines études ne mettent pas en évidence d'augmentation de la concentration des acides gras libres après ingestion de la caféine [112-116]. Les effets de la caféine sur l'économie potentielle du glycogène musculaire ont fait l'objet de nombreuses études [43, 45, 111, 113, 117-121]. Ils ont permis de mettre en évidence, par exemple, que caféine, fructose et glucose, soit seuls, soit associés, ont un effet marqué sur l'économie de glycogène musculaire au cours d'un exercice cycliste [114]. De même, caféine et saccharose stimulent au même degré l'endurance mais n'ont pas d'effet synergique sur les performances [112]. Selon des travaux récents, l'ingestion de caféine une heure avant l'exercice diminue la glycogénolyse musculaire de 55 % environ au cours des 15 premières minutes d'exercice. Le glycogène épargné devient ainsi disponible pour les phases ultérieures d'exercice, retardant l'apparition de la phase d'épuisement [93]. Ce mécanisme est important, car la déplétion du glycogène musculaire pourrait être en grande partie responsable de la fatigue observée au cours des tests d'endurance [117-119, 122-124].

De plus, l'accroissement de l'utilisation du triacylglycérol intramusculaire et/ou des acides gras extramusculaires après l'ingestion de la caféine pourrait inhiber la glycolyse en modifiant en particulier les concentrations d'acétyl-coenzyme A et de citrate musculaire [93]. Cependant, l'augmentation de la concentration plasmatique d'acides gras libres induite par la caféine ne s'accompagne pas toujours d'une modification de l'utilisation des substrats par le muscle [115, 116]. Enfin, à haute altitude, la caféine augmenterait l'endurance par un mécanisme autre que celui de la mobilisation des acides gras puisqu'elle n'induit pas d'augmentation des concentrations plasmatiques de carnitine [49, 125]. Ce mécanisme n'est toutefois pas connu.

Au cours de l'exercice anaérobie, la caféine augmente les performances maximales des sujets pendant un test combinant force et vitesse [27] mais non dans d'autres types d'exercice aérobie [26]. Elle augmente également la production de lactate par le muscle, quel que soit le degré d'entraînement des sujets. Ce phénomène pourrait refléter la potentialisation par la caféine de la glycogénolyse musculaire et/ou de l'augmentation de la libération de lactate [24]. Toutefois, ces données sont en contradiction avec l'économie de glycogène musculaire rapportée dans d'autres études [43, 45].

Certains auteurs suggèrent que seuls les athlètes bien entraînés peuvent tirer des avantages de l'utilisation de la caféine [24-26, 106, 126]. Cependant, les athlètes de très haut niveau ont déjà, en raison de leur entraînement intensif, une activité lipolytique stimulée et une augmentation de la taille et de la densité de leurs mitochondries [117]. De même, chez le rat entraîné à des exercices d'endurance, la caféine ne modifie pas les concentrations plasmatiques d'acides gras libres et l'utilisation du glycogène musculaire ou hépatique [127].

## VII. Effets de la caféine sur les catécholamines plasmatiques

La caféine augmente aussi la production de catécholamines plasmatiques au cours et en fin d'exercice [44, 85, 111]. L'implication des catécholamines est essentielle car elle permet à l'organisme de s'adapter au stress engendré par l'exercice physique. En effet, elles contribuent à un certain nombre de processus critiques incluant la glycogénolyse, le prélèvement de glucose, la gluconéogénèse, la lipolyse du muscle et du tissu adipeux, la contractilité musculaire, les réponses inotropes et chronotropes du cœur et les ajustements circulatoires [128].

Toutefois, dans ces domaines, les résultats des études sont plutôt contradictoires. Ainsi, la caféine accroît les concentrations plasmatiques de dopamine et de noradrénaline après 60 minutes d'exercice, alors que la concentration en acides gras n'est supérieure à la normale qu'à 15 minutes, temps auquel le quotient respiratoire est diminué [44]. D'autres auteurs n'ont pas noté de modification ni de l'adrénalinémie ou de la noradrénalinémie plasmatiques ni du quotient respiratoire 90 minutes après l'effort sous caféine bien que la lipacidémie soit plus élevée après 60 minutes d'exercice [105]. Par contre, selon un autre travail, la caféine augmente sélectivement l'adrénaline plasmatique et les teneurs en acides gras libres pendant l'exercice peu intense et prolongé au froid, alors qu'elle est sans effets sur le quotient respiratoire [118]. Enfin, lorsque tous ces paramètres sont pris en compte, la caféine à haute dose (9 mg/kg) augmente sélectivement l'adrénaline et le glycérol plasmatiques, sans changer la noradrénaline, les acides gras et le quotient respiratoire [48].

## VIII. Interactions entre le régime alimentaire et les effets de la caféine sur l'activité sportive

Weir *et al.* [129] ont suggéré que les résultats discordants concernant les effets de la caféine sur l'activité sportive pourraient être liés à la variabilité du régime alimentaire des individus avant l'exercice, variabilité qui modifierait leur réponse à la caféine. En effet, puisque la caféine induit une mobilisation des acides gras [37, 96-107], le régime alimentaire préalable à l'absorption de caféine et à l'exercice pourrait jouer un rôle non négligeable. Ainsi, Weir *et al.* [129] ont testé les interactions entre la prise de caféine et des repas ou des régimes alimentaires riches en graisses ou en glucides. Les acides gras plasmatiques sont les plus élevés après l'ingestion de caféine seule et les plus faibles après un repas riche en graisses avec ou sans caféine. Par contre, l'augmentation de la lipacidémie induite par la caféine est totalement inhibée par un régime riche en glucides suivi d'un repas lui-même riche en glucides. Il apparaît donc clairement que l'état nutritionnel de l'individu, en particulier les réserves glucidiques peuvent influer très fortement sur la réponse métabolique à la caféine. Par conséquent, il est fort probable que les effets bénéfiques potentiels de la caféine sur la mobilisation lipidique soient inhibés chez les athlètes entraînés puisqu'ils ont en général un régime alimentaire très riche en glucides avant les compétitions [129].

Enfin, les effets de la caféine sur les performances physiques sont fortement atténués chez les consommateurs habituels de café ou de caféine [44, 111]. Ainsi, il apparaît que les athlètes qui souhaitent potentialiser les effets de la caféine au cours d'un exercice prolongé devraient s'abstenir de consommer de la caféine dans les quatre jours qui précèdent, pour éviter les phénomènes de tolérance [44]. Il semble préférable d'absorber la caféine trois à quatre heures avant l'effort, au moment du pic de concentration plasmatique des acides gras libres [129], plutôt qu'une heure avant l'effort, car seul le pic de concentration plasmatique de caféine est atteint [39].

**En conclusion, les effets de la caféine sur l'activité sportive, les performances et l'endurance sont contradictoires et très difficiles à interpréter. Tout d'abord, le nombre d'études bien standardisées est insuffisant pour tirer des conclusions claires sur l'efficacité réelle du café et de la caféine sur les performances sportives. De plus, les divers types d'activité physique concernés sont nombreux et pratiqués à différents niveaux d'intensité pendant des durées très variables. Il est possible que la caféine soit bénéfique seulement pour quelques activités sportives pratiquées dans des conditions bien définies. Dans l'état actuel des connaissances, il semble plutôt que le bénéfice qu'on puisse tirer de l'ingestion de caféine avant une épreuve sportive soit indirect, vraisemblablement lié aux effets centraux de la caféine, en particulier sur la vigilance et l'humeur.**

## RÉFÉRENCES

1. Van Handel PV. Caffeine. In : MH Williams Ed. *Ergogenic Aids in Sport. Human Kinetics Publishers,* Champaign, Illinois, 1983, 128-163.
2. Brooks GA, Fahey DT. *Exercise Physiology : Human Bioenergetics and its Applications.* New York, John Wiley and Sons, 1984.
3. Delbecke FT, Debackere M. Caffeine : Use and abuse in sports. *Int J Sports Med* 1984 ; 5 : 179-182.
4. Arnold MA, Carr DB, Togasaki DM, Pian MC, Martin JB. Caffeine stimulates beta-endorphin release in blood but not in cerebrospinal fluid. *Life Sci* 1982 ; 31 : 1017-1024.

5. Rossier J, French ED, Rivier C, Ling N, Guillemin R, Bloom FE. Foot-shock induced stress increases beta-endorphin levels in blood but not brain. *Nature* 1977 ; 270 : 618-620.
6. Powers SK, Dodd S. Caffeine and endurance performance. *Sports Med* 1985 ; 2 : 165-174.
7. Calhoun WH. Central nervous stimulants. In : E Furchgot Ed. *Pharmacological and Biophysical Agents and Behavior*, Academic Press, New York, 1971 ; 181-268.
8. Jurisic B, Randic S. HPLC method for the determination of methylxanthines : application to the control of caffeine misuse in sport. *Farmaceutski Glasnik* 1990 ; 46 : 61-71.
9. Burg A. Physiological disposition of caffeine. *Drug Metab Rev* 1975 ; 4 : 199-228.
10. Stamford B. Caffeine and athletes. *Physician Sports Med* 1989 ; 17 : 193-194.
11. Van Der Merwe PJ, Müller FR, Müller FO. Caffeine in sport. Urinary excretion of caffeine in healthy volunteers after intake of common caffeine-containing beverages. *South Afr Med J* 1988 ; 74 : 163-164.
12. Van der Merwe PJ, Luus HG, Barnard JG. Caffeine in sport. Influence of endurance exercise on the urinary caffeine concentration. *Int J Sports Med* 1992 ; 13 : 74-76.
13. James JE. Non-clinical applications. In : JE James Ed. *Caffeine and Health*, Academic Press, New York, 1991 ; 352-361.
14. Birkett DJ, Miners JO. Caffeine renal clearance and urine caffeine concentrations during steady state dosing. Implications for monitoring caffeine intake during sports events. *Br J Clin Pharmacol* 1991 ; 31 : 405-408.
15. Falk B, Burstein R, Rosenblum J, Shaprio Y, Zylber-Katz E, Bashan N. Effects of caffeine ingestion on body fluid balance and thermoregulation during exercise. *Can J Physiol Pharmacol* 1990 ; 68 : 889-892.
16. Gordon NF, Myburgh JL, Kruger PE, Kempff PG, Cilliers JF, Moolman J, Grobler HC. Effects of caffeine on thermoregulatory and myocardial function during endurance performance. *South Afr Med J* 1982 ; 62 : 644-647.
17. Piters KM, Colombo A, Olson HG, Butman SM. Effects of coffee on exercise-induced angina pectoris due to coronary artery disease in habitual coffee drinkers. *Am J Cardiol* 1985 ; 55 : 277-280.
18. MacIntosh BR, Barbee RW, Stainsby WN. Contractile response to caffeine of rested and fatigued skeletal muscle. *Med Sci Sports Exercise* 1981 ; 13 : 95.
19. Blyth CS, Allen EM, Lovingood B.W. Effects of amphetamine (dexedrine) and caffeine on subjects exposed to heat and exercise stress. *Res Quart* 1960 ; 31 : 553-559.
20. Bugyi GJ. The effects of moderate doses of caffeine on fatigue para-

meters in the forearm flexor muscles. *Am Correc Ther J* 1980 ; 34 : 49-53.
21. Asmussen E, Boje O. The effect of alcohol and some drugs on the capacity of work. *Acta Physiol Scand* 1948 ; 15 : 109-113.
22. Alles G, Feigen G. The influence of benzedrine on work decrement and patellar reflex. *Am J Physiol* 1942 ; 126 : 392-400.
23. Haldi J, Wynn W. Action of drugs on the efficiency of swimmers. *Res Quart* 1946 ; 17 : 96-101.
24. Collomp K, Ahmaidi S, Chatard JC, Audran M, Prefaut C. Benefits of caffeine ingestion on sprint performance in trained and untrained swimmers. *Eur J Appl Physiol* 1992 ; 64 : 377-380.
25. Butts N, Crowell O. Effect of caffeine ingestion on cardiorespiratory endurance in men and women. *Res O Exerc Sports* 1985 ; 56 : 301-305.
26. Collomp K, Ahmaidi S, Audran M, Chanal JL, Prefaut C. Effects of caffeine ingestion on performance and anaerobic metabolism during the Wingate Test. *Int J Sports Med* 1991 ; 12 : 439-443.
27. Anselme F, Collomp K, Mercier B, Ahmaidi S, Prefaut C. Caffeine increases maximal anaerobic power and blood lactate concentration. *Eur J Appl Physiol* 1992 ; 65 : 188-191.
28. Lopes JM, Aubier M, Jardin J, Aranda JV, MacKlem PT. Effect of caffeine on skeletal muscle function before and after fatigue. *J Appl Physiol* 1983 ; 54 : 1303-1305.
29. Eichler O, Klein HW, Stephan H. Kaffeewirkung bei sportlichen Übungen. *Arch Pharmakol Exp Pathol* 1949 ; 20b : 251-257.
30. Ganslen RV, Balke B, Nagle FJ, Phillips EE. Effects of some tranquilizing, analeptic and vasodilating drugs on physical work capacity and orthostatic tolerance. *Aerospace Med* 1974 ; 35 : 630-633.
31. Margaria R, Nghemo P, Rovelli E. The effect of some drugs on the maximal capacity of athletic performance in man. *Int Z Ang Physiol Einschl Arbeitphysiol* 1964 ; 20 : 281-287.
32. Dodd SL, Brooks E, Powers SK, Tulley R. The effects of caffeine on graded exercise performance in caffeine naive versus caffeine habituated subjects. *Eur J Appl Physiol* 1991 ; 62 : 424-429.
33. Foltz EE, Schriffrin MJ, Ivy AC. The influence of amphetamine (Benzedrine) sulfate and caffeine on the performance of rapidly exhausting work by untrained subjects. *J Lab Clin Med* 1943 ; 28 : 601-603.
34. Perkins R, Williams MH. Effect of caffeine upon maximal muscular endurance of females. *Med Sci Sports* 1975 ; 7 : 221-224.
35. Powers SK, Byrd RJ, Tulley R, Callender T. Effects of caffeine ingestion and metabolism and performance during graded exercise. *Eur J Appl Physiol Occup Physiol* 1983 ; 50 : 301-307.
36. Rodrigues LOC, Russo AK, Silva AC, Picarro IC, Silva FRPT, Zogaib PSM, Soares DD. Effects of caffeine on the rate of perceived exertion. *Brazilian J Med Biol Res* 1990 ; 23 : 965-968.
37. Foltz E, Ivy A, Barboka C. The influence of amphetamine (Benzedrine)

sulfate, D-desoxyephedrine hydrochloride (Pervitan) and caffeine upon work output and recovery when rapidly exhausting work is done by trained subjects. *J Lab Clin Med* 1943 ; 28 : 603-606.
38. Toner MM, Kirkendall DT, Delio DJ, Chase JM, Ckary PA, Fox EL. Metabolic and cardiovascular responses to exercise with caffeine. *Ergonomics* 1982 ; 25 : 1175-1183.
39. Flinn S, Gregory J, McNaughton LR, Tristan S, Davies P. Caffeine ingestion prior to incremental cycling to exhaustion in recreational cyclists. *Int J Sports Med* 1990 ; 11 : 188-193.
40. Williams JH, Barnes WS, Gadberry WL. Influence of caffeine on force and EMG in rested and fatigued muscle. *Am J Phys Med* 1987 ; 66 : 169-183.
41. Wadler GI, Hainline B. *Drugs and the Athlete. Part 2 : Drugs of Abuse in Sports-Caffeine* 1987 ; 107-111.
42. Bergland B, Hemmingson P. Effects of caffeine ingestion on exercise performance at low and high altitude in cross-country skiers. *Int J Sports Med* 1982 ; 3 : 234-236.
43. Costill DL, Dalsky G, Fink W. Effects of caffeine ingestion on metabolism and exercise performance. *Med Sci Sports Exerc* 1978 ; 10 : 155-158.
44. Fisher SM, McMurray RG, Berry M, Mar MH, Forsythe WA. Influence of caffeine on exercise performance in habitual caffeine users. *Int J Sports Med* 1986 ; 7 : 276-280.
45. Ivy JL, Costhill DL, Fink WJ, Lower RW. Influence of caffeine and carbohydrate feeding on endurance performance. *Med Sci Sports Exerc* 1979 ; 11 : 6-11.
46. Rivers W, Webber H. The action of caffeine on the capacity for muscular work. *J Physiol* 1907 ; 36 : 33-47.
47. Falk B, Burstein R, Ashkenazi I, Spilberg O, Alter J, Zylber-Katz E, Rubinstein A, Bashan N, Shapiro Y. The effect of caffeine ingestion on physical performance after prolonged exercise. *Eur J Appl Physiol* 1989 ; 59 : 168-173.
48. Graham TE, Spriet LL. Performance and metabolic responses to a high caffeine dose during prolonged exercise. *J Appl Physiol* 1991 ; 71 : 2292-2298.
49. Fulco CS, Rock PB, Trad LA, Rose MS, Forte VA Jr, Young PM, Cymerman A. The effect of caffeine (CAF) on endurance time exhaustion (ETX) at high altitude (HA) (Abstract). *FASEB* 1989 ; 3 : A987.
50. Bianchi P. Pharmacological action on excitation-contraction coupling in striated muscle. *Fed Proc* 1968 ; 27 : 126-131.
51. Blinks JR, Olson CB, Jewell BR, Braveny P. Influence of caffeine and other methylxanthines on mechanical properties of isolated mammalian heart muscle. Evidence for a dual mechanism of action. *Circ Res* 1972 ; 30 : 367-392.
52. Chapman RA, Leoty C. The time-dependent and dose-dependent effects

of caffeine on the contraction of the ferret heart. *J Physiol (London)* 1965 ; 256 : 287-314.
53. Chapman A, Miller DJ. The effects of caffeine on the contraction of the frog heart. *J Physiol (London)* 1974 ; 242 : 589-613.
54. Fabiato A, Fabiato F. Calcium release from sarcoplasmic reticulum. *Circ Res* 1977 ; 40 : 119-129.
55. Huerta M, Stefani E. Potassium and caffeine contractures in fast and slow muscle of the chicken. *J Physiol (London)* 1981 ; 318 : 181-189.
56. Isaacson A, Hinkes MJ, Taylor SR. Contracture and twitch potentiation of fast and slow muscles at 20 and 37 °C. *Am J Physiol* 1970 ; 218 : 33-41.
57. Lüttgau HC, Oetliker H. The action of caffeine on the activation of the contractile mechanism in striated muscle fibers. *J Physiol (London)* 1968 ; 194 : 51-74.
58. Niedergerke R, Page S. Analysis of caffeine action in single trabeculae of the frog heart. *Proc R Soc London B* 1981 ; 213 : 303-324.
59. Sandow A, Brust M. Caffeine potentiation of twitch tension in frog sartorius muscle. *Biochem Z* 1966 ; 345 : 232-247.
60. Thorpe WR, Seeman P. The site of action of caffeine and procaine in skeletal muscle. *J Pharmacol Exp Ther* 1971 ; 179 : 324-330.
61. Wendt IR, Stephenson DG. Effects of caffeine on Ca-activated force production in skinned cardiac and skeletal muscle fibers of the rat. *Pflügers Arch* 1983 ; 398 : 210-216.
62. Ebashi S, Endo M. Calcium ion and muscle contraction. *Prog Biophys Mol Biol* 1968 ; 18 : 125-183.
63. Endo M. Calcium release fom the sarcoplasmic reticulum. *Physiol Rev* 1977 ; 57 : 71-108.
64. Endo M, Tanaka M, Ogawa Y. Calcium induced release of calcium from sarcoplasmic reticulum of skinned skeletal muscle fibers. *Nature* 1970 ; 228 : 34-36.
65. Fabiato A, Fabiato F. Excitation contraction coupling of isolated cardiac fibers with disrupted or closed sarcolemmas : calcium dependent cyclic and tonic contractions. *Circ Res* 1972 ; 31 : 293-307.
66. Stephenson EW. Activation of fast skeletal muscle : contribution of studies on skinned fibers. *Am J Physiol* 1981 ; 240 : C1-C9.
67. De Beer EM, Van Den Brink JW, Wilhelm AJ, Schierek P, Van Kaam FAM, Caljouw CJ, Blange T. Calcium sensitivity of force development in skinned heart muscle of the rabbit (Abstract). *J Muscle Res Cell Motil* 1986 ; 7 : 79.
68. Endo M. Stretch-induced increase in activation of skinned muscle fibres by calcium. *Nature New Biol*, 1972 ; 237 : 211-213.
69. Fabiato A, Fabiato F. Dependence of the contractile activation of skinned cardiac cells on the sarcomere length. *Nature* 1975 ; 256 : 54-56.
70. Kentish JC, Ter Keurs HEDJ, Ricciardi L, Bucx JJJ, Noble MIM. Comparison between the sarcomere length-force relations of intact and

skinned trabeculae from rat right ventricle. Influence of calcium concentrations on these relations. *Circ Res* 1986 ; 58 : 755-768.
71. Moss RL, Swinford AE, Greaser ML. Alterations in the $Ca^{2+}$ sensitivity of tension development by single skeletal muscle fibers. *Biophys J* 1982 ; 43 : 115-119.
72. Stephenson GD, Williams DA. Effects of sarcomere length on the force-pCa relation in fast- and slow-twitched skinned muscle fibers of the rat. *J Physiol (London)* 1982 ; 333 : 637-653.
73. Stienen GJM, Gueth K, Rüegg JC. Force and force transients in skeletal muscle fibers of the frog skinned by freeze-drying. *Pflügers Arch* 1983 ; 397 : 272-276.
74. De Beer EL, Gründeman RLF, Wilhelm AJ, Caljouw CJ, Klepper D, Schiereck P. Caffeine suppresses length dependency of $Ca^{2+}$ sensitivity of skinned striated muscle. *Am J Physiol* 1988 ; 254 : C491-C497.
75. Duncan CJ, Smith JL. The action of caffeine in promoting ultrastructural damage in frog skeletal muscle fibers : evidence for the involvement of the calcium-induced release of calcium from the sarcoplasmic reticulum. *Naunyn-Schmiedebergs Arch Pharmacol* 1978 ; 305 : 159-166.
76. Breckinridge BM, Burn JH, Matshinsky FM. Theophylline, ephedrine and neostigmine facilitation on neuromuscular transmission. *Proc Natl Acad Sci USA* 1967, 57 : 1893-1897.
77. Daly MJ, Bruns RF, Snyder SH. Adenosine receptors in the central nervous system : relationship to the central action of methylxanthines. *Life Sci* 1981 ; 28 : 2083-2097.
78. Varagic VM, Zugic M. Interaction of xanthine derivatives, catecholamines and glucose-6-phosphate on the isolated phrenic nerve diaphragm preparation of the rat. *Pharmacology* 1971 ; 5 : 275-286.
79. Waldeck B. Sensitization by caffeine of central catecholamine receptors. *J Neural Transm* 1973 ; 34 : 61-72.
80. Wilson DF. Effects of caffeine on neuromuscular transmission in the rat. *J Appl Physiol* 1975 ; 25 : 695-704.
81. Connett RJ, Ugol LM, Hammack MJ, Hays ET. Twitch potentiation and caffeine contractures in isolated rat soleus muscle. *Comp Biochem Physiol* 1983 ; 74C : 349-354.
82. Yamaguchi T. Caffeine induced potentiation of twitches in frog single muscle fibers. *Jpn J Physiol* 1975 ; 25 : 695-704.
83. Rall TW. Central nervous stimulants. The xanthines. In : AG Gilman, L Goodman, A Gilman, Ed. *The Pharmacological Basis of Therapeutics, 6th*. MacMillan, New York, 1980 ; 592-607.
84. Hirsch K. Central nervous system pharmacology of the dietary methylxanthines. In : GA Spiller Ed. *The Methylxanthines Beverages and Foods : Chemistry, Consumption and Health Effects*. Alan R. Liss Inc., New York, 1884 ; 235-301.
85. Collomp K, Caillaud C, Audran M, Chanal JL, Prefaut C. Influence de la prise aiguë ou chronique de caféine sur la performance et les caté-

cholamines au cours d'un exercice maximal. *C R Soc Biol* 1990 ; 184 : 87-92.
86. Huidoboro F, Amenbar E. Effectiveness of caffeine (1,3,7-trimethylxanthine) against fatigue. *J Pharmacol Exp Ther* 1945 ; 84 : 82-84.
87. Brownell AKW, Szabo M. The *in-vitro* caffeine contracture test : influence of the muscle histochemical profile on test results. *Can Anaest Soc J* 1982 ; 29 : 218-221.
88. Deuster PA, Bockman EL, Muldoon SM. *In vitro* responses of cat skeletal muscle to halothane and caffeine. *J Appl Physiol* 1985 ; 58 : 521-527.
89. Huerta M, Stefani E. Potassium and caffeine contractures in fast and slow muscles of the chicken. *J Physiol (London)* 1981 ; 318 : 181-189.
90. Nelson T, Schochet SS Jr. Malignant hyperthermia : A disease of specific myofiber type? *Can Anaest Soc J* 1982 ; 29 : 163-167.
91. Singh YN, Dryden WF. Isometric contractile properties and caffeine sensitivity of the diaphragm, EDL and soleus in the mouse. *Clin Exp Pharmacol Physiol* 1989 ; 16 : 581-589.
92. Grimby L, Hannerz J. Firing rate and recruitement order of toe extensor motor units in different modes of voluntary contraction. *J Physiol (London)* 1977 ; 264 : 865-879.
93. Spriet LL, MacLean DA, Dyck DJ, Hultman E, Cederblad G, Graham TE. Caffeine ingestion and muscle metabolism during prolonged exercise in humans. *Am J Physiol* 1992 ; 262 : E891-E898.
94. Webb-Johnson DC, Andrews JL Jr. Bronchodilator therapy. *N Engl J Med* 1977 ; 297 : 758-759.
95. Fredholm BB. Effects of methylxanthines on skeletal muscle and respiration. In : GA Spieller Ed. *The Methylxanthines Beverages and Foods : Chemistry, Consumption and Health Effects*. Alan R. Liss Inc., New York, 1884 ; 365-375.
96. Williams MH, Ryan AJ, Allman FL. Drugs and sports performances. *Sports Med* 1987 ; 2 : 183-210.
97. Bertocci LA, Fleckenstein JL, Antonio J. Human muscle fatigue after glycogen depletion : a $^{31}$P magnetic resonance study. *J Appl Physiol* 1992 ; 73 : 75-81.
98. Cady EB, Jones DA, Lynn J, Newham DJ. Changes in force and intracellular metabolites during fatigue in human skeletal muscle. *J Physiol (London)* 1990 ; 418 : 311-325.
99. Miller RG, Boska MD, Moussavi RS, Carson PJ, Weiner MW. $^{31}$P nuclear magnetic resonance studies of high energy phosphates and pH in human muscle fatigue. *J Clin Invest* 1988 ; 81 : 1190-1196.
100. Wilkie DR. Muscular fatigue : effects of hydrogen ions and inorganic phosphate. *Fed Proc* 1986 ; 45 : 2921-2923.
101. Wilson JR, McCully KK, Mancini DM, Boden B, Change B. Relations-

hip of muscular fatigue to pH and diprotonated $P_{ii}$ in humans : a $^{31}P$ NMR study. *J Appl Physiol* 1988 ; 2333-2339.
102. Forsythe WA, Fischer S, Mar MH, McMurray RG. Effects of caffeine and caffeine deprivation on exercise performance and catecholamine levels in young women (Abstract). *Fed Proc* 1986 ; 3 : 617.
103. Wilcox AR. Effects of caffeine and exercise on body fat levels in the rat. *Int J Sports Med* 1985 ; 6 : 322-324.
104. Bellet S, Kershbaum A, Roman L. Effect of cola drinks on serum free fatty acids. *Arch Environm Health* 1968 ; 17 : 803-806.
105. Robison GA, Butcher RW, Sutherland EW. Cyclic AMP. *Annu Rev Biochem* 1968 ; 37 : 149-174.
106. Severson DL. Regulation of lipid metabolism in adipose tissue and heart. *Can J Physiol Pharmacol* 1979 ; 57 : 923-937.
107. Acheson KJ, Zahorska-Markiewicz B, Anatharamum K, Jequier E. Caffeine and coffe : their influence on metabolic rate and substrate utilization in normal weight and obese individuals. *Am J Clin Nutr* 1980 ; 33 : 989-997.
108. Bellet S, Kershbaum A, Finck EM. Response of free fatty acids to coffee and caffeine. *Metabolism* 1968 ; 17 : 702-707.
109. Chad K, Quigley B. The effects of substrate utilization, manipulated by caffeine, on post-exercise oxygen consumption in untrained female subjects. *Eur J Appl Physiol* 1989 ; 59 : 48-54.
110. Tarnopolsky MA, Atkinson SA, MacDougall JD, Sale DG, Sutton JR. Physiological responses to caffeine during endurance training in habitual caffeine users. *Med Sci Sports Exerc* 1989 ; 21 : 418-424.
111. Essig D, Costill DL, Van Handel PJ. Effects of caffeine ingestion on utilization of muscle glycogen and lipid during the ergometer cycling. *Int J Sports Med* 1980 ; 1 : 86-90.
112. Sasaki H, Maeda J, Usui S, Ishiko T. Effect of sucrose and caffeine ingestion on performance of prolonged strenuous running. *Int J Sports Med* 1987 ; 8 : 261-265.
113. Sasaki H, Takaoka I, Ishiko T. Effects of sucrose and caffeine ingestion on running performance and biochemical responses to endurance running. *Int J Sports Med* 1987 ; 8 : 203-207.
114. Erickson MA, Scwartzkopf RJ, McKenzie RD. Effects of caffeine, fructose, and glucose ingestion on muscle glycogen utilization during exercise. *Med Sci Sports Exerc* 1987 ; 19 : 579-583.
115. Knapik JJ, Jones BH, Toner MM, Daniels WL, Evans WJ. Influence of caffeine on serum substrate changes during running in trained and untrained individuals. *Biochem Exerc* 1983 ; 13 : 514-519.
116. Wells CL, Schrader TA, Stern JR, Krahenbuhl GS. Physiological responses to a 20-mile run under three fluid replacement treatments. *Med Sci Sports Exerc* 1985 ; 17 : 364-369.
117. Essig DA, White TP. Effects of caffeine on glycogen and triglyceride

concentration in the soleus and plantaris muscles of the exercising rat (Abstract). *Fed Proc* 1981 ; Suppl. : 513.
118. Rennie M, Winder WW, Halloszy IO. A sparing effect of increased free fatty acids on muscle glycogen content in exercising rats. *Biochem J* 1976 ; 156 : 647-655.
119. Leblanc J, Jobin M, Cote J, Samson P, Labrie A. Enhanced metabolic response to caffeine in exercise-trained human subjects. *J Appl Physiol* 1985 ; 59 : 832-837.
120. Casal DL, Léon AS. Failure of caffeine to affect substrate utilization changes during prolonged running. *Med Sci Sports Exerc* 1985 ; 17 : 174-179.
121. Giles D, MacLaren D. Effects of caffeine and glucose ingestion on metabolic and respiratory functions during prolonged exercise. *J Sports Sci* 1984 ; 2 : 35-46.
122. Ahlborg B, Bergström J, Edelund LG, Hultman E. Muscle glycogen and muscle electrolytes during prolonged physical exercise. *Acta Physiol Scand* 1967 ; 70 : 129-142.
123. Hermansen L, Hultman E, Saltin B. Muscle glycogen during prolonged severe exercise. *Acta Physiol Scand* 1967 ; 71 : 129-139.
124. Karlsson J, Saltin B. Diet, muscle glycogen, and endurance performance. *J Appl Physiol* 1971 ; 31 : 203-206.
125. Askew EW, Rose MS, Hashiro GM, Rock PB, Fulco CS. Carnitine excretion following exhaustive exercise at sea level and high altitude : influence of caffeine (Abstract). *FASEB* 1990 ; 4, Part I : A801.
126. Robertson D, Frolich J, Carr R, Watson J, Hollifield J, Shand D, Oates J. Effects of caffeine on plasma renin activity, catecholamines and blood pressure. *N Engl J Med* 1978 ; 298 : 181-186.
127. Arogyasami J, Yang HT, Winder WW. Effect of caffeine on glycogenolysis during exercise in endurance trained rats. *Med Sci Sports Exerc* 1989 ; 21 : 173-177.
128. Mazzeo RS. Catecholamine responses to acute and chronic exercise. *Med Sci Sports Exerc* 1991 ; 23 : 839-845.
129. Weir J, Noakes DT, Myburgh K, Adams B. A high carbohydrate diet negates the metabolic effects of caffeine during exercise. *Med Sci Sports Exerc* 1987 ; 19 : 100-105.

# Effets de l'ingestion chronique de café sur la reproduction et la fertilité

Astrid Nehlig et Gérard Debry

Les effets d'une exposition chronique à la caféine au cours de la gestation et de la lactation sur la reproduction et la fertilité ont fait récemment l'objet de revues détaillées aussi bien chez l'animal [1-6] que dans l'espèce humaine [6-8].

Les résultats de l'étude des effets de la caféine sur la reproduction et la fertilité chez l'animal sont variables en raison de la différence des taux du métabolisme de la méthylxanthine dans les différentes espèces utilisées, de la durée de la gestation et de celle du traitement par la caféine. De plus, la voie d'administration ainsi que la dose contribuent également à la disparité des résultats [6, 9].

Comme les effets propres de la consommation de café au cours de la grossesse sont difficiles à dissocier de ceux des autres facteurs de risque pour le développement du fœtus, tels que le tabac et l'alcool notamment, mais aussi la malnutrition [7], les résultats des études concernant les effets du café sur la reproduction humaine sont d'interprétation malaisée. De plus, il est important de tenir compte de la variation éventuelle de la consommation de café au cours de la grossesse, car de nombreuses femmes ont tendance à réduire leur consommation de café au cours de cette période [10-13], probablement en raison de l'accroissement important de la demi-vie de la caféine durant la gestation (de 3,5 à 6 heures chez l'homme ou la femme adultes à 10,5 heures chez la femme enceinte) [14-18]. Enfin, certaines études n'ont tenu compte que de l'absorption de café en termes de prise de caféine au cours de la grossesse en négligeant les apports de caféine par des boissons gazeuses comme le coca-cola. De plus, la plupart des études ne prennent pas en compte le mode de préparation du café (café instantané, café-filtre, café de percolateur, café bouilli). Enfin, les autres constituants du café susceptibles d'exercer leurs effets propres comme le benzopyrène, l'acide chlorogénique et les antagonistes des récepteurs opiacés ne devraient pas être négligés [6, 19]. Selon des données nord-américaines, les femmes consomment en moyenne 99 à 270 mg de caféine par jour pendant la grossesse [19-22]. Le pourcentage de femmes qui continuent à consommer de la caféine (sous forme de café, thé, chocolat chaud ou coca-cola) au cours de leur grossesse est estimé à 69-79 % selon certaines études [19, 21, 23] et même 90 à 98 % selon d'autres auteurs [13, 21, 24]. La quantité de caféine ingérée croît inversement au niveau socio-éducatif des mères [13], et proportionnellement au poids corporel avant le début de la grossesse [13, 25], à l'âge de la mère [24], à la parité [13], ainsi qu'à la consommation d'alcool [13, 25] et de tabac [13, 20, 21, 25, 26].

## I. Effets sur la prématurité et l'avortement spontané

### 1. Études chez l'animal

Lorsque des rats ou des souris ingèrent jusqu'à 50 mg de caféine par kilo et par jour, ou jusqu'à l'équivalent de 8 tasses de café de percolateur ou de café soluble instantané, administrés par gavage, dans l'eau de boisson, la nourriture ou par injection intrapéritonéale ou sous-cutanée, et ceci pendant 3 semaines ou même sur plusieurs générations, la méthylxanthine n'a pas d'effet sur différents aspects de la reproduction [27-39]. À des doses plus élevées (60 à 300 mg de caféine par kilo et par jour), on observe un taux de résorption fœtal accru et une diminution du nombre de rats par portée [29-32, 34, 39-46]. Cependant, la caféine administrée aux doses de 10, 30 ou 60 mg par kilo et par jour pendant 2 ou 5 générations successives, accroît la mortalité néonatale chez le rat au fil des générations [37, 47]. Chez le singe, Gilbert *et al.* [48] ont observé des avortements et des animaux mort-nés aux deux doses utilisées, 10-15 et 25-35 mg de caféine par kilo et par jour, et ceci sur les deux générations traitées.

## 2. Études chez l'homme

La consommation de caféine a été associée à une incidence accrue d'avortements spontanés dans quelques études [9, 19, 21, 49, 50] mais pas dans d'autres [13, 25, 51].

Il est cependant très difficile de tirer des conclusions claires des études réalisées sur la relation entre la consommation de caféine et l'avortement spontané. Sur 3 135 femmes enceintes, Srisuphan et Bracken [19] observent un risque plus élevé d'avortement au cours du premier et du second trimestre de la grossesse chez celles qui consomment plus de 151 mg de caféine par jour par rapport à celles qui en absorbent entre 0 et 150 mg. Les auteurs considèrent qu'une dose de caféine inférieure à 150 mg serait insuffisante pour provoquer des morts fœtales en interférant avec la division et la croissance cellulaires ainsi qu'avec la circulation utéro-placentaire. D'autre part, ces femmes consommaient de la caféine à dose modérée ou élevée principalement en buvant du café. Les risques d'avortement spontané pourraient donc être attribués non seulement à la caféine mais également aux autres composants du café, tels que le benzopyrène, l'acide chlorogénique et les ligands opiacés. De plus, les femmes qui ont spontanément avorté étaient âgées de plus de 30 ans en général, avaient été enceintes dans les 6 mois suivant leur précédente grossesse et avaient subi une chirurgie gynécologique. Enfin, de nombreuses variables telles que tabac, alcool, parité etc., n'ont pas été contrôlées dans cette étude [19].

Furuhashi *et al.* [50] ont réalisé une étude sur 9 921 femmes japonaises enceintes et ont fait état d'une augmentation du taux d'avortements spontanés de 1,2 à 2 % chez les femmes qui ont consommé plus de 5 tasses de café quotidiennes au cours de leur grossesse. Cependant, dans cette étude, comme dans la précédente [19], la consommation de tabac n'a pas été contrôlée.

De même, Weathersbee *et al.* [9] ont observé une augmentation des avortements spontanés, des naissances prématurées et des enfants mort-nés chez 15 femmes sur 16 consommant plus de 600 mg de caféine par jour (environ 4 tasses de café) et dont le conjoint absorbait également plus de 500 mg de caféine par jour. Un pourcentage important de grossesses à problèmes a également été rapporté dans cette étude, lorsque la femme consommait moins de 400 mg de caféine par jour et le mari plus de 600. Cependant, l'échantillon de population étudié est trop réduit et la consommation de tabac et d'alcool n'a pas été prise en compte dans cette étude, sous prétexte que la population étudiée appartenait aux Mormons dont les croyances religieuses interdisent la consommation de tabac et d'alcool. Il faut toutefois noter que la religion mormone interdit également le café, ce qui n'a pas empêché les auteurs de trouver une consommation régulière de café dans 133 familles. De plus, ces données ont été collectées rétrospectivement, donc des biais ont pu intervenir dans l'analyse de la consommation de café des femmes au cours de leur grossesse, en particulier parce qu'elles ont pu tenter de chercher des explications à leurs problèmes de grossesse.

À l'inverse, d'autres études n'ont pas mis en évidence de corrélation entre la consommation de caféine, l'avortement spontané ou la prématurité [13, 25, 51, 52], mais, là encore, d'autres facteurs de risque comme l'âge de la mère et la consommation de tabac ou de drogue ne semblent pas toujours avoir été parfaitement contrôlés, alors qu'il est bien connu que la consommation de café, de nicotine et d'alcool est corrélée positivement dans la population en général [53], y compris chez les femmes au cours de la grossesse [54]. Watkinson et Fried [13] n'ont pas trouvé de différence dans la prise moyenne de caféine chez les femmes qui ont fait des fausses-couches et celles qui ont eu des naissances normales, bien que le pourcentage de femmes buvant du café soit plus élevé dans le groupe des femmes ayant fait des fausses-couches. Les autres études n'ont pas mis en évidence de relation entre consommation de café et avortement spontané.

Dans les études plus récentes [55-60], les variables telles que la consommation de tabac et d'alcool en particulier, ainsi que d'autres facteurs d'erreur ont été mieux contrôlés. L'association entre la consommation de café et la prématurité semble très faible [56, 58], voire même inexistante [55, 59, 60]. La relation entre consommation de café et avortement spontané est assez faible, bien que statistiquement significative. On peut considérer que 11 % des avortements spontanés seraient à attribuer au tabac, 5 % à l'alcool et seulement 2 % au café [57].

La rupture prématurée des membranes amniotiques avant la 37$^e$ semaine d'âge gestationnel est une des causes les plus communes d'accouchement prématuré. Toutefois, peu d'études épidémiologiques se sont intéressées à ce problème. Dans un travail récent concernant 307 naissances prématurées avec rupture des membranes et 488 naissances prématurées simples, comparées à 2 252 naissances à terme, Williams et al. [59, 60] ont mis en évidence que le risque de rupture prématurée des membranes augmente d'un facteur 2,2 chez les femmes qui ont consommé au moins 3 tasses de café par jour pendant le premier trimestre de la grossesse par rapport à celles qui en ont bu 2 ou moins. De plus, parmi les consommatrices de café, les auteurs ont noté un gradient dose-réponse avec un accroissement du risque de rupture prématurée des membranes de 38 % pour chaque tasse de café quotidienne supplémentaire. Toutefois, la consommation de café, même élevée, n'est pas associée à la prématurité simple, sans rupture des membranes. Les auteurs concluent que les résultats de cette étude, dans laquelle les diverses sources potentielles d'erreurs dans l'interprétation ont été contrôlées, en particulier la consommation de tabac, qui augmente le risque de prématurité avec ou sans rupture des membranes, devraient inciter les obstétriciens à déconseiller aux femmes enceintes le tabac ainsi que la consommation de quantités importantes de café au cours de la grossesse [59, 60].

Au regard de ces résultats, plusieurs revues récentes [61-63] déclarent qu'il reste nécessaire de faire des études complémentaires bien contrôlées avant de pouvoir corréler la consommation de café ou de caféine à un risque d'avortement spontané. Ceci est d'autant plus vrai que, récemment, Stein et Susser [64] ont évoqué la possibilité que les complications placentaires qui sont souvent la cause des accidents de la reproduction [63, 65, 66] pourraient avoir une influence sur la consommation de café de la femme enceinte. En effet, les nausées sont plus fréquentes chez les femmes qui donnent naissance à des enfants apparemment bien portants que chez celles qui font des fausses-couches ou donnent le jour à des enfants mort-nés [55, 67, 68]. Les nausées sont le reflet d'un accroissement normal de la concentration d'hormone gonadotrope chorionique [69] dont le taux est relié à la taille du placenta et inversement proportionnel au taux d'avortements spontanés [70]. Les femmes qui souffrent de nausées ont tendance à réduire leur consommation de café, ainsi que Fenster et al. [55] l'ont noté dans leur étude. De ce fait, Stein et Susser [64] ont émis l'hypothèse que la viabilité de la grossesse influencerait la consommation de café et de caféine plutôt que l'hypothèse inverse plus couramment admise que la consommation de café et de caféine influencerait la viabilité de la grossesse. Ainsi, une consommation de café non modifiée au cours de la grossesse serait une conséquence et non une cause du phénomène menant à l'interruption de grossesse. Si ces hypothèses s'avèrent exactes, alors bon nombre des allégations concernant l'association entre la consommation de café et les accidents de la reproduction reflèteraient des épiphénomènes. Le fait, comme le dit Leviton [63], qu'il est difficile à ce jour de trouver des preuves très convaincantes des effets néfastes éventuels de la consommation de café sur la reproduction humaine incite à considérer l'hypothèse de Stein et Susser [64] comme probablement valable.

## II. Effets sur le fœtus

Les propriétés physicochimiques de la caféine, en particulier son faible poids moléculaire, lui permettent de traverser facilement la barrière placentaire et d'entrer dans la circulation fœtale [71, 72]. La caféine est liposoluble et non ionisée au pH physiologique, de plus 75 à 85 % de la méthylxanthine sont libres aux concentrations plasmatiques habituellement rencontrées. Les concentrations fœtales de caféine sont directement proportionnelles à celles de la mère [46] et la distribution de la caféine entre sang maternel et sang fœtal est très rapidement équilibrée [31]. Cependant, pour qu'un composé chimique soit toxique, une concentration critique de la substance doit être atteinte pour induire des anomalies fonctionnelles [73, 74]. Ainsi, il semble qu'il faille atteindre, selon les auteurs, 60 à 100 mg/l dans le plasma maternel ou fœtal (correspondant à l'administration aiguë de 80 à 120 mg par kilo de caféine) pour induire des anomalies du développement [33, 39, 46, 75].

### 1. Effets sur le débit sanguin utéroplacentaire et fœtal

Les effets de la caféine sur le débit sanguin utéroplacentaire et fœtal ont été étudiés chez l'animal et chez l'homme. Chez la brebis gestante, la perfusion ou l'administration de caféine à la femelle gestante à des doses variant de 3,5 à 35 mg/kg ont induit une diminution significative [76, 77], transitoire dans l'une des études [77], du débit utéroplacentaire, accompagnée éventuellement d'une augmentation de la pression artérielle systémique moyenne. Ces variations sont toutefois de faible amplitude et donc peu susceptibles d'avoir des effets délétères sur le développement fœtal [62, 76, 77].

Chez la femme enceinte, Kirkinen *et al.* [78] ont étudié les effets de l'administration d'une dose de caféine de 200 mg. Le débit placentaire intervillositaire est diminué de 25 % chez les femmes normotendues alors que, déjà réduit par l'hypertension, il n'est pas modifié chez les femmes hypertendues. Toutefois, même chez les femmes normotendues, le débit sanguin placentaire n'est pas modifié par la caféine, du fait du système de régulation qui permet le maintien d'un débit sanguin fœtal normal. Toutefois, en raison de l'absence de méthodes de mesure non invasives du débit sanguin utéroplacentaire et fœtal, les effets de la caféine sur ces paramètres n'ont pas été davantage explorés. Il reste donc nécessaire de compléter ces informations limitées aux effets d'une seule dose modérée de caféine [78] par des études plus approfondies qui permettront de préciser les effets de la caféine sur la circulation utéroplacentaire et fœtale [62].

## 2. Effets sur le rythme cardiaque

Chez le rat, l'administration aiguë d'une dose de 100 mg de caféine à la mère au 21e jour de la gestation induit une tachycardie chez la mère et le fœtus. Les effets de la caféine sur l'électrocardiogramme sont plus marqués chez le fœtus que chez la mère et sont observés 30 minutes environ après la réaction maternelle [79]. Wilson *et al.* [77] ont montré que le fœtus de mouton était plus sensible à la caféine que sa mère car la tachycardie induite par l'administration de 35 mg/kg de caféine persiste plus longtemps chez le fœtus que chez la mère, bien que les concentrations circulantes de caféine diminuent. Par contre, l'injection de 3,5 mg/kg de caféine à la brebis gestante est sans effets sur le rythme cardiaque maternel et fœtal [77]. De même, chez l'embryon de poulet, l'administration aiguë de caféine induit des augmentations de la contractilité et de la résistance des vaisseaux au stade 24, soit au 4e jour de l'embryogénèse [80]. D'autres auteurs suggèrent même que les anomalies cardiaques induites par la caféine pourraient avoir un effet toxique direct sur l'embryon de poulet [81, 82]. Selon ces auteurs, le délai d'apparition de la tachycardie consécutive à l'administration de caféine pourrait être relié à une légère augmentation de la pression atriale et/ou à une libération d'adrénaline et de noradrénaline agissant sur les récepteurs bêta-adrénergiques du cœur embryonnaire [81, 82].

Dans l'espèce humaine, les résultats des travaux qui concernent les effets de la caféine sur le rythme cardiaque embryonnaire sont contradictoires. Le rythme cardiaque serait réduit par la caféine chez le fœtus *in utero* [83], alors que les travaux réalisés *in vitro* démontrent l'augmentation, dose- et âge-dépendante, de la contractilité et du rythme cardiaques ainsi que de la vélocité du sang en réponse à la caféine [23, 84-86]. Dans ces études, les cœurs fœtaux ont été prélevés sur des fœtus sains après avortement légal. La tachycardie induite par la méthylxanthine est maximale à 16 semaines, âge auquel elle est également accompagnée d'arythmies [84]. Cependant, ces conclusions doivent être examinées avec prudence en l'absence de déterminations précises de la correspondance entre les concentrations de caféine utilisées dans ces études et les concentrations plasmatiques résultant de la consommation de caféine par les femmes. De plus, les mécanismes par lesquels la tachycardie et les arythmies observées pourraient se transmettre au cœur du fœtus ainsi que leurs effets à court et à long terme ne sont pas clairement établis [62].

Il faut de plus prendre en compte le fait que les concentrations de caféine auxquelles le fœtus peut être exposé *in utero* (si l'on excepte une consommation réellement excessive de la mère) sont très inférieures à celles qui sont utilisées en clinique dans le traitement de l'apnée du prématuré. Par conséquent, selon l'expérience clinique issue du traitement des apnées, le fœtus (toutefois uniquement au cours des derniers mois de la grossesse) devrait bien résister aux effets systémiques liés à une consommation maternelle non excessive de caféine [62].

## 3. Effets sur l'activité respiratoire

La caféine agit sur les mouvements respiratoires fœtaux. Chez le fœtus de mouton, l'administration aiguë de caféine induit une augmentation immédiate et significative de l'activité respiratoire fœtale [87]. Par contre, l'administration aiguë de 200 mg de caféine n'a aucun effet sur ces paramètres [88].

Dans l'espèce humaine, la consommation régulière de quantités élevées de caféine par la mère (plus de 500 mg de caféine par jour) est associée à une stimulation de l'activité respiratoire fœtale. Cet effet n'apparaît pas si l'ingestion chronique de caféine est plus modérée (moins de 250 mg par jour). La consommation maternelle régulière de caféine double la fréquence de l'activité respiratoire fœtale. L'effet est similaire, que la mère ait ingéré du café normal ou du café décaféiné. Aussi les auteurs suggèrent-ils que la respiration fœtale pourrait être stimulée par des substances chimiques autres que la caféine, contenues dans le café [83].

## III. Effets sur le poids de naissance

### 1. Études chez l'animal

Lorsque la dose de caféine reste modérée, même si la méthylxanthine est administrée pendant de longues périodes, le poids des animaux à la naissance n'est pas altéré [27-30, 32, 34-37, 39, 45, 46]. La diminution du poids corporel et de la taille des jeunes rats à la naissance apparaît lorsque les mères consomment des quantités élevées de caféine, au moins l'équivalent de 8 tasses de café instantané par jour [29, 30, 32, 39, 43], sauf dans une étude où elle se manifeste également à la dose de 20 mg/kg [89]. Dans une autre, l'administration à des rats d'une quantité de caféine correspondant à 50 tasses de café quotidiennes n'a eu aucune conséquence sur le poids de naissance [35]. Toutefois, lors de la plupart des travaux utilisant des doses élevées de caféine, le poids corporel est plus faible à la naissance mais atteint des valeurs normales au bout de quelques jours [35, 90] ou de quelques semaines [35, 91]. Cependant, Groisser et al. [91] ont enregistré des réductions transitoires de même ordre de grandeur du poids du corps, du foie et du cerveau des rats à la naissance que les rats absorbent à la place de leur eau de boisson une solution de café instantané à 100 % (soit l'équivalent de 122 mg de caféine par kilo et par jour) ou 100 % de café décaféiné (soit uniquement 4,54 mg de caféine par kilo et par jour). Il est donc très probable que les effets du café sur le retard de croissance ainsi que sur d'autres paramètres, sont dus à la caféine mais aussi à certains de ses autres constituants chimiques. Enfin, chez le primate absorbant 10-15 ou 25-35 mg de caféine par kilo et par jour, la réduction du poids de naissance des singes, plus marquée chez les mâles, est dose-dépendante [48].

Si le traitement chronique par la caféine à la dose de 126 mg par kilo et par jour est poursuivi pendant deux générations chez le rat, la reproduction est normale à la première génération, mais les fœtus de la seconde génération sont plus petits et œdémateux [42]. De même, lorsque quatre générations de rats sont soumises à une ingestion chronique de café instantané ou décaféiné préparés selon diverses techniques et administrés à des doses cinq fois supérieures à celles de la consommation humaine, le poids de naissance des animaux n'est diminué qu'avec des quantités très élevées de caféine [92, 93]. A la troisième génération se produit une hypertrophie hépatique et rénale adaptative [92], également observée dans une autre étude sur une seule génération [35]. Par contre, l'administration de caféine à des doses beaucoup plus modérées, de 10 à 39 mg par kilo et par jour sur quatre générations induit de nombreuses diminutions du poids de naissance [47, 94]. Plus récemment, Pollard *et al.* [38] ont observé des réductions du poids de naissance après des traitements maternels de 30 et 60 mg/kg de caféine au cours de la gestation. Lorsque ces animaux ont été accouplés 80 jours après l'arrêt du traitement, ils ont à nouveau donné naissance à des rats de poids de naissance réduit, et ceci quelle que soit la dose à laquelle ils avaient été exposés. De plus, les rats exposés à la caféine *in utero* ont eux donné naissance à des animaux de poids plus élevé à la naissance après une gestation significativement plus longue que chez les témoins.

## 2. Études chez l'homme

Lorsque le poids de naissance de l'enfant est analysé par rapport à la prise de café ou de caféine, sans correction pour les autres facteurs de risque, la consommation de caféine au cours de la grossesse est liée à une diminution du poids de naissance [95-99] et une réponse dose-dépendante selon une des études [99]. Cependant, il semble que la consommation de caféine soit associée à la consommation d'alcool et de tabac, ainsi qu'à un statut socio-économique plus faible [13, 95]. Lorsque les résultats des études épidémiologiques sont corrigés en tenant compte de la consommation de tabac, d'alcool, du statut socio-économique, et aussi de l'âge gestationnel, de la parité et de l'ethnie, le risque de plus petit poids de naissance pour le nouveau-né à terme ne persiste que pour des consommations quotidiennes de café élevées, en général supérieures à 7 tasses de café ou 300 mg de caféine par jour [13, 49, 55, 56, 58, 99-104]. Selon Linn *et al.* [25] la caféine n'a plus d'effet sur le poids de naissance après une correction tenant compte des autres facteurs. Deux autres études n'ont d'ailleurs pas noté de relation entre la consommation de café ou de thé, quelle qu'en soit la quantité, et le poids de naissance de l'enfant [50, 52]. L'étude de Beaulac-Baillargeon et Desrosiers [103] révèle que l'association du tabac et de la caféine augmente les risques d'altérations du développement du fœtus par rapport à l'effet de chacun des facteurs pris isolément. La caféine et le tabac induisent tous deux une augmentation très importante des taux circulants de catécholamines

[104-106]. Les taux de turnover des catécholamines chez la femme enceinte et le fœtus sont bien connus. Assez peu variables, ils reflètent très probablement les modifications endocrinologiques normales de la grossesse et du développement [104]. Il se pourrait donc que la libération excessive de catécholamines soit une des conséquences les plus significatives de la consommation de tabac, de caféine mais aussi d'alcool au cours de la grossesse [104-109]. Il semble toutefois que la consommation de café au cours de la grossesse n'ait que peu de conséquences sur le poids de naissance, sauf chez les femmes qui, pour d'autres raisons, sont susceptibles de donner naissance à un enfant de petit poids [61].

## IV. Effets de la consommation paternelle de caféine sur la reproduction

La contribution de la consommation paternelle de caféine aux divers stades de la reproduction n'a pas été étudiée de manière aussi détaillée que celle de la consommation maternelle [110, 111]. Les conséquences possibles de l'ingestion paternelle de drogues sur le développement du fœtus peuvent concerner : 1) les effets indirects provenant d'effets endocriniens, comportementaux et autres chez le mâle, 2) le dommage génétique du sperme ou de la cellule germinale, 3) la présence de la drogue ou de ses métabolites dans le liquide séminal, ou 4) une combinaison de tous ces facteurs. Il est peu plausible que la caféine contenue dans le liquide séminal puisse influer sur l'environnement intra-utérin en raison du faible volume de l'éjaculat et de la demi-vie relativement brève de la caféine [112]. Cependant, cette hypothèse ne peut être totalement écartée. Il semble plus probable que la caféine puisse induire un dommage génétique au niveau des spermatozoïdes et/ou des cellules germinales [113], ce que nous verrons plus en détail dans le paragraphe suivant.

Les résultats des expériences concernant l'exposition d'animaux mâles à la caféine sont contradictoires. Dans deux études l'administration chronique de caféine aux rats ou souris mâles à la dose de 3,6 à 121,6 mg par kilo et par jour est sans effet sur la reproduction [114, 115], y compris lorsque la caféine est administrée sur 4 générations successives [114]. Au contraire, dans deux autres études, la croissance fœtale et la survie néonatale sont affectées lorsque le mâle reçoit un traitement chronique de caféine à la dose de 30 ou 50 mg par kilo et par jour avant l'accouplement [113, 116]. Dans la seconde génération, les rats issus indifféremment de grands-pères ou de grands-mères traités à la caféine ont un poids de naissance supérieur à celui des témoins [38, 113]. Bien qu'il semble que des mutations létales dominantes associées à la consommation paternelle de caféine puissent se produire chez la souris, la question de la toxicité de la consommation paternelle de caféine reste posée. Ainsi, alors que Kuhlman *et al.* [117] font état d'une augmentation significative du nombre d'embryons morts chez des souris femelles accouplées à des mâles absorbant de la caféine dans leur eau de boisson, deux autres études n'ont pas observé cet effet [118, 119].

Dans l'espèce humaine, l'étude de Weathersbee *et al.* [9] que nous avons détaillée plus haut, a montré que la prise de caféine, qu'elle soit maternelle ou paternelle, était associée à des complications au cours de la grossesse. De même, le travail de Beach *et al.* [120] confirme que la caféine prise par le père peut avoir une influence sur les processus de reproduction et ceci dès le moment de la conception. Les auteurs ont mesuré la concentration en caféine du liquide séminal après l'ingestion de 200 ou 400 mg de caféine. La distribution de la caféine dans le liquide séminal est rapide et la méthylxanthine atteint des concentrations voisines de celles du plasma. Les demi-vies de la caféine dans le sperme et le plasma sont similaires. Les auteurs en concluent donc que la caféine se distribue rapidement dans les liquides prostatique et vésiculaire séminal [120]. Toutefois, l'influence délétère de l'exposition paternelle à certains composés sur la reproduction n'est pas limitée à la caféine [121] et a été clairement démontrée pour le tabac [122].

## V. Effets sur les organes reproducteurs et la fertilité

### 1. Caféine, fertilité et organes reproducteurs chez la femelle

Dans les études expérimentales, la fertilité de la femelle n'est pas modifiée dans la plupart des cas après exposition à la caféine [35, 37, 114, 118]. Seuls Epstein *et al.* [87] observent une diminution de la fertilité chez des souris femelles accouplées avec des mâles traités. Palm *et al.* [37] notent un allongement du délai entre l'accouplement et le début de la gestation lorsque les rates absorbent une solution d'eau contenant 25 ou 50 % de caféine. L'exposition à la caféine n'a pas de conséquences sur le développement des glandes mammaires chez des souris vierges [123], sur la différenciation des ovaires fœtaux ou la prolifération des cellules germinales chez la rate [124] ni sur le poids des ovaires de la descendance [32, 125]. Par contre, à la dose de 126 mg par kilo et par jour, la caféine induit une diminution du nombre de corps jaunes ovariens et d'implants dans l'utérus de la rate [42].

Dans l'espèce humaine, les résultats des études sur les effets de la consommation de café et de caféine sur la fertilité féminine sont assez contradictoires. Une étude ne trouve aucune association entre la consommation de café et le délai avant la conception [126]. Par contre, dans un autre travail, un effet dose-réponse entre la quantité de café absorbée par la femme et la diminution de la fertilité a été décrit [127]. Cependant, les auteurs concluent que leurs résultats pourraient être partiellement faussés par l'interaction avec d'autres facteurs tels que l'exercice physique, le stress, l'état nutritionnel ou la consommation de tabac [127]. Plus récemment, d'autres travaux ont semblé mettre en évidence l'existence d'un seuil critique de consommation de café au-delà duquel la fertilité féminine pourrait se trouver réduite. Selon les études, ce seuil critique se situerait à deux tasses et demie [128] ou à quatre tasses de café quotidiennes [129, 130]. Ainsi, dans la première étude, lorsque les femmes consomment deux tasses et demie de café par jour (soit plus de 7 000 mg de caféine par mois), elles ont 4,7 fois moins de chances d'être enceintes que celles qui consomment moins de 5 tasses par mois [128]. De même, selon les autres travaux, chez les femmes absorbant plus de quatre tasses de café quotidiennes, le taux de fertilité est réduit de 19 % et le risque qu'il s'écoule plus de 12 mois avant la conception est accru de 80 à 100 % [129, 130]. Ces résultats sont indépendants de l'ethnie, de la parité et de la consommation de tabac [129]. La diminution de la fertilité a été attribuée à un effet de la caféine sur la voie dopaminergique tubéro-infundibulaire qui contrôle la libération de prolactine [131].

Enfin, dans une étude très récente concernant 10 886 femmes danoises, aucune corrélation entre la consommation de café, même élevée et la diminution de la fécondité (soit un délai d'un an ou plus après l'arrêt de la contraception et le début de la grossesse) n'a pu être mise en évidence [132]. Par contre, une diminution significative de la fertilité a pu être notée dans cette étude chez les femmes qui fument et qui consomment au moins huit tasses de café quotidiennes. On sait en effet que la consommation de café est très étroitement reliée à celle de tabac et aux habitudes socioculturelles qui peuvent elles-mêmes jouer un rôle important dans la diminution de la fécondité [132], ainsi que cela a pu être mis en évidence pour le tabac [133, 134]. Par contre, la consommation de vitamines, d'analgésiques, d'alcool ou de marihuana n'ont aucune incidence apparente sur la fréquence des grossesses [128].

Enfin, la caféine, à des concentrations comprises entre 0,0017 et 0,017 mM interfère avec la progression de la méiose d'ovocytes de hamster *in vitro*. Des concentrations supérieures à 0,017 mM génèrent un délai dans l'initiation du processus de division cellulaire. Comme les concentrations plasmatiques de caféine atteignent un pic voisin de 0,017 mM dans le plasma des femmes après l'absorption d'une tasse de café, les auteurs en concluent que les perturbations dans la maturation de la méiose des ovocytes de hamster *in vitro* pourraient expliquer, au moins en partie, les corrélations observées dans certaines études entre la diminution de la fertilité féminine et la prise de caféine [135]. En effet, des études chez le lapin ont montré que la caféine s'accumule dans l'utérus [136]. Il n'est donc pas exclu qu'un phénomène similaire puisse se produire dans le follicule et perturber la maturation des ovocytes *in vivo* [135].

L'absence d'homogénéité des résultats des études précitées montre qu'il s'avère nécessaire de reprendre ces travaux, en contrôlant parfaitement l'ensemble des paramètres, avant de pouvoir conclure avec certitude s'il existe un lien réel entre la consommation de café et la diminution de la fertilité chez la femme. En fait, il semble que la consommation de tabac et de café ou de thé soit associée à d'autres facteurs de risque potentiel de fécondité réduite, qui pourraient eux-mêmes jouer un rôle important [132].

## 2. Effets sur les organes reproducteurs et la spermatogénèse

Chez l'animal, la caféine administrée à des doses variables n'a, dans la plupart des cas, aucune conséquence sur le poids des testicules et des ovaires de la descendance [35, 125]. Dans une étude, après 30 mg de caféine par kilo et par jour administrés à la mère, les auteurs notent une incidence de cryptorchidisme unilatéral de la descendance [37]. A cette même dose, la caféine inhibe chez le fœtus mâle la différenciation du tissu interstitiel et des cellules de Leydig dans les testicules [124]. Une administration de caféine à la dose excessive de 300 à 600 mg par kilo et par jour à des rats immatures induit une atrophie de 30 % du poids des testicules [137, 138].

La méthylxanthine accroît la mobilité du sperme [139-151], améliorant ainsi la fertilité [101, 145, 147, 152]. Ces propriétés sont utilisées en clinique [138, 150, 152] puisqu'il a été démontré que les femmes qui subissent une insémination artificielle ont deux fois plus de chances d'être enceintes si leur conjoint a été traité par de la caféine [152]. En effet, la caféine accroît le pouvoir de pénétration dans l'ovule de suspensions de sperme peu actives [139, 153-155]. La caféine semble modifier la mobilité de la cellule spermatique principalement par inhibition de la phosphodiestérase des nucléotides cycliques (voir chapitre sur le système nerveux central pour le mécanisme d'action de la caféine). Elle augmenterait ainsi la concentration intracellulaire d'AMP cyclique qui, à son tour, stimulerait le métabolisme des spermatozoïdes [150, 156-159]. Toutefois, une étude récente montre que si la motilité spermatique est augmentée de manière dose-dépendante par la caféine, la méthylxanthine n'améliore pas le taux de fertilité et le diminuerait même de 78 à 38 % à la plus forte dose utilisée, 5 mmoles/l de suspension. De plus, le développement embryonnaire est ralenti dès la dose la plus faible de caféine, 1,25 mmoles/l alors qu'il est virtuellement inhibé à 5 mmoles/l. L'opinion des auteurs est qu'il reste nécessaire d'étudier plus avant les effets de la caféine sur la motilité spermatique et le pouvoir de fertilisation avant de généraliser son utilisation dans les programmes de fertilisation *in vitro* [151].

Chez le rat et chez l'homme, la densité du sperme et le pourcentage de cellules anormales ne sont pas modifiés par la caféine [118, 124, 139, 155, 160, 161], sauf à des doses excessives qui inhibent la spermatogénèse [137, 138]. Seules deux études, l'une chez l'homme consommant au moins 4 tasses de café quotidiennes [162] et l'autre chez le rat recevant 30 mg de caféine par kilo et par jour [113] mettent en évidence une augmentation du pourcentage de formes atypiques de spermatozoïdes. Dans cette dernière étude chez l'animal, les auteurs ont observé après 38 jours de traitement une atrophie des testicules accompagnée d'une destruction de l'épithélium germinal et de spermatozoïdes anormaux [113]. De même, chez le coq, l'administration de 100 mg de caféine par jour induit une diminution du nombre d'œufs fertilisés, une réduction de la densité du sperme après 17 à 21 jours de traitement ainsi que la disparition de l'ensemble des spermatozoïdes après 30 jours. Cependant, ces effets sont réversibles [163].

De manière générale, la caféine n'a pas d'effet à doses modérées sur le sperme ou sur la reproduction. Des doses de méthylxanthine supérieures à 100 mg par kilo et par jour tendent à réduire la fréquence de l'accouplement chez la souris, probablement par un effet indirect sur la libido. Chez le rat, les doses élevées de caféine réduisent les cellules spermatiques dans le testicule adulte. Ces doses, très largement supérieures à celles habituellement rencontrées dans l'espèce humaine, appartiennent au domaine de la toxicologie [2].

Cependant, selon des travaux récents, les effets délétères de l'association du café (au moins 4 tasses quotidiennes) et du tabac (plus de 20 cigarettes par jour) sur les paramètres spermatiques, comme la mobilité et la densité du sperme qui sont réduites et le pourcentage de spermatozoïdes anormaux qui est accru [162, 164].

**En conclusion, il ne semble pas que le café ou la caféine consommés à des doses modérées puissent avoir des effets délétères sur la reproduction et la fertilité. Cependant, la tendance générale de la littérature est de conseiller aux femmes de modérer leur consommation de café ou de caféine sous diverses formes lorsqu'elles désirent avoir un enfant. Il est conseillé de ne pas dépasser deux tasses de café quotidiennes au cours de la grossesse et il semble également raisonnable de suggérer aux femmes qui ont quelque difficulté à être enceintes de limiter leur consommation de café [59-61]. Le même conseil pourrait peut-être également être donné aux futurs pères dans la période qui précède la conception.**

## RÉFÉRENCES

1. Al-Hachim GM. Teratogenicity of caffeine : a review. *Eur J Gynecol Reprod Biol* 1989 ; 31 : 237-247.
2. Gomes WR. Influence of ingested caffeine on animal reproduction. In : PB Dews Ed. *Caffeine : Perspectives from Recent Research*. Springer Verlag, Berlin, 1984 ; 153-164.
3. Nash J, Persaud TVN. Reproductive and teratological risks of caffeine. *Anat Anz* 1988 ; 167 : 265-270.
4. Nolen GA. The developmental toxicology of caffeine. In : H Kalter Ed. *Issues and Reviews in Teratology*. Plenum Press, New York, 1988 ; 305-351.
5. Tarka SM Jr. The toxicology of cocoa and methylxanthines : a review. *Crit Rev Toxicol* 1982 ; 9 ; 275-312.
6. Berger A. Effects of caffeine consumption on pregnancy outcome. A review. *J Reprod Med* 1988 ; 33 : 945-956.

7. Leviton A. Epidemiologic studies of birth defects. In : B Dews Ed. *Caffeine : Perspectives from Recent Research.* Springer Verlag, Berlin, 1984 ; 188-200.
8. Heller J. What do we know about the risks of caffeine consumption in pregnancy? *Brit J Addict* 1987 ; 82 : 885-889.
9. Weathersbee PS, Olsen L, Lodge JR. Caffeine and pregnancy : A retrospective survey. *Postgrad Med* 1977 ; 62 : 64-69.
10. Aldridge A, Aranda JV, Neims AH. Caffeine metabolism in the newborn. *Clin Pharmacol Ther* 1979 ; 25 : 447-453.
11. Hook EB. Changes in tobacco smoking and ingestion of alcohol and caffeinated beverages during early pregnancy : Are these consequences, in part, of feto-protective mechanisms diminishing maternal exposure to embryotoxins? In : S Kelly, EB Hook, DT Janerich, H Portar Ed. *Birth Defecto : Risks and Consequences,* Academic Press, New York, 1976 ; 173-183.
12. Rosenberg L, Mitchell AA, Shapiro S, Slone D. Selected birth defects in relation to caffeine-containing beverages. *JAMA* 1982 ; 247 : 1429-1432.
13. Watkinson B, Fried PA. Maternal caffeine use before, during and after pregnancy and effects upon offspring. *Neurobehav Toxicol Teratol* 1985 ; 7 : 9-17.
14. Aldridge A, Bailey J, Neims AH. The disposition of caffeine during and after pregnancy. *Semin Perinatol* 1981 ; 5 : 310-318.
15. Brazier JL, Ritter J, Berland M, Khenfer D, Faucon G. Pharmacokinetics of caffeine during and after pregnancy. *Dev Pharmacol Ther* 1983 ; 6 : 315-322.
16. Knutti R, Rothweiler H, Schlatter C. The effect of pregnancy on the pharmacokinetics of caffeine. *Arch Toxicol* 1982 ; 5 Suppl. : 187-192.
17. Parsons WD, Pelletier JG. Delayed elimination of caffeine by women in the last two weeks of pregnancy. *Can Med Assoc J* 1982 ; 127 : 377-381.
18. Parsons WD, Pelletier JG, Neims AH. Caffeine elimination in pregnancy. *Clin Res* 1976 ; 24 : 625-629.
19. Srisuphan W, Bracken A. Caffeine consumption during pregnancy and association with late spontaneous abortion. *Am J Obstet Gynecol* 1986 ; 154 : 14-20.
20. Beaulac-Baillargeon L, Desrosiers C. Profil de la consommation de caféine, de cigarettes et d'alcool par les femmes québécoises pendant la grossesse (Abstract). *Union Méd Can* 1986 ; 115 : 813.
21. Graham DM. Caffeine : Its identity, dietary sources, intake, and biological effects. *Nutr Rev* 1978 ; 36 : 97-102.
22. Tebbutt IH, Teare AJ, Meek JH, Mallett KA, Hawkins DF. Caffeine, theophylline and theobromine in pregnancy. *Biol Res Pregnancy Perinatol* 1984 ; 5 : 174-176.
23. Resch BA, Papp JG, Gyöngyösi J, Szell SJ. Die Wirkung des Koffeins

auf die fetale Herzfrequenz und die Koffeinkonsum-Gewohnheiten der Schwangeren. *Zentralbl Gynäkol* 1985 ; 107 : 1249-1253.
24. Hill RM. Drugs ingested by pregnant women. *Clin Pharmacol Ther* 1973 ; 14 : 654-659.
25. Linn S, Shoenbaum SC, Monson RR, Rosner B, Stubblefield PG, Ryan KJ. No association between coffee consumption and adverse outcomes of pregnancy. *New Engl J Med* 1982 ; 306 : 141-145.
26. Istvan J, Matarazzo JD. Tobacco, alcohol, and caffeine use : A review of their interrelationships. *Psychol Bull* 1984 ; 95 : 301-324.
27. Bachman G, Haldi J, Wynn W, Ensor C. Reproductivity and growth of albino rats on a prolonged daily intake of caffeine. *J Nutr* 1946 ; 32 : 239-247.
28. Butcher RE, Vorhees CV, Wooten V. Behavioral and physical development of rats chronically exposed to caffeinated fluids. *Fund Appl Toxicol* 1984 ; 4 : 1-13.
29. Collins TFX, Welsh JJ, Black TN, Collins EV. A study of the teratogenic potential of caffeine given by oral intubation to rats. *Regul Toxicol Pharmacol* 1981 ; 1 : 355-378.
30. Collins TFX, Welsh JJ, Black TN, Ruggles DI. A study of the teratogenic potential of caffeine ingested in drinking water. *Food Chem Toxicol* 1983 ; 21 : 763-777.
31. Elmazar MMA, McElhatton PR, Sullivan FM. Acute studies to investigate the mechanism of action of caffeine as a teratogen in mice. *Human Toxicol* 1981 ; 1 : 53-63.
32. Elmazar MMA, McElhatton PR, Sullivan FM. Studies on the teratogenic effects of different oral preparations of caffeine in mice. *Toxicology* 1982 ; 23 : 57-71.
33. Ikeda GJ, Sapienza PP, McGinnis ML, Bragg LE, Welsh JJ, Collins TFX. Blood levels of caffeine and results of fetal examination after oral administration of caffeine to pregnant rats. *J Appl Toxicol* 1982 ; 2 : 307-314.
34. Murphy SJ, Benjamin CP. The effects of coffee on mouse development. *Microbiol Lett* 1981 ; 17 : 91-100.
35. Nolen GA. The effect of brewed and instant coffee on reproduction and teratogenesis in the rat. *Toxicol Appl Pharmacol* 1981 ; 58 : 171-183.
36. Nolen GA. A reproduction/teratology study of brewed and instant decaffeinated coffees. *J Toxicol Environm Health* 1982 ; 10 : 769-782.
37. Palm PE, Arnold EP, Rachwall PC, Leyczek JC, Teague KW, Kensler CJ. Evaluation of the teratogenic potential of fresh brewed coffee and caffeine in the rat. *Toxicol Appl Pharmacol* 1978 ; 44 : 1-16.
38. Pollard I, Jabbour H, Mehrabani PA. Effects of caffeine administered during pregnancy on fetal development and subsequent function in the adult rat : Prolonged effects on a second generation. *J Toxicol Environm Health* 1987 ; 22 : 1-15.

39. Smith SE, McElhatton PR, Sullivan FM. Effects of administering caffeine to pregnant rats either as a single daily dose or as divided doses four times a day. *Food Chem Toxicol* 1987 ; 25 : 125-133.
40. Bertrand M, Schwamm E, Frandon A, Vagne A, Alary J. Sur un effet tératogène systématique et spécifique de la caféine chez les rongeurs. *C R Soc Biol* 1965 ; 159 : 2199-2201.
41. Bertrand M, Girod J, Rigaud M.F. Ectrodactylie provoquée par la caféine chez les rongeurs : rôle des facteurs spécifiques et génétiques. *C R Soc Biol* 1970 ; 164 : 1488-1489.
42. Bradford JC, Caldwell JA, Barbolt TA, Drobeck HP. Chronic administration of caffeine to two generations of rats. *Teratology* 1983 ; 27 : 2-9.
43. Fujii T, Nishimura H. Adverse effects of prolonged administration of caffeine on rat fetus. *Toxicol Appl Pharmacol* 1972 ; 22 : 449-457.
44. Fujii T, Sasaki H, Nishimura H. Teratogenicity of caffeine in mice related to its mode of administration. *Jpn J Pharmacol* 1969 ; 19 : 134-138.
45. Ritter EJ, Scott WJ, Wilson JG, Mathinos PR, Randall JL. Potentiative interactions between caffeine and various teratogenic agents. *Teratology* 1982 ; 25 : 95-100.
46. Scott WJ. Caffeine-induced limb malformations : Description of malformation and quantification of placental transfer. *Teratology* 1983 ; 28 : 427-435.
47. Dunlop M, Court JM. Effects of maternal caffeine ingestion on neonatal growth in rats. *Biol Neonate* 1981 ; 39 : 178-184.
48. Gilbert SG, Rice DC, Reuhl KR, Stavric B. Adverse pregnancy outcome in the monkey *(Macaca fascicularis)* after chronic caffeine exposure. *J Pharmacol Exp Ther* 1988 ; 245 : 1048-1053.
49. Mau G, Netter P. Kaffee- und Alcoholkonsum-Riskfaktoren in der Schwangerschaft? *Geburtsh Frauenheilk* 1974 ; 34 : 1018-1022.
50. Furuhashi N, Sato S, Suzuki M, Hiruta M, Tanaka M, Takahashi T. Effects of caffeine ingestion during pregnancy. Gynecol. *Obstet Invest* 1985 ; 19 : 187-191.
51. Ardnova R, Katsulov A. Coffee and pregnancy. *Akus I Ginekol* 1978 ; 17 : 57-61.
52. Berkowitz GS, Holford TR, Berkowitz RL. Effects of cigarette smoking, alcohol, coffee and tea consumption on preterm delivery. *Early Hum Dev* 1982 ; 7 : 239-250.
53. Istvan J, Matarazzo JD. Tobacco, alcohol and caffeine use : a review of their interrelationships. *Psychol Bull* 1984 ; 95 : 301-326.
54. Streissguth AP, Barr HM, Martin DC, Herman CS. Effects of maternal alcohol, nicotine, and caffeine use during pregnancy on infant mental and motor development at eight months. *Alcoholism Clin Exp Res* 1980 ; 4 : 152-164.
55. Fenster L, Eskenazi B, Windham GC, Swan SH. Caffeine consump-

tion during pregnancy and fetal growth. *Am J Public Health* 1991 ; 81 : 458-461.
56. Olsen J, Overvad K, Frische G. Coffee consumption, birthweight, and reproductive failures. *Epidemiology* 1991 ; 3 : 370-374.
57. Armstrong BG, McDonald AD, Sloan M. Cigarette, alcohol, and coffee consumption and spontaneous abortion. *Am J Public Health* 1992 ; 82 : 85-87.
58. McDonald AD, Armstrong BG, Sloan M. Cigarette, alcohol, and coffee consumption and prematurity. *Am J Public Health* 1992 ; 82 : 87-90.
59. Williams M, Mittendorf R, Stubblefield P, Lieberman E, Shoenbaum S, Monson R. Cigarettes, coffee, and preterm rupture of the membranes (Abstract). *Am J Epidemiol* 1991 ; 134 : 727.
60. Williams MA, Mittendorf R, Stubblefield PG, Lieberman E, Shoenbaum SC, Monson RR. Cigarettes, coffee, and preterm rupture of the membranes. *Am J Epidemiol* 1992 ; 135 : 895-903.
61. Narod SA, De Sanjose S, Victora C. Coffee during pregnancy : a reproductive hazard? *Am J Obstetr Gynecol* 1991 ; 164 : 1109-1114.
62. James JE. Human reproduction. In : JE James Ed. *Caffeine and Health*, Academic Press, London, 1991 ; 219-244.
63. Leviton A. Dœs coffee/caffeine consumption by women influence their risk of reproductive hazards? *ASIC, 14e Colloque, San Francisco*, 1991 ; 64-70.
64. Stein Z, Susser M. Miscarriage, caffeine and the epiphenomena of pregnancy : specifying the analytical model. *Epidemiology* 1991 ; 2 : 163-167.
65. Robertson WB, Brosens I, Landells WN. Abnormal placentas. *Obstet Gynecol Annu* 1985 ; 14 : 411-426.
66. Salafia CM, Vintzileos AM. Why placentas should be examined by a pathologist in 1990. *Am J Obstet Gynecol* 1990 ; 163 : 1282-1293.
67. Weigel MM, Weigel RM. Nausea and vomiting of early pregnancy and pregnancy outcome. An epidemiological study. *Br J Obstet Gynaecol* 1989 ; 96 : 1304-1311.
68. Weigel MM, Weigel RM. Nausea and vomiting of early pregnancy and pregnancy outcome. A meta-analytical review. *Br J Obstet Gynaecol* 1989 ; 96 : 1312-1318.
69. Masson GM, Anthony F, Chau E. Serum chorionic gonadotropin (HCG), Schwangerschaftprotein 1 (SP1), progesterone and oestradiol levels in patients with nausea and vomiting in early pregnancy. *Br J Obstet Gynaecol* 1985 ; 92 : 211-215.
70. Kase NG, Reyniak JV. Endocrinology of pregnancy. *Mt Sinai J Med* 1985 ; 52 : 11-34.
71. Mirkin BL. Drug distribution in pregnancy. In : L Boreus Ed. *Fetal Pharmacology*, Raven Press, New York, 1973 ; 1-27.
72. Mirkin BL, Singh S. Placental transfer of pharmacologically active mole-

cules. In : BL Mirkin Ed. *Perinatal Pharmacology and Therapeutics.* Academic Press, New York, 1976 ; 1-69.
73. Brown NA, Scialli AR. Update on caffeine. *Reprod Toxicol Med* 1987 ; 6 : 13-18.
74. Nau H. Species differences in pharmacokinetics and teratogenesis. *Environm Health Perspect* 1986 ; 70 : 113-129.
75. Barone J, Grice HC. Report on the fifth international caffeine workshop, Cancun, 1984. *Food Chem Toxicol* 1985 ; 23 : 389-399.
76. Conover WB, Key TC, Resnik R. Maternal cardiovascular response to caffeine infusion in the pregnant ewe. *Am J Obstet Gynecol* 1983 ; 145 : 534-538.
77. Wilson SJ, Ayromlooi J, Errick JK. Pharmacokinetic and hemodynamic effects of caffeine in the pregnant sheep. *Obstet Gynecol* 1983 ; 61 : 486-492.
78. Kirkinen P, Jouppila P, Koiluva A, Vuori J, Puukka M. The effect of caffeine on placental and fetal blood flow in human pregnancy. *Am J Obstet Gynecol* 1983 ; 147 : 939-942.
79. Leal M, Barletta M, Carson S. Maternal-fetal electrocardiographic effects after an acute IV administration of caffeine to the pregnant rat. *Reprod Toxicol* 1990 ; 4 : 105-112.
80. Hawkins JA, Hu N, Clarck EB. Effect of caffeine on cardiovascular function in the stage 24 chick embryo. *Dev Pharmacol Ther* 1984 ; 7 : 334-343.
81. Bruyère HJ, Nishikawa T, Uno H, Gilbert JE, Gilbert EF. Pulmonary stenosis with ventricular septal defect, common aorticopulmonary trunk, and dextroposition of the aorta : Morphologic and quantitative physiologic effects in caffeine treated chick embryos. *Teratology* 1986 ; 33 : 119-126.
82. Bruyère HJ, Michaud BJ, Gilbert EF, Folts JD. The effects of cardioteratogenic doses of caffeine on cardiac function in the 3-day chick embryo. *J Appl Toxicol* 1987 ; 7 : 197-203.
83. Salvador HS, Koos BJ. Effects of regular and decafeinated coffee on fetal breathing and heart rate. *Am J Obstet Gynecol* 1989 ; 160 : 1043-1047.
84. Resch BA, Papp JG. Effects of caffeine on the fetal heart. *Am J Obstet Gynecol* 1983 ; 146 : 231-232.
85. Resch BA, Papp JG, Gyöngyösi J. Die Wirkung des Koffeins auf die Kontraktilität des fetalen Herzmuskels. *Zentrabl Gynäkol* 1987 ; 109 : 945-951.
86. Nakazawa M, Miyagawa S, Ohno T, Miura S, Takao A. Developmental hemodynamic changes in rat embryos at 11 to 15 days of gestation : Normal data of blood pressure and the effect of caffeine compared to data from chick embryo. *Pediatr Res* 1988 ; 23 : 200-205.
87. Piercy WN, Day MA, Neims AH, Williams RL. Alteration of ovine

fetal respiratory-like activity by diazepam, caffeine, and doxapram. *Am J Obstet Gynecol* 1977 ; 127 : 43-49.
88. McGowan J, Devoe LD, Searle N, Altman R. The effects of long- and short-term maternal caffeine ingestion on human fetal breathing and body movements in term gestations. *Am J Obstet Gynecol* 1987 ; 157 : 726-729.
89. Gilbert RM, Pistey WR. Effect on the offspring of repeated caffeine administration to pregnant rats. *J Reprod Fert* 1973 ; 34 : 495-499.
90. Munoz L, Keen CL, Lönnerdal B, Dewey KG. Coffee intake during pregnancy and lactation in rats: Maternal and pup hematological parameters and liver iron, zinc and copper concentration. *J Nutr* 1986 ; 116 : 1326-1333.
91. Groisser DS, Rosso P, Winick M. Coffee consumption during pregnancy : Subsequent behavoioral abnormalities in the offspring. *J Nutr* 1982 ; 112 : 829-832.
92. Würzner HP, Lindström F, Vuataz L, Luginbühl H. A 2-year feeding study of instant coffees in rats. I. Body weight, food consumption, haematological parameters and plasma chemistry. *Food Cosmet Toxicol* 1977 ; 15 : 7-16.
93. Würzner HP, Stalder R, Bexter A, Vuataz L. Effects of drying and extraction rate of coffee in a multigeneration study in rats. *ASIC 10e Colloque, Salvador* 1982 ; 355-362.
94. Thayer PS, Kensler C.J. Exposure of four generations of mice to caffeine in drinking water. *Toxicol Appl Pharmacol* 1973 ; 25 : 169-179.
95. Martin TR, Bracken M.B. The association between low birth weight and caffeine consumption during pregnancy. *Am J Epidemiol* 1987 ; 126 : 813-821.
96. Brooke OG, Anderson HR, Bland JM, Peacock JL, Stewart CM. Effects on birth weight of smoking, alcohol, caffeine, socioeconomic factors and psychosocial stress. *Brit Med J* 1989 ; 298 : 795-801.
97. Caan BJ, Golhaber MK. Caffeinated beverages and low birthweight : A case-control study. *Am J Public Health* 1989 ; 79 : 1299-1300.
98. Hogue CJ. Coffee in pregnancy. *Lancet* 1981 ; 1 : 554.
99. Van Den Berg BJ. Epidemiologic observations of prematurity : Effects of tobacco, coffee and alcohol. In : FJ Stanley, DM Reed Ed. *The Epidemiology of Prematurity*. Urban et Schwarzenberg, Baltimore, 1977 ; 157-176.
100. Kuzma JW, Kissinger DG. Patterns of alcohol and cigarette use in pregnancy. *Neurobehav Toxicol Teratol* 1981 ; 3 : 211-221.
101. Kuzma J, Sokol R. Maternal drinking and decreased intrauterine growth. *Alcoholism Clin Exp Res* 1982 ; 6 : 396-402.
102. Munoz L, Lönnerdal B, Keen CL, Dewey KG. Coffee consumption as a factor of iron deficiency anemia among pregnant women and their infants in Costa Rica. *Am J Clin Nutr* 1988 ; 48 : 645-651.
103. Godel JC, Pabst HF, Hodges PE, Johnson KE, Froese GJ, Joffres MR.

Smoking and caffeine and alcohol intake during pregnancy in a northern population : effect on fetal growth. *Can Med Assoc J* 1992 ; 147 : 181-188.

104. Peacock JL, Bland JM, Andersson HR. Effects on birthweight of alcohol and caffeine consumption in smoking women. *J Epidemiol Commun Health* 1991 ; 45 : 159-163.

105. Beaulac-Baillargeon L, Desrosiers C. Caffeine-cigarette interaction on fetal growth. *Am J Obstet Gynecol* 1987 ; 157 : 1236-1240.

106. Weathersbee PS, Lodge JR. Caffeine : Its direct and indirect influence on reproduction. *J Reprod Med* 1977 ; 19 : 55-63.

107. Weathersbee PS, Lodge JR. Alcohol, caffeine, and nicotine as factors in pregnancy. *Postgr Med* 1979 ; 66 : 165-171.

108. Cryer PE, Haymond MW, Santiago JV, Shah SD. Norepinephrine and epinephrine release and adrenergic mediation of smoking-associated hemodynamic and metabolic events. *N Engl J Med* 1976 ; 295 : 573-577.

109. Weathersbee PS, Lodge JR. A review of ethanol's effects on the reproductive process. *J Reprod Med* 1977 ; 19 : 55-63.

110. Cohen FL. Paternal contributions to birth defects. *Nurs Clin North Amer* 1986 ; 21 : 49-64.

111. Hill LM. Effects of drugs and chemicals in the fetus and newborn. *Mayo Clin Proc* 1984 ; 59 : 707-716.

112. Burg AW. Physiological disposition of caffeine. *Drug Metab Rev* 1975 ; 4 : 199-228.

113. Pollard I, Smallshaw J. Male mediated caffeine effects over two generations of rats. *J Dev Physiol* 1988 ; 10 : 271-281.

114. Thayer PS, Kensler CJ. Exposure of four generations of mice to caffeine in drinking water. *Toxicology* 1973 ; 25 : 169-179.

115. Whitby KE, Collins TFX, Welsh JJ, Black TN, O'Donnell M, Gray GC, Green S. Reproductive study of caffeine administration to male Osborne-Mendel rats. *Food Chem Toxicol* 1986 ; 24 : 277-282.

116. Soyka LF, Joffe JM. Male mediated drug effects on offspring. *Progr Clin Biol Res* 1980 ; 36 : 49-66.

117. Kuhlman W, Fromme H, Heege E, Ostertag W. The mutagenic action of caffeine in higher organisms. *Cancer Res* 1968 ; 28 : 2375-2389.

118. Aeschbacher HU, Milon H, Würzner HP. Caffeine concentrations in mice plasma and testicular tissue and the effect of caffeine on the dominant lethal test. *Mutat Res* 1978 ; 57 : 193-200.

119. Epstein EE, Bass W, Arnold W, Bishop Y. The failure of caffeine to induce mutagenic effects or to synergize the effects of known mutagens in mice. *Food Cosmet Toxicol* 1970 ; 8 : 381-401.

120. Beach CA, Bianchine JR, Gerber N. The excretion of caffeine in the semen of men : Pharmacokinetics and comparison of the concentrations in blood and semen. *J Clin Pharmacol* 1984 ; 24 : 120-126.

121. Joffe JM. Influence of drug exposure of the father on perinatal out-

come. In : LF Soyka Ed. *Clinics in Perinatology. Symposium on Pharmacology,* Vol. 6, W.B. Saunders, Philadelphia, 1979 ; 21-36.
122. Yerushalmy J. The relationship of parents' cigarette smoking on outcome of pregnancy — implications as to the problem of inferring causation from observed observations. *Am J Epidemiol* 1971 ; 93 : 443-456.
123. Nagasawa H, Sakurai N. Effects of chronic ingestion of caffeine on mammary growth and reproduction in mice. *Life Sci* 1986 ; 39 : 351-355.
124. Pollard I, Williamson S, Magre S. Influence of caffeine administered during pregnancy on the early differentiation of fetal rat ovaries and testes. *J Dev Physiol* 1990 ; 13 : 59-65.
125. Collins TFX. Review of reproduction and teratology. Studies of caffeine. *FDA Bylines* 1979 ; 9 : 352-373.
126. Joesoef MR, Beral V, Rolfs RT, Aral SO, Cramer DW. Are caffeinated beverages risk factors for delayed conception? *Lancet* 1990 ; 335 : 136-137.
127. Wilcox A, Weinberg C, Baird D. Caffeinated beverages and decreased fertility. *Lancet* 1988 ; II : 1453-1455.
128. Persaud TVN. Caffeine. In : TVN Persaud Ed. *Environmental Causes of Birth Defects.* Charles C. Thomas, Springfield, 1990 ; 143-154.
129. Williams MA, Monson RR, Goldman MB, Mittendorf R, Ryan KJ. Coffee and delayed conception. *Lancet* 1990 ; 335 : 1603.
130. Christianson RE, Oechsli FW, Van Den Berg BJ. Caffeinated beverages and decreased fertility. *Lancet* 1989 ; 1 : 378.
131. Casa M, Ferrer S, Calaf J, Rodriguez-Espinosa J, Jane F, Herrera-Marschitz M, Ungerstedt U. Dopaminergic mechanism for caffeine-induced decrease in fertility ? (Letter). *Lancet* 1989 ; 1 : 731.
132. Olsen J. Cigarette smoking, tea and coffee drinking, and subfecundity. *Am J Epidemiol* 1991 ; 133 : 734-739.
133. Baird DD, Wilcox AJ. Cigarette smoking associated with delayed conception. *JAMA* 1985 ; 253 : 2979-2983.
134. Olsen J, Rachootin P, Schiodt AV, Damsbo N. Tobacco use, alcohol consumption, and infertility. *Int J Epidemiol* 1983 ; 12 : 179-184.
135. Prather AL, Racoswky C. Caffeine effects on meiotic maturation in hamster oocytes *in vitro. Reprod Toxicol* 1992 ; 6 : 309-318.
136. Sieber SM, Fabro S. Identification of drugs in the preimplantation blastocyst and in the plasma, uterine secretion and urine of the pregnant rabbit. *J Pharmacol Exp Ther* 1971 ; 176 : 65-75.
137. Friedman L, Weinberger MS, Farber TM, Moreland FM, Peters EL, Gilmore CE, Kahn MA. Testicular atrophy and impaired spermatogenesis in rats fed high levels of the methylxanthines caffeine, theobromine, or theophylline. *J Environm Pathol Toxicol* 1979 ; 2 : 687-706.
138. Weinberger MA, Friedman L, Farber TM, Moreland FM, Peters EL, Gilmore CE, Kahn MA. Testicular atrophy and impaired spermatoge-

nesis in rats fed high levels of the methylxanthines caffeine, theobromine, or theophylline. *J Environm Pathol Toxicol* 1978 ; 1 : 569-688.
139. Aitken RJ, Best F, Richardson DW, Schats R, Simm G. Influence of caffeine on movement characteristics, fertilizing capacity and ability to penetrate cervical mucus of human spermatozoa. *J Reprod Fertil* 1983 ; 67 : 19-27.
140. Diaz JW, Gonzalez MA, Avedo F, Mallea L, Rodriguez N. Use of an ATP-supplemented medium for the conservation of human semen and the effect of caffeine on the motility of preserved sperm. Results in artificial insemination. *Andrologia* 1992 ; 24 : 131-133.
141. Hommonnai ZT, Paz G, Sofer A. Effect of caffeine on the motility, viability, oxygen consumption and glycolytic rate of ejaculated human normokinetic and hypokinetic spermatozoa. *Int J Fertil* 1976 ; 21 : 162-170.
142. Jiang CS, Kilfeather SA, Pearson RM, Turner P. The stimulatory effects of caffeine, theophylline, lysine-theophylline and 3-isobutyl--1-methylxanthine on human sperm motility. *Brit J Clin Pharmacol* 1984 ; 18 : 258-262.
143. Levin RM, Greenberg SH, Wein A.J. Quantitative analysis of the effects of caffeine on sperm motility and cyclic adenosine 3',5'-monophosphate (AMP) phosphodiesterase. *Fertil Steril* 1981 ; 36 : 798-802.
144. Margalioth EJ, May JY, Navot D, Laufer N, Ovadia J, Schenker JG. Effect of caffeine on human sperm penetration into zona-free hamster ova. *Arch Androl* 1985 ; 14 : 139-142.
145. Moussa MM. Caffeine and sperm motility. *Fertil Steril* 1983 ; 39 : 845-848.
146. Ruzich JV, Gill H, Wein AJ, Van Arsdalen K, Hypolite J, Levin RM. Objective assessment of the effect of caffeine on sperm motility and velocity. *Fertil Steril* 1987 ; 48 : 891-893.
147. Traub AI, Earnshaw JC, Brannigan PD, Thompson W. A critical assessment of the response of caffeine on human sperm motility. *Fertil Steril* 1982 ; 37 : 436-437.
148. Rees JM, Ford WCL, Hull MGR. Effect of caffeine and of pentoxifylline on the motility and metabolism of human spermatozoa. *J Reprod Fertil* 1990 ; 90 : 147-156.
149. Schill WB, Pritsch W, Preissler G. Effect of caffeine and kallikrein on cryo-preserved human spermatozoa. *Int J Fertil* 1979 ; 24 : 27-32.
150. Schoff PK, Lardy HA. Effects of fluoride and caffeine on the metabolism and motility of ejaculated bovine spermatozoa. *Biol Reprod* 1987 ; 37 : 1037-1046.
151. Imoedehme DAG, Sigue AB, Pacpaco ELA, Olazo AB. The effect of caffeine on the ability of human spermatozoa to fertilize mature human oocytes. *J Assist Reprod Genet* 1992 ; 9 : 155-160.
152. Barkay J, Bartoov B, Ben-Ezra S, Langsam J, Feldman E, Gordon S,

Zuckerman H. The influence of *in vitro* caffeine treatment on human sperm morphology and fertilizing capacity. *Fertil Steril* 1984 ; 41 : 913-918.

153. Critser ES, Leibfried ML, First NL. The effect of semen extension, cAMP and caffeine on *in vitro* fertilization of bovine oocytes. *Theriogenology* 1984 ; 21 : 625-631.
154. Cai X, Marik JJ. Improving penetrating capacity of spermatozoa with poor motility by addition of caffeine at co-incubation with zona-free hamster ova. *Fertil Steril* 1989 ; 51 : 719-721.
155. Prins GS, Ross LS. Properties of human epididymal sperm obtained from an alloplastic spermatocoele : motility assessment and penetration of zona-free hamster oocytes in the presence or absence of caffeine. *Fertil Steril* 1985 ; 44 : 401-405.
156. Garbers D, First NL, Lardy HA. The stimulation of bovine epididymal sperm metabolism by cyclic nucleotide phosphodiesterase inhibitors. *Biol Reprod* 1973 ; 8 : 589-598.
157. Hoskins DD, Stephens DT, Hall ML. Cyclic nucleotide 3':5'-monophosphate and protein kinase levels in developing bovine spermatozoa. *J Reprod Fertil* 1974 ; 37 : 131-133.
158. Ishiguro K, Murotushi H, Sakin H. Evidence that cAMP-dependent protein kinase and protein factor are involved in regeneration of Triton X-100 models of sea urchin and starfish spermatozoa. *J Cell Biol* 1982 ; 92 : 777-782.
159. Lindeman CB, Lipton M, Shlater R. The interaction of cAMP with modeled bull sperm. *Cell Motil* 1983 ; 2 : 199-210.
160. Wyrobek AJ, Bruce WR. Chemical induction of sperm abnormalities in mice. *Proc Natl Acad Sci USA* 1975 ; 72 : 4425-4429.
161. Adler ID, Romaborn G. Cytogenetic investigation of meiotic chromosomes of male mice after chronic caffeine treatment. *Human Genetik* 1969 ; 8 : 81-85.
162. Nowak E, Pigeon F, Guerci B, Laplace B, Melin MC, Bajolle F, Harika G. Effets délétères potentiels du tabac et de la consommation de café sur les paramètres spermatiques. *Contrac Fertil Sexual* 1990 ; 18 : 528-529.
163. Ax RL, Bray DJ, Lodge JR. Effects of dietary caffeine on fertility and embryonic loss in chickens. *Poultry Sci* 1974 ; 53 : 428-429.
164. Marshburn PB, Sloan CS, Hammond MG. Semen quality and association with coffee drinking, cigarette smoking, and ethanol consumption. *Fertil Steril* 1989 ; 52 : 162-165.

# Effets de l'ingestion chronique de café sur la tératogénèse

Astrid Nehlig et Gérard Debry

Depuis le travail de Nishimura et Nakai en 1960 [1], l'effet tératogène de la caféine a été nettement prouvé chez les rongeurs. Il a fait l'objet de nombreuses revues concernant l'homme et l'animal [2-17].

Aux États-Unis, la « Food and Drug Administration » a publié en 1980 une mise en garde à l'intention des femmes enceintes, leur conseillant de limiter, voire d'éviter, la consommation de café en raison des effets tératogènes de la caféine observés chez les rongeurs [3]. Cependant, l'extrapolation des résultats des recherches expérimentales à l'homme nécessite une certaine prudence. En effet, à de rares exceptions près (c'est le cas de la thalidomide), les rongeurs sont beaucoup plus sensibles aux effets tératogènes de nombreuses substances que les primates. De plus, la quantité de caféine nécessaire pour induire des malformations chez les rongeurs atteint des doses toxiques pour l'homme [17, 18]. Ainsi, pour ingérer l'équivalent de 100 mg de caféine par kilo de poids corporel et par jour (dose nécessaire à l'apparition de malformations chez le rat), une femme de 60 kg devrait consommer 50-70 tasses de café par jour, ou au moins 20 si on tient compte des variations métaboliques interspécifiques [3, 19]. De plus, le métabolisme de la caféine est différent chez les rongeurs et chez l'homme [19-23]. Enfin, dans la plupart des expériences utilisant les rongeurs, la caféine est administrée en dose unique et à posologie élevée. Au contraire, chez l'homme, la consommation de café est fractionnée au cours de la journée [17], ce qui réduit la toxicité de la caféine.

## I. Études chez l'animal

De très nombreuses études expérimentales essentiellement réalisées chez les rongeurs (rats, souris, lapins) ont démontré l'effet tératogène de la caféine, mais à des doses relativement élevées uniquement. La première étude, réalisée par Nishimura et Nakai [1] a révélé les effets tératogènes d'une administration intrapéritonéale unique de 250 mg de caféine par kilo à un stade donné entre le 7e et le 14e jour de la gestation. Ces auteurs ont constaté une fréquence accrue, variable en fonction du jour de traitement, de résorptions fœtales, de fentes palatines et de malformations des doigts.

Depuis ces travaux, les effets tératogènes de la caféine chez les rongeurs ont été mis en évidence, que la caféine soit administrée en injections [24-31], par gavage [25, 26, 32-42], ajoutée à la nourriture [25, 27, 33, 43-46], à l'eau de boisson [25, 47, 48], ou donnée à la place de l'eau de boisson sous forme de café torréfié ou instantané [42, 49-51]. En plus des résorptions, les malformations les plus fréquemment observées sont des déficits dans la formation des membres et des doigts, comme l'ectrodactylie (absence d'orteils), les fentes labiales ou palatines. Cependant, la sensibilité des différentes espèces animales aux effets tératogènes est variable, les souris étant plus sensibles que les rats. En effet, des malformations craniofaciales ont été mises en évidence chez la souris à des doses de caféine de 50 ou 75 mg par kilo [17, 36, 37] alors que la dose la plus faible nécessaire pour induire des malformations chez le rat (ectrodactylie) est de 80 mg par kilo. Dans la plupart des études, les malformations ne sont obtenues chez le rat qu'avec des doses supérieures ou égales à 100-125 mg de caféine par kilo [17, 32, 33, 38, 41]. Il semble par ailleurs que la sensibilité des animaux aux effets tératogènes de la caféine soit variable et probablement due à une prédisposition génétique. En effet, la fréquence des malformations fœtales diffère d'une souche de rats à l'autre [17, 33].

Les effets tératogènes de la caféine sont fonction de la dose, en particulier lorsque celle-ci est injectée par voie intrapéritonéale ou sous-cutanée ou administrée par gavage. Ainsi, si la dose est relativement modérée (une seule injection intrapéritonéale de 25 mg/kg chez le rat au 6ᵉ jour de la gestation), celle-ci n'a aucune conséquence sur le développement squelettique embryonnaire [52]. De même, lorsque la dose connue pour induire des malformations est fractionnée en plusieurs administrations quotidiennes, on n'observe plus de malformations [34, 41, 47, 53]. Si l'eau de boisson est remplacée par 100 % de café torréfié, soit environ 85 mg de caféine par kilo et par jour, le taux de malformations n'excède plus celui des animaux témoins. La différence observée réside certainement dans le fait que les concentrations maternelles et fœtales de caféine sont deux à trois fois plus faibles quand l'administration de la caféine est fractionnée par rapport à une dose unique [54, 55]. De même, lorsque la caféine est ajoutée à l'eau de boisson, les concentrations maternelles et fœtales de la méthylxanthine sont dix fois plus faibles que lorsque celle-ci est donnée par gavage. Le taux de malformations est alors nul tandis qu'il est de 7 % d'ectrodactylie chez les fœtus de mère recevant la caféine par gavage [56]. Les taux de caféine doivent être très élevés (330 mg par kilo) pour que l'administration fractionnée de la méthylxanthine ait une incidence sur le taux de malformations chez le rat [57].

Il semble également que les différents types de malformations susceptibles d'être induites par la caféine soient en nombre relativement limité. On rencontre le plus souvent des déficits dans la formation des membres et des doigts, des malformations craniofaciales (fentes labiales et palatines) et des retards d'ossification des membres, des mâchoires et du sternum [4, 12, 15, 26, 28, 34, 41, 58, 59]. Plus rarement, on observe des malformations des yeux, du crâne et de la queue [13, 17] ainsi que des malformations cardiaques [60]. Les malformations de la face et des extrémités sont souvent associées à des hémorragies dans ces régions [28, 54] dont le rôle dans la genèse des malformations n'est pas exclu [17].

L'influence de la caféine sur les délais d'ossification est discuté. Ce phénomène est considéré comme une variation dans le développement, souvent associée à un retard de croissance plutôt qu'à une véritable malformation. De plus, comme l'âge fœtal est étroitement corrélé au degré d'ossification [61], un examen fœtal précoce et une erreur dans la date du début de la gestation peut conduire à une incidence erronée du phénomène. Cependant, il est apparu récemment que le délai d'ossification constaté après l'exposition intra-utérine à la caféine [34, 40, 50, 51] pourrait n'être que transitoire et sans dommage pour l'animal. Selon deux études, le déficit d'ossification et de minéralisation du squelette était apparent en fin de gestation mais résorbé au bout de 4 à 6 jours postnatals chez le rat [48, 62]. Cependant, des travaux plus récents considèrent que ce déficit n'est pas réversible [39, 44, 46]. Il est totalement compensé par une supplémentation nutritionnelle en zinc au cours de la période d'exposition à la caféine [63], alors qu'il est aggravé par les carences protéiques nutritionnelles maternelles [43, 45].

Des études récentes ont également mis en évidence les effets délétères de l'exposition à la caféine chez le rat au cours de la gestation et/ou de la lactation sur la composition maxillaire [64], le poids des dents [65], leur teneur en calcium [65, 66] et l'émail dentaire [67, 68]. La caféine diminue le poids des dents sans doute par réduction de leur teneur en calcium et collagène [65, 66]. Le contenu des dents en zinc et hydroxyproline est réduit alors que les concentrations de phosphore, magnésium et hexosamine ne sont pas modifiées [64]. La caféine réduit également la taille des grains d'émail des premières molaires, les rendant plus vulnérables aux attaques acides [67, 68]. De plus, la surface de l'émail des rats exposés à la caféine n'est pas lisse, ce qui est susceptible de la rendre plus vulnérable aux caries [67].

En conclusion, en raison des quantités relativement importantes de caféine nécessaires pour induire des malformations et du nombre réduit d'individus touchés, la caféine peut être considérée comme un agent tératogène peu puissant. En effet, les agents tératogènes peuvent être subdivisés en deux catégories. Certains d'entre eux induisent des effets tératogènes uniquement lorsqu'une concentration tissulaire ou plasmatique seuil est dépassée, alors que pour d'autres l'effet dépend de la concentration cumulée au cours du temps.

L'absence d'action tératogène lors de l'administration fractionnée de quantités élevées de caféine au cours de la journée montre que la caféine correspond au premier type d'agents tératogènes. La concentration plasmatique seuil, en dessous de laquelle la méthylxanthine n'induit pas de malformations, correspond à une concentration plasmatique d'environ 60-80 $\mu$g/ml. Elle est obtenue chez les rongeurs après l'administration aiguë de 80-100 mg de caféine par kilo. Les malformations sont rarement observées pour des doses quotidiennes uniques inférieures à 100 mg/kg et jamais à des concentrations inférieures à 50 mg/kg/jour [4, 8, 15, 17]. De plus, les effets tératogènes de la caféine chez les rongeurs apparaissent à des doses élevées qui sont également toxiques pour la mère [8, 26].

Il semble donc que la dose de 50 mg de caféine par kilo et par jour puisse être considérée comme la dose maximale exempte de conséquences tératogènes. Celle-ci correspond à environ 30 tasses de café pour une femme de 60 kg, ce qui représente une quantité qu'il est virtuellement impossible de consommer en une fois. Cependant, en fonction des auteurs, cette limite est acceptée comme non toxique dans l'espèce humaine [17, 69], d'une sécurité insuffisante [4], voire même inacceptable [70]. En effet, pour l'un des auteurs, il faudrait diviser les doses tolérables chez l'animal par 100 [70], ce qui correspondrait à considérer que presque toutes les femmes consommant du café et/ou de la caféine au cours de leur grossesse exposent leur fœtus à un risque tératogène potentiel, ce qui est contraire aux observations de l'ensemble des études humaines.

Enfin, les travaux réalisés chez le macaque montrent que l'exposition des mères à 0,15 et 0,35 mg/ml de caféine dans leur eau de boisson, correspondant à une exposition quotidienne de 10-15 et 25-30 mg de caféine par kilo et par jour, induit un retard dans le développement somatique de la progéniture. La taille des os longs et le poids de naissance sont réduits. Ce retard reste apparent pendant les 30 premiers jours de vie, puis disparaît au bout de la première année. Ces modifications sont accompagnées de réductions de poids corporel chez la femelle gestante sans modification de la prise alimentaire ou de boisson [21]. Ces observations pourraient être le reflet d'effets toxicologiques maternels ou materno-fœtaux de la caféine [71]. Un tel traitement se traduit en effet par des modifications des teneurs sériques et urinaires en créatinine et de la glycémie [72].

## II. Études chez l'homme

L'effet tératogène de la caféine chez l'homme reste controversé. Parmi l'ensemble des études concernant la relation entre l'apparition de malformations congénitales et la consommation de café [73-86], seules trois d'entre elles font état d'une action tératogène potentielle du café ou de la caféine [73-75]. Il ressort de la plupart des enquêtes épidémiologiques que l'incidence de plusieurs types de malformations (hernie inguinale, fente labiale, palatine ou labiopalatine, anomalies du système cardiovasculaire, du système nerveux central et du squelette) ne serait pas liée à la consommation de caféine [74, 76, 77, 79, 82, 83]. Cependant, Borlée *et al.* [73] ont observé une augmentation significative du nombre de malformations congénitales chez des femmes buvant plus de 8 tasses de café par jour, mais les résultats de cette étude sont controversés en raison du trop petit nombre de cas examinés et d'une analyse statistique criticable. En effet, ces auteurs n'ont pas corrigé leurs résultats en fonction de la consommation de tabac et de nicotine qu'ils ont pourtant contrôlée dans leur étude. Leurs conclusions sont toutefois prudentes et les ont amené à exprimer le besoin d'études complémentaires dans une publication plus récente [78]. Pour Furuhashi *et al.* [74], le risque d'anomalies congénitales de toutes sortes s'élève à 3,7 % dans la population consommant de la caféine et à 1,7 % chez les non consommateurs. La différence est statistiquement significative (p < 0,001). Il est surprenant que, dans cette étude, le risque accru soit observé dans une grande variété d'anomalies congénitales incluant celles qui sont associées à des anomalies chromosomiques. Enfin, Jacobson *et al.* [76] rapportent trois cas d'ectrodactylie chez des enfants nés de femmes consommant entre 8 et 25 tasses de café par jour. Il ne s'agit cependant que de trois femmes qui avaient spontanément écrit aux auteurs à la suite d'un article paru sur le café et les malformations congénitales dans la presse.

Il a également été montré que l'absorption de caféine avait un effet vasoconstricteur sur la circulation placentaire [87]. Le débit sanguin n'est pas modifié dans la veine fœtale ombilicale mais le débit sanguin placentaire intervillositaire est fortement réduit après l'absorption de deux tasses de café. Cette réduction ainsi que l'augmentation des concentrations maternelles sériques d'adrénaline induites par la caféine pourraient représenter un risque potentiel pour le fœtus [87], ainsi que Kimmel *et al.* [88] l'ont confirmé dans un modèle animal.

Il semble donc que le risque d'accroissement des malformations congénitales les plus courantes dû à une consommation modérée de caféine soit très faible [11, 13, 59, 89]. La consommation de tabac ou d'alcool, très souvent associée à celle de café, augmente de manière certaine les risques de malformation, comme nous le verrons plus en détail dans le prochain paragraphe. De plus, ainsi que cela a été décrit précédemment à propos des études chez l'animal, la consommation fractionnée de caféine au cours de la journée ne génère que très rarement des concentrations plasmatiques très élevées de caféine. On ne sait cependant que très peu de choses sur les effets tératogènes potentiels du café à dose élevée (plus de huit tasses quotidiennes) et/ou s'il existe un seuil dans l'apparition éventuelle d'effets tératogènes liés à l'absorption de café [89]. Toutefois, les effets tératogènes de la caféine chez l'animal ne se manifestent qu'à des doses le plus souvent toxiques pour la mère et nettement plus élevées que les consommations des grands buveurs de café. Les boissons et aliments contenant de la caféine ne semblent donc pas représenter un risque tératogène pour les femmes enceintes et pour leurs embryons et leurs fœtus. Toutefois, il reste à considérer le problème du rôle éventuel du café et/ou de la caféine, même consommés modérément, dans l'apparition d'anomalies congénitales plus subtiles ne se traduisant pas par des malformations [8].

## III. Effets combinés de la caféine et d'autres substances

Comme le prouve une série d'études assez récentes réalisées chez l'embryon de poulet et chez les rongeurs, la caféine potentialise les effets tératogènes de la nicotine [52, 90, 91], de l'irradiation [92-95] et des agents alkylants tels que la mitomycine C et le chlorambucil [96, 97]. En ce qui concerne l'éthanol, si quelques travaux relatent une potentialisation de ses effets tératogènes par la caféine [98-104], deux études récentes n'ont pas pu mettre en évidence ce phénomène aussi bien *in vivo* [105] qu'*in vitro* [106].

Beaulac-Baillargeon et Desrosiers [107] ont montré que la consommation maternelle de caféine n'avait aucune influence sur la plupart des paramètres de croissance fœtale de 913 enfants, alors que le tabac était inversement corrélé au poids de naissance, à la taille et au périmètre crânien. De plus, une association positive entre consommation de caféine (plus de 300 mg par jour) et de tabac (plus de 15 cigarettes quotidiennes) a été observée pour le poids de naissance, plus faible de 206 g dans ce groupe par rapport aux femmes consommant moins de caféine ou fumant moins de 15 cigarettes par jour.

Chez l'homme, deux études font état d'étiologies vasculaires disruptives conduisant à une atrésie jéjunale [108] ou même à une tétraplégie [109] lorsque la caféine est associée à l'ergotamine ou au propranolol. La caféine en synergie avec l'ergotamine ou le propranolol induirait des vasoconstrictions fœtales entraînant des malformations consécutives à une ischémie tissulaire. Bien que ces études n'aient concerné qu'un nombre de sujets très limité, elles justifient la prudence dans l'emploi de médications antimigraineuses associant différents agents vasoconstricteurs au cours de la grossesse.

La caféine est également capable de potentialiser les effets tératogènes inhabituels de l'acétazolamide, un agent diurétique [110]. De même, la caféine agit en synergie avec la phénytoine et la 5-bromodésoxyuridine et provoque des réponses embryotoxiques, dont l'importance dépend du moment de l'administration des différents agents pharmacologiques [111]. Enfin, la prévention des effets fœtotoxiques de l'acide rétinoïque [112] ou de l'uréthane [113] par la caféine prouve la multiplicité de ses potentialités d'action sur la tératogénèse.

En conclusion, l'association entre la caféine et d'autres substances chimiques présente un risque potentiel de développement pour le fœtus humain et devrait faire l'objet d'études complémentaires, ainsi que le conseillent Wilson et Scott [17].

## IV. Mécanismes d'action possible de la caféine dans la tératogénèse

Un certain nombre d'hypothèses concernant le mécanisme d'action possible de la caféine dans la tératogénèse ont été formulées en particulier à partir de travaux dans lesquels la caféine a été associée à d'autres agents pharmacologiques.

Par exemple, la potentialisation des effets tératogènes de la mitomycine C par la caféine et la théophylline produit 80 % de malformations fœtales. La paraxanthine, bien que moins toxique, augmente également le taux de malformations alors que la théobromine et la 1-méthylxanthine sont sans effet [97]. Le groupe méthyle des xanthines en position N1 semble donc le facteur responsable de la potentialisation des effets tératogènes, toutefois il doit nécessairement être associé à un ou deux autres radicaux méthyle situés, sur d'autres carbones de la molécule, pour que les effets tératogènes se manifestent [97].

Les malformations externes chez l'embryon de poulet sont plus fréquentes lorsque caféine et théophylline sont administrées avec des agents $\beta$-adrénomimétiques (isoprotérénol, adrénaline) que lorsque chacun de ces agents le sont isolément. Elles consistent essentiellement en malformations des membres et du bec, en fréquents hématomes au niveau des membres, et en œdème généralisé. Par contre les agents alpha-adrénomimétiques ne potentialisent pas les effets tératogènes de la caféine [114]. Selon ces auteurs, l'augmentation de la concentration intracellulaire d'adénosine-3',5'-monophosphate cyclique (AMPc) serait à l'origine des malformations des doigts par inhibition du développement proximodistal des membres. Les augmentations intracellulaires d'AMPc pourraient également expliquer l'hypoplasie des membres due à l'inhibition de la mitose et/ou de la nécrose du tissu embryonnaire [115]. On sait en effet que l'AMPc est important pour le développement des membres et du palais qui sont les deux sites anatomiques les plus fréquemment affectés par l'exposition à la caféine [13]. Les concentrations circulantes de caféine chez les embryons de rongeurs exposés à une dose tératogène de caféine sont de l'ordre de 1 mM. Cette dose est suffisante pour inhiber de nombreuses phosphodiestérases et augmenter secondairement les concentrations cellulaires d'AMPc (voir chapitre sur le système nerveux central pour le mécanisme d'action de la caféine).

L'hypothèse selon laquelle la caféine pourrait exercer des effets tératogènes par une libération accrue de catécholamines est fondée sur une série de travaux montrant l'effet protecteur de la surrénalectomie [115], ou des antagonistes ß-adrénergiques comme le propranolol ou le timolol, bien que ces agents soient incapables d'inhiber totalement les effets tératogènes de la caféine [116, 117]. En revanche, ces derniers sont potentialisés par la pargyline qui inhibe la monoamine oxydase, responsable du catabolisme des catécholamines ou par la cocaïne qui bloque le prélèvement des catécholamines par le neurone et stimule ainsi indirectement leur action [118]. Cette hypothèse est confirmée par des travaux relativement anciens montrant l'apparition d'œdèmes, d'hémorragies et d'hématomes dans les membres quelques heures après l'injection intrafœtale de catécholamines [119, 120].

La caféine pourrait aussi agir par le biais d'une libération accrue de corticostérone. En effet, chez la souris, les fentes labiales et palatines peuvent être provoquées par les glucocorticoïdes. Or, une dose de 100 mg par kilo de caféine multiplie par dix la concentration de corticostérone chez la souris [25].

Enfin, un travail récent a étudié l'interaction entre la caféine et les agonistes de l'adénosine dans la genèse des malformations chez la souris [121]. Depuis les travaux de Snyder *et al.* [122], il est bien établi que la caféine, aux doses circulantes habituellement rencontrées, exerce la plupart de ses actions par sa liaison au niveau des récepteurs de l'adénosine (voir mécanisme d'action de la caféine dans le chapitre sur le système nerveux central). L'administration simultanée de doses tératogènes de caféine et de doses variables de L-phénylisopropyladénosine et de chloroadénosine ne permet pas de protéger l'embryon et, dans certains cas, potentialise même les effets tératogènes de la caféine. Cette absence d'effet protecteur des analogues de l'adénosine suggère que la liaison de la caféine avec les récepteurs de l'adénosine ne représentent pas le mode d'action primaire de son action tératogène [121].

**En conclusion, à partir des résultats des études chez les rongeurs, il semble bien que la caféine consommée de manière modérée et fractionnée, ce qui est le cas dans l'espèce humaine, ne puisse pas exercer d'effets tératogènes chez le fœtus humain en développement. Les experts du Fourth International Caffeine Workshop en 1984 [123] avaient d'ailleurs conclu que la caféine ne présente aucun risque tératogène dans l'espèce humaine. Cette conclusion reste valable aujourd'hui.**

**Cependant, cette méthylxanthine a la propriété de potentialiser les effets tératogènes d'autres substances et il a été récemment proposé que certaines de ces interactions seraient probablement à l'origine de malformations dans l'espèce humaine dont les causes sont difficiles à élucider. En revanche, la consommation de caféine est souvent associée à celle de tabac et d'alcool. Leurs effets tératogènes sont bien établis lorsque leur consommation est élevée.**

**Pour éviter tout risque fœtotoxique de la caféine, il suffit donc que les femmes modèrent leur consommation de café au cours de leur grossesse [13, 79] et surtout évitent le tabac et l'alcool ainsi que les médicaments vasoconstricteurs, comme les antimigraineux, dont l'innocuité n'est pas établie.**

## RÉFÉRENCES

1. Nishimura H, Nakai K. Congenital malformations in offspring of mice treated with caffeine. *Proc Soc Exp Biol Med* 1960 ; 104 : 140-142.
2. Al-Hachim GM. Teratogenicity of caffeine : a review. *Eur J Obstet Gynecol Reprod Biol* 1989 ; 31 : 237-247.
3. Berger A. Effects of caffeine consumption on pregnancy outcome. A review. *J Reprod Med* 1988 ; 33 : 945-956.
4. Collins TFX. Review of reproduction and teratology studies of caffeine. *FDA By-Lines 1979* 7 : 352-373.
5. Collins TFX, Welsh JJ, Black TN, Ruggles DI. Teratogenic potential of caffeine in rats. In : *Alternative Dietary Practices and Nutritional Abuses in Pregnancy. Proccedings of a Workshop.* National Academy Press 1981 ; 97-107.

6. Federation of the American Societies for Experimental Biology (FASEB). *Evaluation of the Health Aspects of Caffeine as a Food Ingredient.* NTIS, Springfield, 1978.
7. Heller J. What do we know about the risks of caffeine consumption in pregnancy? *Brit J Addict* 1987 ; 82 : 885-889.
8. James JE. Human reproduction. In : JE James Ed. *Caffeine and Health.* Academic Press, New York, 1991 ; 219-244.
9. Leviton A. Epidemiological studies of birth defects. In : PB Dews Eds. *Caffeine. Perspectives from Recent Research*, Springer Verlag, Berlin, 1984 ; 188-200.
10. Leviton A. Coffee, caffeine and reproductive hazards in humans. In : S Garattini Ed. *Caffeine, Coffee, and Health*, Raven Press, New York, 1993 ; 343-358.
11. Myers VAS, Miwa LJ. Caffeine consumption during pregnancy. *Drug Intelligence Clin Pharm* 1988 ; 22 : 614-616.
12. Nash J, Persaud TVN. Reproductive and teratological risks of caffeine. *Anat Anz* 1988 ; 167 : 265-270.
13. Nolen GA. The developmental toxicology of caffeine. In : H Kalter Ed. *Issues and Reveiws in Teratology*, Plenum Press, New York, 1988 ; 305-350.
14. Persaud TVN. Caffeine. In : TVN Persaud Ed. *Environmental Causes of Human Birth Defects*, Charles C. Thomas, Springfield, 1990 ; 143-154.
15. Purves D, Sullivan FM. Reproductive effects of caffeine. Experimental studies in animals. In : S Garattini Ed. *Caffeine, Coffee, and Health*, Raven Press, New York, 1993 ; 317-342.
16. Thayer PS, Palm PE. A current assessment of the mutagenic and teratogenic effects of caffeine. *CRC Crit Rev Toxicol* 1975 ; 3 : 345-369.
17. Wilson JG, Scott WJ. The teratogenic potential of caffeine in laboratory animals. In : PB Dews Ed. *Caffeine. Perspectives from Recent Research*, Springer Verlag, Berlin, 1984 ; 165-187.
18. Bergman J, Dews PB. Dietary caffeine and its toxicity. In : JN Hathcock Ed. *Nutritional Toxicology*, 2nd Vol., Academic Press, New York, 1987 ; 199-221.
19. Weathersbee P, Lodge J. Caffeine : Its direct and indirect influences on reproduction. *Postgrad Med* 1979 ; 66 : 165-171.
20. Arnaud MJ, Bracco I, Sauvageat JL, Clerc MF. Placental transfer of the major caffeine metabolite in the rat using 6-amino-5[N-formylmethylamino]1,3[Me-$^{14}$C]-dimethyluracil administered orally or intravenously to the pregnant rat. *Toxicol Lett* 1983 ; 16 : 271-279.
21. Gilbert SG, So Y, Klassen RD, Geoffroy S, Stavric B, Rice DC. Elimination of chronically consumed caffeine in the pregnant monkey *(Macaca fascicularis). J Pharmacol Exp Ther* 1986 ; 239 : 891-897.
22. Latini R, Bonati M, Marzi E, Garattini S. Urinary excretion of an uracilic metabolite from caffeine by rat, monkey and man. *Toxicol Lett* 1981 ; 7 : 267-272.

23. Yesair DW, Branfman AR, Callahan MM. Human disposition and some biochemical aspects of methylxanthines. *Prog Clin Biol Res* 1984 ; 185 : 215-233.
24. Bartel H, Gnacikowska M. Histological studies on the influences of caffeine on embryonic development of the limbs of the mice. *Fol Morphol* 1972 ; 31 : 193-200.
25. Elmazar MMA, McElhatton PR, Sullivan FM. Acute studies to investigate the mechanism of action of caffeine as a teratogen in mice. *Hum Toxicol* 1981 ; 1 : 53-63.
26. Elmazar MMA, McElhatton PR, Sullivan FM. Studies on the teratogenic effects of different oral preparations of caffeine in mice. *Toxicology* 1982 ; 23 : 57-71.
27. Fujii T, Nishimura H. Teratogenic actions of some methylated xanthines in mice. *Okajimas Fol Anat Jap* 1969 ; 46 : 167-170.
28. Fujii T, Sasaki H, Nishimura H. Teratogenicity of caffeine in mice related to its mode of administration. *Jpn J Pharmacol* 1969 ; 19 : 134-138.
29. Skalko RG, Poche PD, Kwasigroch TE. The toxicology of chemical interactions during pregnancy in the mouse : caffeine and phenytoin. *Toxicology* 1984 ; 30 : 7-16.
30. Snigorska B, Bartel H. Teratogenic effect of caffeine in white mice. *Fol Morphol* 1970 ; 29 : 353-363.
31. York RG, Randall JL, Scott WJ Jr. Reduction of caffeine teratogenicity in mice by inducing maternal drug metabolism with $\alpha$-naphtoflavone. *Teratology* 1985 ; 31 : 1356-1361.
32. Bertrand M, Scwamm E, Frandon A, Vagne A, Alary J. Sur un effet tératogène systématique et spécifique de la caféine chez les rongeurs. *C R Soc Biol* 1965 ; 159 : 2199-2201.
33. Bertrand M, Girod J, Rigaud MF. Ectrodactylie provoquée par la caféine chez les rongeurs : rôle des facteurs spécifiques et génétiques. *C R Soc Biol* 1970 ; 164 : 1488-1489.
34. Collins FTX, Welsh JJ, Black TN, Collins E. A comprehensive study of the teratogenic potential of caffeine in rats when given by oral intubation. *Regulat Toxicol Pharmacol* 1981 ; 1 : 355-378.
35. Giroux J, Boucard M, Beaulton IS, Bertrand M, Lapras C, Florio R, Fontaine MF, Grand M, Haimovici F, Rinjard P, Roux M, Vagne M. Tératogénèse expérimentale : Etude de la caféine chez la souris. *Thérapie* 1969 ; 575-580.
36. Groupe d'étude des risques tératogènes. Tératogénèse expérimentale : Etude de la caféine chez la souris. *Thérapie* 1969 ; 24 : 575-580.
37. Knoche C, König J. Zur pränatalen Toxizität von Diphenylpyralin-8-chlortheophyllinat unter Berücksichtigung von Erfahrungen mit Thalidomid und Koffein. *Arzneimittelforsch* 1964 ; 14 : 415-424.
38. Leuschner F, Czok G. Reversibility of prenatal injuries induced by caffeine in rats. *Coll Int Chim Café* 1973 ; 5 : 388-391.

39. Muther TF. Caffeine and reduction of fetal ossification in the rat: Fact or artifact ? *Teratology* 1988 ; 37 : 239-247.
40. Palm PE, Arnold EP, Rachwall PC, Leyczeck JC, Teague KW, Kensler CJ. Evaluation of the teratogenic potential of fresh brewed coffee and caffeine in the rat. *Toxicol Appl Pharmacol* 1978 ; 44 : 1-16.
41. Smith SE, McElhatton PR, Sullivan FM. Effects of administering caffeine to pregnant rats either as asingle daily dose or as divided four times a day. *Food Chem Toxicol* 1987 ; 25 : 125-132.
42. West GL, Sobotka TJ, Brodie RE, Beier JM, O'Connel MW Jr. Postnatal neurobehavioral development in rats exposed *in utero* to caffeine. *Neurobehav Toxicol Teratol* 1986 ; 8 : 29-43.
43. Driscoll PG, Joseph F Jr, Nakamoto T. Prenatal effects of maternal caffeine intake and dietary high protein on mandibular development in fetal rats. *Brit J Nutr* 1990 ; 63 : 285-292.
44. Nakamoto T, Grant S, Yazdani M. The effects of maternal caffeine intake during pregnancy on mineral contents of fetal rat bone. *Res Exp Med* 1989 ; 189 : 275-280.
45. Nakamoto T, Shaye R. Protein-energy malnutrition in rats during pregnancy modifies the effects of caffeine on fetal bones. *J Nutr* 1986 ; 116 : 633-640.
46. Schneider PE, Miller HI, Nakamoto T. Effects of caffeine intake during gestation and lactation on bones of young growing rats. *Res Exp Med* 1990 ; 190 : 131-136.
47. Collins TFX, Welsh JJ, Black TN, Ruggles DI. A study of the teratogenic potential of caffeine ingested in drinking water. *Food Chem Toxicol* 1983 ; 21 : 763-777.
48. Collins FTX, Welsh JJ, Black TN, Whitby KE, O'Donnell MW Jr. Potential reversibility of skeletal effects in rats exposed *in utero* to caffeine. *Food Chem Toxicol* 1987 ; 25 : 647-662.
49. Butcher RE, Vorhees CV, Wootten V. Behavioral and physical development of rats chronically exposed to caffeinated fluids. *Fund Appl Toxicol* 1984 ; 4 : 1-13.
50. Nolen GA. The effect of brewed and instant coffee on reproduction and teratogenesis in the rat. *Toxicol Appl Pharmacol* 1981 ; 58 : 171-183.
51. Nolen GA. A reproduction/teratology study of brewed and instant decaffeinated coffees. *J Toxicol Environm Health* 1982 ; 10 : 769-782.
52. Nash JE, Persaud TVN. Influence of nicotine and caffeine on skeletal development in the rat. *Anat Anz Jena* 1989 ; 168 : 109-126.
53. Gilbert EF, Pistey WR. Effects on the offspring of repeated caffeine administration to pregnant rats. *J Reprod Fertil* 1973 ; 34 : 495-499.
54. Jiritano L, Bortolotti A, Gaspari F, Bonati M. Caffeine disposition after oral administration to pregnant rats. *Xenobiotica* 1985 ; 15 : 1045-1051.
55. Sullivan FM. Effects of different dosing regimens on the teratogenicity

of caffeine in rats. *Fourth International Caffeine Workshop*, Athènes, Grèce, 1982.
56. Ikeda G, Sapienja P, McGinnis M, Bragg L, Walsh J, Collins T. Blood levels of caffeine and results of fetal examination after oral administration of caffeine to pregnant rats. *J Appl Toxicol* 1982 ; 2 : 307-314.
57. Fujii T, Nishimura H. Adverse effects of prolonged administration of caffeine on rat fetus. *Toxicol Appl Pharmacol* 1972 ; 22 : 449-457.
58. Aliverti V, Bonanomi L, Giavine E, Leone G, Mariani L. Extent of fetal ossification as an index of delayed development in teratogenic studies in the rat. *Teratology* 1979 ; 20 : 237-242.
59. Bättig K, Sullivan FM. The physiological effects of coffee consumption. In : MN Clifford, KC Wilson Eds., *Coffee. Botany, Biochemistry and Production of Beans and Beverages,* Westport, Avi Publishing Company, 1985 ; 394-439.
60. Mulhivill JJ. Caffeine as teratogen and mutagen. *Teratology* 1973 ; 8 : 69-73.
61. Matsuoka R, Uno H, Tanaka H, Kerr CS, Nakazawa K, Nadal-Ginard B. Caffeine induces cardiac and other malformations in the rat. *Am J Med Gen Suppl* 1987 ; 3 : 433-443.
62. Holick MF, Scunior A, Tassinari M, Holtrop M. Effects of caffeine on rat sternebrae development and ossification. *Fourth International Caffeine Workshop,* Athènes, Grèce, 1982.
63. Sasahara H, Yamano H, Nakamoto T. Effects of maternal caffeine with zinc intake during gestation and lactation on bone development in newborn rats. *Arch Oral Biol* 1990 ; 35 : 425-430.
64. Valdes M, Shaye R, Joseph F Jr, Nakamoto T. The effects of caffeine on the maxillary composition in the newborn rat. *Calcif Tissue Int* 1992 ; 50 : 165-168.
65. Batirbaygil Y, Quinby GE, Nakamoto T. Effects of orally-administered caffeine on the growth of tooth germs in protein-energy malnourished newborn rats. *Arch Oral Biol* 1985 ; 30 : 583-585.
66. Nakamoto T, Shaye R, Mallek HM. Effects of maternal caffeine intake on the growth of tooth germs in protein-energy malnourished neonates. *Arch Oral Biol* 1985 ; 30 : 105-109.
67. Hashimoto K, Joseph F Jr, Falster AU, Simmons WB, Nakamoto T. Effects of maternal caffeine intake during lactation on molar enamel surfaces in new-born rats. *Arch Oral Biol* 1992 ; 37 : 105-109.
68. Falster AU, Hashimoto K, Nakamoto T, Simmons WB. Physical examination of caffeine's effects on the enamel surface of first molar in new-born rats. *Arch Oral Biol* 1992 ; 37 : 111-118.
69. Leviton A. Caffeine consumption and the risk of reproductive hazards. *J Reprod Med* 1988 ; 33 : 175-178.
70. Jacobson M. More effects of caffeine. *Nutr Rev* 1978 ; 36 : 231.
71. Gilbert SG, Rice DC. Somatic development in the infant monkey fol-

lowing *in utero* exposure to caffeine. *Fund Appl Toxicol* 1991 ; 17 : 454-465.
72. Gilbert SG, Rice DC. Effect of chronic caffeine consumption in pregnant monkeys *(Macaca fascicularis)* on blood and urine clinical chemistry parameters. *Fund Appl Toxicol* 1991 ; 16 : 299-308.
73. Borlée L, Lechat MF, Bouckaert A, Misson C. Le café, facteur de risque pendant la grossesse ? *Louvain Méd* 1978 ; 97 : 279-284.
74. Furuhashi N, Sato S, Suzuki M, Hiruta M, Tanaka M, Takahashi T. Effects of caffeine ingestion during pregnancy. *Gynecol Obstet Invest* 1985 ; 19 : 187-191.
75. Heinonen OP, Slone D, Shapiro S. *Birth Defects and Drugs in Pregnancy*, Publishing Sciences, Littelton, 1977.
76. Jacobson MF, Goldman AS, Syme RH. Coffee and birth defects. *Lancet* 1981 ; i : 1415-1416.
77. Kurppa K, Holmberg PC, Kuosma E, Saxen L. Coffee consumption during pregnancy and selected congenital malformations: A nationwide case-control study. *Am J Public Health* 1983 ; 73 : 1387-1399.
78. Lechat MF, Borlée I, Bouckaert A, Misson C. Caffeine study. *Science* 1980 ; 207 : 1296.
79. Linn S, Schoenbaum S, Monson RR, Rosner B, Stubblefield G, Ryan KJ. No association between coffee consumption and adverse outcomes of pregnancy. *New Engl J Med* 1982 ; 306 : 141-145.
80. Martin J. An overview : maternal nicotine and caffeine consumption and offspring outcome. *Neurobehav Toxicol Teratol* 1982 ; 4 : 421-424.
81. Morris MB, Weinstein L. Caffeine and the fetus : is trouble brewing? *Am J Obstet Gynecol* 1981 ; 140 : 607-608.
82. Nelson MM, Forfar JD. Associations between drugs administered during pregnancy and congenital abnormalities of the fetus. *Brit Med J* 1971 ; i : 523-527.
83. Rosenberg L, Mitchell AA, Shapiro S, Slone D. Selected birth defects in relation to caffeine-containing beverages. *JAMA* 1982 ; 247 : 1429-1432.
84. Tikkanen J, Heinonen OP. Cardiovascular malformations and organic solvent exposure during pregnancy in Finland. *Am J Int Med* 1988 ; 14 : 1-8.
85. McDonald AD, Armstrong BG, Sloan M. Cigarette, alcohol, and coffee consumption and congenital defects. *Am J Public Health* 1992 ; 82 : 91-93.
86. Olsen J, Overvad K, Frische G. Coffee consumption, birthweight, and reproductive failures. *Epidemiology* 1991 ; 2 : 370-374.
87. Kirkinen P, Jouppila P, Koivula A, Vuori J, Pukka M. The effect of caffeine on placental and fetal blood flow in human pregnancy. *Am J Obstet Gynecol* 1983 ; 147 : 939-942.
88. Kimmel CA, Kimmel GL, White CG, Grafton TF, Young JF, Nelson

CJ. Blood flow changes and conceptal development in pregnant rats in response to caffeine. *Fund Appl Toxicol* 1984 ; 4 : 240-247.
89. Narod SA, De Sanjose S, Victora C. Coffee during pregnancy: a reproductive hazard? *Am J Obstet Gynecol* 1991 ; 164 : 1109-1114.
90. Gilani SH, Persaud TV. Chick embryonic development following exposure to caffeine and nicotine. *Anat Anz* 1986 ; 161 : 23-26.
91. Nash JE, Persaud TVN. Influence of nicotine and caffeine on rat embryonic development. *Histol Histopathol* 1988 ; 3 : 377-388.
92. Kusama T, Sugiura N, Kai M, Yoshizawa Y. Combined effects of radiation and caffeine on embryonic development in mice. *Rad Res* 1989 ; 117 : 273-281.
93. Müller WU, Streffer C, Fischer-Lahdo C. Effects of a combination of X-rays and caffeine on preimplantation mouse embryos *in vitro*. *Rad Environm Biophys* 1983 ; 22 : 85-93.
94. Müller WU, Streffer C, Wurm R. Supraadditive formation of micronuclei in preimplantation mouse embryos *in vitro* after combined treatment with X-rays and caffeine. *Teratog Carcinog Mutag* 1985 ; 5 : 123-131.
95. Müller WU. Toxicity of various combinations of X-rays, caffeine, and mercury in mouse embryos. *Int J Radiat Biol* 1989 ; 56 : 315-323.
96. Fujii T, Nakatsuda T. Potentiating effects of caffeine on teratogenicity of alkylating agents in mice. *Teratology* 1983 ; 28 : 29-33.
97. Nakatsuda T, Hanada S, Fujii T. Potentiating effects of methylxanthines on teratogenicity of mitomycin C in mice. *Teratology* 1983 ; 28 : 243-247.
98. Gilani SH. Persaud TV. Embryopathic effects of ethanol and caffeine in the chick. *Anat Anz* 1985 ; 158 : 231-235.
99. Henderson GI, Shenker S. Effects of ethanol and/or caffeine on fetal development and placental amino acid uptake in rats. *Dev Pharmacol Ther* 1984 ; 7 : 177-187.
100. Ross CP, Persaud TVN. Early embryonic development in the rat following *in utero* exposure to alcohol and caffeine. *Histol Histopathol* 1986 ; 1 : 13-17.
101. Ross CP, Persaud TVN. Cardiovascular primordium in the rat embryo following *in utero* exposure to alcohol and caffeine. *Can J Cardiol* 1986 ; 2/3 : 160-163.
102. Ross CP, Persaud TVN. Neural tube defects in early embryos following maternal treatment with ethanol and caffeine. *Anat Anz* 1989 ; 169 : 247-252.
103. Ross CP, Persaud TVN. Craniofacial and limb development in early rat embryos following *in utero* exposure to ethanol and caffeine. *Anat Anz* 1990 ; 170 : 9-14.
104. Tanaka H, Iwasaki S, Arima M, Nakazawa K. Effects of combination of maternal agents on the fetal cerebrum in rat: Ethanol or caffeine with X-irradiation *in utero*. *Brain Dev* 1985 ; 7 : 10-20.

105. Fadel RAR, Persaud TVN. Craniofacial ossification in the rat following prenatal exposure to alcohol, acetaldehyde and caffeine. *Res Comm Subst Abuse* 1991 ; 12 : 181-184.
106. Fadel RAR, Persaud TVN. Effects of alcohol and caffeine on cultured whole rat embryos. *Acta Anat* 1992 ; 144 : 114-119.
107. Beaulac-Baillargeon L, Desrosiers C. Caffeine-cigarette interaction on fetal growth. *Am J Obstet Gynecol* 1987 ; 157 : 1236-1240.
108. Graham JM Jr, Marin-Padilla M, Hoefnagel D. Jejunal atresia associated with cafergot ingestion during pregnancy. *Clin Pediatr* 1983 ; 22 : 226-228.
109. Hughes HE, Goldstein DA. Birth defects following maternal exposure to ergotamine, beta blockers, and caffeine. *J Med Gen* 1988 ; 25 : 396-399.
110. Ritter EJ, Scott WJ, Wilson JG, Mathinos PR, Randall JL. Potentiative interactions between caffeine and various teratogenic agents. *Teratology* 1982 ; 25 : 95-100.
111. Skalko R, Kwasigroch T. The interaction of chemicals during pregnancy : an update. *Biol Res Pregn Perinatol* 1983 ; 4 : 26-35.
112. Runner M. Rescue from disproportionate dwarfism in mice by means of caffeine modulation of the 4-hour early effect of excessive vitamin A. In : J Fallon, A Kaplan Eds. *Limb Development and Regeneration, Part A*, Alan Liss, New York, 1983 ; 345-353.
113. Nomura T. Comparative inhibiting effects of methylxanthines on urethan-induced tumors, malformations and presumed somatic mutations in mice. *Cancer Res* 1983 ; 43 : 1342-1346.
114. Bruyère HJ Jr, Fallon JF, Gilbert EF. External malformations in chick embryos following concomitant administration of methylxanthines and beta-adromimetic agents. 1. Gross pathologic features. *Teratology* 1983 ; 28 : 257-269.
115. Moriguchi M, Scott WJ Jr. Prevention of caffeine-induced limb malformations by maternal adrenalectomy. *Teratology* 1986 ; 33 : 319-322.
116. Fujii T, Nishimura H. Reduction in frequency of fetopathic effects of caffeine in mice by pretreatment with propranolol. *Teratology* 1974 ; 10 : 149-152.
117. Fujii T. Mitigation of caffeine-induced fetopathy in mice by pretreatment with beta-adrenergic blocking agents. *Jpn J Pharmacol* 1976 ; 26 : 751-756.
118. Hayasaka I, Fujii T. Potentiation of the fetopathic effects of caffeine in mice by pargylline and cocaine. *Congen Anom* 1977 ; 17 : 487-492.
119. Davies J, Robson J. The effects of vasopressin, adrenaline and noradrenaline on the mouse fœtus (Abstract). *Brit J Pharmacol* 1970 ; 38 : 446P.
120. Jost A. Dégénérescence des extrémités du fœtus provoquée par l'adrénaline. *CR Acad Sci (Paris)* 1953 ; 236 : 1510-1512.

121. Clark RL, Eschbach K, Cusick WA, Heyse JF. Interactions between caffeine and adenosine agonists in producing embryo resorptions and malformations in mice. *Toxicol Appl Pharmacol* 1987 ; 91 : 371-385.
122. Snyder SH, Katims JJ, Annau Z, Bruns RF, Daly JW. Adenosine receptors and behavioral actions of methylxanthines. *Proc Natl Acad Sci*, USA, 1981 ; 78 : 3260-3264.
123. Dews P, Grice HC, Neims A, Wilson J, Wurtman R. Report on the Fourth International Caffeine Workshop, Athens, 1982. *Food Chem Toxicol* 1984 ; 22 : 163-169.

# Effets sur le nouveau-né de l'ingestion chronique de café par la mère

Astrid Nehlig et Gérard Debry

Les conséquences de l'ingestion chronique de café par la mère sur le nouveau-né ont essentiellement été étudiées chez l'animal et concernent aussi bien le développement physique que les paramètres hémodynamiques, le comportement, le sommeil, le développement cérébral et le contrôle de la respiration.

## I. Effets sur la croissance et le développement du nouveau-né

L'absorption, par la rate et la souris gestantes, de café ou de caféine à des doses modérées (5 à 40 mg de caféine par kilo et par jour) ne modifie pas le poids de naissance des rats [1-16]. Par contre, ce dernier diminue lorsque la dose de café ou de caféine ingérée par la mère augmente. Cependant, il faut atteindre des doses élevées (environ 80 à 300 mg de caféine par kilo de poids corporel et par jour) pour que la réduction du poids de naissance soit significative et que le développement physique de la progéniture soit retardé [1, 6, 16-24].

De même dans l'espèce humaine, la diminution du poids corporel des enfants à la naissance et du périmètre crânien n'a été rapportée que chez des femmes qui étaient de fortes consommatrices de café, plus de sept tasses quotidiennes [25-37]. Toutefois, aux doses élevées, le poids de naissance des enfants est corrélé négativement à la consommation de caféine [25, 26, 28, 29, 38, 39]. Après ajustement des autres variables, en particulier la consommation de tabac et d'alcool, l'absorption de caféine serait corrélée à une baisse du poids de naissance pouvant aller jusqu'à 6,5 % [37]. Le maintien d'une consommation élevée de café au cours de la grossesse (300 mg de caféine par jour) pourrait augmenter le risque de retard de croissance intra-utérin [33].

Enfin, chez le jeune rat, l'exposition anténatale à la caféine ne semble avoir aucune influence notable sur l'âge d'ouverture des yeux et du conduit auditif externe ou sur l'apparition du réflexe d'étirement [1, 6, 9, 23].

## II. Effets sur le système nerveux central du nouveau-né

L'exposition au café ou à la caféine au cours de la gestation a des effets multiples sur le développement du système nerveux central du nouveau-né. Ils concernent aussi bien les constituants du cerveau que le comportement, le sommeil ou le contrôle de la respiration.

### 1. Effets sur les constituants et la biochimie du cerveau

L'absorption de caféine en quantités modérées par la rate au cours de la gestation et de la lactation a des conséquences assez marquées sur la composition du cerveau du rat nouveau-né. En effet, la caféine diffuse à travers le placenta et s'accumule dans le cerveau du fœtus [40-42]. La concentration en caféine du cerveau de rat fœtal est plus élevée que celle du placenta ; par contre, les métabolites de la méthylxanthine sont distribués de manière homogène entre le cerveau et le placenta [43].

L'exposition précoce à la caféine diminue proportionnellement plus le poids du cerveau que celui du corps [43-45]. Les teneurs en ADN, ARN, cholestérol et protéines du cerveau entier sont plus faibles chez les rats nés de mère traitée à la caféine que chez les témoins [44, 46-49]. Cependant, l'effet de la caféine varie en fonction de la dose administrée [47]. Si la rate gestante absorbe 5 mg de caféine par kilo et par jour, soit l'équivalent de 2 tasses et demie de café, les concentrations cérébrales d'ADN des rats nouveau-nés sont augmentées alors que celles de protéines, cholestérol et zinc ne sont pas modifiées par rapport aux témoins. Si par contre, la rate gestante absorbe dans sa nourriture 10 ou 20 mg de caféine par kilo et par jour, les concentrations cérébrales de ces différents constituants sont diminuées chez le rat à la naissance [47]. Toutefois, la déplétion cérébrale en zinc des rats nouveau-nés, dont les mères ont été exposées à la caféine au cours de la gestation, peut être évitée grâce à une supplémentation nutritionnelle en zinc de la mère simultanément à la caféine [50, 51]. L'apport de zinc induit également une augmentation des teneurs cérébrales en ADN par rapport aux animaux témoins ou aux animaux dont la mère a absorbé uniquement de la caféine [51].

Si les rats sont exposés à de la caféine (20 mg par kilo et par jour) au cours de la gestation et pendant les 13 premières semaines de la vie postnatale, la teneur en ADN, protéines et zinc est diminuée ou augmentée en fonction de la région cérébrale considérée. Ces effets persistent environ 300 jours après l'arrêt de l'exposition à la méthylxanthine [52].

Un traitement chronique à la caféine chez le rat adulte inhibe également la synthèse protéique cérébrale [53]. Les effets de la caféine sur la composition cérébrale sont plus marqués lorsque la concentration en méthylxanthine dans l'alimentation maternelle de la rate est relativement faible, soit l'équivalent de 5 tasses de café quotidiennes [49]. Cependant, les différentes régions cérébrales répondent de manière variable à la caféine selon leur nature [46, 48]. Dans le striatum, la caféine augmente le nombre de cellules en réduisant leur taille alors qu'elle a l'effet inverse dans le cortex, le diencéphale et le cervelet.

La méthylxanthine administrée à doses élevées diminue également de manière transitoire la biosynthèse de la myéline dans le cerveau du rat de 15 à 22 jours de vie postnatale [54] et la teneur en cholestérol des membranes cellulaires [55]. La caféine serait donc susceptible d'interférer avec les processus de maturation et de différenciation cellulaire au niveau cérébral [46, 48]. De plus, cinq semaines après l'arrêt d'un traitement à la caféine qui s'était poursuivi pendant la gestation et la lactation, certains paramètres biochimiques restent modifiés au niveau cérébral. Des perturbations de la fonction cérébrale pourraient donc apparaître au cours du développement de ces animaux [48].

L'ingestion de caféine au cours de la gestation de la rate produit des effets différents sur le cerveau de rat fœtal et nouveau-né en fonction de la richesse en protéines de la ration alimentaire. Les effets de l'exposition précoce à la caféine sur la composition en protéines, ARN et ADN du cerveau sont d'autant plus sévères que la teneur en protéines est faible dans l'alimentation [54, 56-61]. Il semble que la sous-alimentation protéique prolonge la demi-vie de la caféine et altère le mécanisme de saturation de la caféine dans le cerveau du rat nouveau-né [61]. Certains auteurs n'excluent pas que les interactions entre la quantité de protéines absorbées par la femme et la consommation de caféine pendant la période critique de la prolifération cellulaire rapide pourraient avoir des conséquences sur le développement cérébral et mental de l'enfant [59, 61].

L'exposition à la caféine au cours de la gestation et de la lactation induit également des modifications des concentrations cérébrales de catécholamines, tyrosine, tryptophane, sérotonine, d'acide 5-hydroxyindole acétique et de nucléotides cycliques dans le cerveau du jeune rat [62-65], susceptibles de produire des anomalies comportementales chez le rat en développement [65]. De même, une ingestion de café instantané à la dose de 1,0 à 4,0 mg/kg de poids corporel chez la souris gestante double l'activité de l'acétylcholine estérase, enzyme de désactivation de l'acétylcholine chez la descendance, quelle que soit la dose administrée à la mère [66]. Les enzymes du métabolisme des neurotransmetteurs ont été considérées comme des facteurs potentiellement responsables des modifications comportementales à long terme d'animaux exposés à des drogues [67, 68]. De plus, l'acétylcholine est un neurotransmetteur important dans les comportements d'agressivité [69] que la caféine est capable de modifier [70].

L'administration de caféine à des rates au cours de la gestation et de la lactation ou à de jeunes rats en période périnatale augmente le nombre de récepteurs de l'adénosine sans modification de leur affinité [71, 72] et la liaison de l'adénosine à ses sites récepteurs [73] alors qu'elle diminue celle du diazépam [4]. L'augmentation du nombre des récepteurs de l'adénosine est particulièrement marquée pendant les quatre premières semaines de vie postnatale chez le rat, surtout dans le cortex cérébral, le cervelet et l'hippocampe [72]. Ces modifications des propriétés de liaison des récepteurs membranaires cérébraux cessent après l'arrêt du traitement selon certaines études [4, 73] alors qu'elles persistent pendant quatre semaines selon une autre [72].

## 2. Effets sur le comportement

### 2.1. Études chez l'animal

#### 2.1.1. Effets sur le sommeil

Ajoutée à des doses relativement élevées (0,0125, 0,025 et 0,01 %) à la ration alimentaire de rates gestantes, la caféine augmente la durée du sommeil paradoxal chez deux générations de rats non exposés à la méthylxanthine après leur naissance et testés entre 65 et 100 jours d'âge postnatal [74, 75]. Dans la première génération d'animaux, ces modifications sont associées à une réduction des taux de dopamine et au maintien des concentrations de noradrénaline dans le *locus cœruleus*. Elles sont moins prononcées dans la seconde génération [74, 75]. De même, Sinton *et al.* [76] observent des augmentations de la durée du sommeil chez des souris adultes dont la mère a absorbé de la caféine au cours de la gestation. Les effets sont variables en fonction de la souche étudiée. Ainsi, l'exposition prénatale à la caféine augmente principalement la durée du sommeil à ondes lentes des souris mâles de la souche BALB/c et du sommeil paradoxal des femelles de la souche C57BR. Ces effets ne sont pas liés au comportement maternel mais plutôt à des modifications biochimiques cérébrales des souris issues de mères traitées à la caféine [76].

#### 2.1.2. Effets sur l'activité spontanée et l'apprentissage

La caféine, administrée à la mère au cours de la gestation et/ou de la lactation, à des doses modérées ou même élevées, induit la plupart du temps un accroissement de la locomotion et de l'activité spontanée des jeunes rats (35 à 45 jours) dans un *open field* [1, 7, 13, 21-23, 77, 78]. Comme la locomotion et l'émotivité seraient reliées selon une courbe en U [79], certains auteurs ont associé l'augmentation de l'activité locomotrice consécutive à une exposition prénatale à la caféine, à un accroissement de la réactivité émotionnelle. En effet, cette stimulation est parfois accompagnée d'une augmentation des défécations et de la latence avant l'entrée dans un environnement aversif conditionné ainsi que d'une diminution de la latence dans un test d'évitement passif [1, 13, 80]. La caféine retarde également la maturation postnatale de la stimulation locomotrice induite par l'administration aiguë de caféine. Ce délai de maturation serait lié à une perturbation du développement du contrôle de la locomotion par les récepteurs de l'adénosine [81]. Il semble de plus que l'effet de la caféine prénatale sur le comportement de la progéniture puisse, comme pour le sommeil, varier en fonction du sexe [78, 82]. Par contre, si les rats sont exposés à 1 ou 9 mg/kg de caféine pendant leur première semaine de vie et testés à deux semaines, ils sont hypoactifs [83].

Chez le rat plus âgé, les performances en *open field* des animaux exposés à la caféine *in utero* sont moins bonnes que celles des témoins [84]. Les rats de 170 à 190 jours semblent avoir une timidité et une réactivité émotionnelle accrues [7-9, 84]. Les conséquences de l'exposition fœtale à la caféine sur le comportement peuvent de plus rester apparentes jusqu'à la seconde génération [85] ou jusqu'à 300 jours après l'arrêt du traitement [52]. De même, l'exposition précoce à la caféine augmente la fréquence d'ulcères gastriques consécutifs aux situations de contrainte et à l'exposition au froid chez le rat adulte [86]. Enfin, la sensibilité du rat adulte à la caféine est modifiée lorsque celui-ci a subi un stress prénatal consistant en manipulations répétées de la rate gestante [87].

Les rats issus de mères traitées par 60 ou 100 mg/kg de caféine dans leur eau de boisson au cours de la gestation ont des capacités d'apprentissage réduites à l'âge adulte dans un nouvel environnement. Dans un *open field*, ces animaux passent également moins de temps à se toiletter ou à jouer et toucher de nouveaux objets [80]. Ces auteurs ont conclu que les effets comportementaux induits par l'exposition *in utero* à la caféine pourraient se rapprocher du syndrome des enfants « hyperactifs ». Toutefois, selon une étude, les effets à long terme de l'exposition au café *in utero* sont similaires, que le café soit normal ou décaféiné et pourraient donc être médiés par des substances autres que la caféine [21].

*2.1.3. Effets sur l'agressivité et le comportement social*

Un traitement néonatal par la caféine aux doses de 15 et 30 mg/kg, connues pour être anxiogènes chez le rat adulte [88], accroît l'agressivité chez le rat de 35 jours, en particulier les ruades, bousculades, reniflements et toilettages, lorsque les animaux traités s'introduisent dans le territoire de rats non exposés à la caféine [89]. De même, l'administration de café instantané aux doses de 1, 2 et 4 mg/kg chez la souris gestante induit dans la descendance une diminution des comportements non sociaux, des comportements de défense, de déplacement, de latence avant les menaces et de contact naso-nasal. Par contre, ce même traitement induit une hyperactivité chez les descendants et augmente à long terme la fréquence des réactions de menace, d'attaque et du nombre de combats [66].

Toutefois, à l'exception de quelques études, les perturbations à long terme du comportement chez les rongeurs n'ont pu être observées qu'après l'absorption de doses élevées de caféine par la mère (75 à 120 mg par kilo et par jour, soit l'équivalent de 15 à 25 tasses de café quotidiennes pour une femme de 60 kg, si l'on tient compte des variations métaboliques interspécifiques). Ces doses induisent également des retards de croissance et de développement pré et postnatal. Comme la caféine est très souvent ajoutée à la nourriture ou à l'eau de boisson, les femelles ingèrent des quantités plus élevées de caféine au cours de la lactation à cause des besoins nutritionnels accrus au cours de cette période. De plus, les petits des rongeurs commencent également à absorber de la nourriture solide et de l'eau au cours de la troisième et dernière semaine de la lactation ; c'est pourquoi les expositions à la caféine sont très importantes au cours de cette période. Ainsi, de nombreux effets de la caféine sur le comportement pourraient être dus, au moins en partie, à une stimulation directe du système nerveux central du jeune rat par la caféine et non à l'action indirecte de l'exposition maternelle [90].

## 2.2. Études chez l'homme

Les conséquences de la consommation maternelle de caféine sur le nouveau-né humain ont été assez peu abordées. Deux études montrent que la consommation de café par la femme au cours de sa grossesse n'a pas d'influence sur le poids, la taille, les développements mental et moteur du bébé de 8 mois [91, 92]. De même, une consommation quotidienne de 290 mg de caféine (soit l'équivalent de 2 à 3 tasses de café) au cours de la grossesse qui donne des concentrations plasmatiques de méthylxanthine modérées chez le nouveau-né, n'a aucune conséquence sur les scores d'Apgar des nouveau-nés [93]. De plus, aucun symptôme de toxicité et aucune perturbation des caractéristiques neurocomportementales ou physiologiques n'ont pu être mis en évidence chez des nouveau-nés ayant des concentrations plasmatiques de caféine mesurables à la naissance [94].

Selon une étude, les indices néonatals de développement neuromusculaire et comportemental seraient reliés à l'exposition maternelle à la caféine. Ainsi, la consommation de caféine pendant la grossesse réduit le développement neuromusculaire et les réflexes. La caféine utilisée avant la grossesse diminue les facultés d'orientation alors qu'elle accroît l'éveil et l'irritabilité, même si la consommation de caféine est maintenue à un niveau constant avant et pendant la grossesse. Ces effets sont indépendants de nombreux facteurs d'erreurs potentiels tels que l'alcool, le tabac, les variables démographiques, le stress et la médication obstétricale. Par contre, les conséquences de l'exposition prénatale à la caféine sont reliés à la consommation de tabac pendant, mais non avant la grossesse. Les auteurs ont conclu que les effets de la caféine pourraient donc être médiés par des altérations des fonctions maternelles se produisant avant la conception [95]. De même, une concentration salivaire élevée en caféine chez le nouveau-né humain à 24 ou 48 h de vie semble être reliée à un accroissement de l'éveil visuel et de l'instabilité, alors que de nombreux autres comportements ne sont pas reliés directement à la concentration salivaire en caféine. Toutefois, seul un échantillon de salive a été prélevé pour chaque enfant [96].

Des symptômes de sevrage ont pu être observés dans un groupe de huit enfants dont les mères étaient de très grosses consommatrices de caféine pendant leur grossesse. Ces enfants avaient un comportement inhabituel dès leur naissance, caractérisé par une irritabilité et une émotivité marquées ainsi que par des vomissements ; de la caféine a été retrouvée dans le sérum et l'urine de ces enfants. Les symptômes liés à l'exposition précoce à la caféine ont disparu spontanément au bout de quelques jours [97]. Récemment, certains cliniciens ont rapporté la survenue de symptômes d'ordre neurologique soit chez des bébés allaités par une mère consommatrice de café décaféiné, soit dans des populations où l'on donne du thé dilué aux très jeunes enfants [98].

Une seule étude a recherché les effets à plus long terme de l'exposition maternelle à la caféine chez l'enfant de 4 et 7 ans. Dans ce travail, la consommation moyenne de caféine de 1 529 femmes enceintes était de 193 mg par jour au début de la grossesse et 152 mg par jour vers le milieu de la gestation. L'exposition à la caféine *in utero* n'a aucune conséquence sur les tests d'orientation, de réactivité, de trémulation et d'éveil au premier jour de vie, ni sur les réflexes de succion au 2e jour de vie chez les 500 enfants examinés. À plus long terme, la caféine n'a aucune conséquence sur le quotient intellectuel à 4 et 7 ans, ou sur la dextérité motrice à 4 ans et la vigilance à 7 ans [99].

En conclusion, l'exposition à la caféine *in utero* ne semble pas s'accompagner d'effets prolongés sur le développement neurocomportemental de l'enfant, même si le comportement de l'enfant peut être transitoirement perturbé au moment de la naissance si la mère a consommé beaucoup de caféine au cours de sa grossesse.

## 3. Effets sur le contrôle de la respiration

Un cas d'intoxication par la caféine a été cité chez le nouveau-né humain [100]. Sa mère consommait 24 tasses de café par jour durant sa grossesse. Les concentrations plasmatiques de caféine de ce nouveau-né atteignaient des valeurs anormalement élevées au 5e jour postnatal (40,3 mg/l). L'enfant a développé des apnées attribuées au sevrage de la méthylxanthine. Elles ont été traitées avec succès par la caféine [100], qui est couramment utilisée en clinique dans le traitement de l'apnée du nouveau-né et du prématuré [101-106]. Plus récemment, deux études ont fait état de syndromes de sevrage de caféine chez des nouveau-nés dont les mères consommaient environ 15 tasses de café de percolateur et 2 litres de Coca-Cola par jour [107, 108]. Les enfants avaient des comportements anormaux tels que de l'irritabilité, de l'instabilité et des vomissements qui ont disparu spontanément. Ces symptômes ont pu être reliés à la consommation maternelle de caféine et à la présence de quantités mesurables de caféine dans le sérum et parfois dans l'urine des nouveau-nés.

Lorsque la consommation de caféine des mères reste modérée, les conclusions des différents travaux sont divergentes selon que la caféine est ou non associée au tabac au cours de la grossesse. Dans une étude, les incidences d'apnées, de respirations périodiques et de bradycardies sont les mêmes chez des prématurés dont les concentrations de caféine dans le sang du cordon étaient mesurables, quoique faibles (1,1 à 3,7 $\mu g/ml$) et chez des prématurés d'âge similaire non exposés à la caféine [109]. Dans une autre étude, une corrélation positive a été observée entre la fréquence des apnées d'origine centrale et obstructive et la consommation de tabac d'une part et de caféine d'autre part [110]. Toutefois, il faut rappeler qu'il existe également une corrélation positive entre la consommation de tabac et de café.

En raison de l'utilisation fréquente de la caféine dans le traitement de l'apnée du prématuré [101-106], la question des effets du sevrage de caféine sur l'apnée du nouveau-né et la mort subite inexpliquée du nourrisson mérite d'être soulevée. En effet, la caféine pourrait interférer avec l'homéostasie respiratoire du nouveau-né, en particulier au cours du sommeil calme [111] et avec des processus de maturation précoces impliqués dans le contrôle neurologique des centres respiratoires, ce qui pourrait avoir pour conséquence l'induction d'épisodes d'apnées et de cas de mort subite [112]. Toutefois, cet aspect nécessite d'être davantage approfondi.

Les concentrations relativement élevées de caféine parfois mesurées chez l'enfant nouveau-né sont liées à l'augmentation de la demivie de la caféine chez la femme au cours de la grossesse, environ 10,5 heures [113-116] et chez l'enfant prématuré ou nouveau-né, 80 à 100 heures, avec des variations pouvant aller de 40 à 130 heures [101, 117-119] par rapport à celle de l'adulte (3,5 à 6 heures), [120-122]. L'élimination ralentie de la caféine au cours de la gestation chez le primate a été attribuée à des altérations des taux plasmatiques de progestérone et d'œstrogènes [123]. En effet, l'augmentation de la concentration plasmatique de caféine au cours de la gestation se produit au moment où les concentrations plasmatiques de progestérone diminuent [124]. De plus, les variations des taux plasmatiques de méthylxanthines sont parallèles aux modifications du rapport entre œstrogènes et progestérone [124, 125]. La demi-vie plasmatique de la caféine est également accrue chez la femme prenant une pilule contraceptive qui modifie également les concentrations de ces hormones [126, 127]. Deux hypothèses permettraient d'expliquer ce phénomène. La première est que les œstrogènes réduisent le contenu hépatique en cytochrome P-450 [128]. La seconde alternative est qu'une quantité accrue de métabolites réduits de la progestérone induisent une diminution des activités hépatiques du métabolisme de substances exogènes comme la caféine [129]. Enfin, le nouveau-né métabolise moins bien la caféine que l'adulte car l'équipement enzymatique hépatique impliqué dans la biotransformation de la caféine n'est pas entièrement fonctionnel à la naissance si bien que le nouveau-né élimine dans ses urines un pourcentage de caféine non métabolisée beaucoup plus élevé que l'adulte [130-134].

## III. Effets sur les paramètres hématologiques et hépatiques du nouveau-né

L'hémoglobine et l'hématocrite semblent être des paramètres hématologiques sensibles à l'absorption chronique de caféine, bien que les données de la littérature soient peu nombreuses. Les effets de la caféine sur ces paramètres seraient apparemment dose-dépendants.

Chez le rat, une ingestion chronique de café à des doses très élevées, cinq fois supérieures à la consommation humaine et pendant cinq générations, n'affectent pas les concentrations en hémoglobine de la descendance [135]. Par contre, l'absorption chronique de café soluble à la concentration de 1,5 % dans l'eau de boisson (concentration voisine des cafés instantanés préparés pour la consommation humaine) par des rates au cours de la gestation et de la lactation induit une diminution de la teneur en hémoglobine du jeune rat qui persiste pendant deux semaines au moins. Toutefois, si l'exposition au café est uniquement prénatale, l'hémoglobine du rat de 3 jours retourne à une valeur normale, suggérant la réversibilité des effets de la caféine sur ce paramètre hématologique [136].

Selon une étude réalisée au Costa Rica, l'absorption quotidienne d'au moins trois tasses de café par la femme au cours de la grossesse induit une réduction de l'hémoglobine et de l'hématocrite de 10 à 12 % au 8e mois de la grossesse par rapport à des femmes non consommatrices de café, et une réduction de 11 à 15 % de l'hémoglobine et de la valeur de l'hématocrite du sang au cordon ou du sang du nourrisson de 1 mois [39, 137]. Ces résultats montrent que la consommation maternelle de café pourrait interférer avec la mobilisation du fer hépatique vers les sites d'hématopoïèse [135]. En raison de l'incidence élevée de l'anémie ferriprive dans le monde, il semble qu'une plus grande attention devrait être apportée à des habitudes alimentaires telles que la consommation de café ou de thé. Néanmoins, des études plus poussées parmi des femmes consommant moins de 3 tasses de café quotidiennes ainsi que dans des populations où la prévalence de l'anémie ferriprive est moins marquée qu'au Costa Rica s'avèrent nécessaires [39].

La consommation de café au cours de la gestation induit également des augmentations des concentrations hépatiques de zinc, de fer et de cuivre chez le rat de 3 jours. Ces augmentations ne sont que transitoires car la concentration hépatique en oligo-éléments est similaire chez les rats de 14 jours exposés au café ou à de l'eau distillée au cours de la gestation [136].

**En conclusion, la plupart des perturbations comportementales observées apparaissent à des doses très élevées de caféine. Elles produisent également des retards de croissance. Néanmoins, la caféine à des doses plus modérées n'est pas sans effet sur les constituants du cerveau et sur l'hémoglobine. Il semble donc souhaitable de modérer la consommation de café au cours de la grossesse, en particulier à cause de l'élimination tissulaire plus lente de la caféine à la fois chez le nouveau-né et chez la femme au cours du dernier trimestre de la grossesse.**

## RÉFÉRENCES

1. Butcher RE, Vorhees CV, Wooten V. Behavioral and physical development of rats chronically exposed to caffeinated fluids. *Fund Appl Toxicol* 1984 ; 4 : 1-13.
2. Collins TFX, Welsh JJ, Black TN, Collins EV. A study of the teratogenic potential of caffeine given by oral intubation to rats. *Regul Toxicol Pharmacol* 1981 ; 1 : 355-378.
3. Collins TFX, Welsh JJ, Black TN, Ruggles DI. A study of the teratogenic potential of caffeine ingested in drinking water. *Food Chem Toxicol* 1983 ; 21 : 763-777.
4. Daval JL, Vert P. Effect of chronic exposure to methylxanthines on diazepam cerebral binding in female rats and their offsprings. *Dev Brain Res* 1986 ; 27 : 175-180.
5. Groupe d'Études des Risques Tératogènes. Tératogénèse expérimentale : étude de la caféine chez la souris. *Thérapie* 1969 ; 24 : 575-580.
6. Gullberg EI, Ferrell F, Christensen HD. Effects of postnatal caffeine exposure through dam's milk upon weanling rats. *Pharmacol Biochem Behav* 1986 ; 24 : 1695-1701.
7. Hughes RN, Beveridge IJ. Behavioral effects of prenatal exposure to caffeine in rats. *Life Sci* 1986 ; 38 : 861-868.
8. Hughes RN, Beveridge IJ. Effects of prenatal exposure to chronic caffeine on locomotor and emotional behavior. *Psychobiology* 1987 ; 15 : 179-185.
9. Hughes RN, De'Ath CP. Effect of prenatal caffeine on behaviour of young rats. *IRCS Med Sci* 1983 ; 11 : 504-505.
10. Murphy SJ, Benjamin CP. The effects of coffee on mouse development. *Microbiol Lett* 1981 ; 17 : 91-100.
11. Nakamoto T, Joseph F, Yazdani M, Hartman AD. Effects of different levels of caffeine supplemented to the maternal diet on the brains of newborn rats and their dams. *Toxicol Lett* 1988 ; 44 : 167-175.
12. Palm PE, Arnold EP, Rachwall PC, Leyczek JC, Teague KW, Kensler CJ. Evaluation of the teratogenic potential of fresh brewed coffee and caffeine in the rat. *Toxicol Appl Pharmacol* 1978 ; 44 : 1-16.
13. Peruzzi G, Lombardelli G, Abbrachio MP, Coen E, Cattabeni F. Perinatal caffeine treatment : Behavioral and biochemical effects in rats before weaning. *Neurobehav Toxicol Teratol* 1985 ; 7 : 453-460.
14. Ritter EJ, Scott WJ, Wilson JG, Mathinos PR, Randall JL. Potentiative interactions between caffeine and various teratogenic agents. *Teratology* 1982 ; 25 : 95-100.
15. Scott WJ. Caffeine-induced limb malformations : Description of malformation and quantification of placental transfer. *Teratology* 1983 ; 28 : 427-435.
16. Smith SE, McElhatton PR, Sullivan FM. Effects of administering

caffeine to pregnant rats either as a single daily dose or as divided doses four times a day. *Food Chem Toxicol* 1987 ; 25 : 125-133.

17. Dunlop M, Court JM. Effects of caffeine ingestion on neonatal growth in rats. *Biol Neonate* 1981 ; 39 : 178-184.
18. Elmazar MMA, McElhatton PR, Sullivan FM. Studies on the teratogenic effects of different oral preparations of caffeine in mice. *Toxicology* 1982 ; 23 : 57-71.
19. Fujii T, Nishimura H. Adverse effects of prolonged administration of caffeine on rat fetus. *Toxicol Appl Pharmacol* 1972 ; 22 : 449-457.
20. Fujii T, Sasaki H, Nishimura H. Teratogenicity of caffeine in mice related to its mode of administration. *Jpn J Pharmacol* 1969 ; 19 : 134-138.
21. Groisser DS, Rosso P, Winick M. Coffee consumption during pregnancy : Subsequent behavioral abnormalities of the offspring. *J Nutr* 1982 ; 112 : 829-832.
22. Holloway WR Jr. Caffeine: Effects of acute and chronic exposure on the behavior of neonatal rats. *Neurobehav Toxicol Teratol* 1982 ; 4 : 21-32.
23. Sobotka TJ, Spaid SL, Brodie RE. Neurobehavioral teratology of caffeine exposure in rats. *Neurotoxicology* 1979 ; 1 : 403-416.
24. West GL, Sobotka TJ, Brodie RE, Beier JM, O'Connell MW Jr. Postnatal neurobehavioral development in rats exposed *in utero* to caffeine. *Neurobehav Toxicol Teratol* 1986 ; 8 : 29-43.
25. Caan BJ, Golhaber MK. Caffeinated beverages and low birthweight: A case-control study. *Am J Public Health* 1989 ; 1299-1300.
26. Hogue CJ. Coffee in pregnancy. *Lancet* 1981 ; 1 : 554.
27. Kuzma JW, Kissinger DG. Patterns of alcohol and cigarette use in pregnancy. *Neurobehav Toxicol Teratol* 1981 ; 3 : 211-221.
28. Martin TR, Bracken MB. The association between low birth weight and caffeine consumption during pregnancy. *Am J Epidemiol* 1987 ; 126 : 813-821.
29. Mau G, Netter P. Kaffee-and Alkoholkonsum-Riskfaktoren in der Schwangerschaft? *Geburtsh Frauenheilkd* 1974 ; 34 : 1018-1022.
30. Van Den Berg BJ. Epidemiologic observations of prematurity : effects of tobacco, coffee and alcohol. In : DM Reed, FJ Stanley Eds. *The Epidemiology of prematurity,* Urban and Schwarzenberg, Baltimore ; 157-176.
31. Watkinson B, Fried PA. Maternal caffeine use before, during and after pregnancy and effects upon offspring. *Neurobehav Toxicol Teratol* 1985 ; 7 : 9-17.
32. Brooke OG, Anderson HR, Bland JM, Peacock JL, Stewart CM. Effects on birth weight of smoking, alcohol, caffeine, socioeconomic factors, and psychosocial stress. *Brit Med J* 1989 ; 298 : 795-801.
33. Fenster L, Eskenazi B, Windham GC, Swan SH. Caffeine consumption during pregnancy and fetal growth. *Am J Public Health* 1991 ; 81 : 458-461.

34. Godel JC, Pabst HF, Hodges PE, Johnson KE, Froese GJ, Joffres MR. Smoking and caffeine and alcohol intake during pregnancy in a northern population: effect on fetal growth. *Can Med Assoc J* 1992 ; 147 : 181-188.
35. Narod SA, De Sanjose S, Victora C. Coffee during pregnancy : a reproductive hazard? *Am J Obstetr Gynecol* 1991 ; 164 : 1109-1114.
36. Olsen J, Overvad K, Frische G. Coffee consumption, birthweight, and reproductive failures. *Epidemiology* 1991 ; 3 : 370-374.
37. Peacock JL, Bland JM, Anderson HR. Effects on birthweight of alcohol and caffeine consumption in smoking women. *J Epidemiol Commun Health* 1991 ; 45 : 159-163.
38. Munoz L, Lönnerdal B, Dewey KG. Effect of maternal coffee consumption on maternal and infant hemoglobin and hematocrit (Abstract). *Fed Proc* 1987 ; 46 : 1015.
39. Munoz LM, Lönnerdal B, Keen CL, Dewey KG. Coffee consumption as a factor in iron deficiency anemia among pregnant women and their infants in Costa Rica. *Am J Clin Nutr* 1988 ; 48 : 645-651.
40. Arnaud MJ, Bracco I, Sauvageat J, Clerc M. Placental transfer of the major caffeine metabolite in the rat using 6-amino-5[N-formylmethylamino]1,3[Me-$^{14}$C]-dimethyluracil administered orally or intravenously to the pregnant rat. *Toxicol Lett* 1983 ; 16 : 271-279.
41. Galli C, Spane PF, Szyska K. Accumulation of caffeine and its metabolites in rat fetal brain and liver. *Pharmacol Res Comm* 1975 ; 7 : 217-221.
42. Maickel RP, Snodgrass WR. Physicochemical factors in maternal-fetal distribution of drugs. *Toxicol Appl Pharmacol* 1973 ; 26 : 218-230.
43. Tanaka H, Nakazawa K, Arima M, Iwasaki S. Caffeine and its dimethylxanthines and fetal cerebral development in rat. *Brain Dev* 1984 ; 6 : 355-361.
44. Tanaka H, Nakazawa K, Arima M. Adverse effect of maternal caffeine ingestion on fetal cerebrum in rat. *Brain Dev* 1983 ; 5 : 397-406.
45. Tanaka H, Nakazawa K, Arima M. Effects of maternal caffeine ingestion on the perinatal cerebrum. *Biol Neonate* 1987 ; 51 : 332-339.
46. Yazdani M, Hartman AD, Miller HI, Temples TE, Nakamoto T. Chronic caffeine intake alters the composition of various parts of the brain in young growing rats. *Dev Pharmacol Ther* 1988 ; 11 : 102-108.
47. Yazdani M, Joseph F Jr, Grant S, Hartman AD, Nakamoto T. Various levels of maternal caffeine ingestion during gestation affects biochemical parameters of fetal brain differently. *Dev Pharmacol Ther* 1990 ; 14 : 52-61.
48. Nakamoto T, Hartman AD, Miller HI, Temples TE, Quinby GE Jr. Chronic caffeine intake by rat dams during gestation and lactation affects various parts of the neonatal brain. *Biol Neonate* 1986 ; 49 : 277-283.
49. Nakamoto T, Joseph F, Yazdani M, Hartman AD. Effects of diffe-

rent levels of caffeine supplemented to the maternal diet on the brains of newborn rats and their dams. *Toxicol Lett* 1988 ; 44 : 167-175.

50. Nakamoto T, Gottschalk SB, Yazdani M, Joseph F Jr. Combined effects of caffeine and zinc in the maternal diet on fetal brains (Abstract). *FASEB* 1991 ; 5, Part II : A1319.

51. Nakamoto T, Joseph F Jr. Interaction between caffeine and zinc on brain in newborn rats. *Biol Neonate* 1991 ; 60 : 118-126.

52. Nakamoto T, Roy G, Gottschalk SB, Yazdani M, Rossowska M. Lasting effects of early chronic caffeine feeding on rats' behavior and brain in later life. *Physiol Behav* 1991 ; 49 : 721-727.

53. Felipo V, Portoles M, Minana MD, Grisolia S. Rats that consume caffeine show decreased brain protein synthesis. *Neurochem Res* 1986 ; 11 : 63-69.

54. Fuller GN, Divakaran P, Wiggins RC. The effects of postnatal caffeine administration on brain myelination. *Brain Res* 1982 ; 249 : 189-191.

55. Quinby GE Jr, Batirbaygil Y, Hartman AD, Nakamoto T. Effects of orally administered caffeine on cellular response in protein energy-malnourished neonatal rat brain. *Pediatr Res* 1985 ; 19 : 71-74.

56. Mori M, Wilber JF, Nakamoto T. Influences of maternal caffeine on the neonatal rat brains vary with the nutritional states. *Life Sci* 1983 ; 33 : 2091-2095.

57. Mori M, Wilber JF, Nakamoto T. Protein-energy malnutrition during pregnancy alters caffeine's effect on brain tissue of neonate rats. *Life Sci* 1984 ; 35 : 2553-2560.

58. Nakamoto T, Yazdani M. Interaction of caffeine and diets on fetal brain (Abstract). *Fed Proc* 1986 ; 3 : 579.

59. Yazdani M, Tran TH, Conley PM, Laurent J Jr, Nakamoto T. Effect of protein malnutrition and maternal caffeine intake on the growth of fetal rat brain. *Biol Neonate* 1987 ; 52 : 86-92.

60. Koh CT, Zeman FJ. Effects of maternal caffeine exposure and protein malnutrition on the fetal rat (Abstract). *FASEB* 1989 ; 3 : A1252.

61. Nakamoto T, Hartman AD, Joseph F Jr. Interaction between caffeine intake and nutritional status on growing brains in newborn rats. *Ann Nutr Metab* 1989 ; 33 : 92-99.

62. Enslen M, Milon H, Würzner HP. Brain catecholamines and sleep states in offspring of caffeine-treated rats. *Experientia* 1980 ; 36 : 1105-1106.

63. Concannonn JT, Braughler JM, Schechter MD. Pre- and postnatal effects of caffeine on biogenic amines, cyclic nucleotides and behavior in developing rats. *J Pharmacol Exp Ther* 1983 ; 226 : 673-679.

64. Yokogoshi H, Tani S, Amano N. The effects of caffeine and caffeine-containing beverages on the disposition of brain serotonin in rats. *Agric Biol Chem* 1987 ; 51 : 3281-3286.

65. Tanaka H, Nakazawa K. Maternal caffeine ingestion increases the tyrosine level in neonatal rat cerebrum. *Biol Neonate* 1990 ; 57 : 133-139.
66. Ajarem JS, Ahmad M. Behavioral and biochemical consequences of perinatal exposure of mice to instant coffee : a correlative evaluation. *Pharmacol Biochem Behav* 1991 ; 40 : 847-852.
67. Branchey L, Friedhoff AJ. Biochemical and behavioural changes in rats exposed to ethanol *in utero*. *Ann NY Acad Sci* 1976 ; 273 : 328-330.
68. Kellogg C, Chisholum J, Simmons RD, Ison JR, Miller RK. Neural and behavioural consequences of prenatal exposure to diazepam. *Monogr Neural Sci* 1983 ; 9 : 119-129.
69. Allikmets LH. Cholinergic mechanisms in aggressive behaviour. *Med Biol* 1974 ; 52 : 19-30.
70. Valzelli L, Bernasconi S. Behavioral and neurochemical effects of caffeine in normal and aggressive mice. *Pharmacol Biochem Behav* 1973 ; 1 : 251-254.
71. Marangos PJ, Boulenger JP, Patel J. Effects of chronic caffeine on brain adenosine receptors: Anatomical and ontogenetic studies. *Life Sci* 1984 ; 34 : 899-907.
72. Guillet R, Kellogg C. Neonatal exposure to therapeutic caffeine alters the ontogeny of adenosine $A_1$ receptors in brain of rats. *Neuropharmacology* 1991 ; 30 : 489-496.
73. Hunter RE, Barrera CM, Dohanich GP, Dunlap WP. Effects of uric acid and caffeine on $A_1$ adenosine receptor binding in developing rat brain. *Pharmacol Biochem Behav* 1990 ; 35 : 791-795.
74. Enslen M, Milon H, Würzner HP. Brain catecholamines and sleep states in offspring of caffeine-treated rats. *Experientia* 1980 ; 36 : 1105-1106.
75. Würzner HP, Enslen M, Milon H. Prenatal effects of caffeine on sleep profile in rats. *ASIC, 10ᵉ Colloque, Salvador* 1982 ; 309-317.
76. Sinton CM, Valatx JL, Jouvet M. Increased sleep time in the offspring of caffeine treated dams from two inbred strains of mice. *Neurosci Lett* 1981 ; 24 : 169-174.
77. Holloway WR, Thor DH. Caffeine: Effects on the behavior of juvenile rats. *Neurobehav Toxicol Teratol* 1983 ; 5 : 127-134.
78. Hughes RN, Beveridge IJ. Sex- and age-dependent effect of prenatal exposure to caffeine on open-field behavior, emergence latency and adrenal weights in rats. *Life Sci* 1990 ; 47 : 2075-2088.
79. Lester D. Two tests of a fear-motivated theory of motivation. *Psychonomic Sci* 1968 ; 10 : 385-386.
80. Sinton CM, Valatx JL, Jouvet M. Gestational caffeine modifies offspring behaviour in mice. *Psychopharmacology* 1981 ; 75 : 69-74.
81. Guillet R. Neonatal caffeine exposure alters adenosine receptor control of locomotor activity in the developing rat. *Dev Pharmacol Ther* 1990 ; 15 : 94-100.
82. Swenson RR, Beckwith BE, Lamberty KJ, Krebs SJ, Tinius TP. Pre-

natal exposure to AVP or caffeine but not oxytocin alters learning in female rats. *Peptides* 1990 ; 11 : 927-932.
83. Zimmerberg B, Carr KL, Scott A, Lee HH, Weider JM. The effects of postnatal caffeine exposure on growth, activity and learning in rats. *Pharmacol Biochem Behav* 1991 ; 39 : 883-888.
84. Hughes RN, Beveridge IJ. Behavioral effects of exposure to caffeine during gestation, lactation or both. *Neurotoxicol Teratol* 1991 ; 13 : 641-647.
85. Sinton CM. Preliminary indications that functional effects of fetal caffeine exposure can be expressed in a second generation. *Neurotoxicol Teratol* 1989 ; 11 : 357-362.
86. Glavin GB, Krueger H. Effects of prenatal caffeine administration on offspring mortality, open-field behavior and adult gastric ulcer susceptibility. *Neurobehav Toxicol Teratol* 1985 ; 7 : 29-32.
87. Pohorecky LA, Roberts P, Cotler S, Carbone JJ. Alteration of the effects of caffeine by prenatal stress. *Pharmacol Biochem Behav* 1989 ; 33 : 55-62.
88. Baldwin HA, File SE, Johnston AL, Wilks LJ. An investigation of the acute, chronic and withdrawal effects of caffeine on anxiety, exploration and convulsions in the rat. *Soc Neurosci Abst* 1986 ; 12 : 907.
89. File SE. Diazepam and caffeine administration during the first week of life: changes in neonatal and adolescent behavior. *Neurotoxicol Teratol* 1987 ; 9 : 9-16.
90. Nolen GA. The developmental toxicology of caffeine. In : H Kalter Ed. *Issues and Reviews in Teratology*, Plenum Press, New York, 1988 ; vol. 4 : 305-350.
91. Barr HM., Streissguth AP, Martin DC, Herman CS. Infant size at 8 months of age: Relationship to maternal use of alcohol, nicotine, and caffeine during pregnancy. *Pediatrics* 1984 ; 74 : 336-341.
92. Streissguth AP, Barr HM, Martin DC, Herman CS. Effects of maternal alcohol, nicotine, and caffeine use during pregnancy on infant mental and motor development at eight months. *Alcoholism Clin Exp Res* 1980 ; 4 : 152-164.
93. Van't Hoff W. Caffeine in pregnancy. *Lancet* 1982 ; 1 : 1020.
94. Dumas M, Gouyon JB, Tenenbaum D, Michiels Y, Escousse A, Alison M. Systematic determination of caffeine plasma concentrations at birth in preterm and full-term infants. *Dev Pharmacol Ther* 1982 ; 4, Suppl. 1 : 182-186.
95. Jacobson SW, Fein GG, Jacobson JL, Schwartz PM, Dowler JK. Neonatal correlates of prenatal exposure to smoking, caffeine, and alcohol. *Infant Behav Dev* 1984 ; 7 : 253-265.
96. Emory EK, Konopka S, Hronsky S, Tuggey R, Dave R. Salivary caffeine and neonatal behavior: Assay modification and functional significance. *Psychopharmacology* 1988 ; 94 : 64-68.
97. McGowan JD, Altman RE, Kanto WP. Neonatal withdrawal symptoms

after chronic maternal ingestion of caffeine. *South Med J* 1988 ; 81 : 1092-1094.
98. Tang D, Lowry MF, Williams DG. Caffeine and babies. *Brit Med J* 1990 ; 299 : 121.
99. Barr HM, Streissguth AP. Caffeine use during pregnancy and child outcome : a 7-year prospective study. *Neurotoxicol Teratol* 1991 ; 13 : 441-448.
100. Khanna NN, Somani SM. Maternal coffee drinking and unsually high concentrations of caffeine in the newborn. *Clin Toxicol* 1984 ; 22 : 473-483.
101. Aranda JV, Gorman W, Bergsteinsson H, Gunn T. Efficacy of caffeine in treatment of apnea in the low-birth-weight infant. *J Pediatr* 1977 ; 90 : 467-472.
102. Aranda JV, Cook CE, Gorman W, Aldridge A, Neims AH. Pharmacokinetic profile of caffeine in the premature infant with apnea. *J Pediatr* 1979 ; 94 : 663-668.
103. Bairam A, Boutroy MJ, Badonnel Y, Vert P. Theophylline versus caffeine: comparative effects in the treatment of idiopathic apnea in the preterm infants. *J Pediatr* 1987 ; 110 : 636-639.
104. Davis JM, Spitzer AR, Stefano JL, Bhutani V, Fox WW. Use of caffeine in infants unresponsive to theophylline in apnea of prematurity. *Pediatr Pulmonol* 1987 ; 3 : 90-93.
105. De Carolis MP, Romagnoli C, Muzii U, Tortorolo G, Chiarotti M, De Giovanni N, Carnevale A. Pharmacokinetic aspects of caffeine in premature infants. *Dev Pharmacol Ther* 1991 ; 16 : 117-122.
106. Scanlon JEM, Chin KC, Morgan MEI, Durbin GM, Hale KA, Brown SS. Caffeine or theophylline for neonatal apnea? *Arch Dis Child* 1992 ; 67 : 425-428.
107. McGowan JD, Altman RE, Kanto WP. Neonatal withdrawal symptoms after chronic maternal ingestion of caffeine. *South Med J* 1988 ; 81 : 1092-1094.
108. Thomas DB. Neonatal abstinence syndrome. *Med J Australia* 1988 ; 148 : 598.
109. McCulloch KM, Braun RJ, Simms PE, Evans MA, Kelly DH. Transplacentally acquired caffeine and the occurrence of apnea, bradycardia, and periodic breathing in preterm infants: Preliminary communication. *Pediatr Pulmonol* 1989 ; 7 : 66-70.
110. Toubas PL, Duke JC, McCaffree MA, Mattice CD, Bendell D, Orr WC. Effects of maternal smoking and caffeine habits on infantile apnea: a retrospective study. *Pediatrics* 1986 ; 78 : 159-163.
111. Gould JB. Sids: A sleep hypothesis. In : JT Tilden, LM Roeder, A Steinschneider Eds. *Sudden Infant Death Syndrome,* Academic Press, New York, 1983 ; 443-452.
112. James JE. Human reproduction. In : JE James Ed. *Caffeine and Health*, Academic Press, New York, 1991 ; 219-244.

113. Aldridge A, Bailey J, Neims AH. The disposition of caffeine during and after pregnancy. *Semin Perinatol* 1981 ; 5 : 310-318.
114. Brazier JL, Ritter J, Berland M, Khenfer D, Faucon G. Pharmacokinetics of caffeine during and after pregnancy. *Dev Pharmacol Ther* 1983 ; 6 : 315-322.
115. Kling OR, Christensen DH. Caffeine elimination in late pregnancy. *Fed Proc* 1979 ; 38 : 218-226.
116. Parsons WD, Pelletier JG. Delayed elimination of caffeine by women in the last 2 weeks of pregnancy. *Can Med Assoc J* 1982 ; 127 : 377-381.
117. Le Guennec JC, Billon B. Delay in caffeine elimination in breast-fed infants. *Pediatrics* 1987 ; 79 : 264-268.
118. Parsons WD, Neims AH. Prolonged half-life of caffeine in healthy term newborn infants. *J Pediatr* 1981 ; 98 : 640-641.
119. Pearlman SA, Duran CS, Wood MA, Maisels MJ, Berlin CM. Caffeine pharmacokinetics in preterm infants older than 2 weeks. *Dev Pharmacol Ther* 1989 ; 12 : 65-69.
120. Blanchard J, Sawers SJA. The absolute bioavailability of caffeine in man. *Eur J Clin Pharmacol* 1983 ; 24 : 93-98.
121. Bonati M, Latini R, Galetti F, Young JF, Tognoni G, Garattini S. Caffeine disposition after oral doses. *Clin Pharmacol Ther* 1982 ; 32 : 98-106.
122. Parsons WD, Neims AH. Effect of smoking on caffeine clearance. *Clin Pharmacol* 1978 ; 24 : 40-43.
123. Gilbert SG, So Y, Klassen RD, Geoffroy S, Stavric B, Rice DC. Elimination of chronically consumed caffeine in the pregnant monkey *(Macaca fascicularis)*. *J Pharmacol Exp Ther* 1986 ; 239 : 891-897.
124. Hogden GD, Stoufler RL, Barber DL, Nixon WE. Serum estradiol and progesterone during pregnancy and the status of the corpus luteum at delivery in cynomolgus monkeys *(Macaca fascicularis)*. *Steroids* 1977 ; 30 : 295-301.
125. Chandrashekar V, Wolf RC, Dierschke DJ, Scholl SA, Bridson WE, Clark JR. Serum progesterone and corpus luteum function in pregnant pigtailed monkeys *(Macaca nemestrina)*. *Steroids* 1980 ; 36 : 483-495.
126. Pathwardan RV, Desmond PV, Johnson RF, Shenker S. Impaired elimination of caffeine by oral contraceptive steroids. *J Lab Clin Med* 1980 ; 95 : 603-608.
127. Rietveld EC, Brockmann MMM, Houben JJG, Eskes TKAB, Van Rossum JM. Rapid onset in an increase of caffeine residence time in young women due to oral contraceptive steroids. *Eur J Clin Pharmacol* 1984 ; 26 : 371-373.
128. MacKinnon M, Sutherland E, Simon FR. Effects of ethinyl estradiol on hepatic microsomal proteins and the turnover of cytochrome P-450. *J Lab Clin Med* 1977 ; 90 : 1096-1106.

129. Feuer G, Kardish R. Hormonal regulation of drug metabolism during pregnancy. *Int J Clin Pharmacol* 1975 ; 11 : 366-374.
130. Aldridge A, Aranda JV, Neims AH. Caffeine metabolism in the newborn. *Clin Pharmacol Ther* 1979 ; 25 : 447-453.
131. Aranda JV, MacLeod SM, Renton KW, Eade NR. Hepatic microsomal drug oxidation and electron transport in newborn infants. *J Pediatr* 1974 ; 85 : 534-542.
132. Berthou F, Ratanasavanh D, Alix D, Carlhant D, Riche C, Guillouzo A. Caffeine and theophylline metabolism in newborn and adult human hepatocytes; comparison with adult rat hepatocytes. *Biochem Pharmacol* 1988 ; 37 : 3691-3700.
133. Carrier O, Pons G, Rey E, Richard MO, Moran C, Badoual J, Olive G. Maturation of caffeine metabolic pathways in infancy. *Clin Pharmacol Ther* 1988 ; 44 : 145-151.
134. Pariente-Khayat A, Pons G, Rey E, Richard MO, D'Athis P, Moran C, Badoual J, Olive G. Caffeine acetylator phenotyping during maturation in infants. *Pediatr Res* 1991 ; 29 : 492-495.
135. Würzner HP, Stalder R, Bexter A, Vuataz L. Effects of drying and extraction rate of coffee in a multigeneration study in rats. *ASIC 10e Colloque Salvador* 1982 ; 355-362.
136. Munoz L, Keen CL, Lönnerdal B, Dewey KG. Coffee intake during pregnancy and lactation in rats: Maternal and pup hematological parameters and liver iron, zinc and copper concentration. *J Nutr* 1986 ; 116 : 1326-1333.
137. Munoz L, Lönnerdal B, Keen CL, Dewey KG. Effect of maternal coffee consumption on breast milk mineral concentrations (Abstract). *Am J Clin Nutr* 1987 ; 45 : 839.

# Effets de la caféine sur le comportement maternel

Astrid Nehlig et Gérard Debry

L'influence de la consommation de café sur le comportement maternel de la femme ne semble pas avoir fait l'objet d'études spécifiques. Les deux seuls travaux parus à ce jour concernent la rate, et de plus, émanent du même laboratoire [1, 2].

Enslen et Gueye [1] ont montré que l'addition de caféine, à la dose de 0,025 ou de 0,01 %, à une alimentation standard équilibrée induit chez la rate une promptitude plus grande à réaliser certains actes spécifiques du comportement maternel, comme la prise de contact avec les nouveau-nés, leur transport et leur regroupement, et la construction du nid. D'autre part, cette alimentation riche en caféine semble être à l'origine d'une relation plus étroite entre la rate et sa progéniture. Les traitements caféinés pourraient donc renforcer le comportement maternel dans cette espèce ; ils ne seraient pas liés à la stimulation de l'activité locomotrice induite par la caféine (voir chapitre sur le système nerveux) et semblent essentiellement imputables à la rate elle-même et non à sa progéniture [1].

Une hypothèse biochimique a été émise par Milon [2] pour tenter d'expliquer les effets de la caféine sur le comportement maternel. Les polyamines représentent un groupe de substances qui semblent impliquées dans la relation mère-enfant. Les voies de synthèse des polyamines, putrescine, spermidine et spermine sont détaillées dans la Figure 1. L'étape limitante de ce métabolisme se situe au niveau de la réaction catalysée par l'ornithine décarboxylase.

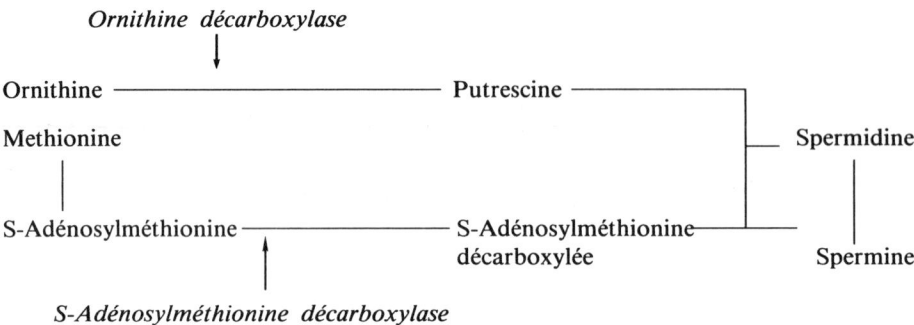

Figure 1. *Voies de synthèses des polyamines*

Lorsque la rate allaitante reçoit une nourriture contenant 0,01 % de caféine, les teneurs en putrescine, tyrosine et tryptophane du cervelet des rats en allaitement sont augmentées, alors que la concentration en spermidine est diminuée par rapport aux animaux non exposés à la caféine. À 0,025 % de caféine dans la ration alimentaire des mères, les teneurs en polyamines dans le cervelet des jeunes rats ne sont pas modifiées. En revanche, à cette même dose de caféine, la séparation des jeunes rats de leur mère induit une augmentation des taux de putrescine et une diminution des concentrations de tryptophane dans le cervelet. Ces résultats sont à l'opposé de ceux obtenus dans le groupe de rats dont la mère reçoit une nourriture dépourvue de caféine. Dans ce cas, on observe une diminution des taux de putrescine, une augmentation du tryptophane. Les teneurs de spermidine, spermine et tyrosine dans le cervelet des jeunes rats séparés de leur mère ne sont pas modifiées. Les variations des concentrations de polyamines dans le cervelet pourraient donc confirmer le renforcement de la relation mère-enfant liée à l'ingestion de caféine [2].

**En conclusion, en raison du trop petit nombre de travaux réalisés chez l'animal, il paraît à l'heure actuelle difficile d'émettre des hypothèses sur les effets éventuels de l'absorption de café sur le comportement maternel de la femme.**

## RÉFÉRENCES

1. Enslen M, Gueye C. Effets de la caféine sur le comportement maternel chez le rat. *ASIC, 11ᵉ Colloque, Lomé* 1985, 155-162.
2. Milon H. Effects of caffeine on maternal behaviour : Biochemical study. *ASIC, 11ᵉ Colloque, Lomé*, 1985, 163-168.

# Effets de l'ingestion chronique de café par la mère sur la composition du lait maternel et sur la lactation

Astrid Nehlig et Gérard Debry

Le nombre de travaux consacrés aux effets de l'ingestion chronique de caféine sur la composition du lait maternel est relativement limité. Dans l'espèce humaine, la femme absorbe des quantités parfois importantes de café aussi bien au cours de la grossesse que pendant l'allaitement, en moyenne 144 à 186 mg de caféine par jour en fonction de son âge [1]. De plus, on oublie souvent que la caféine est présente dans de nombreux médicaments. Or, les méthylxanthines sont excrétées dans le lait maternel [2-8] et leurs effets sur la composition du lait maternel sont d'autant plus à prendre en compte que le pourcentage de femmes allaitant leur nouveau-né est passé de 36,5 % en 1972 à 53,7 % en 1981 en France [9, 10] et de 24,7 % en 1971 à 55,3 % en 1980 aux États-Unis [11].

L'addition de 500 mg de caféine par litre d'eau de boisson à partir du 20ᵉ jour de vie postnatale chez la souris, n'induit aucune modification de la croissance de la glande mammaire [12] ou une stimulation selon une autre étude [13].

## I. Effets du café sur la composition du lait maternel

L'exposition de rates au cours de la gestation et de la lactation à 50 mg de caféine par kilo de poids corporel et par jour ne modifie pas la composition en protéines, lactose et acides gras du lait maternel [13, 14]. En revanche, il n'en est pas de même pour les oligo-éléments. Ainsi, si la consommation quotidienne d'au moins trois tasses de café chez la femme au cours de la grossesse et au début de la période de lactation ne modifie pas la concentration en cuivre, magnésium et zinc du lait maternel, elle réduit au contraire d'un tiers environ la teneur en fer du lait maternel par rapport à celle des femmes ne consommant pas de café [15, 16]. Ces résultats sont en accord avec la réduction des valeurs d'hémoglobine et d'hématocrite rapportée par les mêmes auteurs chez des mères consommatrices de café et leurs nouveau-nés [16, 17], de même que chez la rate [18]. En effet, l'ingestion maternelle de café pourrait perturber la mobilisation des oligo-éléments des réserves hépatiques du nouveau-né, induire une réduction de la synthèse d'hémoglobine et contribuer ainsi à l'anémie maternelle et infantile [16-18]. Il est également intéressant d'observer la prévalence de l'anémie ferriprive dans les pays à forte consommation de café [17, 19]. Enfin, dans ce type d'études, il faut absolument prendre en compte les facteurs de confusion possibles dans l'interprétation des données épidémiologiques, tels que la consommation d'alcool [20, 21] et de tabac [20-24].

## II. Concentration en caféine du lait maternel

Bien que la caféine diffuse rapidement dans le lait maternel, sa concentration y est relativement faible, car elle ne diffuse pas librement dans le lait maternel. La caféine est moins étroitement liée aux constituants du lait qu'à ceux du plasma. En fait, la diffusion de la caféine dans le lait n'est pas influencée par son degré de liaison aux protéines, mais elle est liée aux lipides du lait. Cette liaison est proportionnelle à la teneur en graisses du lait maternel [8]. Selon certaines données de la littérature, la concentration en caféine du lait maternel pourrait atteindre jusqu'à 70 % de la concentration plasmatique [25, 26]. Cependant, une étude récente publie les résultats d'une enquête portant sur 40 mères allaitantes appartenant à des milieux socio-économiques et ethniques différents et dont les prises d'aliments et de méthylxanthines n'ont été restreintes d'aucune manière. Les teneurs en méthylxanthines du lait maternel ont été analysées pendant 3 jours consécutifs. Les auteurs ne retrouvent dans le lait maternel que 0,46 à 0,65 % de la caféine ingérée, alors qu'environ 60 % de la théophylline et 3,4 à 5 % de la théobromine passent dans le lait [27].

## III. Absorption de la caféine par le nouveau-né

En ce qui concerne l'absorption de caféine par l'enfant nourri au sein, les données recueillies dans la littérature sont relativement contradictoires. Celle-ci pourrait en effet varier de 0,06 à 0,15 % de la caféine contenue dans le lait maternel [4]. Certains auteurs considèrent que pour un taux plasmatique maternel compris entre 10 et 20 mg de caféine par litre, l'enfant peut ingérer 10 mg de caféine par litre de lait [28]. En revanche, pour d'autres auteurs, après l'absorption par la mère d'une seule tasse de café, soit 100 à 150 mg de caféine, l'enfant allaité ne recevrait qu'une faible dose de caféine, 0,01-1,64 mg sur 24 heures selon une étude [4] ou 1,5-3,1 mg de caféine selon d'autres travaux [7, 8]. Toutefois, toujours selon l'étude récente portant sur 40 mères [27], il apparaît que si l'on additionne l'ensemble des méthylxanthines retrouvées dans le lait maternel, un enfant de 4 kg ne recevrait que 3,0 mg de méthylxanthines par kilo et par jour, quantités qui restent, en ce qui concerne la théophylline, dans les doses habituelles auxquelles un nouveau-né souffrant d'apnées pourrait être exposé et qui sont inférieures à ces doses pour la caféine [29].

Les dosages de caféine mettent en évidence que la méthylxanthine ne peut cependant être détectée dans le sérum de l'enfant (à la dose de 1,4 mg/l) que si la mère a absorbé une quantité relativement élevée de caféine (750 mg, soit 5 à 8 tasses de café) [6, 30] et la plupart du temps, on considère que les quantités ingérées sont trop faibles pour qu'elles puissent induire des effets significatifs au plan clinique. Cependant, une certaine irritabilité, plus de l'insomnie, ont pu être observées chez des enfants nourris au sein par suite de l'ingestion par la mère de café et de boissons et médicaments riches en caféine [2, 5, 25, 31]. Le pic de concentration en caféine dans le lait maternel est atteint 60 minutes après l'ingestion de café [25]. Un litre de lait maternel recueilli dans l'heure qui suit l'absorption de café ne contient qu'environ 1,5 mg de caféine. Après des consommations répétées de café, les quantités de caféine accumulées par le nourrisson dépendent de la concentration moyenne de caféine dans le sérum et le lait maternels au cours de la période d'allaitement, de la quantité de lait ingérée, et surtout du taux d'élimination de la caféine par l'enfant, qui varie d'un nourrisson à l'autre [8].

En effet, les nouveau-nés éliminent la caféine beaucoup plus lentement que les adultes. La demie-vie de la caféine est d'environ 80 ± 26 heures chez le nouveau-né à terme [32, 33] et elle atteint même 100 heures chez le prématuré [34], alors qu'elle est seulement de 3,5 à 6 heures chez l'adulte [35-37]. La demi-vie de la caféine diminue de manière exponentielle avec l'âge postconceptionnel [31, 38-40]. L'élimination plus lente de la caféine chez l'enfant est liée à l'activité plus faible du cytochrome P-450 hépatique [38, 40] et à l'immaturité relative de certaines voies de déméthylation et d'acétylation [39, 41, 42]. Cependant, chez les nourrissons du même âge, l'élimination de caféine est plus longue lorsque les enfants sont nourris au sein que lorsqu'ils reçoivent du lait en poudre [33]. Il semble en fait que certains composants du lait maternel, tels que les acides gras, l'activité de la lipase et d'autres facteurs, pourraient inhiber ou réprimer les processus de maturation postnatale normale du métabolisme de la caféine par le cytochrome P-450 hépatique [31].

## IV. Effets du café sur la production de lait maternel

L'exposition chronique à la caféine stimule la consommation de nourriture et de boisson chez la rate et la souris au cours de la gestation et de la lactation sans modifier le poids corporel [14] et aurait tendance à stimuler légèrement les performances de lactation de ces animaux et à augmenter le volume du lait maternel sans en changer la composition [13, 14, 43, 44]. La caféine augmente le poids et la teneur en ADN (acide désoxyribonucléique) de la glande mammaire au 18e jour de la gestation et au 15e jour de la lactation chez les souris exposées à une concentration de 500 mg/l de caféine dans leur eau de boisson. L'augmentation de la teneur en ADN indique que le nombre de cellules est augmenté dans la glande mammaire sous l'effet de la caféine. La teneur en ARN (acide ribonucléique) de la glande mammaire augmente également et comme le rapport ARN/ADN reste constant, indiquant que la taille des cellules est inchangée, les auteurs concluent que l'activité sécrétoire par cellule n'est pas modifiée et que la performance accrue de la lactation est due à un développement plus important de la glande mammaire induit par l'exposition à la caféine [13].

La lactation impose une demande métabolique accrue à la mère pour la production de lait. Chez la rate, 60 % des lipides corporels sont mobilisés pour couvrir cette demande accrue [45] qui est le reflet d'influences hormonales plutôt que nutritionnelles [46]. Cependant, bien que les méthylxanthines aient un effet prononcé sur le métabolisme du tissu adipeux par stimulation de la lipolyse [47-49], cet effet n'est pas plus marqué au cours de la lactation que dans d'autres situations [44].

**En conclusion, bien que l'ingestion d'une seule tasse de café (environ 100 mg de caféine) par une mère allaitante ne puisse pas avoir d'effets toxiques sur le nouveau-né, la consommation quotidienne de quantités plus élevées de café pourrait constituer un risque potentiel pour l'enfant nourri au sein. En raison du métabolisme lent de la caféine chez les nouveau-nés, ceux-ci sont susceptibles d'accumuler des doses pharmacologiquement actives de caféine. Il semble donc souhaitable que les mères qui nourrissent leur enfant au sein réduisent leur absorption de boissons riches en caféine et qu'elles consomment café et/ou boissons et médicaments contenant de la caféine juste après avoir allaité pour éviter les pics de concentration de méthylxanthine dans le lait maternel au moment de la tétée.**

## RÉFÉRENCES

1. Stavchansky S, Combs A, Sagraves R, Delgado M, Joshi A. Pharmacokinetics of caffeine in breast milk and plasma after single oral administration of caffeine to lactating mothers. *Biopharm Drug Disp* 1988 ; 9 : 285-299.
2. Bailey DN, Weiber RT, Naylor AJ. A study of salicylate and caffeine excretion in the breast milk of two nursing mothers. *J Anal Toxicol* 1982 ; 6 : 64-68.
3. Berlin CM. Excretion of methylxanthines in human milk. *Semin Perinatol* 1981 ; 5 : 389-394.
4. Berlin CM, Denson HM, Daniel CH, Ward RH. Disposition of dietary caffeine in milk, saliva, and plasma of lactating women. *Pediatrics* 1984 ; 73 : 59-63.

5. Hill RM, Craig JP, Chaney MD, Tennyson LM, McCulley L.B. Utilization of over-the-counter drugs during pregnancy. *Clin Obstet Gynecol* 1977 ; 20 : 381-394.
6. Ryu JE. Caffeine in human milk and serum of breast fed infants. *Dev Pharmacol Ther* 1985 ; 8 : 329-337.
7. Sargraves R, Bradley JM, Delgado MJM, Wagner D, Sharpe GL, Stavchansky S. Pharmacokinetics of caffeine in human breast milk after a single oral dose of caffeine (Abstract). *Drug Intell Clin Pharmacol* 1984 ; 18 : 507.
8. Tyrala EE, Dodson WE. Caffeine secretion in breast milk. *Arch Dis Child* 1979 ; 54 : 787-800.
9. Goujard J, Darchy P, Crost M. L'enfant à la maternité. In : C Rumeau-Rouquette, C Du Mazaubrun, Y Rabarison Eds., *Naître en France : 10 ans d'évolution 1972-1981.* Éditions INSERM, Doin Editeurs, Paris, 1984 ; 91-99.
10. Deschamps JP. En Meurthe-et-Moselle, les mères allaitent plus qu'ailleurs. *Cahiers de Promotion de la Santé dans le Nord-Est* 1986 ; 6 : 21-22.
11. Martinez GA, Dodd DA, Samartgedes JA. Milk feeding patterns in the United States during the first 12 months of life. *Pediatrics* 1981 ; 68 : 863-868.
12. Nagasawa H, Sakurai N. Effects of chronic ingestion of caffeine on mammary growth and reproduction in mice. *Life Sci* 1986 ; 39 : 351-357.
13. Sheffield LG. Caffeine administered during pregnancy augments subsequent lactation in mice. *J Anim Sci* 1991 ; 69 : 1128-1134.
14. Hart AD, Grimble RF. The effect of methylxanthines on milk volume and composition, and growth of rat pups. *Brit J Nutr* 1990 ; 64 : 339-350.
15. Munoz L, Lönnerdal B, Keen CL, Dewey KG. Effect of maternal coffee consumption on breast milk mineral concentration (Abstract). *Am J Clin Nutr* 1987 ; 45 : 839.
16. Munoz LM, Lönnerdal B, Keen CL, Dewey KG. Coffee consumption as a factor in iron deficiency anemia among pregnant women and their infants in Costa-Rica. *Am J Clin Nutr* 1988 ; 48 : 645-651.
17. Munoz L, Lönnerdal B, Dewey KG. Effect of maternal coffee consumption on maternal and infant hemoglobin and hematocrit (Abstract). *Fed Proc* 1987 ; 46 : 1015.
18. Munoz L, Keen CL, Lönnerdal B, Dewey KG. Coffee intake during pregnancy and lactation in rats : Maternal and pup hematological parameters and liver iron, zinc and copper concentration. *J Nutr* 1986 ; 116 : 1326-1333.
19. Morck TA, Lynch SR, Cook J. Inhibition of iron absorption by coffee. *Am J Clin Nutr* 1983 ; 37 : 416-420.
20. Watkinson B, Fried PA. Maternal caffeine use before, during and after

pregnancy and effects upon offspring. *Neurobehav Toxicol Teratol* 1985 ; 7 : 9-17.
21. Linn S, Shoenbaum SC, Monson RR, Rosner B, Stubblefield PG., Ryan KJ. No association between coffee consumption and adverse effects of pregnancy. *Engl J Med* 1982 ; 306 : 141-145.
22. Beaulac-Baillargeon L, Desrosiers C. Profil de la consommation de caféine, de cigarettes et d'alcool par les femmes québecoises pendant la grossesse (Abstract). *Union Méd Can* 1986 ; 115 : 813.
23. Graham DM. Caffeine : Its identity, dietary sources, intake, and biological effects. *Nutr Rev* 1978 ; 36 : 97-102.
24. Istvan J, Matarazzo JD. Tobacco, alcohol, and caffeine use : A review of their interrelationships. *Psychol Bull* 1984 ; 95 : 301-324.
25. Lawrence RA. Drugs in breast milk and the effect on the infant. In : RA Lawrence Ed. *Breast-Feeding : A Guide for the Medical Profession.* 3rd edition, The C.V. Mosby Company, Saint-Louis, 1989 ; 518-595.
26. Deblay MF, Vert P. Passage des médicaments dans le lait maternel. *Concours Médical* 1986 ; 108-05 : 279-283.
27. Blanchard J, Weber CW, Shearer LE. Methylxanthine levels in breast milk of lactating women of different ethnic and socio-economic classes. *Biopharm Drug Disp* 1992 ; 13 : 187-196.
28. Bavoux F, Francoual C, Warot D. Médicaments et allaitement. *Rev Prat* 1986 ; 36 : 1519-1537.
29. Roberts RJ. Methylxanthine therapy : caffeine and theophylline. In : *Drug Therapy in Infants, Pharmacological Principles and Clinical Experience. W.B. Saunders,* Philadelphia, 1984 ; 119-137.
30. Lelo A, Miners JO, Robson R, Birkett DJ. Assessment of caffeine exposure : Caffeine content of beverages, caffeine intake, and plasma concentration of methylxanthines. *Clin Pharmacol Ther* 1986 ; 39 : 54-59.
31. Rivera-Calimlim L. Drugs in breast milk. *Drug Ther* 1977 ; 7 : 59-63.
32. Aranda JV, Gorman W, Bergsteinsson H, Gunn T. Efficacy of caffeine in treatment of apnea in the low-birth-weight infant. *J Pediatr* 1977 ; 90 : 467-472.
33. Le Guennec JC, Billon B. Delay in caffeine elimination in breast-fed infants. *Pediatrics* 1987 ; 79 : 264-268.
34. Parsons WD, Neims AH. Prolonged half-life of caffeine in healthy term newborn infants. *J Pediatr* 1981 ; 98 : 640-641.
35. Blanchard J, Sawers SJA. The absolute bioavailability of caffeine in man. *Eur J Clin Pharmacol* 1983 ; 24 : 93-98.
36. Bonati M, Latini R, Galetti F, Young JF, Tognoni G, Garattini S. Caffeine disposition after oral doses. *Clin Pharmacol Ther* 1982 ; 32 : 98-106.
37. Parsons WD, Neims AH. Effect of smoking on caffeine clearance. *Clin Pharmacol* 1978 ; 24 : 40-43.
38. Aranda JV, Collinge JM, Zinman R, Watters G. Maturation of caffeine elimination in infancy. *Arch Dis Child* 1979 ; 54 : 946-949.

39. Carrier O, Pons G, Rey E., Richard MO, Moran C, Badoual J, Olive G. Maturation of caffeine metabolic pathways in infancy. *Clin Pharmacol Ther* 1988 ; 44 : 145-151.
40. Paire M, Van Lieferinghen P, Desvignes V, Dubray C, Raynaud EJ, Lavarenne J. Cinétique de la caféine au cours des premiers mois de la vie et implications pratiques. *Sem Hôp Paris* 1988 ; 64 : 1813-1817.
41. Pelkonen O, Kaltiala EH, Larmi TKI, Kärki NT. Comparison of activities of drug-metabolizing enzymes in human fetal and adult livers. *Clin Pharmacol Ther* 1973 ; 14 : 840-846.
42. Aranda JV, MacLeod SM, Renton KW, Eade NR. Hepatic microsomal drug oxidation and electron transport in newborn infants. *J Pediatr* 1974 ; 85 : 534-542.
43. Hart AD, Grimble RF. Effect of methylxanthines on lactational performance of rats. *Ann Nutr Metab* 1990 ; 34 : 296-302.
44. Nolen GA. The effect of brewed and instant coffee on reproduction and teratogenesis in the rat. *Toxicol Appl Pharmacol* 1981 ; 58 : 171-183.
45. Naismith DJ, Richardson DP, Pritchard AE. The utilisation of protein and energy during lactation in the rat, with particular regard to the use of fat accumulated in pregnancy. *Brit J Nutr* 1982 ; 48 : 433-441
46. Moore BJ, Brasel JA. One cycle of reproduction consisting of pregnancy, lactation or no lactation and recovery : Effects on carcass composition in ad lib-fed and food restricted rats. *J Nutr* 1984 ; 114 : 1548-1559.
47. Bellet S, Kershbaum A, Finck EM. Response of free fatty acids to coffee and caffeine. *Metabolism* 1968 ; 17 : 702-707.
48. Bellet S, Roman L, Decastro I, Kim KE, Kershbaum A. Effect of coffee ingestion on adrenocortical secretion in young men and dogs. *Metabolism* 1969 ; 18 : 1007-1012.
49. Patwardhan RV, Desmond PV, Johnson RF, Dunn D, Robertson E, Hoyumpa AM, Shenker S. Effect of caffeine on plasma free fatty acids, urinary catecholamines and drug binding. *Clin Pharmacol Ther* 1980 ; 28 : 398-403.

# Effets génotoxique, mutagène et cancérogène du café

Astrid Nehlig et Gérard Debry

De nombreuses études ont été réalisées afin de définir si le café et la caféine avaient un pouvoir génotoxique, mutagène et cancérogène. Elles ont été réalisées *in vitro* et *in vivo* chez l'animal et des enquêtes épidémiologiques ont cherché à déterminer s'il existe une corrélation entre la prévalence du cancer chez l'homme dans un organe donné et la consommation de café.

Il faut cependant observer que dans la plupart des études animales réalisées, les doses de café ou de caféine utilisées sont très élevées, atteignant parfois même des niveaux toxiques. Ces doses importantes sont utilisées en cancérologie expérimentale pour définir la marge de sécurité des substances testées. Il faut en effet pouvoir prouver que des doses très élevées d'une substance donnée n'ont pas d'effets génotoxique, mutagène ou cancérogène pour garantir une consommation sans risque de ces substances par l'homme.

De même, lors de l'analyse des enquêtes épidémiologiques, il est indispensable de tenir compte de tous les facteurs de l'environnement tels que l'alimentation, le tabac, le mode de vie, etc., pouvant interférer avec la consommation de café et modifier les conclusions des résultats obtenus, soit en masquant l'effet nocif éventuel du café, soit en faisant imputer à tort à la consommation de café des effets néfastes.

Il convient donc de contrôler très soigneusement les différents facteurs de risque et également d'être très prudent dans l'interprétation des résultats de ces études.

# I. Effets génotoxique et mutagène potentiels du café

Les effets mutagènes du café et de la caféine à doses élevées ont fait l'objet de nombreuses revues. Ils ont été mis en évidence dans différents systèmes tels que les bactéries et levures, les champignons, les plantes, les insectes comme la drosophile et les cellules de mammifères en culture [1-19]. Le café est clastogène pour les chromosomes, probablement en raison de son action inhibitrice sur les mécanismes de réparation après excision, par photoréactivation et postréplication, ainsi que par diminution de la taille des réplicons et inhibition de l'élongation de l'ADN naissant et de la formation d'intervalles [20].

## 1. Études sur les cellules en culture

Le café et la caféine sont mutagènes chez les bactéries et les champignons. L'effet mutagène du café torréfié, instantané ou décaféiné sur différents micro-organismes a été étudié à l'aide du test d'Ames dans des conditions très variées. Le café induit toujours des mutations dans la souche *Salmonella typhimurium* TA100 [21-26], dans les souches TA102 [23, 25-28] et TA104 [26, 28], qui sont plus sensibles aux mutagènes oxydatifs ainsi que chez *Escherichia coli* WP2 uvrA/pKM101 et K12 [29-32]. L'effet mutagène des diverses variétés de café : instantané [24, 26, 29], contenant de la caféine ou décaféiné [21, 22, 26, 29] ou de différents mélanges [24, 29] est comparable. En revanche, certaines souches de salmonelles sont insensibles au café [22, 28, 29, 33, 34], ce qui prouve la spécificité d'action du café sur le génome de certaines bactéries [2]. En effet, le café n'est pas mutagène pour les souches d'*Escherichia coli* WP2 ou de *Salmonella* TA1535 qui sont dépourvues de plasmide, dont la présence semble nécessaire chez les bactéries pour obtenir un effet mutagène du café [29]. Mais il faut aussi que la bactérie ait une membrane cellulaire déficiente en polysaccharides ou une déficience de ses mécanismes de réparation chromosomique après excision [2, 29]. De plus, les bactéries sensibles aux effets mutagènes du café ne sont affectées que si elles croissent en l'absence d'extraits hépatiques enzymatiques puisque la sensibilité aux effets mutagènes du café est considérablement réduite voire même totalement supprimée si ces extraits sont présents dans le milieu de culture [22, 23, 25, 33].

De même, l'effet mutagène du café a été observé dans des cellules de mammifères en culture, cellules pulmonaires [35] et ovariennes de hamster [36], fibroblastes de hamster [37, 38] et de rat [39], blastocytes de souris [40], lignée cellulaire leucémique [41] et lymphocytes humains [42-45]. Cependant, l'effet mutagène du café apparaît spécifiquement à un stade donné de la mitose [37-39] et également lorsque les cellules sont exposées au café en l'absence d'extraits hépatiques, comme pour les bactéries. L'adjonction d'extraits hépatiques supprime ces aberrations chromosomiques. Elles peuvent apparaître, toutefois en nombre limité si les doses de café sont très élevées [2]. Il semblerait que certaines enzymes présentes dans ces extraits, telles que la glyoxalase I et II, en association avec la catalase et le glutathion réduit, puissent, dans une certaine mesure, inactiver les effets mutagènes du café [2, 23, 46]. Cette observation est très importante pour l'évaluation du risque mutagène chez l'homme puisque les substances qui sont ainsi désactivées lors des tests *in vitro*, ne sont généralement pas cancérogènes chez le mammifère [47].

De même, il n'existe aucune anomalie chromosomique des lymphocytes en culture lorsque ceux-ci proviennent de volontaires qui ont absorbé 800 mg de caféine par jour pendant 4 semaines, et ceci bien que la concentration plasmatique de caféine atteigne 4,3 à 29,6 mg/ml [48-51].

## 2. Études *in vivo*

Les effets mutagènes potentiels du café ont été testés chez la drosophile qui contient un système enzymatique dont le métabolisme est voisin de celui du mammifère. L'exposition de ces animaux à des concentrations très élevées de café, proches des doses létales, soit 4 % pour le café instantané et 3 % pour le café filtre contenus dans la solution liquide de saccharose administrée à l'animal, n'induit pas d'effet génotoxique ni dans les différents systèmes cellulaires de la drosophile, ni dans des cellules dont l'équipement de réparation chromosomique après excision est déficient [52, 53].

De même, chez la souris qui a reçu au préalable par injection intraveineuse des bactéries sensibles au café (*Salmonella typhimurium*

TA 1537 ou *Escherichia coli* K-12), l'administration orale de quantités élevées allant jusqu'à 3 à 6 g de café instantané par kilo de poids corporel n'induit aucun effet mutagène [33].

Enfin, après purification par chromatographie sur colonne de résine, la fraction non polaire extraite de l'urine de consommateurs de café recevant 12 g de café pendant 4 jours consécutifs ou cette même quantité en 2 heures n'a aucun effet mutagène lorsqu'elle est testée sur les souches de salmonelle TA 98 et TA 100, sensibles aux effets mutagènes du café [54]. À l'inverse, la fraction non polaire extraite de l'urine de personnes fumant 20 à 30 cigarettes par jour est mutagène lors de ce test [54]. Au contraire, trois fractions organiques d'hydrophobicité croissante purifiées à partir d'urine de consommateurs de café, à raison d'au moins 5 tasses quotidiennes, se sont révélées mutagènes pour des cellules de hamster en culture au même degré que la consommation de 20 cigarettes par jour [55]. Cependant, cet effet clastogène est aboli dans les deux fractions organiques d'urine les plus hydrophiles par l'addition de catalase ou de superoxyde dismutase à la culture cellulaire. À l'inverse, l'effet clastogène de la fraction la plus hydrophobe n'est pas modifié par l'addition de l'une ou l'autre des enzymes. De plus, les deux fractions organiques d'urine les plus hydrophobes génèrent plus de peroxyde d'hydrogène lorsqu'elles proviennent de consommateurs de café que de témoins non consommateurs. La capacité de ces fractions organiques à générer plus de peroxyde d'hydrogène est également corrélée à leur capacité à induire des aberrations chromosomiques. Il est donc probable que l'oxygène actif soit impliqué dans ces effets mutagènes [55].

Chez le mammifère, deux types de tests ont été principalement utilisés pour déterminer les effets mutagènes potentiels du café. Ce sont d'une part, le test du micronoyau, qui détecte l'induction d'aberrations chromosomiques fiable pour la prédiction d'un effet cancérogène potentiel [56] et d'autre part, l'échange de chromatides sœurs, qui est plus sensible car il met en évidence des perturbations au niveau de l'ADN indétectables par le test précédent [57]. Les études sont, à ce jour, encore en nombre relativement limité. Lors du test du micronoyau, le gavage des souris par une quantité importante de 0,5 à 3,0 g de café instantané par kilo et par jour pendant 5 jours consécutifs n'a aucune conséquence sur la structure des chromosomes [58, 59]. Dans le test d'échange de chromatides sœurs, l'exposition de hamsters à des doses uniques de 1,0 à 2,5 g de café instantané par kilo de poids corporel n'induit pas d'effet délétère sur la structure de l'ADN [58].

Aux quantités habituellement consommées par l'homme, le café ne peut induire ni mutations génétiques ni aberrations chromosomiques.

## 3. Effets mutagènes des différents constituants du café

Les effets génétiques des différents constituants du café ont fait l'objet de plusieurs revues [2, 21, 28, 60-63]. En fait, plus de 660 substances volatiles telles que des composés sulfurés, pyrazines, pyridines, pyrroles, oxanes, furanes, aldéhydes, cétones, phénols, etc., ont été identifiées dans le café [64, 65]. On suspecte certains de ces composés volatils, qui sont susceptibles d'interaction avec l'ADN à cause de leur réactivité, d'être responsables des effets mutagènes du café *in vitro*. Cette hypothèse est supportée par le fait que le café vert n'est pas mutagène et qu'il ne le devient qu'après torréfaction [24, 29, 66]. Certains des composés apparaissant au cours de la torréfaction, comme le méthylglyoxal [67], le glyoxal, maltol, diacétyl [68] et le peroxyde d'hydrogène [69] sont actifs dans le test de mutagénèse d'Ames. D'autres substances présentes dans le café, comme la caféine [70], l'acide chlorogénique [71] et les flavonols sont suspectés de contribuer aux effets mutagènes directs du café. Cependant, il semble bien que ces dernières substances ne représenteraient pas le facteur causal [2].

### 3.1. Dicarbonyles aliphatiques

Une grande partie des effets mutagènes du café semble pouvoir être attribuée aux carbonyles aliphatiques tels que le glyoxal, méthyl-, éthyl- et propylglyoxal, diacétyle et maltol [2, 21, 28, 72, 73] qui se forment au cours de la torréfaction du café [74]. Leurs effets mutagènes sont attribués à leurs propriétés alkylantes et sont supprimés par l'adjonction de sulfite ou de bisulfite [75]. Le café instantané contient respectivement 23, 100, 20 et 46 $\mu$g de glyoxal, méthylglyoxal, diacétyl et éthylglyoxal par g de poudre [76]. Le méthylglyoxal est l'agent mutagène le plus actif dans le test d'Ames sur *Salmonella typhimurium* [23, 46, 65, 68, 77] ; il est cependant nettement moins actif sur des cellules de poumon de hamster en culture [35]. Ce composé pourrait être responsable de 10 à 50 % des effets mutagènes du café [28, 68, 78]. Les autres composés carbonyles aliphatiques ont une activité mutagène plus faible, et peuvent être classés par ordre décroissant d'activité comme suit : propylglyoxal, éthylglyoxal, glyoxal, diacétyle et maltol [69, 76, 77].

### 3.2. Peroxyde d'hydrogène

La formation de peroxyde d'hydrogène se produit au cours de la torréfaction du café. La concentration de peroxyde d'hydrogène dans une tasse de café préparée avec 2,2 g environ de café instantané contient 500 à 750 $\mu$g de peroxyde d'hydrogène. Cette concentration augmente non seulement en fonction de la dose de café instantané mais également en fonction du temps [28, 70]. La présence dans le café d'un système générateur de peroxyde d'hydrogène a en effet été mise en évidence [28]. Ce composé n'est pas un agent mutagène très actif selon certains auteurs [2] tandis qu'il pourrait rendre compte de 15 % [28] ou même de 40 à 60 % des effets mutagènes du café pour d'autres [79]. Cependant, l'addition de peroxyde d'hydrogène à une solution de méthylglyoxal, à des doses similaires à celles auxquelles ces deux composés sont présents dans le café, potentialise considérablement les effets mutagènes d'une solution de méthylglyoxal [60, 73]. L'interaction entre ces deux constituants a donc été considérée comme étant à l'origine de la majeure partie des effets mutagènes du café [28, 69, 73]. Cependant, dans un travail récent, Aeschbacher *et al.* [79] concluent que les effets génotoxiques du café auraient plutôt pour origine les nombreux constituants labiles du café formés au cours de la torréfaction et que l'interaction méthylglyoxal-peroxyde d'hydrogène ne serait pas le facteur principal en cause.

### 3.3. Composés phénoliques

Les taux d'acide chlorogénique atteignent 2 % dans le café arabica grillé, 4 % dans le robusta grillé et 6 % dans le café instantané en poudre [77]. Cependant, l'effet mutagène du café est similaire pour les différentes variétés [2] et aucun des acides chlorogénique, caféique ou quininique n'ont d'effet sur le génome de souches sensibles de salmonelle [71]. Il apparaît donc clairement que les composés phénoliques ne contribuent pas aux effets mutagènes du café.

### 3.4. Caféine

La caféine est de très loin la méthylxanthine la plus concentrée dans le café. Sa teneur varie de 1 à 2,5 % dans le café grillé et de 3 à 5 % dans le café instantané [80]. Il est bien établi que la caféine ne contribue pas aux effets génotoxiques du café [21, 28]. La caféine est sans effet sur des micro-organismes dans le test d'Ames [81-83]. De plus, le café a le même effet mutagène sur les micro-organismes, qu'il contienne de la caféine ou qu'il soit décaféiné [21, 22]. Seules des concentrations de caféine au moins 10 à 100 fois plus élevées que les concentrations maximales rencontrées chez l'homme peuvent être à l'origine des dommages au niveau de l'ADN [10, 19]. Enfin, des concentrations de caféine correspondant à une consommation extrêmement élevée de café n'induisent pas d'aberrations chromosomiques dans des lymphocytes humains [42]. En conclusion, il apparaît que la caféine ne provoque pas d'effets génotoxiques chez l'animal et que sa consommation ne représente pas un risque mutagène chez l'homme [2, 9, 17, 18].

D'autres méthylxanthines comme la théophylline et la théobromine sont également présentes dans le café, mais uniquement à l'état de traces [80]. Ces substances ne sont donc pas à prendre en compte dans les effets mutagènes du café, d'autant plus que leur génotoxicité est du même ordre de grandeur que celle de la caféine [19].

### 3.5. Benzopyrène, mutagènes formés durant la pyrolyse et autres composés

Les potentialités cancérogènes du 3,4-benzopyrène sont bien connues. La teneur en 3,4-benzopyrène du café est très faible, inférieure à celle qui est autorisée pour l'eau de boisson et très inférieure à celle de nombreux aliments (voir chapitre sur la composition du café). L'absorption de quantités nocives de 3,4-benzopyrène est donc davantage reliée à la consommation de certains aliments ainsi qu'au tabagisme.

Certaines substances mutagènes sont formées au cours de la pyrolyse du café. Elles proviennent des composés azotés du café et ont des propriétés semblables à celles des glucides qui ont subi une pyrolyse. Il semble cependant que les composés phénoliques comme les acides chlorogénique et caféique pourraient inhiber les propriétés mutagènes des substances provenant de la nitrosation [2, 84].

L'effet génotoxique d'extraits alcooliques de café surchauffé à 150 ou à 300 °C sur des cultures de *Salmonella typhimurium* de la souche TA98 a également été mis en évidence, même en présence d'extraits hépatiques enzymatiques [34].

Enfin, une étude récente s'est intéressée aux effets cancérogènes potentiels des filtres en papier utilisés pour la préparation du café. En effet, ces filtres sont susceptibles, en fonction de leur mode de préparation, de contenir de la 2,3,7,8-tétrachlorodibenzo-*p*-dioxine et des composés apparentés, qui représentent une classe de produits très toxiques pour l'homme. Toutefois, la quantité qu'un être humain est susceptible d'ingérer en un jour est très nettement inférieure au seuil de cancérogénèse potentielle [85].

L'interaction entre les différents constituants du café et des aliments en altère les conséquences génotoxiques. Aussi, en raison de la complexité du problème, il est difficile de tirer des conclusions de l'ensemble des données. Il apparaît néanmoins que le café, aux doses habituellement consommées par l'homme, n'a aucune propriété génotoxique ou mutagène pour l'organisme.

## 4. Interaction du café et de certains de ses constituants avec d'autres substances mutagènes

Le café et la caféine couvrent un large spectre d'activité génétique dans des systèmes biologiques variés. Ils peuvent potentialiser ou inhiber les effets d'un grand nombre d'agents mutagènes [10, 86-88].

### 4.1. Effets potentialisateurs du café et de la caféine

Dans de nombreuses lignées cellulaires, le café et la caféine augmentent de manière synergique la cytotoxicité des rayons X [89-101] et ultraviolets [102-106], ainsi que des agents chimiothérapiques [107-117]. La caféine accroît également la cytotoxicité des rayons X dans des embryons de souris au stade de une à deux cellules [118-122]. Le mécanisme moléculaire de cette action synergique reste mal compris. La caféine accentue l'inhibition de l'initiation de réplicons dans les cellules endommagées [108, 123-125], diminue la durée de la phase $G_2$ de la mitose dans les cellules traitées [101, 109], augmente le dommage chromosomique [126-128] et les échanges de chromatides sœurs [129]. En fait, la caféine potentialiserait les aberrations chromosomiques sans en induire par elle-même [130-132]. Elle pourrait agir en raccourcissant la phase $G_2$ de la mitose donc par conséquent, le temps disponible pour la réparation des dommages chromosomiques induits par d'autres agents mutagènes [37, 93, 94, 127, 133-135] ou en interférant au cours de la phase $G_2$ avec un mécanisme de réparation de l'ADN [136]. Elle inhibe également certaines voies de réparation de l'ADN [137, 138]. Dans une lignée cellulaire de hamster, la caféine n'augmente pas la fréquence des mutations mais convertit le dommage sublétal des agents mutagènes en dommage létal [139]. Elle bloquerait en fait un processus de réparation, accroissant ainsi le pourcentage de mort cellulaire sans modifier la fréquence des erreurs de réparation des lésions [139].

Indépendamment du dommage causé à l'ADN, la caféine augmente le nombre d'origines de réplications [124, 140] et empêche le déclin de l'initiation de la synthèse d'ADN, conséquence habituelle du dommage de l'ADN [124]. Enfin, par un mécanisme inconnu, la caféine induit la condensation prématurée des chromosomes dans les cellules en phase S au moment où la synthèse d'ADN est inhibée [37, 141, 142].

Cependant, la sensibilité à la caféine varie en fonction de l'espèce considérée, les lignées cellulaires de rongeurs semblant plus sensibles que les cellules d'origine humaine [102, 104, 143]. Enfin, le tabac ne potentialise pas les effets mutagènes du café [55].

## 4.2. Effet inhibiteur du café et de la caféine

À l'inverse, dans diverses souches de micro-organismes, le café et la caféine inhibent l'effet mutagène de nombreuses subtances, telles que les rayons ultraviolets [84, 143-148], le 4-nitroquinoline-1-oxyde [149], l'absence de thymine du milieu de culture [150], la mitomycine C [149, 151, 152], le méthanesulfonate de méthyle [149, 153], l'acide nitreux [154], la 9-aminoacridine [155], la N-méthyl-N'-nitro-N-nitroguanidine [156, 157] et la 5-(aziridine-1-YL)-2,4-dinitrobenzamide [158], les nitrosamines [72], l'épirubicine [159], la pirarubicine [160] ainsi que le benzopyrène [161]. De même, chez la souris, le café (225 à 1 125 mg/kg) inhibe l'effet mutagène de diverses substances, telles que la mitomycine C, le cyclophosphamide et la procarbazine [162] et le tétradécanoylphobol-13-acétate [163]. L'action inhibitrice est maximale lorsque la caféine est administrée 2 heures avant l'agent génotoxique, elle est moins marquée lorsque les deux substances sont données simultanément. Elle est nulle si le café ou la caféine est administré 2 à 4 heures après l'agent génotoxique [162].

Le café (150 mg à 1 g/kg) exerce également chez la souris une action inhibitrice de l'effet mutagène de la nitrosurée synthétisée dans la moëlle osseuse et les cellules épithéliales du colon. Le café inhiberait la nitrosation de l'urée dans l'estomac de la souris [164]. Les effets antimutagènes du café instantané, caféiné, décaféiné ou du café filtre, que ce soit dans des micro-organismes ou dans des cellules de mammifères sont comparables [72, 147, 162, 165]. Ils varient en intensité en fonction du moment auquel les cellules sont exposées au café par rapport à la période d'action de l'agent mutagène [152, 153]. Le mécanisme moléculaire de cet effet antimutagène du café est encore mal connu.

En fait, selon des travaux récents, il apparaît que l'effet antimutagène de la caféine s'exprime au niveau de la synthèse protéique [166]. La caféine inhibe ainsi la synthèse des protéines basiques spécifiques dans des cellules BHK-21 émanant d'une lignée de fibroblastes de hamster dont le processus de mitose est stoppé en phase S [166]. De même, la caféine est capable de diminuer la concentration d'une protéine induite par une irradiation aux rayons X dans une lignée de mélanome [167]. Le mécanisme d'action de la caféine proposé actuellement serait donc la stabilisation de protéines particulièrement fragiles et/ou des modifications post-translationnelles [168, 169]. Ainsi, la caféine est capable de restaurer le cycle normal de la mitose stoppée en phase $G_2$ par l'irradiation aux rayons X ainsi qu'un cycle normal de phosphorylation chez l'embryon de souris au stade de une ou deux cellules [118, 169]. Toutefois, ces effets sont bloqués par le cycloheximide, suggérant que l'action de la caféine dépend effectivement de la synthèse protéique [118, 169]. Que cet effet de la caféine soit dû à l'inhibition des phosphodiestérases de l'AMP cyclique ou soit lié à la structure de la méthylxanthine reste à éclaircir [169].

Récemment, deux types de composés capables d'avoir une action antagoniste des effets mutagènes des amines hétérocycliques provenant de la pyrolyse des aliments ont été identifiés dans le café bouilli et le café instantané. Le premier composé, une fibre insoluble composée d'hémicellulose, peut absorber très efficacement divers types d'agents mutagènes qui se forment au cours de la pyrolyse de certains aliments et de la torréfaction du café vert. L'autre composé, un polyphénol de poids moléculaire élevé, est capable de détruire les agents mutagènes. Le polyphénol serait converti en dérivés quinones en présence d'oxygène moléculaire. Ces derniers pourraient détruire les agents mutagènes alimentaires. La quantité de ces deux constituants présente dans une tasse de café serait suffisante pour neutraliser une quantité substantielle des agents mutagènes provenant de la pyrolyse alimentaire [170].

## II. Effets cancérogènes potentiels du café

L'impact de la consommation quotidienne de café sur les processus de genèse des tumeurs a fait l'objet de recherches approfondies, à la fois chez l'animal et chez l'homme.

### 1. Études chez l'animal

Les effets cancérogènes potentiels du café et de la caféine chez l'animal ont été recensés récemment [171-173]. Les effets cancérogènes d'une substance, ainsi que le rappelle Würzner [171] doivent être évalués chez les animaux traités en fonction de quatre critères : a) une incidence de tumeurs dose-dépendante plus élevée que chez l'animal témoin, b) l'apparition significativement plus précoce et dose-dépendante de tumeurs, c) l'observation de types inhabituels de tumeurs et d) une tendance aux métastases et à la malignité des tumeurs déjà observées chez l'animal témoin.

L'ingestion chronique de café filtre, instantané avec ou sans caféine, ajouté à l'alimentation ou à l'eau de boisson à diverses concentrations, pouvant représenter jusqu'à l'équivalent de 60 à 80 tasses de café quotidiennes chez l'homme, et pendant des périodes allant de 1 à 2 ans, y compris au cours de la gestation dans une étude [174], n'a induit aucune formation anormale de tumeurs ou de cancers chez le rat ou la souris [174-180]. Au contraire, Würzner *et al.* [179] ont plutôt observé une diminution de l'incidence des tumeurs chez le rat après l'exposition chronique à des concentrations élevées de café.

La caféine, ajoutée à l'eau de boisson, à la nourriture ou administrée par gavage pendant 1 à 2 ans à des doses variant de 0,1 à 2 % selon les études, n'est pas davantage que le café un agent inducteur de tumeurs chez le rat ou la souris [178, 181-187]. Seules, de rares études mettent en évidence un effet cancérogène de la caféine. Ainsi, la caféine à la dose de 0,05 % dans l'eau de boisson est capable de stimuler l'apparition spontanée de tumeurs mammaires chez la souris [188] ou d'accélérer le développement de tumeurs pancréatiques chez le hamster, lorsqu'elle est administrée pendant la phase de post-initiation de la tumeur [189]. Enfin, des adénomes de l'hypophyse ont pu être notés après un traitement des rates par 12 mois de caféine à la dose de 2 g/l dans l'eau de boisson [190].

Il ressort donc de la plupart des études que le café et la caféine n'auraient pas d'effet cancérogène chez l'animal de laboratoire. Les tumeurs observées sont en général celles qui sont présentes normalement dans l'espèce considérée. Enfin, le café et la caféine n'accélèrent pas l'induction ou n'augmentent pas l'incidence de ces tumeurs [191]. Seuls deux constituants du café, l'acide caféique et le catéchol qui sont des antioxydants, ont été incriminés récemment comme agents inducteurs de cancers de l'épithélium stomacal chez les rats et souris des deux sexes [192].

Comme nous l'avons vu précédemment dans l'analyse des effets génotoxiques et mutagènes du café, café et caféine sont également capables de moduler les effets d'agents cancérogènes chez l'animal [87, 162]. Ainsi, la caféine est capable de potentialiser les effets cancérogènes d'un certain nombre de substances chimiques ou d'inducteurs physiques [194-199]. La caféine est aussi capable d'accroître significativement l'incidence de tumeurs mammaires induites par l'administration de 7,12-diméthylbenz(a)anthracène (DMBA) chez le rat. Cette augmentation n'est toutefois significative que lorsque le traitement par la caféine démarre 3 jours après l'administration de l'agent cancérogène, soit pendant la « phase de promotion » de la tumeur [200-203]. Si la caféine est administrée pendant la « phase d'initiation », soit avant et pendant le traitement cancérogène, l'induction de tumeurs mammaires est significativement réduite [200-203]. En revanche, la caféine est sans effet sur la cancérogénèse intestinale chez le rat [204], alors qu'elle inhibe ou ralentit le développement du cancer mammaire chez le rat [205, 206] ou la souris [207].

L'association d'un régime riche en graisses insaturées et de caféine diminue considérablement la durée de développement de la tumeur par rapport à l'exposition à l'un des deux agents pris isolément [202]. De même, le café réduit l'incidence de tumeurs liées à une alimentation riche en graisses [208, 209], ou dues à d'autres agents tumoraux [210-212].

Le café vert, ainsi que certaines plantes, sont riches en inducteurs des systèmes de détoxification et/ou d'activation des xénobiotiques, en particulier de l'activité de la GSH (glutation réduit) S-transférase [172, 213, 214]. Ces inducteurs contenus dans le café vert sont en particulier deux diterpènes, le palmitate de kahwéol et le palmitate de cafestol [215, 216] qui augmentent de six fois l'activité de la GSH S-transférase dans le foie et la muqueuse intestinale [214]. La caféine, bien qu'elle ne semble pas être le facteur en cause dans l'effet antitumoral des boissons riches en méthylxanthines [204], est toutefois capable d'accroître les activités hépatiques de l'hydroxylase des arylhydrocarbones, du cytochrome P-450, de la GSH S-transférase ainsi que la concentration hépatique en gluthation réduit. Ces effets pourraient permettre d'expliquer l'action antitumorale de la méthylxanthine [217]. Il a été démontré que ces systèmes de défense, tels que la GSH S-transférase sont capables de désactiver les radicaux d'oxygène libre qui ont un pouvoir cancérogène [218]. Ainsi, le café vert inhibe la cancérogénèse induite par le DMBA chez la souris [213, 219], les acides chlorogénique et caféique inhibent la cancérogénèse due au méthylazoxyméthanol chez le hamster [220] et kahwéol et caféstol inhibent la cancérogénèse induite par le DMBA chez le hamster [221]. D'autres acides phénoliques contenus dans le café, comme les acides caféique et ellagique, réduisent à la fois la mutagénèse *in vitro* et la cancérogénèse due au benzopyrène *in vivo* chez la souris [222-224], la mutagénèse due au DMBA chez le rat [225] et les aberrations nucléaires chez la souris [226]. Bien que le café soit consommé grillé, la présence de ces agents inducteurs dans le café vert est toutefois révélatrice de l'activité de ces systèmes de détoxification qui pourraient être, partiellement du moins, à l'origine des effets inhibiteurs de la prolifération des tumeurs chez les rongeurs [82].

L'effet de la combinaison de caféine et d'autres agents anticancéreux a également été étudié sur des cellules de sarcomes osseux humains en culture [213]. La caféine stimule l'effet antitumoral de 4 substances, le cyclophosphamide, la mitomycine C, l'adriamycine, et la ciplastine. La caféine n'a pas d'effet synergique avec 2 autres agents antitumoraux, la vincristine et le méthotrexate. Cette étude suggère donc que la caféine pourrait être utilisée pour stimuler l'action antitumorale de médicaments anticancéreux [227].

En résumé, les conclusions des études sur les effets cancérogènes potentiels du café ne sont pas très claires [173, 228]. Il semblerait toutefois que le café et ses nombreux constituants soient en cause plutôt que la caféine elle-même [229, 230]. En fonction des études, le café et la caféine n'ont pas d'effet cancérogène chez l'animal, sont susceptibles d'induire des tumeurs, potentialisent ou inhibent les effets cancérogènes d'autres substances ou même ont un effet antitumoral par eux-mêmes. Il est donc très difficile de tirer des conclusions de ces travaux sur les effets potentiels du café et de la caféine sur la cancérogénèse humaine. Il est couramment admis que café et caféine n'auraient que très peu d'effets cancérogènes dans l'espèce humaine [19, 88, 171, 173]. Toutefois, nous allons considérer en détail les relations entre la consommation de café et la genèse de divers cancers chez l'homme dans la suite de ce chapitre.

## 2. Études épidémiologiques

De nombreuses études épidémiologiques se sont intéressées à la relation entre la consommation de café et l'incidence du cancer chez l'homme. Nous allons examiner successivement les résultats concernant les cancers des voies digestives, de l'appareil urinaire et de l'appareil génital.

Un rapport récent rappelle que le rôle du café ou de la caféine en tant que promoteur de maladies sérieuses reste équivoque. En effet, bon nombre de différences relevées dans les résultats obtenus tient d'une part à l'imprécision de la mesure et d'autre part à des facteurs de confusion. Il apparaît que seuls le sexe et la consommation de tabac sont des facteurs de confusion potentiels importants lors de l'étude des effets de la consommation de café ou de caféine sur la santé. Les autres facteurs de confusion éventuels ne sont à considérer que s'ils sont connus comme étant des facteurs de risque pour la maladie considérée. Parmi ceux-ci, il faut, en particulier, retenir chez l'homme la quantité de graisses absorbées dans l'alimentation, la prise de vitamine C et l'index de masse corporelle. Chez la femme, il faut tenir compte de l'apport vitaminique, de la consommation d'alcool, du stress et de l'état de santé apparent [231].

### 2.1. Cancers des voies digestives

Les effets du café sur l'incidence de divers types de cancers des voies digestives ont été analysés en détail récemment [232].

### 2.1.1. Cancer du pancréas

En 1970, Stocks [233] a mis en évidence une corrélation positive entre la consommation de café et la mortalité due au cancer du pancréas parmi des hommes de vingt pays différents. Plus récemment, trois études de cas ont également mis en évidence une association entre la consommation de café et le cancer du pancréas [234-236]. La relation possible entre consommation de café et cancer du pancréas a fait depuis l'objet de nombreuses études dont les résultats sont équivoques et controversés et n'ont pas permis de tirer des conclusions claires [237-266]. Dans quelques études, la corrélation entre consommation de café et cancer du pancréas est positive [235, 240, 256-258, 263, 264], mais elle n'est en général pas significative et parfois limitée à un seul sexe [233-235, 255, 265]. Toutefois, dans la plupart des études, il n'y a pas de corrélation entre consommation de café et cancer du pancréas [238, 241, 243-247, 251, 254, 260-262, 266-273]. Selon une étude, les buveurs de café sembleraient même être moins exposés au cancer du pancréas que les non-consommateurs [274].

Cependant, si l'absorption de café ou de thé ne peut pas être considérée comme un facteur causal du cancer pancréatique, plusieurs auteurs ont observé que ce type de cancer induisait une augmentation de la prise hydrique au cours des une à trois dernières années de la maladie et qu'avant ce stade avancé, il n'y avait pas d'association entre consommation de café ou de thé et cancer du pancréas [246-248]. Ainsi, la disparité entre les différents résultats obtenus peut s'expliquer par la nature du pays dans lequel l'étude a été réalisée (de celle-ci dépend le type de boisson le plus fréquemment consommé) et par le stade de la maladie auquel l'étude a été réalisée, la corrélation entre consommation de café et cancer du pancréas pouvant devenir positive au moment de la phase terminale de ce cancer.

Auerbach et Garfinkel [275] qui ont examiné les modifications histopathologiques dans 611 pancréas humains ont conclu que la consommation de café, contrairement au tabac, n'est pas liée aux altérations histologiques des cellules pancréatiques. En fait, il existe une corrélation positive très nette entre consommation du tabac et cancer du pancréas, avec une fréquence de risque doublée pour les grands fumeurs [259, 261, 263, 266, 268, 276-279]. Il ne semble donc pas que la consommation de café puisse être une cause du cancer du pancréas mais les déterminants majeurs du cancer pancréatique ne sont pas connus. En effet, le nombre de facteurs de l'environnement ou de l'alimentation (alcool, graisses alimentaires, absorption de fruits et légumes) est tel qu'il est difficile d'isoler l'action d'un seul d'entre eux. Ainsi, une étude épidémiologique récente du cancer du pancréas conclut que, malgré les incertitudes actuelles concernant les relations entre consommation de café et d'alcool, types d'occupations, diabète, pancréatite et cancer du pancréas, il paraît plus important d'orienter la recherche future vers le lien entre les habitudes nutritionnelles et le cancer du pancréas [263]. En effet, quelques études mettent en évidence l'augmentation du risque pour les individus mangeant beaucoup de viande grillée et de graisses [254, 262] et le rôle protecteur de la consommation de fruits et de légumes [254, 258, 262] dans le cancer du pancréas.

En conclusion, une grande majorité de travaux montre donc que la consommation de café ne semble pas représenter un facteur de risque important pour le cancer du pancréas. Il n'est toutefois pas possible d'exclure totalement une faible association. De plus, une étude insiste sur la nécessité de s'intéresser à la relation entre le cancer du pancréas et le type de café consommé [280].

*2.1.2. Cancer du côlon et du rectum*

La relation entre la consommation de café et l'incidence du cancer colorectal a fait l'objet de nombreuses études. Toutefois, ainsi que le confirme une revue récente [281], les résultats des enquêtes épidémiologiques sont discordants. Selon les études, il existe une corrélation positive [273, 282-284], négative [251, 285-296] ou nulle [253, 297-301] entre la consommation de café et la fréquence du cancer du côlon. Une étude montre une association directe entre la consommation de café et le cancer du côlon, mais pas le cancer du rectum [282]. De nombreux auteurs ont émis l'hypothèse que la consommation de café pourrait diminuer le risque de cancer du côlon [288, 293, 297, 302-304], en particulier lors de consommations élevées de café [288, 293, 297]. En effet, le café pourrait réduire l'excrétion d'acides biliaires, de cholestérol ou des deux et augmenter les concentrations plasmatiques de cholestérol. En effet, le cholestérol et les acides biliaires sont des promoteurs de la cancérogénèse intestinale chez l'animal [290, 302, 303, 305, 306] et les patients souffrant de cancer du côlon excrètent davantage de cholestérol fécal que les témoins [307, 308]. La consommation de café ne semble donc pas être un facteur de risque pour le cancer du côlon et plusieurs études suggèrent plutôt un effet protecteur du café sur ce type de cancer.

*2.1.3. Cancer de l'estomac et de l'œsophage*

Bien qu'on ne sache que très peu de choses sur l'effet pharmacologique du café sur la muqueuse gastrique, en particulier sur l'augmentation possible de la sécrétion d'acide, il n'y a pas de corrélation apparente entre consommation de café et cancer de l'estomac dans deux études européennes [251, 309] et une étude américaine [310]. Seule, une étude italienne signale un accroissement du risque de cancer de l'estomac chez les grands consommateurs de café (plus de 5 tasses quotidiennes) par rapport aux consommations faibles ou modérées [292]. Ainsi, bien que le café ait sans doute un impact sur la sécrétion d'acide par l'estomac, il ne semble pas jouer un rôle déterminant dans la cancérogénèse de l'estomac.

En ce qui concerne le cancer de l'œsophage, un faible risque relatif (1,0 à 1,2) a été observé dans deux études européennes chez les grands consommateurs de café par rapport aux absorptions faibles ou modérées [253, 292]. Trois autres études réalisées en Iran [311], en Amérique du Sud [312] et à Porto-Rico [313] font état d'une fréquence accrue du cancer de l'œsophage chez les sujets qui boivent du café, du thé ou du maté très chauds par rapport à ceux qui absorbent ces boissons tièdes ou froides. Dans ce cas, il semble que ce soit la température de la boisson et non le café lui-même qui serait responsable de lésions de la muqueuse œsophagienne [311-313].

## 2.2. Cancers de l'appareil urinaire

### 2.2.1. Cancers du rein et du tractus urinaire

L'étiologie du cancer du parenchyme rénal et du tractus urinaire est mal comprise. Les facteurs de risque suspectés incluent, entre autres, l'utilisation d'analgésiques et autres médicaments, la consommation de protéines animales, le tabac et le café. Les conclusions des enquêtes épidémiologiques sur la relation entre consommation de café et cancer du rein sont contradictoires. Quelques études dont une réalisée dans 16 pays avaient révélé l'existence d'une corrélation positive entre les deux paramètres [314-316], mais celle-ci disparaît dès qu'on tient compte de la consommation de tabac [316-320]. Trois autres études observent une association entre consommation de café et cancer des cellules rénales ; dans deux études récentes, le risque est apparemment plus élevé pour les consommateurs de plus de 7 tasses de café quotidiennes par rapport aux consommations faibles (moins de 2 tasses) ou modérées (de 2 à 4 tasses quotidiennes), mais la corrélation n'est pas significative [321, 322]. Dans une autre, la corrélation est quelque peu inconsistante pour les deux sexes [323] et dans la troisième, la corrélation est à la limite de la significativité uniquement pour le café décaféiné [324]. Deux études plus récentes ne trouvent pas d'association, voire même une corrélation négative, entre consommation de café et cancer du parenchyme rénal [251, 325].

### 2.2.2. Cancer de la vessie

De nombreuses études épidémiologiques ont fait suspecter que la consommation de café pourrait représenter un facteur de risque pour le cancer de la vessie mais des résultats clairs ne sont toujours pas disponibles [326-360]. Le fait que les études aient été réalisées uniquement chez l'homme dans certains cas [338, 343, 345, 351, 360] et uniquement chez la femme dans d'autres [332, 334, 340, 348] représente un facteur limitant pour l'interprétation des données. De plus, les résultats des études féminines sont assez difficiles à analyser en raison du nombre limité de cas.

Seules cinq études réalisées chez les sujets des deux sexes montrent une relation dose-réponse [326, 327, 330, 336, 338]. Cette relation dose-réponse est limitée aux individus de sexe masculin dans trois études [336, 337, 341]. De plus, la corrélation positive entre consommation de café et cancer de la vessie est souvent assez peu marquée [338, 340, 351, 361, 362]. Elle a été observée pour le café moulu ou l'expresso mais par pour le café soluble ou décaféiné [336, 337, 343]. D'autres auteurs observent un risque relatif très variable en fonction des individus [363] et qui ne serait aucunement lié à la durée de consommation du café [364]. Selon ces études, les relations éventuelles entre consommation de café et cancer de la vessie ne sont pas démontrées, d'autant que bon nombre d'entre elles ne trouvent aucune corrélation entre consommation de café et cancer de la vessie [328, 333, 335, 341, 343, 348, 351, 352, 355, 356, 358, 362]. Toutefois, un travail récent réalisé sur 555 patients souffrant d'un cancer de la vessie et 855 malades hospitalisés témoins montre que la prévalence de la consommation de café est plus élevée chez les patients atteints d'un cancer de la vessie, bien qu'il n'y ait pas de relation dose-réponse. Les auteurs en concluent que le café semblerait être un facteur de risque du cancer de la vessie sans qu'on sache clairement s'il est ou non spécifique ou associé à d'autres facteurs [365]. Le tabac serait en fait un plus grand facteur de risque que le café pour le développement du cancer de la vessie [330, 338, 341, 366], beaucoup d'évaluations étant cependant rendues difficiles par la fréquente association entre tabac et café [367]. Au contraire, d'autres études semblent montrer que les groupes les plus exposés seraient des non-fumeurs buvant une grande quantité de café, plus de 7 tasses quotidiennes [330, 336, 341], risque associé à la clairance de la caféine deux fois moins rapide chez les non-fumeurs que chez les fumeurs [368, 369].

Les résultats de l'ensemble de ces études, bien que relativement contradictoires et difficiles à interpréter en apparence, montrent qu'il semblerait que, dans la vaste population étudiée, une forte association entre la consommation de café et le cancer de la vessie puisse être exclue. Toutefois, le risque relatif de cancer de la vessie tendrait à être plus élevé chez les grands consommateurs de café. Cependant ce risque n'est ni dose-dépendant, ni lié à la durée de l'exposition. Ces données suggèrent que le café ne serait sans doute pas le facteur causal dans le cancer de la vessie mais que la corrélation observée entre la consommation de café et ce type de cancer serait plutôt le reflet de facteurs de confusion dans l'analyse, tels que le tabac en particulier. Le régime alimentaire et la profession pourraient également être en cause.

De plus, la caféine et de nombreuses autres substances contenues dans le café pourraient avoir, comme nous l'avons vu dans la première partie de ce chapitre, des effets métaboliques directs ou indirects et modifier les concentrations des substances cancérogènes ou anticancérogènes dans l'épithélium de la vessie. Comme la plupart de ces substances ou de leurs métabolites sont excrétés au niveau du tractus urinaire, ils viennent au contact de la muqueuse de la vessie. En conclusion, l'ensemble de ces données ne permet pas de considérer que le café puisse être un facteur de risque important pour l'apparition du cancer de la vessie, ceci d'autant plus que l'exposition animale à long terme au café n'a pas d'effet cancérogène au niveau du tractus urinaire.

## 2.3. Cancers des organes génitaux

### 2.3.1. Cancer de la prostate

Il ne semble pas y avoir de corrélation entre consommation de café et cancer de la prostate, mais les études sont relativement peu nombreuses [251, 253, 283].

### 2.3.2. Cancer de l'ovaire

Une corrélation positive a été observée entre consommation de café et fréquence des cancers ovariens [233, 256, 370-373], mais il n'y a pas de relation entre la quantité de café absorbée et le degré de risque [370, 372, 373]. Dans de nombreuses autres études, la corrélation observée entre les deux paramètres n'est pas significative [374-380].

Ces données montrent donc que la consommation de café ne semble pas représenter un facteur de risque pour les cancers de l'ovaire ou de la prostate.

Une faible association entre le cancer de la vulve et le cancer du col de l'utérus et la consommation de café a été mise en évidence [381].

### 2.3.3. Cancer du sein

L'analyse des données de la littérature sur l'association entre la consommation de café et de caféine et le développement du cancer ou de la mastopathie bénigne du sein a fait l'objet d'une revue récente [382].

La plupart des études épidémiologiques n'ont trouvé aucune relation positive entre la consommation de café et le risque de cancer du sein [203, 231, 232, 383-395]. Seule une étude trouve une corrélation positive entre consommation de café et cancer du sein chez les femmes non ménopausées. Ce risque n'est pas dose-dépendant et disparaît après la ménopause [396]. De nombreuses études trouvent au contraire une corrélation négative entre le cancer du sein et la consommation de café [386, 387, 390, 392, 395].

Une étude récente a même mis en évidence que, chez des femmes souffrant d'un cancer du sein, la consommation de café semble associée à une propension de la tumeur à se différencier. Les auteurs ne trouvent aucune tumeur totalement indifférenciée chez de grandes consommatrices de café [397]. Le café ou la caféine pourraient donc avoir des effets antitumoraux. La caféine est en effet capable d'inhiber ou de différer la mitose dans de nombreux types de cellules sans doute grâce à des variations de la concentration d'AMP cyclique qui influe sur la synthèse d'ADN et la mitose [19, 398]. Cependant, le café contenant ou non de la caféine est plus actif que la caféine seule. Ces résultats suggèrent que d'autres substances contenues dans le café pourraient, en synergie avec la caféine ou même à sa place, avoir une action sur la différentiation de la tumeur [397].

Dans une étude récente, l'association entre le poids corporel et le cancer du sein chez les femmes consommatrices de café a été prise en compte. Chez les femmes les plus minces, le risque de cancer du sein est diminué de 50 % lorsqu'elles consomment au moins cinq tasses de café quotidiennes par rapport à celles qui en boivent deux ou moins. Chez les femmes de poids corporel plus élevé, la relation inverse est observée. Celles qui consomment beaucoup de café ont un risque deux fois plus élevé de développer un cancer du sein ; cette augmentation n'est toutefois pas significative [399].

Le café n'apparaît donc pas comme un facteur étiologique à prendre en compte dans le développement du cancer du sein. Sa consommation pourrait même être plutôt bénéfique.

*2.3.4. Maladie fibrokystique du sein*

L'amélioration clinique importante constatée dans la maladie fibrokystique du sein par réduction ou arrêt de la consommation de méthylxanthines [400-403] avait fait suspecter une relation entre l'absorption de café et cette maladie, considérée comme un facteur de risque du cancer du sein. Cependant, les résultats de ces études sont inconsistants, peut-être en raison de la diversité de la nature histologique de cette affection, de l'utilisation de témoins inappropriés et de l'absence fréquente de données sur la consommation totale de méthylxanthines [231, 404]. Depuis ces travaux, plusieurs autres études n'ont trouvé aucune relation entre consommation de café et fréquence de la maladie fibrokystique du sein [405-414] alors que d'autres ont observé une corrélation positive [415-418]. Il n'existe donc pas à l'heure actuelle de preuves que le café puisse avoir un effet cancérogène sur une maladie bénigne du sein préexistante.

## 2.4. Autres cancers

Les effets de la consommation de café sur d'autres types de cancer ont également été quelque peu explorés. La plupart des études ne trouvent pas d'association entre la consommation de café et le cancer du foie, du canal biliaire extrahépatique, du poumon, la maladie de Hodgkin, les lymphomes non-hodgkiniens, la leucémie myéloïde et les mélanomes malins [381, 419]. Toutefois, deux études mettent en évidence une corrélation entre la consommation de café et le cancer du poumon [253, 420]. Selon l'une d'entre elles, le risque relatif de cancer du poumon est significativement accru chez les grands consommateurs de café (plus de 5 tasses quotidiennes), compte tenu de l'âge, de la consommation de tabac et du type d'habitat, rural ou urbain. De plus le café agirait en synergie avec le tabac dans la mortalité liée au cancer du poumon [420]. Enfin, une association négative marquée a été observée entre la consommation de café et le cancer de la peau qui n'appartient pas au type des mélanomes.

**En conclusion, aux doses habituelles de consommation par l'homme, le café ne semble posséder aucune action génotoxique, mutagène ou cancérogène potentielle [421, 422]. Seul, l'effet du café sur la cancérogénèse éventuelle du pancréas, du côlon, de la vessie et du tractus urinaire reste encore l'objet de quelques débats. En fait, un certain nombre d'études épidémiologiques et animales ont même suggéré que le café pourrait différer le développement de certaines tumeurs. La potentialisation des effets antitumoraux de certains médicaments de chimiothérapie anticancéreuse par des doses élevées de caféine (proches des doses toxiques) pourrait peut-être avoir une application dans le traitement du cancer à condition toutefois que les effets neurotoxiques secondaires des méthylxanthines à forte dose puissent être jugulés.**

## RÉFÉRENCES

1. Adler ID. The problems in caffeine mutagenicity. In : F Vogel, G Röhrborn Eds. *Chemical Mutagenesis in Mammals and Man*, Springer Verlag, Berlin, 1970 ; 383-403.
2. Aeschbacher HU. Mutagenicity of coffee. In : RJ Clarke, R Macrae Eds. *Coffee, vol. 3 : Physiology*, Elsevier Applied Science, London, 1988 ; 195-213.
3. Anon G. Caffeine, coffee, and cancer. *Brit Med J* 1973 ; 281 : 1031-1032.
4. Bateman AJ. A torm in a coffee cup. *Mutat Res* 1969 ; 7 : 475-478.
5. Dalvi RR. Acute and chronic toxicity of caffeine: a review. *Vet Hum Toxicol* 1986 ; 28 : 144-150.
6. Fishbein L, Flamm WG, Falk HL. *Chemical Mutagens*. Academic Press, New York, 1970 ; 39-53, 246-291.
7. Grice HC. Genotoxicity and carcinogenicity assessment of caffeine and theobromine. *Food Chem Toxicol* 1987 ; 25 : 295-296.
8. Haynes RH, Collins JDB. The mutagenic potential of caffeine. In : PB Dews Ed. *Caffeine. Perspectives from Recent Research*, Springer-Verlag, Berlin, 1984 ; 221-238.
9. Kihlman BA. Effects of caffeine on the genetic material. *Mutat Res* 1974 ; 26 : 53-71.
10. Kihlman BA. *Caffeine and Chromosomes*. Elsevier, Amsterdam, 1977.
11. Kreybig T, Czok G. Teratogenetische und mutagenetische Untersuchungen mit Coffein in Tierexperiment. *Z Ernährungswiss* 1976 ; 15 : 64-70.
12. Lachance MP. The pharmacology and toxicology of caffeine. *J Food Saf* 1982 ; 4 : 71-112.
13. Legator MS, Zimmering S. Review of the genetic effects of caffeine. *J Environ Sci Health* 1979 ; C13 : 135-188.
14. Mulvihill JJ. Caffeine as a teratogen and a mutagen. *Teratology* 1973 ; 8 : 69-72.
15. Rosenkranz HS, Ennever FK. Evaluation of the genotoxicity of theobromine and caffeine. *Food Chem Toxicol* 1987 ; 25 : 247-251.
16. Rosenkranz HS, Ennever FK. Genotoxicity and carcinogenicity assessment of caffeine and theobromine. *Food Chem Toxicol* 1987 ; 25 : 795-796.
17. Tarka SM. The toxicology of cocoa and methylxanthines: a review of the litterature. *Crit Rev Toxicol* 1982 ; 9 : 275-312.
18. Thayer PS, Palm PE. A current assessment of the mutagenic and teratogenic effects of caffeine. *Crit Rev Toxicol* 1975 ; 3 : 345-369.
19. Timson J. Caffeine. *Mutat Res* 1977 ; 47 : 1-52.
20. Elias PS. Current biological problems with coffee and caffeine. *ASIC, 11e Colloque*, Lomé, 1985 ; 93-112.
21. Nagao M, Takahashi Y, Yamanaka H, Sugimura T. Mutagens in coffee and tea. *Mutat Res* 1979 ; 68 : 101-106.

22. Aeschbacher HU, Chappuis C, Würzner HP. Mutagenicity testing of coffee: a study of problems encountered with the Ames *Salmonella* test system. *Food Chem Toxicol* 1980 ; 18 : 605-613.
23. Friederrich U, Hann D, Albertini S, Schlatter C, Würgler FE. Mutagenicity studies with coffee: The influence of different factors on the mutagenic activity in the *Salmonella*/mammalian microsome test. *Mutat Res* 1984 ; 156 : 39-52.
24. Albertini S, Friederich U, Schlatter C, Würgler FE. The influence of roasting procedure on the formation of mutagenic compounds in coffee. *Food Chem Toxicol* 1985 ; 23 : 593-597.
25. Matula TI, Stavric B, Klassen R, Downie RH. Mutagenicity studies of coffee extracts in the *Salmonella* assay (Abstract). *J Environm Mutagen Soc* 1986 ; 8, Suppl 6 : 52.
26. Shane BS, Troxclair AM, McMillin DJ, Henry CB. Comparative mutagenicity of nine brands of coffee to *Salmonella typhimurium* TA100, TA102, and TA104. *Environm Molec Mutagen* 1988 ; 11 : 195-206.
27. Aeschbacher HU, Meier H, Ruch E, Wolleb U, Würzner HP. Risk evaluation of coffee based on *in vitro* and *in vivo* mutagenicity testing. In : B Lacmahon, T Sugimura Eds. *Coffee and Health, Banbury Report 17*, CSH Press, New York, 1984 ; 89-97.
28. Nagao M, Suwa Y, Yoshizumi H, Sugimura T. Mutagens in coffee. In : B MacMahon, T Sugimura Eds. *Coffee and Health, Banbury Report 17*, CSH Press, New York, 1984 ; 69-77.
29. Kosugi A, Nagao M, Suwa Y, Wakabayashi K, Sugimura T. Roasted coffee beans produced compounds that induce prophage in *E. coli* and are mutagenic in *E. coli* and *S. typhimurium*. *Mutat Res* 1983 ; 116 : 179-184.
30. Pons FW, Müller P. Induction of frameshift mutations by caffeine in *Escherichia coli* K12. *Mutagenesis* 1990 ; 5 : 173-177.
31. Selby CP, Sancar A. Molecular mechanisms of DNA repair inhibition by caffeine. *Proc Natl Acad Sci USA* 1990 ; 87 : 3522-3525.
32. Selby CP, Sancar A. Mechanisms of caffeine inhibition of DNA repair in *E. Coli*. *Mutation and Environment*, Part A, Alan Liss Inc, New York, 1990 ; 179-193.
33. Aeschbacher HU, Würzner HP. An evaluation of instant and regular coffee in the Ames *Salmonella* mutagenicity test. *Toxicol Lett* 1980 ; 5 : 139-145.
34. Blair CA, Shibamoto T. Ames mutagenicity tests of overheated brewed coffee. *Food Chem Toxicol* 1984 ; 22 : 971-975.
35. Nagasato F, Nakayasu M, Fujita Y, Nagao M, Terada M, Sugimura T. Mutagenicity of instant coffee on cultured chinese hamster lung cells. *Mutat Res* 1984 ; 141 : 109-112.
36. Tucker JD, Taylor RT, Christensen ML, Strout CL, Hanna ML. Cytogenetic response to coffee in Chinese hamster ovary AUXB1 cells and human peripheral lymphocytes. *Mutagenesis* 1989 ; 4 : 343-348.

37. Schelgel R, Pardee AB. Caffeine-induced uncoupling of mitosis from the completion of DNA replication in mammalian cells. *Science* 1986 ; 232 : 1264-1266.
38. Downes CS, Musk SRR, Watson JV, Johnson RT. Caffeine overcomes a restriction point associated with DNA replication, but does not accelerate mitosis. *J Cell Biol* 1990 ; 110 : 1855-1859.
39. Okuda A, Kimura G. Elongation of $G_1$ phase by transient exposure of rat 3Y1 fibroblasts to caffeine during the previous and present generations. *J Cell Sci* 1988 ; 89 : 379-386.
40. Spindle A, Wu K. Developmental and cytogenetic effects of caffeine on mouse blastocytes, alone or in combination with benzo(a)pyrene. *Teratology* 1985 ; 32 : 213-218.
41. Kunicka JE, Myc A, Melamed MR, Darzynkiewicz Z. Caffeine increases sensitivity of DNA to denaturation in chromatin of L1210 cells. *Cell Tissue Kinet* 1990 ; 23 : 31-39.
42. Aeschbacher HU, Ruch E, Meier H, Würzner HP, Munoz-Box R. Instant and brewed coffees in the *in vitro* human lymphocyte mutagenicity test. *Food Chem Toxicol* 1985 ; 23 : 747-752.
43. Reidy JA, Annest JL, Chen ATL, Welty TK. Increased sister chromatid exchange associated with smoking and coffee consumption. *Environm Molec Mutagen* 1988 ; 12 : 311-318.
44. Chen ATL, Reidy JA, Annest JL, Welty TK, Zhou HG. Increased chromosome fragility as a consequence of blood folate levels, smoking status, and coffee consumption. *Environm Molec Mutagen* 1989 ; 13 : 319-324.
45. Kadadotani T, Watanabe Y, Kurosaki N. The effect of caffeine on the fragile sites in newborns. *Proc Jpn Acad* 1988 ; 64, Ser B : 122-124.
46. Fujita Y, Wakabayashi K, Nagao M, Sugimura T. Characteristics of major mutagenicity of instant coffee. *Mutat Res* 1985 ; 142 : 145-148.
47. De Flora S. Detoxification of genotoxic compounds as a threshold mechanism limiting their carcinogenicity. *Toxicol Pathol* 1984 ; 12 : 337-343.
48. Weinstein D, Mauer I, Solomon HM. Effect of caffeine on chromosomes of human lymphocytes: *in vivo* and *in vitro* studies. *Mutat Res* 1972 ; 16 : 391-399.
49. Weinstein D, Mauer I, Katz ML, Kazmer S. The effect of caffeine on chromosomes of human lymphocytes: a search for the mechanism of action. *Mutat Res* 1973 ; 20 : 115-125.
50. Weinstein D, Mauer I, Katz M, Kazmer S. The effect of caffeine on chromosomes of human lymphocytes: non-random distribution of damage. *Mutat Res* 1973 ; 20 : 441-443.
51. Weinstein D, Mauer I, Katz ML, Kazmer S. The effect of methylxanthines on chromosomes of human lymphocytes in culture. *Mutat Res* 1975 ; 31 : 57-61.

52. Graf U, Würgler FE. Effects of coffee in *Drosophila melanogaster*. *ASIC, 11ᵉ Colloque*, Lomé, 1985 ; 129-138.
53. Graf U, Würgler FE. Investigation of coffee in *Drosophila* genotoxicity tests. *Food Chem Toxicol* 1986 ; 24 : 835-842.
54. Aeschbacher HU, Chappuis C. Non-mutagenicity of urine from coffee drinkers compared with that from cigarette smokers. *Mutat Res* 1981 ; 89 : 161-177.
55. Dunn BP, Curtis JR. Clastogenic agents in the urine of coffee drinkers and cigarette smokers. *Mutat Res* 1985 ; 147 : 179-188.
56. Jenssen D, Ramel C. The micronucleus test as part of a short-term mutagenicity test program for the prediction of carcinogenicity evaluated by 143 agents tested. *Mutat Res* 1980 ; 75 : 191-202.
57. Evans HJ, Ishidate M Jr, Leng M, Miller CT, Mitelman F, Vogel E. Cytogenetic damage as an endpoint in short-term assay systems for detecting environmental carcinogens. In : R Montesano, H Bartsch, L Tomatis Eds. *Long-Term and Short-Term Screening Assays for Carcinogens*, International Agence for Research on Cancer, IARC Monographs, Lyon, 1980 ; 227-244.
58. Aeschbacher HU, Meier H, Ruch E, Würzner HP. Investigation of coffee in sister chromatid exchange and micronucleus tests *in vivo*. *Food Chem Toxicol* 1984 ; 22 : 803-807.
59. Shimizu M, Yano E. Mutagenicity of instant coffee and its interaction with dimethylnitrosamine in the micronucleus test. *Mutat Res* 1987 ; 189 : 307-311.
60. Nagao M, Fujita Y, Wakabayashi K, Nukaya H, Kosuge T, Sugimura T. Mutagens in coffee and other beverages. *Environm Health Perspect* 1986 ; 67 : 89-91.
61. Clarke RJ, Macrae R. *Coffee, vol 1 : Chemistry*, Elsevier Applied Science Publishers, London, 1985.
62. Spiller MA. The chemical components of coffee. In : *The Methylxanthines, Beverages and Food: Chemistry, Consumption and Health Effects*, GA Spiller Ed., Alan Liss, New York, 1984 ; 91-147.
63. Strobel RGK. Chemistry of instant coffee. In : MacMahon B, Sugimura T eds. *Coffee and Health, Banbury Report 17*, CSH Press, New York, 1984 ; 21-43.
64. Clifford MN. Chlorogenic acids in coffee. In : RJ Clarke, R Macrae Eds. *Coffee. Vol. 1 : Chemistry*, Elsevier Applied Science Publishers, London, 1985 ; 153-197.
65. Sugimura T, Nagao M, Suwa Y, Takayama S. Mutagens in coffee. Background and present knowledge of mutagens/carcinogens produced by pyrolysis. In : B MacMahon, T Sugimura Eds. *Coffee and Health, Banbury Report 17*, CSH Press, New York, 1984 ; 59-68.
66. Dorado G, Barbancho M, Pueyo C. Coffee is highly mutagenic in the L-arabinose resistance test in *Salmonella typhimurium*. *Environm Mutagen* 1987 ; 9 : 251-260.

67. Kasai H, Kumeno K, Yamaizuni Z, Nishimura S, Nagao M, Fujita Y, Sugimura T, Nukaya H, Kosuge T. Mutagenicity of methylglyoxal in coffee. *Gann* 1982 ; 73 : 681-683.
68. Bjeldanes LF, Chew H. Mutagenicity of 1,2-dicarboxyl compounds : maltol, kojic acid, diacetyl, and related substances. *Mutat Res* 1979 ; 67 : 367-371.
69. Fujita Y, Wakabayashi K, Nagao M, Sugimura T. Implication of hydrogen peroxide in the mutagenicity of coffee. *Mutat Res* 1985 ; 144 : 227-230.
70. Ames BN. Dietary carcinogens and anticarcinogens. Oxygen radicals and degenerative diseases. *Science* 1983 ; 221 : 1256-1264.
71. Stich HF, Stich W, Rosin MP, Powrie WD. Mutagenic activity of pyrazine derivatives: a comparative study with *Salmonella typhimurium, Saccharomyces cerevisiae* and Chinese hamster ovary cells. *Food Chem Toxicol* 1980 ; 18 : 581-584.
72. Stich HF, Rosin MP, Bryson L. Inhibition of mutagenicity of a model nitrosation reaction by naturally occurring phenolics, coffee and tea. *Mutat Res* 1982 ; 95 : 119-128.
73. Nukaya H, Iwami T, Ishida H, Tsuji K, Suwa Y, Wakabayashi K, Nagao M, Sugimura T, Kosuge T. N-2 acetylation of 2'-deoxyguanosine by coffee mutagens, methylglyoxal and hydrogen peroxide. *Mutat Res* 1990 ; 245 : 251-257.
74. Strobel RGK. Chemistry of instant coffee. In : B MacMahon, T Sugimura Eds. *Coffee and Health, Banbury Report 17.* CSH Press, New York, 1984 ; 21-43.
75. Suwa Y, Nagao M, Kosugi A, Sugimura T. Sulfite suppresses the mutagenic properties of coffee. *Mutat Res* 1982 ; 102 : 383-391.
76. Sugimura T, Nagao M. Modification of mutagenic activity. In : FJ De Serres, A Holländer Eds. *Chemical Mutagens : Principles and Methods for their Detection, vol. 6.*, Plenum Press, New York, 1980 ; 41-60.
77. Shane BS, Troxclair AM, McMillin DJ, Henry CB. Comparative mutagenicity of nine brands of coffee to *Salmonella typhimurium* TA100, TA102, and TA104. *Environm Molec Mutagen* 1988 ; 11 : 195-206.
78. Ariza RR, Dorado G, Barbancho M, Pueyo C. Study of the causes of direct-acting mutagenicity in coffee and tea using the ARA test in *Salmonella typhimurium. Mutat Res* 1988 ; 201 : 89-96.
79. Aeschbacher HU, Wolleb U, Löliger J, Spadone JC, Liardon R. Contribution of coffee aroma constituents to the mutagenicity of coffee. *Food Chem Toxicol* 1989 ; 27 : 227-232.
80. Macrae R. In : AJ Clarke, R Macrae Eds. *Coffee, vol I : Chemistry,* Elsevier Applied Science Publishers, London, 1985 ; 115-149.
81. Ishidate M, Sofuni T, Yoshikawa K, Hayashi M, Nohmi T, Sawada M, Matsuoka A. Primary mutagenicity screening of food additives currently used in Japan. *Food Chem Toxicol* 1984 ; 22 : 623-636.

82. McCann J, Choi E, Yamasaki E, Ames BN. Detection of carcinogens as mutagens in the salmonella/microsome test: assay of 300 chemicals. *Proc Natl Acad Sci USA* 1975 ; 72 : 5135-5139.
83. Lander N, Soloway AH, Minton JP, Rawal BD, Gairola CC. Potential metabolic mutagens of caffeine and various methylxanthines. *J Pharmac Sci* 1988 ; 77 : 955-958.
84. Obana H, Nakamura S, Tanaka R. Suppressive effects of coffee on the SOS responses induced by UV and chemical mutagens. *Mutat Res* 1986 ; 175 : 47-50.
85. Roe FJ. Is there any evidence of a carcinogenic effect associated with the filter papers used for coffee making? *Br Med J* 1991 ; 303 : 115.
86. Roberts JJ. The repair of DNA modified by cytotoxic, mutagenic and carcinogenic chemicals. *Adv Radiat Biol* 1978 ; 7 : 212-436.
87. Roberts JJ. Mechanism of potentiation by caffeine of genotoxic damage induced by physical and chemical agents: Possible relevance to carcinogenesis. In : PB Dews Ed. *Caffeine. Perspectives from Recent Research.* Springer Verlag, Berlin, 1984 ; 239-253.
88. Kihlman BA, Andersson HC. Effects of caffeine on chromosomes in cells of higher organisms. *Rev Environm Health* 1987 ; 7 : 279-382.
89. Busse PM, Bose SK, Jones RW, Tolmach LJ. The action of caffeine on X-ray irradiated Hela cells. I. Synergistic lethality. *Radiat Res* 1977 ; 71 : 666-677.
90. Hanson K, Natarajan AT, Kihlman BA. Effect of caffeine in $G_2$ on X-ray-induced chromosomal aberrations and mitotic inhibition in ataxia telangiectasia fibroblast and lymphoblastoid cells. *Hum Gen* 1984 ; 67 : 329-335.
91. Iliakis G, Nusse M. Effects of caffeine on X-irradiated synchronous, asynchronous and plateau phase mouse ascites cells: The importance of progression through the cycle for caffeine enhancement of killing. *Int J Radiat Biol* 1983 ; 43 : 649-663.
92. Kihlman BA, Andersson HC. Synergistic enhancement of the frequency of chromatid aberrations in cultured humans lymphocytes by combination of inhibitors of DNA repair. *Mutat Res* 1985 ; 150 : 313-325.
93. Kihlman BA, Natarajan AT. Potentiation of chromosomal alterations by inhibitors of DNA repair. In : A Collins, CS Downes, RT Johnson Eds. *DNA Repair and its Inhibition*, IRL Press, Oxford, 1984 ; 319-339.
94. Kihlman BA, Hanson K, Palitti F, Andersson HC, Hartley-Asp B. Potentiation of induced chromatid-type aberrations by hydroxyurea and caffeine in G2. In : ATY Natarajan, G Obe, G Altmann Eds. *Progress in Mutation Research*, vol. 4, Elsevier, Amsterdam, 11-24.
95. Kihlman BA, Hanson K, Andersson HC. The effect of post-treatments with caffeine during S and G2 on the frequencies of chromosomal aberrations induced by thiotepa in root tips of *Vicia faba* and in human lymphocytes *in vitro. Mutat Res* 1982 ; 104 : 323-330.
96. Labanowska J, Beetham KL, Tolmach LJ. Caffeine-induced modula-

tion of the lethal action of X rays on chinese hamster V79 cells. *Radiat Res* 1988 ; 115 : 176-186.
97. Mateos S, Panneerselvam N, Mateos JC, Cortes F. A comparative study of the potentiating effect of caffeine and poly-D-lysine on chromosome damage induced by X-rays in plant cells. *Mutat Res* 1992 ; 266 : 215-219.
98. Natarajan AT, Obe G, Dulout FN. The effect of caffeine post-treatment on X-ray-induced chromosomal aberrations in human blood lymphocytes *in vitro*. *Hum Gen* 1980 ; 54 : 183-189.
99. Pincheira J, Lopez-Saez JF. Effects of caffeine and cycloheximide during $G_2$ prophase in control and X-ray-irradiated human lymphocytes. *Mutat Res* 1991 ; 251 : 71-77.
100. Tanzarella C, De Salvia R, Degrassi F, Palitti F, Andersson HC, Hanson K, Kihlman BA. Effect of post-treatments with caffeine during $G_2$ on the frequency of chromosome-type aberrations produced by X-rays in human lymphocytes during G1 and G0. *Mutagenesis* 1986 ; 1 : 41-44.
101. Waldren CA, Rasko I. Caffeine enhancement of X-ray killing in cultured human and rodent cells. *Radiat Res* 1978 ; 73 : 95-110.
102. Rauth AM. Evidence for dark-reactivation of ultraviolet light damage in mouse L cells. *Radiat Res* 1967 ; 31 : 121-138.
103. Domon M, Rauth AM. Effects of caffeine on ultraviolet-irradiated mouse L cells. *Radiat Res* 1969 ; 39 : 207-221.
104. Fujiwara Y, Tatsumi M. Replicative bypass repair of UV damage to DNA of mammalian cells. Caffeine sensitive and caffeine resistant mechanisms. *Mutat Res* 1976 ; 37 : 91-110.
105. Musk SRR, Downes CS, Johnson RT. Caffeine induces uncoordinated expression of cell cycle functions after ultraviolet irradiation. Accelerated cycle transit, sister chromatid exchanges and premature chromosome condensation in a transformed Indian muntjac cell line. *J Cell Sci* 1988 ; 90 : 591-599.
106. Cleaver JE. Caffeine toxicity is inversely related to DNA repair in simian virus 40-transformed xeroderma pigmentosum cells irradiated with ultraviolet light. *Teratog Carcinog Mutagen* 1989 ; 9 : 147-155.
107. Goth-Goldstein R. Cell killing by various nitrosoureas and the potentiating effect of caffeine. *Mutat Res* 1982 ; 94 : 237-244.
108. Murnane JP, Byfield JE, Ward JF, Calabro-Jones P. Effects of methylated xanthines on mammalian cells treated with bifunctional alkylating agents. *Nature* 1980 ; 285 : 326-329.
109. Roberts JJ, Sturrock JE, Ward KN. The enhancement by caffeine of alkylation-induced cell death mutations and chromosomal aberrations in Chinese hamster cells as a result of inhibition of post-replication DNA repair. *Mutat Res* 1974 ; 26 : 129-143.
110. Walker IG, Reid BD. Caffeine potentiation of the lethal action of alkylating agents on L-cells. *Mutat Res* 1971 ; 12 : 101-104.
111. Fingert HJ, Kindy RL, Pardee AB. Enhanced lethality by methylxan-

thines in human bladder cancer cells treated with thio-TEPA. *J Urol* 1984 ; 132 : 609-613.
112. Rose WC, Trader MW, Dykes DJ, Laster WR, Schabel FM. Therapeutic potentiation of nitrosoureas using chlorpromazine and caffeine in the treatment of murine tumors. *Cancer Treat Rep* 1978 ; 62 : 2085-2093.
113. Gaudin D, Yielding KL. Response of a resistant plasmacytoma to alkylating agents and X rays in combination with excision repair inhibitors caffeine and chloroquine. *Proc Soc Exp Biol Med* 1969 ; 131 : 1413-1416.
114. Cortes F, Mateos S, Ortiz T, Pinero J. Effects of caffeine and inhibitors of DNA synthesis on chromatid-type aberrations induced by acetaldehyde in root-tip cells. *Mutat Res* 1987 ; 180 : 183-188.
115. Sawecka J, Golos B, Malec J. Modification by caffeine of acute cytotoxic response of cultured L5178Y cells to hydroxyurea treatment. *Neoplasma* 1987 ; 34 : 369-377.
116. Toshimitsu A, Bodell WJ. Effect of caffeine on cytotoxicity and sister chromatid exchange induction in sensitive and resistant rat brain tumor cells treated with 1,3-bis(2-chloroethyl)-1-nitrosourea. *Cancer Res* 1987 ; 47 : 5052-5058.
117. Ceccherini I, Loprieno N, Sbrana I. Caffeine post-treatment causes a shift in the chromosome aberration types induced by mitomycin C, suggesting a caffeine-sensitive mechanism of DNA repair in $G_2$. *Mutagenesis* 1988 ; 3 : 39-44.
118. Grinfeld S, Jacquet P. An unusual radiation-induced G2 arrest in the zygote of BALB/c mouse strain. *Int J Radiat Biol* 1988 ; 51 : 353-363.
119. Müller WU. Toxicity of various combinations of X-rays, caffeine, and mercury in mouse embryos. *Int J Radiat Biol* 1989 ; 56 : 315-323.
120. Müller WU, Streffer C, Fischer-Lahdo C. Effects of a combination of X-rays and caffeine on preimplantation mouse embryos *in vitro*. *Radiat Environm Biophys* 1983 ; 22 : 85-93.
121. Müller WU, Streffer C, Wurm R. Supraadditive formation of micronuclei in preimplantation mouse embryos in vitro after combined treatment with X-rays and caffeine. *Teratog Carcinog Mutag* 1985 ; 5 : 123-131.
122. Streffer C, Müller WU. Radiation risk from combined exposure to ionizing radiations and chemicals. *Adv Radiat Biol* 1984 ; 13 : 173-210.
123. Ducore JM, Rosenstein BS. Theophylline release of replicon initiation inhibition by nitrosoureas correlates with the synergistic killing in L1210 leukemia *in vitro*. *Mutat Res* 1985 ; 146 : 1-8.
124. Painter RB. Effect of caffeine on DNA synthesis in irradiated and unirradiated mammalian cells. *J Molec Biol* 1980 ; 143 : 289-301.
125. Lehman AR, Kirk-Bell S. Effects of caffeine on DNA synthesis in unirradiated and UV-irradiated mammalian cells. *Mutat Res* 1974 ; 26 : 73-82.

126. Brogger A. Caffeine-induced enhancement of chromosome damage in human lymphocytes treated with methylmethanesulphonate, mitomycin C, and X rays. *Mutat Res* 1974 ; 23 : 353-360.
127. Lau CC, Pardee AB. Mechanisms by which caffeine potentiates lethality of nitrogen mustard. *Proc Natl Acad Sci USA* 1982 ; 79 : 2942-2946.
128. Van Den Berg HW, Roberts JJ. Post-replication repair of DNA in Chinese hamster cells treated with cis-platinum (II) diamine dichloride : enhancement of toxicity and chromosome damage by caffeine. *Mutat Res* 1975 ; 33 : 279-284.
129. Fox M. A caffeine-insensitive error-prone repair process in V79 Chinese hamster cells ? *Mutat Res* 1977 ; 46 : 118-125.
130. Pellicia F, Rocchi A. The effect of caffeine on DAPI-inducible fragile sites. *Mutat Res* 1992 ; 282 : 43-48.
131. Yunis JJ, Soreng AL. Constitutive fragile sites and cancer. *Science* 1984 ; 226 : 1199-1204.
132. Yunis JJ, Soreng AL, Bowe AE. Fragile sites are targets of diverse mutagens and carcinogens. *Oncogene* 1987 ; 1 : 59-69.
133. Lucke-Huhle C, Hieber L, Wegner RD. Caffeine-mediated release of alpha-induced $G_2$ arrest increases the yield of chromosome aberrations. *Int J Radiat Biol* 1983 ; 43 : 123-132.
134. Painter RB, Young BR. Radiosensitivity in ataxia telangiectasia : a new explanation. *Proc Natl Acad Sci USA* 1980 ; 77 : 7315-7317.
135. Rowley R, Zorch M, Leeper DB. Effect of caffeine on radiation-induced mitotic delay : delayed expression of G2 arrest. *Radiat Res* 1984 ; 97 : 178-185.
136. Gonzalez-Fernandez A, Hernandez P, Lopez-Saez JF. Effect of caffeine and adenosine on $G_2$ repair : mitotic delay and chromosome damage. *Mutat Res* 1985 ; 149 : 275-281.
137. Lopez-Saez JF, Gonzalez-Fernandez A, Hernandez P, Zamorano E, Navarrete MH. Mechanism of G2-repair to preserve chromosome integrity and its inhibition by caffeine. *An Aula Dei* 1989 ; 19 : 89-114.
138. Simons JWIM, Van Zeeland AA, Knaap AGAC. Mutation induction and analysis of repair processes in mammalian cells *in vitro*. *Mutat Res* 1977 ; 46 : 156-158.
139. Tatsumi K, Strauss BS. Accumulation of DNA growing points in caffeine-treated human lymphoblastoid cells. *J Molec Biol* 1979 ; 135, 435-449.
140. Rao PN, Davis FM, Pisegna MA. Mitosis with unreplicated genome (MUG) : induction by caffeine in CHO cells arrested in S phase (Abstract). *J Cell Biol* 1986 ; 103, 169a.
141. Schlegel R, Pardee AB. Periodic mitotic events in the absence of DNA replication. *Proc Natl Acad Sci USA* 1987 ; 84 : 9025-9029.
142. Arlett CF, Harcourt SA, Broughton BC. The influence of caffeine on cell survival in excision-proficient and excision-deficient xeroderma pig-

mentosum and normal human cell strains following ultraviolet-light irradiation. *Mutat Res* 1975 ; 33 : 341-346.

143. Clarke CH. Caffeine and amino acid-effects upon try$^+$ revertant yield in UV irradiated hcr$^+$ and hcr mutants of *E. coli*.B/r. *Molec Gen Genet* 1967 ; 99 : 97-108.

144. Horneck-Witt G, Kaplan RW. Einfluss von Coffein auf die Reparatur von UV-Prämutationen bei der phr$^-$ Mutante von *E. coli. Molec Gen Genet* 1968 ; 101 : 123-130.

145. Sideropoulos AS, Shankel DM. Mechanisms of caffeine enhancement of mutations induced by sublethal ultraviolet dosages. *J Bacteriol* 1968 ; 96 : 198-204.

146. Williams PH, Clarke CH. Pre- and post-irradiation effects upon lethality and reversion in *Salmonella typhimurium. J Gen Microbiol* 1971 ; 68 : 199-205.

147. Witkin EM, Farquharson EL. Enhancement and diminution of ultraviolet light-initiated mutagenesis by post-treatment with caffeine in *Escherichia coli*. In : GEW Wolstenhome, M O'Connor Eds. *Mutation as Cellular Process*, Churchill Ltd, London, 1969 ; 36-49.

148. Jayasree PR, Nair RV. Reduction of ultraviolet-induced mitotic delay by caffeine in G2-phase irradiated plasmodia of *Physarum polycephalum. J Biosci* 1991 ; 16 : 1-7.

149. Ichikawa-Ryo H, Kondo S. Differential antimutagenic effects of caffeine and the protease inhibitor antipain on mutagenesis by various mutagens in *Escherichia coli. Mutat Res* 1980 ; 72 : 311-322.

150. Menningman HD, Pons FW. Mutation induction by thymine deprivation in *Escherichia coli* B/r. I. Influence of caffeine. *Mutat Res* 1979 ; 60 : 13-23.

151. Kim J, Levin RE. Influence of caffeine on mitomycin C induced mutagenesis. *Microbios* 1986 ; 46 : 15-20.

152. Kim J, Levin RE. Mechanism of caffeine repression of mitomycin C induced reversion in *Salmonella typhimurium* strain TA94. *Microbios* 1988 ; 53 : 181-190.

153. Zaya MJ, Levin RE. Effect of caffeine on methyl methanesulphonate induced his$^-$ reversion in *S. typhimurium* and on alkylation of transforming DNA in *B. subtilis. Microbiol Lett* 1982 ; 19 : 31-36.

154. Clarke CH. Repair systems and nitrous acid mutagenesis in *E. coli* B/r. *Mutat Res* 1970 ; 9 : 359-368.

155. Pons FW, Müller P. Strong antimutagenic effect of caffeine on 9-aminoacridine-induced frameshift mutagenesis in *Escherichia coli* K12. *Mutagenesis* 1990 ; 5 : 363-366.

156. Hava P, Hejlova A, Soskova L. Antimutagenic effects of caffeine during nitosoguanidine-induced mutagenesis in *Salmonella typhimurium* cells and phages. *Folia Microbiol* 1978 ; 23 : 45-54.

157. Levin RE. Influence of caffeine on mutations induced by nitrosogua-

nidine in *Salmonella typhimurium* tester strains. *Environm Mutagenesis* 1982 ; 4 : 689-694.
158. Roberts JJ, Marchbank T, Kotsaki-Kovatsi VP, Boland MP, Friedlos F, Knox RJ. Caffeine, aminoimidazole-carboxamide and dicoumarol, inhibitors of NAD(P)H dehydrogenase (quinone) (DT diaphorase), prevent both the cytotoxicity and DNA interstrand crosslinking produced by 5-aziridin-(1-YL)-2,4-dinitrobenzamide (CB 1954) in Walker cells. *Biochem Pharmacol* 1989 ; 38 : 4137-4143.
159. Maekawa I, Shibata H, Furusawa S, Kawauchi H, Takayanagi Y, Sasaki KI. Reduction of epirubicin cytotoxicity by caffeine in P388 leukemia. *Res Commun Subst Abuse* 1991 ; 12 : 71-74.
160. Furusawa S, Fujimura T, Kawauchi H, Takayanagi Y, Sasaki KI. Reduction of cytotoxic effect of pirarubicin by caffeine in P388 leukemia cells. *Res Commun Subst Abuse* 1992 ; 13 : 269-272.
161. Yamaguchi T, Iki M. Inhibitory effect of coffee extract against some mutagens. *Agric Biol Chem* 1986 ; 50 : 2983-2988.
162. Abraham SK. Inhibition of *in vivo* genotoxicity by coffee. *Food Chem Toxicol* 1989 ; 27 : 787-792.
163. Yasukawa K, Takido M, Takeuchi M, Nakagawa S. Inhibitory effect of glycyrrhizin and caffeine on two-stage carcinogenesis in mice. *Yakugaku Zasshi* 1988 ; 8 : 794-796.
164. Aeschbacher HU, Jaccaud E. Inhibition by coffee of nitrosurea-mediated DNA damage in mice. *Food Chem Toxicol* 1990 ; 28 : 633-637.
165. Mirvisch SS. Formation of N-nitroso compounds : chemistry, kinetics and *in vivo* occurrence. *Toxicol Appl Pharmacol* 1975 ; 31 : 325-351.
166. Schlegel R, Croy RG, Pardee A.B. Exposure of caffeine and suppression of DNA replication combine to stabilize the proteins and RNA required for premature mitotic events. *J Cell Physiol* 1987 ; 131 : 85-91.
167. Hughes EN, Boothman DA. Effect of caffeine on the expression of a major X-ray-induced protein in human tumor cells. *Radiat Res* 1991 ; 125 : 313-317.
168. Enoch T, Nurse P. Mutation of fission yeast cell cycle controls genes abolishes dependence of mitosis on DNA replication. *Cell* 1990 ; 60 : 665-673.
169. Jung T, Streffer C. Effects of caffeine on protein phosphorylation and cell cycle progression in X-irradiated two-cell mouse embryos. *Int J Radiat Biol* 1992 ; 62 : 161-168.
170. Kato T, Takahashi S, Kikugawa K. Loss of heterocyclic amine mutagens by insoluble hemicellulose fiber and high-molecular-weight soluble polyphenolics of coffee. *Mutat Res* 1991 ; 246 : 169-178.
171. Grice HC. The carcinogenic potential of caffeine. In : PB Dews Ed. *Caffeine. Perspectives from Recent Research*, Springer Verlag, Berlin, 1984 ; 201-220.
172. Würzner HP. Animal feeding studies with coffee. In : REJ Clarke,

R Macrae Eds. *Coffee, vol. 3 : Physiology*, Elsevier Applied Science, London, 1988 ; 171-194.
173. James JE. Caffeine and Cancer. In : JE James Ed. *Caffeine and Health*, Academic Press, New York, 1991 ; 190-218.
174. Bauer AR Jr, Rank RK, Kerr R, Straley RL, Mason JD. The effects of prolonged coffee intake on genetically identical mice. *Life Sci* 1977 ; 21 : 63-70.
175. Palm PE, Arnold EP, Rachwall PC, Leyczek JC, Teague KW, Kensler CJ. Evaluation of the teratogenic potential of fresh-brewed coffee and caffeine in the rat. *Toxicol Appl Pharmacol* 1978 ; 44 : 1-16.
176. Palm PE, Arnold EP, Nick MS, Valentine JR, Doerfler TE. Two-year toxicity/carcinogenicity study of fresh-brewed coffee in rats initially exposed in utero. *Toxicol Appl Pharmacol* 1984 ; 74 : 364-382.
177. Stalder R, Bexter A, Würzner HP, Luginbühl H. A carcinogenicity study of instant coffee in swiss mice. *Food Chem Toxicol* 1990 ; 28 : 829-837.
178. Takayama S, Nagao M, Suwa Y, Sugimura T. Long-term carcinogenicity studies on caffeine, instant coffee, and methylglyoxal in rats. In : B MacMahon, T Sugimura Eds. *Coffee and Health, Banbury Report 17*, CSH Press, New York, 1984 ; 99-104.
179. Würzner HP, Lindstron E, Vuataz L. A 2-year feeding study of instant coffees in rats. I. Body weight, food consumption, haematological parameters and plasma chemistry. *Food Cosmet Toxicol* 1977 ; 15 : 7-16.
180. Zeitlin BR. Coffee and bladder cancer. *Lancet* 1972 ; I : 1066.
181. Brune H, Deutsh-Wenzel R, Habs M, Ivankovic S, Schmal D. Investigation of the tumorigenic response to benzo(a)pyrene in aqueous coffee solution applied orally to Sprague-Dawley rats. *J Cancer Res Clin Oncol* 1981 ; 102 : 153-157.
182. Johansson SL. Carcinogenicity of analgesics: long term treatment of Sprague-Dawley rats with phenacetin, phenazone, caffeine and paracetamol (acetamidophen). *Int J Cancer* 1981 ; 27 : 521-529.
183. MacKlin AW, Szot RJ. Eighteen month oral study of aspirin, phenacetin and caffeine in C57BL/6 mice. *Drug Chem Toxicol* 1980 ; 3/2 : 135-163.
184. Mohr U, Althoff J, Ketkar MB, Conradt P, Morgareidge K. The influence of caffeine on tumour incidence in Sprague-Dawley rats. *Food Chem Toxicol* 1984 ; 22 : 377-382.
185. National Cancer Institute. Bioassay of mixture of aspirin, phenacetin, and caffeine for possible carcinogenicity. *NCI-CG-TR-67*, 1878.
186. Takayama S, Kubawara N. Long-term study on the effect of caffeine in Wistar rats. *Gann* 1982 ; 73 : 365-371.
187. Thayer PS, Kensler CJ. Exposure of four generations of mice to caffeine in drinking water. *Toxicol Appl Pharmacol* 1973 ; 25 : 169-179.

188. Nagasawa H, Konishi R. Stimulation by caffeine of spontaneous mammary tumorigenesis in mice. *Eur J Cancer Clin Oncol* 1988 ; 24 : 803-805.
189. Nishikawa A, Furukawa F, Imizawa T, Yoshimura H, Mitsumori K, Takahasi M. Effects of caffeine, nicotine, ethanol and sodium selenite on pancreatic carcinogenesis in hamsters after initiation with N-nitrosobis(2-oxopropyl)amine. *Carcinogenesis* 1992 ; 13 : 1379-1382.
190. Yamagami T, Handa H, Takeuchi J, Munemitsu H, Aoki M, Kato Y. Rat pituitary adenoma and hyperplasia induced by caffeine administration. *Surg Neurol* 1983 ; 20 : 323-331.
191. Grice HC. Genotoxicity and carcinogenicity assessments of caffeine and theobromine. *Food Chem Toxicol* 1987 ; 25 : 795.
192. Hirose M, Fukushima S, Shirai T, Hasegawa R, Kato T, Tanaka H, Asakawa E, Ito N. Stomach carcinogenicity of caffeic acid, sesamol and catechol in rats and mice. *Jpn J Cancer Res* 1990 ; 81 : 207-212.
193. Beck SL, Urbano CM. Potentiating effect of caffeine on the teratogenicity of acetazolamide in C57BL/6J mice. *Teratology* 1991 ; 44 : 241-250.
194. Donovan PJ, Dipaulo JA. Caffeine enhancement of chemical carcinogen-induced transformation of cultured Syrian hamster cells. *Cancer Res* 1974 ; 34 : 2720-2727.
195. Hoshino H, Tanooka H. Caffeine enhances skin tumour induction in mice. *Toxicol Lett* 1979 ; 4 : 83-85.
196. Ledinko N, Evans M. Enhancement of adenovirus transformation of hamster cells by N-methyl-N-nitroguanidine, caffeine and hydroxylamine. *Cancer Res* 1973 ; 33 : 2936-2938.
197. Raikow RB, Meredith RF, Brozovich BJ, Seeman PR, Livingstone AE, O'Kunewick JP. Potentiating effect of methyl methanesulphonate on Friend virus leukemogenesis. *Proc Soc Exp Biol Med* 1979 ; 161, 210-215.
198. Zamansky GB, Kleinman LF, Little JB, Black PH, Kaplan JC. The effect of caffeine on the ultraviolet light induction of SV40 from transformed hamster kidney cells. *Virology* 1976 ; 73 : 468-475.
199. Minton JP, Abou-Issa H, Foecking MK, Sriram MG. Caffeine and unsaturated fat diet significantly promotes DMBA-induced breast cancer in rats. *Cancer* 1983 ; 51 : 1249-1253.
200. Welsch CW, Scieszka KM, Senn ER, Dehoog JV. Caffeine (1,3,7-trimethylxanthine), a temperate promoter of DMBA-induced rat mammary gland carcinogenesis. *Int J Cancer* 1983 ; 32 : 479-484.
201. Welsch CW, Dehoog JV, O'Connor DH. Influence of caffeine and/or coffee consumption on the initiation and promotion phases of 7,12-dimethylbenz(a)anthracene-induced rat mammary gland tumorigenesis. *Cancer Res* 1988 ; 48 : 2068-2073.
202. Welsch CW, Dehoog JV. Influence of caffeine consumption on 7,12-dimethylbenz(a)anthracene-induced mammary gland tumorigenesis

in female rats fed a chemically defined diet containing standard and high levels of unsaturated fat. *Cancer Res* 1988 ; 48 : 2074-2077.
203. Welsch CW, Dehoog JV, O'Connor DH. Influence of caffeine consumption on carcinomatous and normal mammary gland development in mice. *Cancer Res* 1988 ; 48 : 2078-2082.
204. Balansky R, Blagoeva P, Mircheva Z, Pozharisski K, De Flora S. Effect of metabolic inhibitors, methylxanthines, antioxidants, alkali metals, and corn oil on 1,2-dimethylhydrazine carcinogenicity in rats. *Anticancer Res* 1992 ; 12 : 933-940.
205. Petrek JA, Sandberg WA, Cole MN, Silberman MS, Collins DC. The inhibitory effect of caffeine on hormone-induced rat breast cancer. *Cancer* 1985 ; 56 : 1977-1981.
206. Wolfom DM, Rao AR, Welsch CW. Caffeine inhibits development of benign mammary gland tumors in carcinogen-treated female Sprague-Dawley rats. *Breast Cancer Res Treat* 1991 ; 19 : 269-275.
207. Vanderploeg LC, Welsch CW. Inhibition by caffeine of ovarian hormone-induced mammary gland tumorigenesis in female GR mice. *Cancer Lett* 1991 ; 56 : 245-250.
208. Woutersen RA, Van Garderen-Hoetmer A, Bax J, Scherer E. Modulation of dietary fat-promoted pancreatic carcinogenesis in rats and hamsters by chronic coffee ingestion. *Carcinogenesis* 1989 ; 10 : 311-316.
209. Woutersen RA, Van Gardener-Hoetmer A, Bax J, Scherer E. Modulation of putative preneoplastic foci of exocrine pancreas of rats and hamsters. Interaction of dietary fat and coffee. *Digest Dis Sci* 1989 ; 34 : 789-796.
210. Miller EG, Formby WA, Rivera-Hidalgo F, Wright JM. Inhibition of hamster buccal pouch carcinogenesis by green coffee beans. *Oral Surg Oral Med Oral Pathol* 1988 ; 65 : 745-749.
211. Nomura T. Diminution of tumorigenesis initiated by 4-nitroquinoline-1-oxide by post treatment with caffeine. *Nature* 1976 ; 260 : 547-549.
212. Theiss JC, Shimkin MB. Inhibiting effect of caffeine on spontaneous and urethan-induced lung tumors in strain A mice. *Cancer Res* 1978 ; 38 : 1757-1761.
213. Wattenberg LW. Inhibition of neoplasia by minor dietary constituents. *Cancer Res* 1983 ; 43 : 2448s-2553s.
214. Sparnins VL, Lam LKT, Wattenberg LW. Effects of coffee on glutathione S-transferase in the metabolism of chemical carcinogens and other electrophilic agents. *Adv Cancer Res* 1979 ; 29 : 175-274.
215. Lam LKT, Sparnins VL, Wattenberg LW. Isolation and identification of kahweol palmitate and cafestol palmitate as active constituents in green coffee beans that enhance glutathione S-transferase activity in the mouse. *Cancer Res* 1982 ; 42 : 1193-1198.
216. Lam LKT, Sparnins VL, Wattenberg LW. Effects of derivatives of kah-

weol and cafestol on the activity of glutathione S-transferase in mice. *J Med Chem* 1987 ; 30 : 1399-1403.
217. Gandhi RK, Khanduja KL. Action of caffeine in altering the carcinogen-activating and — detoxifying enzymes in mice. *J Clin Biochem Nutr* 1992 ; 12 : 19-26.
218. Kappus H. Oxidative stress in chemical toxicology. *Archs Toxicol* 1987 ; 60 : 144-149.
219. Abraham SK. Inhibitory effects of coffee on the genotoxicity of carcinogens in mice. *Mutat Res* 1991 ; 262 : 109-114.
220. Mori H, Tanaka T, Shima H, Kuniyasu T, Takahashi M. Inhibitory effect of chlorogenic acid on methylazoxy-methanol acetate induced carcinogenesis in the large intestine and liver of hamsters. *Cancer Lett* 1986 ; 30 : 49-54.
221. Miller EG, McWhorter K, Rivera-Hidalgo F, Wright JM, Hirsbrunner P, Sunahara GI. Kahweol and cafestol: inhibitors of hamster buccal pouch carcinogenesis. *Nutr Cancer* 1991 ; 15 : 41-46.
222. Wood AW, Huang MT, Chang RL, Newark HL, Lehr RE, Yagi H, Sayer JM, Jerina DM, Conney AH. Inhibition of the mutagenicity of bay-region diol epoxides of polycyclic aromatic hydrocarbons by naturally occurring plant phenols: exceptional activity of ellagic acid. *Proc Natl Acad Sci USA* 1982 ; 79 : 5513-5517.
223. Lesca P. Protective effects of ellagic acid and other plant phenols on benzo(a)pyrene-induced neoplasia in mice. *Carcinogenesis* 1983 ; 4 : 1651-1653.
224. Wattenberg LW, Coccia JB, Lam LKT. Inhibitory effects of phenolic compounds on benzo(a)pyrene induced neoplasia. *Cancer Res* 1980 ; 40 : 2820-2823.
225. Raj AS, Heddle JA, Newmark HL, Katz M. Caffeic acid as an inhibitor of DMBA-induced chromosomal breakage in mice assessed by bone marrow micronucleus test. *Mutat Res* 1983 ; 124 : 247-253.
226. Wargowich MJ, Eng VWS, Newmark HL. Inhibition by plant phenols of benzo(a)pyrene-induced nuclear aberrations in mammalian intestinal cells: a rapid *in vivo* assessment method. *Food Chem Toxicol* 1985 ; 23 : 47-49.
227. Tomita K, Tsuchiya H. Caffeine enhancement of the effect of anticancer agents on human sarcoma cells. *Jpn J Cancer Res* 1989 ; 80 : 83-88.
228. Pozniak PC. The carcinogenicity of caffeine and coffee: A review. *Am Diabet Assoc* 1985 ; 85 : 1127-1133.
229. Committee on diet, Nutrition and Cancer, Assembly of Life Sciences, National Research Council. *Diet, Nutrition and Cancer*. National Academy Press, Washington, DC, 1982.
230. Sandler RS. Diet and cancer: food additives, coffee, and alcohol. *Nutr Alim Cancer* 1983 ; 4 : 273-279.
231. Schreiber GB, Robins M, Maffeo CE, Masters MN, Bond AP, Mor-

ganstein D. Confounders contributing to the reported associations of coffee or caffeine with disease. *Prev Med* 1988 ; 17 : 295-309.
232. La Vecchia C. Epidemiological evidence on coffee and digestive tract cancers: a review. *Digest Dis* 1990 ; 8 : 281-286.
233. Stocks P. Cancer mortality in relation to national consumption of cigarettes, solid fuel, tea and coffee. *Brit J Cancer* 1970 ; 24 : 215-225.
234. Lin RS, Kessler II. A multifactorial model for pancreatic cancer in man. *JAMA* 1981 ; 9 : 147-152.
235. MacMahon B, Yen S, Trichopoulos D, Warren K, Nardi G. Coffee and cancer of the pancreas. *N Engl J Med* 1981 ; 304 : 630-633.
236. Pfefer F, Rosas HA, Vargas F, Villalobos JJ. Tabaquismo, consumo de bebidas alcoholicas y café como factores asociados al desarrollo de cancer de pancreas. *Rev Invest Clin* 1989 ; 41 : 205-208.
237. Feinstein AR, Horwitz RI, Spitzer WO, Battista RN. Coffee and pancreatic cancer, the problems of etiologic science and epidemiologic case-control research. *JAMA* 1981 ; 246 : 957-961.
238. Jick H, Dinan BJ. Coffee and pancreatic cancer. *Lancet* 1981 ; II : 92.
239. Nomura A, Stemmerman GN, Heilbrunn LK. Coffee and pancreatic cancer. *Lancet* 1981 ; II : 415.
240. Bernada CC, MacMahon B, Yen S, Trichopoulos D, Warren K, Nardi G. Coffee and pancreatic cancer. *N Engl J Med* 1982 ; 315 : 587-588.
241. Goldstein HR. No association found between coffee and cancer of the pancreas. *N Engl J Med* 1982 ; 306 : 997.
242. Binstock M, Krakow D, Stamler J, Reiff J, Persky V, Liu K, Moss D. Coffee and pancreatic cancer: An analysis of international mortality data. *Am J Epidemiol* 1983 ; 118 : 630-640.
243. Heuch I, Kvale G, Jacobsen BK, Bjelke E. Use of alcohol, tobacco and coffee, and risk of pancreatic cancer. *Brit J Cancer* 1983 ; 48 : 637-643.
244. Whittemore AS, Paffenbarger RS Jr, Anderson K, Halpern J. Early precursors of pancreatic cancer in college men. *J Chron Dis* 1983 ; 36 : 251-256.
245. Wynder EL, Hall NEL, Polansky M. Epidemiology of coffee and pancreatic cancer. *Cancer Res* 1983 ; 43 : 3900-3906.
246. Kinlen L, Goldblatt P, Fox J, Yudkin J. Coffee and pancreas cancer: controversy in part explained? *Lancet* 1984 ; II : 282-283.
247. Kinlen LJ, McPherson K. Pancreas cancer and coffee and tea consumption: a case-control study. *Br J Cancer* 1984 ; 49 : 93-96.
248. Nomura A, Heilbrunn LK, Stemmermann GN. Coffee and pancreatic cancer. *Lancet* 1984 ; I : 917.
249. Gold EB, Gordis L, Diener MD, Seltser R, Boitnott JK, Bynum TE, Hutcheon DF. Diet and other risk factors for cancer of the pancreas. *Cancer* 1985 ; 55 : 460-467.
250. Hsieh CC, MacMahon B, Yen S, Trichopoulos D, Warren K, Nardi

G. Coffee and the pancreatic cancer. *N Engl J Med* 1986 ; 315 : 587-588.
251. Jacobsen BK, Bjelke E, Kvale G, Heuch I. Coffee drinking, mortality, and cancer incidence: Results from a Norwegian prospective study. *J Natl Cancer Inst* 1986 ; 76 : 823-831.
252. Mack TM, Yu MC, Hanish R, Henderson BE. Pancreas cancer and smoking, beverage consumption, and past medical history. *J Natl Cancer Inst* 1986 ; 76 : 49-60.
253. Nomura A, Heilbrun LK, Stemmermann GN. Prospective study of coffee consumption and the risk of cancer. *J Natl Cancer Inst* 1986 ; 76 : 587-590.
254. Norell SE, Ahlbom A, Erwald R, Jacobson G, Lindberg-Navier I, Olin R, Törnberg B, Wiechel KL. Diet and pancreatic cancer: a case-control study. *Am J Epidemiol* 1986 ; 124 : 894-902.
255. Wynder EL, Dieck GS, Hall NEL. Case-control study of decaffeinated coffee consumption and pancreatic cancer. *Cancer Res* 1986 ; 46 : 5360-5363.
256. Clavel F, Benhamou E, Tarayre M, Flamant R. More on coffee and pancreatic cancer. *N Engl J Med* 1987 ; 316 : 483-484.
257. La Vecchia C, Liati P, Decarli A, Negri E, Franceschi S. Coffee consumption and risk of pancreatic cancer. *Int J Cancer* 1987 ; 40 : 309-313.
258. Raymond L, Infante F, Tuyns AJ, Voirol M, Lowenfels AB. Alimentation et cancer du pancréas. *Gastroenterol Clin Biol* 1987 ; 11 : 488-492.
259. Falk RT, Pickle LW, Fontham ET, Correa P, Fraumeni JF Jr. Life-style risk factors for pancreatic cancer in Louisiana: a case-control study. *Am J Epidemiol* 1988 ; 128 : 324-336.
260. Gorham ED, Garland CF, Garland FC, Benenson AS, Cottrell L. Coffee and pancreatic cancer in a rural California county. *West J Med* 1988 ; 148 : 48-53.
261. Hiatt RA, Klatsky AL, Armstrong MA. Pancreatic cancer, blood glucose and beverage consumption. *Int J Cancer* 1988 ; 41 : 794-797.
262. Mills PK, Beeson WL, Abbey DE, Fraser GE, Phillips RL. Dietary habits and past medical history as related to fatal pancreas cancer risk among adventists. *Cancer* 1988 ; 61 : 2578-2585.
263. Boyle P, Hsieh CC, Maisonneuve P, La Vecchia C, MacFarlane GJ, Walker AM, Trichopoulos D. Epidemiology of pancreas cancer (1988). *Int J Pancreatol* 1989 ; 5 : 327-346.
264. Clavel F, Benhamou E, Auquier A, Tarayre M, Flamant R. Coffee, alcohol, smoking and cancer of the pancreas: A case-control study. *Int J Cancer* 1989 ; 43 : 17-21.
265. Lin RS, Kessler II. Modèle multifactoriel de la cancérogénèse pancréatique chez l'homme. Données épidémiologiques. *JAMA* 1981 ; 245 : 147-152.

266. Cuzick J, Babiker AG. Pancreatic cancer, alcohol, diabetes mellitus and gall-bladder disease. *Int J Cancer* 1989 ; 43 : 415-421.
267. Olsen GW, Mandel JS, Gibson RW, Wattenberg LW, Schuman LM. A case-control study of pancreatic cancer and cigarettes, alcohol, coffee and diet. *Am J Public Health* 1989 ; 79 : 1016-1019.
268. Farrow DC, Davis S. Risk of pancreatic cancer in relation to medical history and the use of tobacco, alcohol and coffee. *Int J Cancer* 1990 ; 45 : 816-820.
269. Gordis L. Consumption of methylxanthine-containing beverages and risk of pancreatic cancer. *Cancer Lett* 1990 ; 52 : 1-12.
270. Jain M, Howe GR, Louis PS, Miller AB. Coffee and alcohol as determinants of risk of pancreas cancer: a case-control study from Toronto. *Int J Cancer* 1991 ; 47 : 384-389.
271. Buneo de Mesquita HB, Maisonneuve P, Moerman CJ, Runia S, Boyle P. Lifetime consumption of alcoholic beverages, tea and coffee and exocrine carcinoma of the pancreas: a population-based case-control study in the Netherlands. *Int J Cancer* 1992 ; 50 : 514-522.
272. Severson RK, Davis S, Polissar L. Smoking, coffee and cancer of the pancreas. *Br Med J* 1982 ; 285 : 214.
273. Snowdon DA, Philips RL. Coffee consumption and risk of fatal cancers. *Am J Public Health* 1984 ; 74 : 820-823.
274. Ghadirian P, Simard A, Baillargeon J. Tobacco, alcohol, and coffee and cancer of the pancreas. A population-based, case-control study in Quebec, Canada. *Cancer* 1991 ; 67 : 2664-2670.
275. Auerbach O, Garfinkel L. Histologic changes in pancreas in relation to smoking and coffee-drinking habits. *Digest Dis Sci* 1986 ; 31 : 1014-1020.
276. Doll R, Peto R. Mortality in relation to smoking: 20 years' observations on male British doctors. *Brit Med J* 1976 ; 2 : 1525-1536.
277. Hammond EC. Smoking in relation to the death rates of one million men and women. *Natl Cancer Inst Monogr* 1966 ; 19 : 127-204.
278. Hirayama T. A large-scale cohort study on the relationship between diet and selected cancers of digestive organs. In : WJ Bruce, P Correa, M Liplin, SR Tannenbaum, TD Wilkins Eds. *Gastrointestinal Cancer: Endogenous Factors, Banbury Report 7.* CSH Press, New York, 1981 ; 407-426.
279. Kahn HA. The Dorn study of smoking and mortality among US veterans. *Natl Cancer Inst Monogr* 1966 ; 19 : 1-125.
280. Faivre J. Epidémiologie du cancer du pancréas. Quels facteurs de risque ? *Rev Prat* 1989 ; 74 : 107-112.
281. Rosenberg L. Coffee and tea consumption in relation to the risk of large bowel cancer: a review of epidemiological studies. *Cancer Lett* 1990 ; 52 : 163-171.
282. Graham S, Dayal H, Swanson M, Mittleman A, Wilkinson G. Diet in

the epidemiology of cancer of colon and rectum. *J Natl Cancer Inst* 1978 ; 61 : 709-714.
283. Philips RL, Snowdon DA. Association of meat and coffee use with cancers of the large bowel, breast and prostate among Seventh-Day Adventists: preliminary results. *Cancer Res* 1983 ; 43 : 2403S-2408S.
284. Slattery ML, West DW, Robinson LM. Tobacco, alcohol, coffee, and caffeine as risk factors for colon cancer in a low-risk population. *Epidemiology* 1990 ; 1 : 141-145.
285. Abu-Zeid HA, Choi NW, Hsu P. Factors associated with risk of cancer of the colon and rectum (Abstract). *Am J Epidemiol* 1981 ; 114 : 442.
286. Benito E, Obrador A, Stiggelbout A, Bosch FX, Mulet M, Munoz N, Kaldor J. A population-based case-control study of colorectal cancer in Majorca. I. Dietary factors. *Int J Cancer* 1990 ; 45 : 69-76.
287. Bjelke E. Epidemiological studies of cancer of the stomach, colon, and rectum with special emphasis on the role of diet. *University Microfilms*, Vol 2-4, Ann Arbor, MI, 1973.
288. Haenszel W, Berg JW, Segi M, Kurihara M, Locke FB. Large bowel cancer in Hawaiian Japanese. *J Natl Cancer Inst* 1973 ; 51 : 1765-1779.
289. Higginson J. Etiological factors in gastrointestinal cancer in man. *J Natl Cancer Inst* 1966 ; 37 : 527-545.
290. La Vecchia C. Epidemiological evidence on coffee and digestive tract cancers: a review. *Dig Dis* 1990 ; 8 : 281-286.
291. Macquart-Moulin G, Roboli E, Cornée J, Charnay B, Berthezene P, Day N. Case-control study on colorectal cancer and diet in Marseille. *Int J Cancer* 1986 ; 38 : 183-191.
292. La Vecchia C, Ferraroni M, Negri E, D'Avanzo B, Decarli A, Levi F, Franceschi S. Coffee consumption and digestive tract cancers. *Cancer Res* 1989 ; 49 : 1049-1051.
293. Rosenberg L, Werler MM, Palmer JR, Kaufman DW, Warshauer ME, Stolley PD, Shapiro S. The risks of cancers of the colon and rectum in relation to coffee consumption. *Am J Epidemiol* 1989 ; 130 : 895-903.
294. Tuyns A, Kaaks R, Haelterman M. Colorectal cancer and the consumption of foods: a case-control study in Belgium. *Nutr Cancer* 1988 ; 11 : 189-204.
295. Lee HP, Gourley L, Duffy SW, Day NE, Estève J, Lee J. Colorectal cancer and diet in an Asian population — A case-control study among Singapore Chinese. *Int J Cancer* 1989 ; 43 : 1007-1016.
296. Watanabe Y, Tada M, Kawamoto K, Uozumi G, Kajiwara Y, Kayashi K, Yamaguchi K, Murakami K, Misaki F, Akasaka Y. A case-control study of cancer of the rectum and the colon. *Nippon Shokakibyo Gakkai Zasshi* 1984 ; 81 : 185-193.
297. Dales LG, Friedman GD, Ury HK, Grossman S, Williams SR. A case-control study of relationships of diet and other traits to colorectal cancer in American blacks. *Am J Epidemiol* 1979 ; 109 : 132-144.

298. Jarebinski M, Adanja B, Vlajinac H. Case-control study of relationship of some biosocial correlates to rectal cancer patients in Belgrade, Yugoslavia. *Neoplasma* 1989 ; 36 : 369-374.
299. Miller AB, Howe GR, Jain M, Craib KJ, Harrison L. Food items and food groups as risk factors in a case-control study of diet and colorectal cancer. *Int J Cancer* 1983 ; 32 : 1556161.
300. Tajima K, Tominaga S. Dietary habits and gastro-intestinal cancers: a comparative case-control study of stomach and large intestinal cancers in Nagoya, Japan. *Jpn J Cancer Res* 1985 ; 76 : 705-716.
301. Wu AH, Paganini-Hill A, Ross RK et al. Alcohol, physical activity and other risk factors for colorectal cancer: A prospective study. *Br J Cancer* 1987 ; 55 : 687-694.
302. Bjelke E. Colon cancer and blood-cholesterol. *Lancet* 1974 ; 1116-1117.
303. Jacobsen BK, Thelle DS. Coffee, cholesterol, and colon cancer: Is there a link? *Brit Med J* 1987 ; 294 : 4-5.
304. Lowenfels AB. Is increased cholesterol excretion the link between serum cholesterol and colon cancer? *Nutr Cancer* 1983 ; 4 : 280-284.
305. Broitman SA. Cholesterol excretion and colon cancer. *Cancer Res* 1981 ; 41 : 3738-3740.
306. Cruse P, Lewin M, Clark CG. Dietary cholesterol is co-carcinogenic for human colon cancer. *Lancet* 1979 ; 1 : 752-755.
307. Reddy BS, Wynder EL. Metabolic epidemiology of colon cancer: fecal bile acids and neutral sterols in colon cancer patients and patients with adenomatous polyps. *Cancer* 1977 ; 39 : 2533-2539.
308. Lipkin M, Reddy BS, Weisburger J, Schechter L. Non-degradation of fecal cholesterol in subjects at high risk for cancer of the large intestine. *J Clin Invest* 1981 ; 67 : 304-307.
309. Trichopoulos D, Ouranos G, Day NE, Tzonou A, Manousos O, Papadimitriadou C, Trichopoulos A. Diet and cancer of the stomach: A case-control study in Greece. *Int J Cancer* 1985 ; 36 : 291-297.
310. Graham S, Schotz W, Partino P. Alimentary factors in the epidemiology of gastric cancer. *Cancer* 1972 ; 30 : 927-938.
311. Ghadirian P. Thermal irritation and œsophagal cancer in Northern Iran. *Cancer* 1987 ; 60 : 1909-1914.
312. Victora CG, Munoz N, Day NE, Barcelos LB, Peccin DA, Braga NM. Hot beverages and œsophagal cancer in Southern Brazil: a case-control study. *Int J Cancer* 1987 ; 39 : 710-716.
313. Martinez I. Cancer in the œsophagus in Puerto Rico. Mortality and incidence analysis 1950-1961. *Cancer* 1964 ; 17 : 1279-1288.
314. Armstrong B, Doll R. Environmental factors and cancer incidence and mortality in different countries with special responses to dietary practices. *Int J Cancer* 1975 ; 15 : 617-631.
315. Schmauz R, Cole P. Epidemiology of cancer of the renal pelvis and ureter. *J Natl Cancer Inst* 1974 ; 52 : 1431-1434.

316. Shennan DH. Renal carcinoma and coffee consumption in 16 countries. *Br J Cancer* 1973 ; 28 : 473-476.
317. Armstrong B, Garrod A, Doll R. A retrospective study of renal cancer with special reference to coffee and animal protein consumption. *Br J Cancer* 1976 ; 33 : 127-136.
318. McLaughlin JK, Blot WJ, Mandel JS, Schuman L, Mehl ES, Fraumeni JF. Jr. Etiology of cancer of the renal pelvis. *J Natl Cancer Inst* 1983 ; 71 : 287-291.
319. McLaughlin JK, Mandel JS, Blot WJ, Schumann LM, Mehl ES, Fraumeni JF. Jr. A population-based case-control study of renal carcinoma. *J Natl Cancer Inst* 1984 ; 72 : 275-284.
320. Wynder EL, Mabuchi K, Whitmore WF. Epidemiology of adenocarcinoma of the kidney. *J Natl Cancer Inst* 1974 : 53 : 1619-1634.
321. Ross RK, Paganini-Hill A, Landolph J, Gerkins V, Henderson BE. Analgesics, cigarette smoking, and other risk factors for cancer of the renal pelvis and ureter. *Cancer Res* 1989 ; 49 : 1045-1048.
322. MacLure M, Willet W. A case-control study of diet and risk of renal adenocarcinoma. *Epidemiology* 1990 ; 1 : 430-440.
323. Yu MC, Mack TM, Hanish R, Cicioni C, Henderson BE. Cigarette smoking, obesity, diuretic use, and coffee consumption as risk factors for renal cell carcinoma. *J Natl Cancer Inst* 1986 ; 77 : 351-356.
324. Goodman MT, Morgenstern H, Wynder EL. A case-control study of factors affecting the development of renal cell cancer. *Am J Epidemiol* 1986 ; 124 : 926-941.
325. McCredie M, Ford JM, Stewart JH. Risk factors for cancer of the renal parenchyma. *Int J Cancer* 1988 ; 42 : 13-16.
326. Bravo P, Del Rey J, Sanchez J, Conde M. Café y analgésicos como factores de riesgo del cancer de vejiga. *Arch Esp Urol* 1986 ; 39 : 337-341.
327. Bravo P, Del Rey J, Conde M. Risk factors of bladder cancer in Spain. *Neoplasma* 1987 ; 35 : 633-637.
328. Cartwright RA, Adib R, Glashan R, Gray BK. The epidemiology of bladder cancer in West Yorkshire. A preliminary report on non-occupational aetiologies. *Carcinogenesis* 1981 ; 2 : 343-347.
329. Ciccone G, Vineis P. Coffee drinking and bladder cancer. *Cancer Lett* 1988 ; 41 : 45-52.
330. Claude J, Kunze E, Frenzel-Beyme R, Paczkowski K, Schneider J, Schubert H. Life-style and occupational risk factors in cancer of the lower urinary tract. *Am J Epidemiol* 1986 ; 124 : 578-589.
331. Clavel J, Cordier S. Coffee consumption and bladder cancer risk. *Int J Cancer* 1991 ; 47 : 207-212.
332. Cole P. Coffee drinking and cancer of the lower urinary tract. *Lancet* 1971 ; I : 1335-1337.
333. Dunham LJ, Rabson AS, Stewart HL, Franck AS, Young JL. Rates,

interview and pathology study of cancer of the urinary bladder in New Orleans, Louisiana. *J Natl Cancer Inst* 1968 ; 41 : 683-709.
334. Fraumeni JF, Scotto J, Dunham LF. Coffee drinking and bladder cancer. *Lancet* 1971 ; ll : 1204.
335. Gonzales CA, Lopez-Abente G, Errezola M, Castejon J, Estrada A, Garcia-Mila M, Gili P, Huguet M, Serrat M, Soler F, Rodriguez C. Occupation, tobacco use, coffee, and bladder cancer in the county of Mataro (Spain). *Cancer* 1985 ; 55 : 2031-2034.
336. Hartge P, Hoover R, West DW, Lyon JL. Coffee drinking and risk of bladder cancer. *J Natl Cancer Inst* 1983 ; 70 : 1021-1026.
337. Hopkins J. Coffee drinking and bladder cancer. *Food Chem Toxicol.* 1984 ; 22 : 481-495.
338. Howe GR, Burch JD, Miller AB, Cook GM, Estève J, Morrisson B, Gordon P, Chambers LW, Fodor G, Windsor GM. Tobacco use, occupation, coffee, various nutrients and bladder cancer. *J Natl Cancer Inst* 1980 ; 64 : 701-713.
339. Iscovich J, Castelletto R, Estève J, Munoz N, Colanzi R, Coronel A, Deamezola I, Tassi V, Arslan A. Tobacco smoking, occupational exposure and bladder cancer in Argentina. *Int J Cancer* 1987 ; 40 : 734-740.
340. Jensen OM, Wahrendorf J, Knudsen JB, Sorensen BL. The Copenhagen case-control study of bladder cancer. II. Effect of coffee and other beverages. *Int J Cancer* 1986 ; 37 : 651-657.
341. Kabat GC, Dieck GS, Wynder EL. Bladder cancer in non smokers. *Cancer* 1986 ; 57 : 362-367.
342. La Vecchia C, Negri E, Decarli A, D'Avanzo B, Liberati C, Franceschi S. Dietary factors in the risk of bladder cancer. *Nutr Cancer* 1989 ; 12 : 93-101.
343. Marrett LD, Walter SD, Meigs W. Coffee drinking and bladder cancer in Connecticut. *Am J Epidemiol* 1983 ; 177 : 113-127.
344. Matanoski GM, Elliott EA. Bladder cancer epidemiology. *Epidemiol Rev* 1981 ; 3 : 203-229.
345. Mettlin C, Graham S. Dietary risk factors in human bladder cancer. *Am J Epidemiol* 1979 ; 110 : 255-263.
346. Miller AB. The etiology of bladder cancer from the epidemiological viewpoint. *Cancer Res* 1977 ; 40 : 1246-1268.
347. Miller CT, Neutel CI, Nair RC, Marrett LD, Last JM, Collins WE. Relative importance of risk factors in cancer carcinogenesis. *J Chron Dis* 1978 ; 31 : 51-56.
348. Mommsen S, Aagard J, Sell A. A case-control study of female bladder cancer. *Eur J Cancer Clin Oncol* 1983 ; 19 : 725-729.
349. Morrison AS. Geographic and time trends of coffee imports and bladder cancer. *Eur J Cancer* 1978 ; 14 : 51-54.
350. Morrison AS. Advances in the etiology of urothelial cancer. *Urol Clin North Am* 1984 ; 11 : 557-566.

351. Morrison AS, Buring JE, Verhoek WG, Aoki K, Leck I, Ohno Y, Obata K. Coffee drinking and cancer of the lower urinary tract. *J Natl Cancer Inst* 1982 ; 68 : 91-94.
352. Ohno Y, Aoki K, Obata K, Morrison AS. Case-control study of urinary bladder cancer in Metropolitan Nagoya. *Natl Cancer Inst Monogr* 1985 ; 69 : 229-243.
353. Piper JM, Matanoski GM, Tonascia J. Bladder cancer in young women. *Am J Epidemiol* 1986 ; 123 : 1033-1042.
354. Rebelakos A, Trichopoulos D, Tzonou A, Zavitsanos X, Velonakis E, Trichopoulos A. Tobacco smoking, coffee drinking, and occupation as risk factors for bladder cancer in Greece. *J Natl Cancer Inst* 1985 ; 75 : 455-461.
355. Risch HA, Burch JD, Miller AB, Hill GB, Steele R, Howe GR. Dietary factors and the incidence of cancer of the urinary bladder. *Am J Epidemiol* 1988 ; 127 : 1179-1191.
356. Savitz DA, Baron AE. Estimating and correcting for confounder misclassification. *Am J Epidemiol* 1989 ; 129 : 1062-1071.
357. Simon D, Yen S, Cole P. Coffee drinking and cancer of the lower urinary tract. *J Natl Cancer Inst* 1975 ; 54 : 587-591.
358. Slattery ML, West DW, Robison LM. Fluid intake and bladder cancer in Utah. *Int J Cancer* 1988 ; 42 : 17-22.
359. Weinberg DM, Ross RK, Mack TM, Paganini-Hill A, Henderson BE. Bladder cancer etiology. A different perspective. *Cancer* 1983 ; 51 : 675-680.
360. Wynder EL, Goldsmith R. The epidemiology of bladder cancer. A second look. *Cancer* 1977 ; 40 : 1246-1268.
361. Bross DJ, Tiddings J. Another look at coffee drinking and cancer of the urinary bladder. *Prev Med* 1973 ; 2 : 455-461.
362. Morgan RW, Jain MG. Bladder cancer: smoking, beverages and artificial sweeteners. *Can Med Assoc* 1974 ; 111 : 1067-1070.
363. Najem GR, Louria DB, Seebode JJ, Thind IS, Prusakowski JM, Ambrose RB, Fernicola AR. Life time occupation, smoking, caffeine, saccharine, hair dyes and bladder carcinogenesis. *Int J Epidemiol* 1982 ; 11 : 212-217.
364. Sullivan JW. Epidemiologic survey of bladder cancer in Greater New Orleans. *J Urol* 1982 ; 128 : 281-283.
365. D'Avanzo B, La Vecchia C, Franceschi S, Negri E, Talameni R, Buttino L. Coffee consumption and bladder cancer risk. *Eur J Cancer* 1992 ; 28A : 1480-1484.
366. Dannelli F, La Rosa F, Saltalamacchia G, Vitali R, Petrinelli AM, Mastrandea V. Tobacco smoking, coffee, cocoa and tea consumption in relation to mortality from urinary bladder cancer in Italy. *Eur J Epidemiol* 1989 ; 5 : 392-397.
367. Morrison AS. Control of cigarette smoking in evaluating the association of coffee drinking and bladder cancer. In : B MacMahon, T Sugi-

mura Eds. *Coffee and Health, Banbury Report 17*. New York, CSH Press, 1984 ; 127-136.
368. Benowitz NL, Hall SM, Modin G. Persistent increase in caffeine concentrations in people who stop smoking. *Br Med J* 1989 ; 298 : 1075-1076.
369. Campbell ME, Spielberg SP, Kalow W. A urinary metabolite ratio that reflects systemic caffeine clearance. *Clin Pharmacol Ther* 1987 ; 42 : 157-165.
370. Hartge P, Lesher LP, McGowan L, Hoover R. Coffee and ovarian cancer. *Int J Cancer* 1982 ; 30 : 531-532.
371. La Vecchia C, Franceschi S, Decarti A, Gentile A, Liati P, Regallo M, Tognoni G. Coffee drinking and risk of epithelial ovarian cancer. *Int J Cancer* 1984 ; 33 : 559-562.
372. Trichopoulos D, Papapostolou M, Polychronopoulou A. Coffee and ovarian cancer. *Int J Cancer* 1981 ; 28 : 691-693.
373. Whittemore AS, Wu ML, Paffenbarger RS Jr, Sarles DL, Kampert JB, Grosser S, Jung DJ, Ballon S, Hendrickson M. Personal and environmental characteristics related to epithelial ovarian cancer. II. Exposures to talcum powder, tobacco, alcohol, and coffee. *Am J Epidemiol* 1988 ; 128 : 1228-1240.
374. Byers T, Marshall J, Graham S, Mettlin C, Swanson M. A case-control study of dietary and non-dietary factors in ovarian cancer. *J Natl Cancer Inst* 1983 ; 71 : 681-686.
375. Cramer DW, Welch WR, Hutchinson GB, Willet W, Scully RE. Dietary animal fat in relation to ovarian cancer risk. *Obstet Gynecol* 1984 ; 63 : 833-838.
376. Miller DR, Rosenberg L, Helmrich SP, Kaufman DW, Shapiro S. Ovarian cancer and coffee drinking. In : B MacMahon, T Sugimura Eds. *Coffee and Health, Banbury Report 17* CSH Press, New York, 1984 ; 157-165.
377. Miller DR, Rosenberg L, Kaufmann DW, Helmrich S, Schottenfeld D, Lewis J, Stolley PD, Rosenheim N, Shapiro S. Epithelial ovarian cancer and coffee drinking. *Int J Epidemiol* 1987 ; 16 : 13-17.
378. Snowdon DA, Philips RL. The relationship between fatal ovarian cancer and diet and reproductive factors. *Am J Epidemiol* 1983 ; 118 : 439.
379. Trichopoulos D, Tzonou A, Polychronopoulou A, Day NE. A case-control investigation of a possible association between coffee consumption and ovarian cancer in Greece. In : B MacMahon, T Sugimara Eds. *Coffee and Health, Banbury report 17*. CSH Press, New York, 1984 ; 149-155.
380. Tzonou A, Day NE, Trichopoulos D, Polychronopoulou A. The epidemiology of ovarian cancer in Greece: a case-control study. *Eur J Cancer Clin Oncol* 1984 ; 20 : 1045-1052.
381. La Vecchia C. Coffee and cancer epidemiology. In : S Garattini Ed. *Caffeine, Coffee and Health*. Raven Press, New York, 1993 ; 379-398.

382. Wolfrom D, Welsch CW. Caffeine and the development of normal, benign and carcinomatous human breast tissues: a relationship? *J Med* 1990 ; 21 : 225-250.
383. Cremer SBL, Lucker TPC, Katan MB. Coffee and health. 3. Effects on fœtal growth and development and on breast tumors. *Voeding* 1988 ; 49 : 106-110.
384. La Vecchia C, Talamini R, Decarli A, Franceschi S, Parrazini F, Tognoni G. Coffee consumption and the risk of breast cancer. *Surgery* 1986 ; 100 : 477-481.
385. Lawson DH, Jick H, Rothman KJ. Coffee and tea consumption and breast disease. *Surgery* 1981 ; 90 : 801-803.
386. Le M. Coffee consumption, benign breast disease and breast cancer. *Am J Epidemiol* 1985 ; 122 : 721.
387. Le MG, Hill C, Kramar A, Flamanti R. Alcoholic beverages consumption and breast cancer in a French case-control. *Am J Epidemiol* 1984 ; 120 : 350-357.
388. Lubin JH, Burns PE, Blot WJ, Ziegler RG, Lees AW, Fraumeni JF. Dietary factors and breast cancer risk. *Int J Cancer* 1981 ; 28 : 685-689.
389. Lubin F, Ron E, Wax Y, Funaro M, Shitrit A, Black M, Modan B. Coffee and methylxanthines in benign and malignant breast disease. In : B MacMahon, T Sugimura Eds. *Coffee and Health, Banbury Report 17*. CSH Press, New York, 1984 ; 177-187.
390. Lubin F, Ron E, Wax Y, Modan B. Coffee and methylxanthines and breast cancer, a case-control study. *J Natl Cancer Inst* 1985 ; 74 : 569-573.
391. Mansel RE, Webster DJ, Burr M, Saint-Léger S. Is there a relationship between coffee consumption and breast disease (Abstract). *Br J Surgery* 1882 ; 69 : 295.
392. Phelps HM, Phelps CE. Caffeine ingestion and breast cancer. A negative correlation. *Cancer* 1988 ; 61 : 1051-1054.
393. Rosenberg L, Miller DR, Helmrich SP, Kaufman DW, Shapiro S. Breast cancer and coffee drinking. In : B MacMahon, T Sugimura Eds. *Coffee and Health, Banbury Report 17*. CSH Press, New York, 1984 ; 189-203.
394. Rosenberg L, Miller DR, Helmrich SP, Kaufman DW, Schottenfield D, Stolen PD, Shapiro S. Breast cancer and the consumption of coffee. *Am J Epidemiol*, 1985 ; 122 : 391-399.
395. Schairer C, Brinton LA, Hoover RN. Methylxanthines and breast cancer. *Int J Cancer* 1987 ; 40 : 469-473.
396. Rohan TE, McMichael AJ. Methylxanthines and breast cancer. *Int J Cancer* 1988 ; 41 : 390-393.
397. Pozner J, Papatestas AE, Fagerstrom R, Schwartz I, Saevitz J, Feinberg M, Aufses AH. Association of tumor differentiation with caffeine and coffee intake in women with breast cancer. *Surgery* 1986 ; 100 : 482-488.
398. Graham TM. Surface membrane enzymes in neoplasia. In : RO Hynes

Ed. *Surfaces of Normal and Malignant Cells*, John Wiley and Sons, New York, 1979 ; 199-246.

399. Vatten LJ, Solvoll K, Loken EB. Coffee consumption and the risk of breast cancer. A prospective study of 14,593 Norwegian women. *Br J Cancer* 1990 ; 62 : 267-270.
400. Minton JP, Foecking MK, Webster DJT, Matthews RH. Caffeine, cyclic nucleotides, and breast disease. *Surgery* 1979 ; 86 : 105-111.
401. Minton JP, Abou-Issa H, Reiches N, Roseman JM. Clinical and biochemical studies on methylxanthine-related fibrocystic disease. *Surgery* 1981, 1981 ; 90 : 299-304.
402. Brooks PG, Gart S, Heldfond AJ, Margolin ML, Allen AS. Measuring the effect of caffeine restriction on fibrocystic breast disease. *J Rep Med* 1981 ; 26 : 279-282.
403. Ernster VL, Mason L, Goodson WH, Sickles EA, Sacks ST, Selvin S, Dupuy ME, Hawkinson J, Hunt TK. Effects of caffeine-free diet on benign breast disease: a randomized trial. *Surgery* 1982 ; 91 : 263-267.
404. Schreiber GB, Maffeo CE, Robins M, Masters MN, Bond AP. Measurement of coffee and caffeine intake: Implications for epidemiologic research. *Prev Med* 1988 ; 17 : 280-294.
405. Allen SS, Froberg DG. The effect of decreased caffeine consumption on benign proliferative breast disease: a randomized clinical trial. *Surgery* 1987 ; 101 : 720-730.
406. Heyden S., Fodor JG. Coffee consumption and fibrocystic breasts: an unlikely association. *Can J Surg* 1986 ; 29 : 208-211.
407. Heyden S, Muhlbaier LH. Prospective study of « fibrocystic breast disease » and caffeine consumption. *Surgery* 1984 ; 96 : 479-484.
408. Lawson DH, Jick H., Rothman KJ. Coffee and tea consumption and breast disease. *Surgery* 1981 ; 90 : 801-803.
409. Levinson W, Dunn PM. Non association of caffeine and fibrocystic bresat disease. *Arch Int Med* 1986 ; 146 : 1773-1775.
410. Lubin F, Ron E, Wax Y, Black M, Funaro M, Shitrit A. A case-control study of caffeine and methylxanthines in benign breast disease. *JAMA* 1985 ; 253 : 2388-2392.
411. Marshall J, Graham S, Swanson M. Caffeine consumption and benign breast disease. A case-control comparison. *Am J Public Health* 1982 ; 72 : 610-612.
412. Parazzini F, La Vecchia C, Riundi R, Pampallona S, Regallo M, Scanni A. Methylxanthine, alcohol-free diet and fibrocystic breast disease: a factorial clinical trial. *Surgery* 1986 ; 99 : 576-581.
413. Rohan TE, Cook MG, McMichael AJ. Methylxanthines and benign proliferative epithelial disorders of the breast in women. *Int J Epidemiol* 1989 ; 18 : 626-633.
414. Schairer C, Brinton LA, Hoover RN. Methylxanthines and benign breast disease. *Am J Epidemiol* 1986 ; 124 : 603-611.
415. Boyle CA, Berkowitz GS, Livolsi VA, Ort S, Merino MJ, White C,

Kelsey JL. Caffeine consumption and fibrocystic breast disease: a case-control epidemiologic study. *J Natl Cancer Inst* 1984 ; 72 : 1015-1019.
416. Hindi-Alexander MC, Zielezny MA, Montes N, Bullough B, Middleton E Jr, Rosner DH, London WM. Theophylline and fibrocystic breast disease. *J Allergy Clin Immunol* 1985 ; 75 : 709-715.
417. La Vecchia C, Franceschi S, Parazzini F, Regallo M, Decarli A, Gallus C, Dipietro S, Tagnoni G. Benign breast disease and consumption of beverages containing methylxanthines. *J Natl Cancer Inst* 1985 ; 74 : 995-1000.
418. Odenheimer DJ, Zunzunegui MV, King MC, Shipler CP, Friedman GD. Risk factors for benign breast disease. A case-control study of discordant twins. *Am J Epidemiol* 1984 ; 120 : 565-571.
419. Yen S, Chung-Cheng H, MacMahon B. Extrahepatic bile duct cancer and smoking, beverage consumption, past medical history, and oral-contraceptive use. *Cancer* 1987 ; 59 : 2112-2116.
420. Gibson R, Schuman L, Bjelke E. A prospective study of coffee consumption and mortality from cancer (Abstract). *Am J Epidemiol* 1985 ; 122 : 520.
421. International Agency for Research on Cancer. *IARC Monographs on the Evaluation of Carcinogenic Risks to Humans. Coffee, Tea, Mate, Methylxantines and Methylglyoxal.* WHO, Geneva, 1991 ; Vol. 51.
422. Jensen H, Madsen JL. Diet and cancer. Review of the literature. *Acta Med Scand* 1988 ; 223 : 293-304.

# Conclusions générales

• La production mondiale de café a beaucoup augmenté au cours de ces trente dernières années.

• La croissance de la consommation mondiale de café diffère selon les pays et dans un même pays selon l'âge, les lieux d'habitation et les situations socio-économiques et professionnelles. Les grands consommateurs de café sont surtout les adultes âgés de 25 à 40 ans. En revanche l'évolution de la consommation de café par les adolescents et les jeunes adultes tend à diminuer.

• Il existe une forte corrélation positive entre les consommations de café, de tabac et d'alcool. Cette donnée doit être prise en compte lors de l'interprétation des résultats des enquêtes épidémiologiques.

• La composition du café, très complexe, comporte plus de deux mille substances. Elle varie selon les espèces de café ainsi que selon leurs modes de préparation industrielle et familiale.

• Tous les composants du café ne sont pas encore connus. Parmi ceux qui sont identifiés, certains ont des effets physiologiques. Le plus connu est la caféine.

• Pour déterminer si les résultats des études expérimentales réalisées chez l'animal sont extrapolables à l'homme, il faut tenir compte :
- des doses utilisées,
- de la durée de la période de consommation de café,
- des particularités du métabolisme de chaque espèce animale.

• La caféine est le seul alcaloïde du café qui provoque des effets physiologiques importants. Sa pharmacocinétique varie selon les espèces animales. La demi-vie de la caféine est très longue chez le nouveau-né. Chez l'adulte elle varie d'un sujet à l'autre. Elle est influencée par de nombreux facteurs : augmentée par la gestation, l'alcool, les contraceptifs oraux, diminuée par la consommation de tabac ou de vitamine C.

• Le métabolisme de la caféine est complexe. Ses effets physiologiques s'expliquent en partie par trois mécanismes : antagonisme des récepteurs de l'adénosine, inhibition des phosphodiestérases, mobilisation du calcium intracellulaire. Il existe d'importantes interactions métaboliques et physiologiques entre la caféine et de nombreux médicaments.

• Les effets du café sur le système nerveux central sont très variables d'une personne à l'autre. L'interprétation individuelle de ces effets comporte une grande part de subjectivité.

Les résultats des études réalisées chez l'animal ne sont pas applicables à l'homme, car les doses de caféine utilisées sont très supérieures à celles de la consommation humaine.

• Les seuls effets neurologiques assez bien démontrés sont : l'accroissement de la vigilance et le retard à l'endormissement. Chez les personnes sensibles, la consommation de café peut augmenter le niveau de l'anxiété.

Un certain degré de tolérance peut se développer, de même qu'une relative dépendance, capable d'entraîner des symptômes de sevrage lors de l'arrêt de la consommation de café. Toutefois les effets renforçateurs de la caféine n'ont rien de commun avec ceux des drogues.

La caféine contenue dans le café provoque une contraction des vaisseaux cérébraux. Cette action est d'ailleurs utilisée par les spécialités pharmaceutiques destinées au traitement de la migraine. La caféine potentialise aussi l'effet analgésique de certains médicaments.

• Chez les personnes en bonne santé, la consommation de café en quantités modérées ne modifie ni les fonctions cardio-vasculaires, ni les pressions artérielles systolique et diastolique. Il n'est pas prouvé que la consommation de café favorise ou aggrave les troubles du rythme cardiaque, l'infarctus du myocarde et l'hypertension artérielle. En raison des susceptibilités individuelles, seul le médecin peut conseiller aux personnes qui souffrent de troubles du rythme cardiaque les quantités de café qu'elles peuvent consommer.

• Les intolérances gastriques ou intestinales qui sont parfois imputées au café sont dues à des susceptibilités individuelles, car elles n'ont pas pu être reproduites lors des études expérimentales. Elles pourraient révéler une lésion digestive qui ne s'est pas encore manifestée par des signes cliniques. Bien que le café provoque une augmentation de la sécrétion d'acide gastrique, sa consommation ne peut être rendue responsable de la maladie ulcéreuse de l'estomac ou de la colite ulcéreuse.

• Le café a une action cholécystokinétique et il accroît la sécrétion externe du pancréas. Il ne provoque pas de lésions bénignes ou malignes du pancréas.

• Les poussières de café vert peuvent induire des manifestations cliniques d'allergies cutanée, conjonctivale et nasale, ainsi que des pneumopathies allergiques.

*Conclusions*

- La consommation de café ne provoque pas de maladies de l'appareil respiratoire. À doses relativement élevées, elle peut avoir une action préventive des crises d'asthme.
- Les fonctions endocriniennes ne sont pas modifiées par la consommation de café. Elle pourrait toutefois diminuer l'intensité du syndrome prémenstruel. Ce n'est qu'avec des quantités incompatibles avec la consommation humaine que les effets endocriniens du café ont été obtenus expérimentalement.
- La consommation de café n'a pas d'effets importants sur la fonction musculaire.
- Il n'est pas démontré que la consommation de café constitue un facteur de risques de fractures osseuses. L'augmentation modérée de l'excrétion urinaire du calcium provoquée par sa consommation en quantités élevées ne peut avoir de conséquences que chez les personnes dont les apports alimentaires en calcium sont insuffisants.
- La pression intraoculaire n'est pas modifiée, mais la circulation maculaire peut être diminuée si la consommation de café est élevée.
- Une consommation importante de café pourrait augmenter l'agrégation plaquettaire.
- Dans les régions où l'apport de fluor est suffisant, une consommation élevée de café pourrait augmenter la prévalence de la fluorose dentaire.
- Les effets métaboliques de la consommation de café sont nombreux, mais ils n'ont de conséquences que si elle est importante. Le café est une source appréciable de potassium, de magnésium et de fluor. La consommation de café augmente le métabolisme énergétique dans les heures qui suivent son ingestion, mais ne modifie pas la dépense énergétique totale au cours du nycthémère. Des quantités élevées de café peuvent provoquer une hyperglycémie chez les sujets obèses ou obèses et diabétiques.
- La consommation de café bouilli et non filtré induit une hypercholestérolémie due aux lipides de l'huile de café. Cet effet disparaît si le café est filtré. Le café filtre ne pourrait augmenter la cholestérolémie que s'il est consommé en très grandes quantités.
- Les résultats des travaux concernant les effets de la consommation de café sur l'activité sportive, les performances et l'endurance sont discordants. Dans l'état actuel des connaissances il semble que la consommation de caféine ou de café avant l'effort physique améliore la vigilance et réduise la sensation de fatigue lors des épreuves d'endurance.

- La consommation de café en quantités modérées n'a pas d'effets nocifs sur la reproduction et la fertilité.
- Le café, aux quantités consommées par l'homme, n'a pas d'actions tératogènes. En revanche les consommations élevées de tabac et d'alcool souvent associées à celle de café sont les causes des effets tératogènes qui ont pu être observés.
- La consommation de café au cours de la grossesse doit être modérée et répartie dans la journée en raison de l'augmentation de la période d'élimination de la caféine lors de la gestation et chez le fœtus. Une consommation élevée de café durant le dernier mois de la grossesse peut provoquer une apnée du nouveau-né à la naissance. La consommation quotidienne de quantités importantes de café peut constituer un risque potentiel pour l'enfant nourri au sein.
- Aux quantités habituelles de la consommation humaine, le café n'a pas d'actions génotoxique, mutagène ou cancérogène potentielles.

# Modes de préparation du café

**Café bouilli :** Café grossièrement moulu et légèrement torréfié mis à infuser dans l'eau à ébullition (50 à 70 g/l) pendant dix minutes ou plus. L'infusion est consommée sans séparation du marc. Le volume d'une tasse varie de 150 à 190 ml.

**Café expresso :** Café finement moulu et moyennement ou fortement torréfié (6 à 8 g) extrait par l'eau sous pression (8 à 12 bars) à 92-95° C pendant 15 à 25 secondes (Italie, volume d'une tasse : 25 à 50 ml), ou plus longtemps (France, Suisse, volume d'une tasse : 150 ml).

**Café filtre :** Extraction du café finement moulu et torréfié légèrement (Amérique du Nord), moyennement (Grande-Bretagne, Suisse) ou fortement (France, Belgique) par un ruissellement d'eau bouillante sur un filtre de papier. Amérique du Nord : 28 à 40 g/l, autres pays : 50 à 70 g/l, volume d'une tasse : 150 à 190 ml.
Brésil, filtration sur tissu : 80 g/l.

**Café infusé :** Infusion dans l'eau bouillante durant quelques minutes de café grossièrement moulu et très légèrement (Amérique du Nord : 28 à 40 g/l), légèrement ou moyennement torréfié (nord de l'Europe et Australie : 55-65 g/l). La boisson est séparée du marc par ruissellement sur un filtre en métal.

**Café moka :** Boisson préparée dans une cafetière « Napolitaine » par passage de l'eau très chaude sous pression à travers un lit de café finement moulu et moyennement ou très fortement torréfié (Italie et Espagne : 6 à 10 g/tasse de 50 ml).

**Café de percolation :** Le café grossièrement moulu et légèrement (Amérique du Nord, 28 à 40 g/l) ou moyennement torréfié (Grande-Bretagne : 60 g/l) est extrait par une circulation, continue et en circuit fermé, d'eau bouillante jusqu'à l'obtention d'une boisson ayant la force désirée. Le volume d'une tasse est de 150 à 190 ml.

**Café soluble :** Boisson préparée par dissolution de 1,5 à 3,0 g de poudre de café instantané dans 150 à 190 ml d'eau chaude.

**Café grec,**
**Café turc :** Le café finement moulu et moyennement ou fortement torréfié est placé dans l'eau à ébullition douce jusqu'à la formation d'une mousse (5 g pour 60 ml d'eau). Ce café est habituellement consommé au Moyen-Orient avec 5 à 10 g de sucre dans les tasses de 40 à 60 ml.

# Glossaire

**A.**

**Acétyl-coenzyme A** : abréviation Acétyl-CoA. Forme activée de l'acide acétique par combinaison de celui-ci avec la coenzyme A.

**Acétylation** : opération qui consiste à introduire un groupe acétyle ($CH_3$-CO$^-$) dans une molécule.

**Acétyltransférase** : enzyme catalysant le transfert d'un radical acétyle de l'acétyl-coenzyme A sur un accepteur.

**Acides aliphatiques** : corps organiques à chaînes ouvertes dont font partie les acides gras.

**Acides aminés aromatiques** : acides aminés caractérisés par la présence d'un cycle carboné (type benzène, pyrrol, imidazole, indole). Ces acides aminés sont essentiels pour les organismes supérieurs qui ne peuvent pas les synthétiser.

**Acides aminés branchés** : acides aminés dont la chaîne des atomes de carbone n'est pas linéaire, un ou plusieurs atomes de carbone étant liés à trois autres atomes de carbone. Ce sont par exemple la valine, le leucine et l'isoleucine ainsi que les acides aminés cycliques. Ils sont tous indispensables pour les organismes supérieurs.

**Acide arachidonique** : acide gras polyinsaturé à 20 atomes de carbone et quatre double liaisons. Il provient de l'acide linoléique qui est un acide gras essentiel, c'est-à-dire qu'il ne peut pas être synthétisé par l'organisme.

**Acides gras libres** : acides gras existants à l'état libre dans le milieu sanguin, ils proviennent de l'hydrolyse des triglycérides du tissu adipeux ou des lipoprotéines.

**Acide nicotinique :** cet acide est aussi dénommé vitamine PP. Il est vasodilatateur, antipolytique et hypocholestérolémiant.

**Acide ribonucléique :** acide de haut poids moléculaire formé par la polymérisation de nombreux nucléotides. Il est situé dans le cytoplasme, les mitochondries et le noyau cellulaire.

**ACTH :** abréviation de l'hormone adrénocorticotrope, hormone secrétée par l'hypophyse antérieure. Elle stimule la sécrétion des glandes corticosurrénales.

**Actogramme :** enregistrement graphique automatique des mouvements par un actographe.

**Actographie :** enregistrement de l'ensemble des mouvements d'un individu ou d'un animal, utilisé par exemple chez les sujets épileptiques.

**Adénosine :** nucléoside constitué d'une molécule de ribose et d'adénine et agissant essentiellement comme inhibiteur de la libération de nombreux neurotransmetteurs.

**ADN :** acide désoxyribonucléique, constituant essentiel des chromosomes et représentant le matériel génétique de tous les êtres vivants.

**Adrénergique :** substance agissant comme l'adrénaline sur les récepteurs alpha et bêta du système sympathique.

**Agents alkylants :** agents favorisant l'alkylation (ou alcoylation), c'est-à-dire la substitution d'un radical alcoyle à un atome d'hydrogène d'une fonction acide, amine, stérol, alcool, etc.

**Alcaloïdes :** nom générique de substances azotées des végétaux, qui sont combinées aux tanins et aux acides organiques. Les alcaloïdes sont généralement toxiques.

**Alpha-adrénergique :** substance ayant un effet adrénergique sur les récepteurs alpha du système sympathique.

**Ames (test d') :** épreuve permettant de savoir si une substance est mutagène et donc potentiellement cancérogène. Elle est positive si le développement de certaines bactéries spécifiques est accru après adjonction de la substance.

**Amniotique :** caractérise la poche remplie de liquide dans laquelle baigne le fœtus.

**AMP-cyclique :** acide adénosine monophosphorique. Ce nucléotide intervient dans de nombreux mécanismes cellulaires, notamment l'activation de nombreuses enzymes et la transmission intracellulaire d'informations (hormones). Il est souvent dénommé second messager.

**Amphétamines :** médicament dont la structure chimique est apparentée à celle des amphétamines (phényl-1-amino-2-propane). Ils sont utilisés pour leur action excitante du système nerveux central et comme anorexigène.

**Amygdale :** structure du cerveau antérieur intervenant à un niveau semi-conscient pour aider l'individu à moduler ses réactions en fonction de chaque situation.

**Angiotensine :** polypeptide libéré de l'angiotensinogène par action de la rénine. Il existe plusieurs angiotensines. L'angiotensine II est douée d'une action vasoconstrictrice sur les artérioles.

**Antipyrine :** dérivé pyrazolé ayant des propriétés analgésiques, antipyrétiques et anti-inflammatoires.

**Apoprotéines :** polypeptides nécessaires à la synthèse des lipoprotéines.

**Appariés :** personnes ou choses assorties par paires. En épidémiologie, les sujets dit appariés (soit un sujet à étudier et un sujet contrôle) sont aussi semblables que possible pour tous les autres facteurs que celui que l'on étudie.

**Atropine :** alcaloïde qui inhibe les effets de la stimulation du système nerveux parasympathique.

**B.**

**Barrière hémato-encéphalique :** située au niveau des capillaires cérébraux dont les propriétés de résistance élevée et de porosité faible réduisent le passage des substances transportées par le sang vers le cerveau.

**Bases puriques :** groupe de substances azotées qui entre dans la composition des nucléotides des acides nucléiques. Leur structure est représentée par un noyau pyrimidine et un noyau imidazole accolés. Type de bases puriques : adénine, guanine, xanthine, hypoxanthine.

**Benzodiazépines :** nom générique de diverses substances douées de propriétés sédatives, anxiolytiques, antiépileptiques et hypnotiques.

**Bêta-adrénergiques** : substances ayant un effet adrénergique sur les récepteurs bêta du système sympathique.

**Bêtabloquants** : substances s'opposant de façon compétitive à la stimulation des récepteurs bêta-adrénergiques. Les bêtabloquants diminuent le travail du myocarde et sa consommation d'oxygène.

## C.

**Carnitine** : bétaïne de l'acide bêta-hydroxy-gamma-aminobutyrique. La carnitine est un constituant du tissu musculaire qui permet le passage de l'acide gras de l'extérieur à l'intérieur de la mitochondrie et donc son oxydation.

**Catalase** : enzyme catalysant la libération de l'oxygène moléculaire à partir de l'eau oxygénée.

**Catécholamines** : terme générique regroupant la dopamine, la noradrénaline, l'adrénaline et leur métabolite principal : l'acide vanilmandélique.

**Chémorécepteur** : encore appelé chimiorécepteur. Zones de l'organisme qui sont capables d'être les récepteurs de stimulation chimiques pouvant provoquer diverses réactions physiologiques.

**Cholécystokinine** : hormone polypeptidique sécrétée par la muqueuse duodénale sous l'action des produits de dégradation des protéines alimentaires et des acides gras à chaîne longue. La cholécystokinine provoque des contractions de la vésicule biliaire et l'évacuation de la bile. Elle exerce un rôle moteur sur le transit intestinal en accélérant la motricité de l'intestin grêle.

**Cholinestérase** : enzyme qui catalyse l'hydrolyse de l'acétylcholine en acide acétique et en choline.

**Chronotrope** : substance qui modifie la fréquence d'un phénomène périodique, par exemple la fréquence des contractions cardiaques.

**Cimétidine** : molécule ayant un effet antagoniste au niveau des récepteurs H2 à l'histamine ; utilisée dans le traitement des ulcères gastriques en raison de ses capacités d'inhibition de la sécrétion de l'estomac.

**Cinétique** : évaluation dans le temps de l'évolution d'un phénomène ou du taux d'une substance dans un milieu donné.

**Citrate-synthétase :** enzyme qui catalyse la condensation de l'acétyl-coenzyme A avec l'acide oxaloacétique pour former l'acide citrique.

**Clastogène :** qui provoque des cassures.

**Coenzyme :** molécule organique indispensable à l'action de certaines enzymes et dérivant dans la plupart des cas des vitamines du groupe B.

**Collagène :** scléroprotéine complexe qui se polymérise en structures fibrillaires. Il est le composant essentiel des fibrilles et des fibres du tissu conjonctif.

**Corticolibérine :** peptide sécrété par l'hypothalamus. Il stimule la sécrétion d'ACTH.

**Corticostérone :** hormone sécrétée par la glande corticosurrénale (composé B), stéroïde hormonal comprenant 21 carbones et oxygéné en C11.

**Corticosurrénale :** partie périphérique de la glande surrénale qui sécrète de nombreuses hormones.

**Cortisol :** hormone sécrétée par la glande corticosurrénale, principale représentante des hormones glucocorticoïdes. Elle agit essentiellement sur le métabolisme des glucides et sur le métabolisme des protéines.

**Créatinine :** protéine dérivée de la créatine (protéine musculaire). Son excrétion urinaire par 24 heures est constante. Elle permet de vérifier le recueil correct des urines de 24 heures.

**Cytochrome P450 :** chromoprotéine qui joue un rôle important dans la chaîne d'oxydation cellulaire des mitochondries.

**Cytoplasme :** partie de la cellule correspondant au protoplasme extra-nucléaire.

# D.

**Demi-vie :** temps nécessaire pour que la quantité d'une substance contenue dans un système biologique soit réduite à la moitié de sa valeur initiale par suite de processus biologiques (la vitesse de décroissance de cette quantité est approximativement exponentielle).

**Disruptif :** qui provoque des éclatements.

**Dizygotes :** jumeaux provenant de deux ovules fécondés par deux spermatozoïdes différents.

**Dopamine :** neurotransmetteur appartenant à la classe des catécholamines et à action bêtasympathicomimétique.

**Drupes :** nom scientifique des fruits à noyaux.

## E.

**Échographie :** enregistrement graphique d'échos ultrasonores obtenus par réflexion des signaux par les interfaces existant entre des milieux d'impédance acoustique différente traversés par un faisceau d'ultrasons.
Cette technique permet l'étude des structures internes de l'organisme.

**Endorphine :** peptide qui se forme naturellement dans le cerveau et dont l'action est analogue à celle de la morphine.

**Éphédrine :** médicament ayant une action proche de l'adrénaline et dit sympathicomimétique.

**Épidémiologie :** étude des maladies à l'échelle des populations, ayant pour but de déterminer la fréquence, le mode de distribution des maladies et les corrélations éventuelles de ces paramètres avec d'autres facteurs, notamment ceux de l'environnement.

**Ergographe :** appareil servant à enregistrer la force d'un ou de plusieurs muscles.

**Excision :** mécanisme qui ôte une séquence d'ADN endommagée ou non d'un chromosome.

**Extrasystole :** contraction cardiaque due à une excitation dans une région du cœur autre que la région habituelle (nœud de Keith et Flack).
Cette contraction est prématurée par rapport au rythme de base. Elle peut être isolée ou couplée au rythme de base (bigéminisme, trigéminisme).

## F.

**Fibrillation** : succession irrégulière et très rapide de la stimulation cardiaque provoquant la disparition des contractions coordonnées et efficaces des fibres de l'oreillette ou du ventricule.

**Fibrine** : protéine constituante essentielle du caillot sanguin. Elle est formée à partir du fibrinogène sous l'effet de la thrombine.

**Fibrinogène** : protéine plasmatique et synthétisée dans le foie. Elle sert de substrat à l'action de la thrombine qui la transforme en fibrine.

**Formation réticulée ascendante** : structure cérébrale constituée d'amas diffus de neurones disséminés du mésencéphale jusqu'à la moëlle épinière et intervenant en particulier dans le contrôle de l'état de veille et de sommeil.

## G.

**GABA** : acide gamma-aminobutyrique, neurotransmetteur appartenant à la classe des acides aminés.

**Gastrine** : hormone polypeptidique sécrétée par la région de l'antre de l'estomac sous des influences mécaniques ou alimentaires. Cette hormone stimule la sécrétion gastrique et la motricité intestinale.

**Génome** : ensemble des gènes des chromosomes constituant le patrimoine génétique des individus.

**Génotoxicité** : pouvoir toxique d'une substance pour le génome (ensemble du matériel génétique porté par l'ensemble des chromosomes).

**Glucagon** : hormone polypeptidique hyperglycémiante sécrétée par les cellules alpha des îlots du pancréas. Cette hormone stimule la glycogénolyse hépatique.

**Glyoxylase** : enzyme qui transforme le glyoxylate en oxalate.

**GMP-cyclique** : guanosine monophosphate cyclique intervenant dans le processus de la neurotransmission chimique et dans la régulation du métabolisme cellulaire.

**GSH transférase** : transférase de gluthation réduit, enzyme qui assure la transformation réversible du gluthation réduit en gluthation oxydé. Cette molécule protège les membranes des cellules des dommages causés par les peroxydes.

# H.

**Hernie hiatale** : variété de hernie diaphragmatique dont le trajet emprunte l'orifice œsophagien du diaphragme, l'estomac passant dans le thorax soit par glissement, soit par roulement.

**Hexosamine** : hexose dans lequel un oxhydryle alcoolique est remplacé par un groupement aminé. La glucosamine constituant de nombreux mucopolysaccharides et la galactosamine constituant des glycolipides sont des hexosamines.

**Hippocampe** : structure cérébrale située dans le cerveau antérieur immédiatement sous le cortex et qui joue un rôle dans la mise en mémoire de l'information.

**Histamine** : amine biogène formée par décarboxylation enzymatique de l'histidine. Elle provoque la vasodilatation des capillaires sanguins et l'augmentation de la sécrétion du suc gastrique. La sécrétion d'histamine est produite lors des phénomènes de sensibilisation (allergie, anaphylaxie).

**Hormone adrénocorticotrope hypophysaire** : hormone sécrétée par la glande hypophyse antérieure, de nature protidique.
Elle stimule la sécrétion de la glande corticosurrénale.

**Hormone de croissance** : synonyme de hormone somatotrope. Hormone sécrétée par la glande hypophyse antérieure, de nature protidique. Elle stimule la croissance, l'anabolisme protéique et la lypolyse ; elle produit une hyperglycémie lorsqu'elle est utilisée à long terme.

**Hormone parathyroïdienne** : synonyme de parathormone. Hormone sécrétée par la glande parathyroïde, de nature protéique. Elle stimule la mobilisation du calcium de l'os, favorise l'absorption digestive du calcium et la réabsorption tubulaire rénale des phosphates.

**Hydroxyproline** : acide aminé présent en abondance dans le collagène. Son excrétion urinaire est importante lors des maladies osseuses avec décalcification.

*Glossaire*

**Hyperkératose :** épaississement de la couche cornée de l'épithélium cutané.

**Hypothalamo-hypophysaire :** région du cerveau comprenant l'hypothalamus, situé en arrière du chiasma optique et sous la partie inférieure du troisième ventricule, et l'hypophyse, qui est reliée à l'hypothalamus par la tige pituitaire.

**Hypocapnie :** réduction de la concentration de gaz carbonique ($CO_2$) dans le plasma sanguin.

## I.

**Idrocilamide :** médicament dont l'action est anti-inflammatoire et décontracturante des muscles.

**Initiation tumorale :** ensemble des facteurs menant à la genèse des cellules cancéreuses.

**Inotrope :** qui se rapporte à la contraction musculaire.

**Iontophorèse :** introduction dans l'organisme, par exemple à la surface de la peau ou du cerveau, des éléments d'une substance chimique décomposée par électrolyse.

**Ischémie :** diminution de l'apport de sang dans une partie du corps.

**Isoenzymes :** terme désignant les diverses formes structurales d'un même enzyme.

**Isoproterenol :** médicament utilisé en cardiologie ayant un effet sympathicomimétique. Il agit sur les récepteurs bêta du système nerveux sympathique. Il facilite la conduction entre l'oreillette et le ventricule et il dilate les petites artères et les bronches.

## K.

**Kaliémie :** taux du potassium dans le plasma sanguin.

## L.

**Lesch-Nyhan (syndrome de)** : encéphalopathie hyperuricémique de l'enfant provoquant un comportement automutilateur.

**Létalité** : caractère d'un gène, ou d'un ensemble de gènes, porté par le message héréditaire et entraînant la mort de l'embryon, du fœtus ou du nouveau-né à la naissance.

**Lignine** : constituant de la paroi des cellules végétales. Résidu obtenu après dissolution des glucides. Cellulose du bois.

**Limbique (système)** : ensemble de structures du cerveau antérieur jouant un rôle important dans le fonctionnement des viscères, la régulation du métabolisme et le contrôle de la vie émotionnelle.

**Lipacidémie** : taux plasmatique des acides gras.

**Lipolyse** : ou adipolyse, hydrolyse des graisses du tissu adipeux libèrant les acides gras dans le milieu sanguin.

**Lipoprotéine lipase** : enzyme contenue dans les membranes des cellules adipeuses et musculaires. Cette enzyme hydrolyse les triglycérides circulants et libère les acides gras.

**Lipoprotéines** : association moléculaire entre des protéines spécifiques et des lipides cellulaires ou circulants. Elles représentent la forme circulante des lipides la plus importante.

**Locus coeruleus** : aire du cerveau postérieur riche en cellules qui synthétisent un neurotransmetteur de la classe des catécholamines, la noradrénaline.

## M.

**Maladies fibrokystique** : dystrophie d'origine hormonale ou sénile de la glande mammaire comportant des kystes canaliculaires et une fibrose tissulaire.

**Manométrique (étude)** : étude ayant pour but de mesurer la pression dans un milieu.

**Médullosurrénale** : glande située dans la partie centrale de la glande surrénale sécrétant les catécholamines (adrénaline et noradrénaline).

**Méiose :** mode de division cellulaire particulier à l'ovule et au spermatozoïde conduisant à une réduction de moitié du nombre de chromosomes dans chaque cellule fille (ovule ou spermatozoïde).

**Métabolisme :** ensemble des réactions biochimiques catalysées par des enzymes appropriées et aboutissant à des synthèses (anabolisme) ou à des dégradations (catabolisme) de molécules biologiques.

**Métabolite :** substance intermédiaire du métabolisme cellulaire.

**Métallothionéine :** protéine dont l'affinité est grande pour les métaux.

**Méthylation :** opération chimique qui consiste à introduire un groupe méthyle (-CH3) dans une molécule.

**Mexilétine :** médicament antiarythmique utilisé en cardiologie pour traiter les troubles du rythme cardiaque.

**Micromole :** unité de masse, millionième partie d'une molécule-gramme.

**Microsome :** particule très fine existant dans le cytoplasme.

**Mitochondrie :** organites cellulaires qui ont une importance fondamentale pour la vie de la cellule. Ils jouent un rôle essentiel dans les phénomènes d'oxydation et permettent le stockage de l'énergie cellulaire sous forme d'acide adénosine-triphosphorique (ATP).

**Mitomycine :** substance cytostatique antinéoplasique extraite de streptomyces, utilisée comme médicament en cancérologie.

**Mitose :** ensemble des phénomènes de transformation et de division des chromosomes aboutissant à partir d'une cellule mère à la formation de deux cellules filles ayant le même nombre de chromosomes.

**Monoamine oxydase :** groupe d'enzymes qui catalyse la désamination oxydative des monoamines (sérotonine, noradrénaline, adrénaline).

**Mutagénicité :** capacité d'une substance de produire une mutation par son action sur un gène.

**Mycotoxines :** toxines élaborées par des champignons microscopiques.

# N.

**Neuroleptique :** médicament qui exerce une action sédative sur le système nerveux central.

**Neurotransmetteur :** médiateur chimique assurant la transmission de l'influx nerveux au niveau des synapses.

**Nigrostriée (voie) :** voir de neurotransmission allant de la substance noire au striatum (ou noyau caudé).

**Noradrénergiques :** substances ayant un effet similaire à la noradrénaline.
La noradrénaline est un médiateur chimique libéré par la stimulation des fibres postganglionnaires sympathiques et par la sécrétion de la médullosurrénale. Elle agit sur les récepteurs alpha-adrénergiques.

**Noyau caudé :** structure du cerveau antérieur, appelée également striatum, appartenant au groupe des noyaux gris centraux et intervenant dans le contrôle de la motricité.

# O.

**Œstrogènes :** stéroïdes hormonaux naturels ou de synthèse. Les œstrogènes naturels sont synthétisés dans les ovaires chez la femme et dans les testicules chez l'homme.

**Ondes alpha :** ondes rythmiques cérébrales d'une fréquence de 8-13 Hertz et de 50 $\mu$Volts d'amplitude. Ces ondes sont observées dans les électroencéphalogrammes des adultes normaux en éveil et au repos. Elles disparaissent presque totalement au cours du sommeil.

**Ondes bêta :** ondes rythmiques cérébrales d'une fréquence supérieure à 14 Hertz et pouvant atteindre jusqu'à 25-50 Hertz. La plupart des ondes bêta apparaissent pendant l'activation du système nerveux central ou lors d'états de tension.

**Ondes thêta :** ondes rythmiques cérébrales d'une fréquence de 4-7 Hertz. Elles sont enregistrées chez les enfants, mais également chez les adultes en état de stress, notamment lors de déceptions ou de frustrations, ainsi que dans un certain nombre de désordres mentaux.

**Onze-hydroxy-stéroïdes :** stéroïdes sécrétés par la glande corticosurrénale ayant une fonction alcool en position 11 (cortisol, corticostérone, aldostérone).

**Open field :** appareil de forme carrée ou ronde représentant un espace de libre circulation et permettant la mesure de l'activité motrice spontanée d'un animal.

## P.

**Pectine :** matière colloïdale mucilagineuse constitutive de certains tissus végétaux.

**Pentagastrine :** dérivé synthétique de la gastrine stimulant de la sécrétion gastrique.

**Phénothiazine :** dérivé soufré et aminé du phénol, base de nombreux médicaments antihistaminiques et neuroleptiques.

**Phénylpropanolamine :** substance sympathomimétique dont l'action est proche de celle de l'éphédrine.

**Phosphatase alcaline :** enzyme libérant l'acide phosphorique de substrats phosphorylés et agissant en milieu alcalin.

**Phosphatases :** enzymes libérant par hydrolyse l'acide phosphorique des substrats phosphorylés.

**Phosphodiestérases :** enzymes catalysant l'hydrolyse d'une liaison ester d'un phosphodiester.

**Phospholipides :** ensemble des lipides contenant du phosphore.

**Photoréactivation :** distorsion structurale de l'ADN engendrée par l'irradiation aux rayons ultraviolets et empêchant la réplication ou la transcription.

**Plaque motrice :** région spécialisée de la membrane plasmique d'une cellule de muscle strié présente à la terminaison de l'axone du motoneurone qui l'innerve.

**Plaquette :** élément anucléé du sang circulant qui joue un rôle important dans l'hémostase.

**Plasmine :** enzyme protéolytique produit de l'activation du plasminogène capable de lyser rapidement le caillot de fibrine. Elle scinde les molécules de fibrinogène et les facteurs V et VIII de la coagulation.

**Plasminogène :** protéine plasmatique inactive participant à la fibrinolyse et se transformant en plasmine sous l'effet d'activateurs.

**Polyamine :** amine renfermant plusieurs groupes NH2.

**Potentiel évoqué :** réponse du système nerveux à une stimulation sensorielle provoquée (visuelle, auditive ou sensitive) et qui apparaît sous forme d'ondes caractéristiques.

**ppm :** abréviation d'origine anglo-saxonne signifiant parties par million. Elle correspond au millionième.

**Prolactine :** hormone de nature protéique sécrétée par la glande hypophysaire antérieure. Elle favorise la croissance de la glande mammaire et la sécrétion lactée.

**Promotion tumorale :** étape qui, après l'initiation, permet la progression d'une cellule normale en cellule cancéreuse.

**Propanolol :** substance douée d'une action bloquante des récepteurs bêta du système nerveux sympathique.

**Prostaglandine :** terme générique désignant un ensemble de substances initialement isolées dans le liquide séminal et la prostate. Ces substances ont de nombreuses actions physiologiques. Elles dérivent de l'acide arachidonique.

**R.**

**Raphé (médian et dorsal) :** aires du cerveau postérieur constituées essentiellement de cellules synthétisant un neurotransmetteur aminergique, la sérotonine.

**Récepteur :** structure moléculaire complexe de nature protéique située à la surface des membranes ou dans le cytoplasme des cellules et portant des sites chimiques capables de se lier à des molécules endogènes ou à des médicaments. Cette liaison entraîne une réaction biologique spécifique.

**Rénine :** substance protéique sécrétée par le rein et capable de transformer l'angiotensinogène en angiotensine. L'angiotensine augmente la pression artérielle.

**Réplication :** formation d'une chaîne d'ARN messager par copie d'une des chaînes d'ADN dont elle constitue la réplique.

**Réplicon :** fragment d'ADN ou d'ARN le plus court, capable de réplication.

**Repolarisation :** retour à la polarisation initiale d'une membrane ou d'une fibre dépolarisée.

**Réticulum endoplasmique :** structure du cytoplasme porteur d'organites qui ont une activité métabolique importante.

**RNA polymérase :** enzyme qui initie la transcription et la synthèse d'un ARN à partir d'un brin d'ADN ou d'ARN.

## S.

**Schizophrénie :** psychose caractérisée par une dissociation des différentes fonctions psychiques et mentales, accompagnée d'une perte de contact avec la réalité et d'un repli sur soi.

**Sérotonine :** neurotransmetteur appartenant à la classe des amines.

**Somatostatine :** hormone des cellules D du pancréas douée de plusieurs fonctions physiologiques. Elle supprime la sécrétion d'insuline.

**Stérol :** groupe de composés constitués d'un alcool polycyclique de poids moléculaire élevé. Font partie des stérols : le cholestérol, les acides biliaires, certaines hormones, la vitamine D, etc.

**Striatal :** qui fait référence au striatum ou noyau caudé.

**Substance noire :** aire du mésencéphale constituée de cellules synthétisant essentiellement les neurotransmetteurs dopamine (substance noire compacte) et GABA (substance noire réticulée).

**Superoxyde dismutase :** enzyme détruisant les ions superoxyde $O_2$.

## T.

**Tératogène :** substance qui par son action chez l'embryon peut induire des malformations ou des monstruosités.

**Thalamus :** ensemble de noyaux de la partie antérieure et médiane du cerveau situé sous le cortex et servant de relais entre les voies sensorielles (vision, audition) ou motrices postérieures et le cortex cérébral.

**Théophylline :** xanthine neurostimulante.

**Thermogenèse :** production de chaleur.

**Thyréostimuline :** hormone de nature protéique sécrétée par la glande hypophysaire antérieure. Elle stimule la sécrétion des hormones de la glande thyroïde.

**Thyroxine :** une des principales hormones thyroïdiennes.

**Translocation :** décrit un réarrangement dans lequel un segment de chromosome ou un chromosome entier détaché par cassure s'attache à un chromosome d'une autre paire.

**Triglycérides :** substance lipidique formée par une molécule de glycérol esterifiée par trois acides gras. Ils représentent la forme de stockage des lipides dans le tissu adipeux.

**Tryptophane-oxygénase :** synonyme tryptophane-pyrolase. Enzyme qui catalyse la fixation de l'oxygène sur le tryptophane. Il joue un rôle important dans la catabolisme du tryptophane.

**Turnover :** remplacement dans un ensemble de certains éléments par d'autres par substitution, transformation, destruction et synthèse.

# X.

**Xanthine-oxydase :** enzyme qui catalyse l'oxydation de l'hypoxanthine ou de la xanthine par l'oxygène formant de l'eau oxygénée et de l'acide urique.

**Xénobiotique :** substance étrangère à l'organisme.

Achevé d'imprimer par Corlet, Imprimeur, S.A.
14110 Condé-sur-Noireau (France)
N° d'Imprimeur : 8472 - Dépôt légal : mai 1993
*Imprimé en C.E.E.*